Ulf Culemann, Tim Pohlemann (Hrsg.)
Beckenfraktur beim älteren Patienten

Ulf Culemann, Tim Pohlemann (Hrsg.)

Beckenfraktur beim älteren Patienten

—

DE GRUYTER

Herausgeber
Prof. Dr. Ulf Culemann
Allgemeines Krankenhaus Celle
Klinik für Unfallchirurgie, Orthopädie
und Neurotraumatologie
Siemensplatz 4
29223 Celle
E-Mail: ulf.culemann@akh-celle.de

Prof. Dr. Tim Pohlemann
Universitätsklinikum des Saarlandes
Klinik für Unfall-, Hand- und
Wiederherstellungschirurgie
Universitätsklinikum Heidelberg
Kirrberger Straße 100
66421 Homburg/Saar
E-Mail: tim.pohlemann@uks.eu

ISBN: 978-3-11-042648-9
e-ISBN (PDF): 978-3-11-042190-3
e-ISBN (EPUB): 978-3-11-042193-4

Library of Congress Control Number: 2021947439

Bibliografische Information der Deutschen Nationalbibliothek
Die Deutsche Nationalbibliothek verzeichnet diese Publikation in der Deutschen Nationalbibliographie; detaillierte bibliografische Daten sind im Internet über http://dnb.d-nb.de abrufbar.

Der Verlag hat für die Wiedergabe aller in diesem Buch enthaltenen Informationen mit den Autoren große Mühe darauf verwandt, diese Angaben genau entsprechend dem Wissensstand bei Fertigstellung des Werkes abzudrucken. Trotz sorgfältiger Manuskriptherstellung und Korrektur des Satzes können Fehler nicht ganz ausgeschlossen werden. Autoren und Verlag übernehmen infolgedessen keine Verantwortung und keine daraus folgende oder sonstige Haftung, die auf irgendeine Art aus der Benutzung der in dem Werk enthaltenen Informationen oder Teilen davon entsteht.
Die Wiedergabe der Gebrauchsnamen, Handelsnamen, Warenbezeichnungen und dergleichen in diesem Buch berechtigt nicht zu der Annahme, dass solche Namen ohne weiteres von jedermann benutzt werden dürfen. Vielmehr handelt es sich häufig um gesetzlich geschützte, eingetragene Warenzeichen, auch wenn sie nicht eigens als solche gekennzeichnet sind.

© 2022 Walter de Gruyter GmbH, Berlin/Boston
Einbandabbildung: Ulf Culemann
Satz/Datenkonvertierung: L42 AG, Berlin
Druck und Bindung: CPI books GmbH, Leck

www.degruyter.com

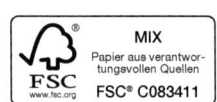

Vorwort

Beckenring- und Azetabulumfrakturen stellen in der unfallchirurgischen Praxis eine Entität dar, die den behandelnden Orthopäden und Unfallchirurgen immer wieder vor neue Herausforderungen stellt.

Noch vor 30 Jahren haben wir über Verbesserungen in der Diagnostik und Klassifikation intensiv diskutiert und hierfür schließlich einvernehmliche Lösungen und auch in der klinischen Anwendung praxistaugliche Verfahren etabliert. Der Fokus in der Behandlung lag damals sicherlich auf der Primärtherapie der schwerverletzten Patienten mit Becken- und/oder Azetabulumfrakturen. Zumeist handelte es sich um jüngere Patienten, die sich im Rahmen eines Hochrasanztraumas diese Verletzungen zugezogen hatten.

Seit ca. 20 Jahren fokussierte sich dann die Diskussion auf die notwendigen operativen Verfahren. Während für die Beckenringversorgung zunehmend minimalinvasive Techniken entwickelt wurden (und immer noch weiterentwickelt werden), wurden in der Azetabulumchirurgie große und aufwendige Zugänge zur anatomischen Rekonstruktion der Verletzung etabliert, die leider nur zu oft zu sekundären Problemen und Komplikationen für die behandelten Patienten führten. Häufig waren die Methoden mit einzelnen Personen und deren OP-Techniken verknüpft und es fanden letztlich häufig „Eminenz-basierte" Diskussionen statt. Eine horizontale Übertragung in die Versorgungsbreite fand häufig nicht statt. Durch den wissenschaftlichen Diskurs auf Kongressen und Kursen sowie auch die schnell zunehmende Anwendung evidenzbasierter Studien wurden aber auch diese Verfahren einer immer wiederkehrenden wissenschaftlichen Prüfung auf Verbesserung unterzogen und vielfältig weiterentwickelt oder verlassen.

Seit nunmehr 10 Jahren ist ein ganz anderer Schwerpunkt am Becken und Azetabulum in den Fokus der behandelnden Chirurgen gerückt. Die Zahl der älteren und ältesten Patienten mit zu behandelnden Beckenring- und Azetabulumfrakturen steigen stetig weiter an. Geschuldet der Tatsache, dass unsere Patienten zunehmend „geriatrisieren", ist das Niedrigenergietrauma mit Beckeninsuffizienzfraktur oder die Azetabulumfraktur des alten Patienten ein wichtiges Thema in der Diagnostik und konservativen/operativen Behandlung geworden. Durch interdisziplinäre Zusammenarbeit der Chirurgen und Geriater in Alterstraumazentren und die stetige Weiterentwicklung der intensivmedizinischen Behandlungsmöglichkeiten wird dabei die klinische Versorgung auch hochaltriger Patienten immer häufiger. Durch bestehende Vorerkrankungen und Polymedikation (z. B. Zweifach-/Dreifach-Antikoagulantien) bringen die zu behandelnden Patienten des Weiteren ein hohes Risikopotential mit, das insbesondere zur Entscheidung einer konservativen Behandlung führen kann, die der Behandler bei jüngeren Patienten oder gleichaltrigen, aber nicht so morbiden Patienten so nicht getroffen hätte. Auch die Entscheidung für eine operative Therapie soll aber auf der anderen Seite die Patienten nicht durch große operative Zugangswege mit hohem Blutverlust oder durch überlange Operationszeiten zusätzlich gefährden. Hierfür wurden ebenfalls Lösungen in Form von minimalinvasiven und „neuen" Zugänge geschaffen. Zur Vertiefung dieser Zusammenhänge dient vornehmlich der spezielle Teil des vorliegenden Buches.

Andererseits müssen sich die Verfahren zur Behandlung von Beckeninsuffizienzfrakturen oder Azetabulumfrakturen des älteren Patienten heute nicht nur an der reinen Operationstechnik messen lassen, sondern auch an der Anwendbarkeit im Osteoporose-veränderten und damit geschwächten Knochen. Hier wurden neben der Weiterentwicklung der minimalinvasiven Techniken auch etablierte Verfahren z. B. durch eine Zementaugmentierung oder Änderung eines Plattendesigns erweitert, um eine Verbesserung der Haltekraft der Implantate im geschwächten Knochen zu generieren.

Eigene Kapitel im Allgemeinen Teil widmen sich sowohl der Knochen- und muskulären Veränderungen im Alter mit konsekutiv notwendiger Behandlung der Osteoporose als auch der Biomechanik bei Beckenfrakturen im Alter.

Gleichzeitig wurden aber auch die notwendige Diagnostik und Klassifikation am Beckenring angepasst, so dass die typisch auftretenden und häufigen Frakturmuster am Becken besser erkannt und durch die sinnvolle Anwendung der weiterentwickelten Klassifikation von Beckeninsuffizienzfrakturen dann auch der „richtigen" Therapieform zugeführt wurden. Ebenfalls wird in einem eigenen Kapitel die Rehabilitation nach erfolgter Erstbehandlung dargestellt, da dies ebenfalls einen wichtigen Baustein in der erfolgreichen Behandlung der Frakturen aber auch der Prävention neuer Frakturen darstellt.

Dieses Buch soll dem Einsteiger in der Behandlung der Becken- und Azetabulumfraktur eine Übersicht der Ursache, der möglichen und notwendigen Diagnostik, der Klassifikation sowie auch der aktuellen konservativen wie operativen Behandlungsmethoden verschaffen.

Dem Fortgeschrittenen, der in seiner täglichen Praxis mit dem Problem der Erst-, Weiter- oder Nachbehandlung von Altersfrakturen am Becken/Azetabulum konfrontiert ist, soll dieses Buch einen Leitfaden an die Hand geben, welche Notwendigkeiten aber auch Möglichkeiten sich in der Behandlung dieser Frakturen heute ergeben.

Dem Arzt in Weiterbildung, der insbesondere in der Klinik häufig mit der konkreten Behandlung von Altersfrakturen am Becken/Azetabulum zu tun hat, aber auch in der Praxis die klinische Einschätzung der Verletzungsschwere, die notwendige Diagnostik und Weiterbehandlung umsetzen muss, bietet das Buch die Möglichkeit, sich intensiv mit einzelnen Fragestellungen und Behandlungsschritten zu beschäftigen, insbesondere um eigene Erfahrungen und Behandlungsabläufe zu reevaluieren oder neue Verfahren und Algorithmen für den eigenen Gebrauch in der Patientenbehandlung zu nutzen.

Schließlich soll das Buch die Thematik der Frakturbehandlung am Becken und Azetabulum auch dem „Experten" eine Zusammenfassung der aktuellen Methoden geben, um die eigenen Behandlungsoptionen zu reflektieren oder weiter zu verfeinern.

Wir haben versucht, Ihnen durch die Auswahl der Themen und Kapitel sowie auch durch die Auswahl der Autoren einen guten und aktuellen Überblick über die Thematik „Becken- und Azetabulumfrakturen im Alter" zu gewährleisten und hoffen, dass alle Leser*innen für sich diese Informationen wertvoll nutzen können.

Nur durch die gute und intensive Zusammenarbeit aller am Buch Beteiligten – Autoren, Herausgeber, Lektoren und Verlag – war es möglich, trotz immer wieder auftretender Schwierigkeiten und Verzögerungen das Buch in der vorliegenden Form Ihnen nunmehr zu präsentieren.

Wir wünschen Ihnen mit der Lektüre dieses Buches viele interessante Stunden der Beschäftigung mit dem hochinteressanten und spannenden Thema „Beckenring- und Azetabulumfrakturen im Alter".

Ulf Culemann, Tim Pohlemann
Juni 2021

Inhalt

Vorwort —— V
Verzeichnis der Autoren —— XV

I Allgemeine Grundlagen

1 Beckenfrakturen im Alter – Grundlagen —— 3
1.1 Grundlagen bei Beckenfrakturen —— 3
1.2 Altersspezifische Behandlung der Beckenfraktur —— 4
1.3 Allgemeine Behandlungsgrundsätze der Beckenfraktur im Alter —— 5
1.3.1 Biomechanik des Beckenrings im Alter —— 6
1.3.2 Diagnostik der Beckenringfraktur im Alter —— 6
1.3.3 Therapiemöglichkeiten bei Beckenfrakturen im Alter —— 7
1.4 Allgemeine Behandlungsziele bei Beckenfraktur im Alter —— 8

2 Knöcherne und muskuläre Veränderungen im Alter —— 11
2.1 Osteoporose im Alter —— 11
2.1.1 Einleitung —— 11
2.1.2 Diagnostik —— 12
2.1.3 Therapie —— 13
2.2 Knochen- und Muskelveränderungen im Alter —— 17
2.2.1 Einleitung —— 17
2.2.2 Frailty-Syndrom, Osteoporose und Sarkopenie —— 17
2.2.3 Pathophysiologische Veränderungen —— 18
2.2.4 Fazit für die Klinik —— 20

3 Biomechanik des Beckens beim alten Patienten —— 23
3.1 Allgemeine Grundsätze —— 23
3.1.1 Anatomie und Biomechanik des Beckenrings —— 23
3.1.2 Verletzungsmechanismen —— 25
3.2 Pathobiomechanik des geriatrischen Beckenrings —— 25
3.2.1 Frakturentstehung und Osteoporose —— 25
3.2.2 Frakturen des vorderen Beckenrings —— 26
3.2.3 Frakturen des Os ilium und des iliosakralen Übergangs —— 27
3.2.4 Frakturen des Os sacrum —— 28
3.3 Fraktur und Osteosynthese —— 30
3.3.1 Allgemeine biomechanische Betrachtungen —— 30
3.3.2 Hinweise zur Osteosynthese bei geriatrischen Beckenverletzungen —— 31

4 Biomechanik des Azetabulums —— 35

- 4.1 Anatomie und Biomechanik des Azetabulums —— 35
- 4.1.1 Knöcherne Strukturen —— 35
- 4.1.2 Labrum acetabuli und Ligamentum transversum —— 36
- 4.1.3 Ligamentum capitis femoris —— 37
- 4.1.4 Physiologische Inkongruenz des Azetabulums —— 37
- 4.2 Verletzungsmechanismen —— 38
- 4.3 Pathobiomechanik des Azetabulums —— 41
- 4.3.1 Stabilitätskriterien von Azetabulumfrakturen —— 42
- 4.4 Fraktur und Osteosynthese —— 44
- 4.4.1 Querfrakturen —— 44
- 4.4.2 Hinterwandfrakturen —— 46
- 4.4.3 Vordere Pfeilerfrakturen —— 46
- 4.4.4 Vordere Pfeiler- und hintere Hemitransversfrakturen —— 47
- 4.4.5 Hintere Pfeilerfrakturen —— 47
- 4.4.6 T-Frakturen —— 48
- 4.4.7 Zweipfeilerfrakturen —— 48
- 4.4.8 Periprothetische Azetabulumfrakturen —— 48
- 4.5 Zusammenfassung —— 49

5 Bildgebende Diagnostik am Becken und Azetabulum —— 55

- 5.1 Projektionsradiographie —— 55
- 5.1.1 Limitationen der Projektionsradiographie/Qualitätskriterien —— 56
- 5.2 Computertomographie (CT) —— 57
- 5.3 Magnetresonanztomographie (MRT) —— 58
- 5.4 Zusammenfassung —— 60

6 Schmerztherapie bei alten Patienten mit Beckenring-/Azetabulumfraktur —— 61

- 6.1 Pathophysiologische Auswirkung postoperativer Schmerzen —— 61
- 6.2 Schmerztypen —— 61
- 6.2.1 Nozizeptiver Schmerz —— 61
- 6.2.2 Neuropathischer Schmerz —— 61
- 6.2.3 Chronischer Schmerz —— 62
- 6.3 Strukturelle Voraussetzungen der Schmerztherapie —— 62
- 6.4 Regelmedikation —— 62
- 6.5 Bedarfsmedikation —— 63
- 6.6 Schmerzmessung —— 63
- 6.7 Pharmakotherapie —— 64
- 6.7.1 WHO-Stufenmodell —— 64

6.7.2	Cyclooxygenaseinhibitoren —— 64	
6.7.3	Paracetamol und Metamizol —— 66	
6.7.4	Analgetika WHO Stufe II —— 67	
6.7.5	Analgetika WHO Stufe III —— 67	
6.7.6	Transdermale Pflastersysteme —— 68	
6.7.7	Patientenkontrollierte Analgesie (PCA) —— 68	
6.7.8	Antikonvulsiva am Beispiel Pregabalin —— 69	
6.8	Erkennung und Therapie von Nebenwirkungen —— 70	
6.8.1	Übelkeit und Erbrechen —— 70	
6.8.2	Obstipation —— 70	
6.8.3	Gastroduodenale Ulzera —— 70	

II Krankheitsbilder

7	**Beckenringfrakturen —— 75**	
7.1	Insuffizienzfrakturen des Beckenringes —— 75	
7.1.1	Einleitung —— 75	
7.1.2	Unterschiede zwischen Beckenringfrakturen im jugendlichen und Erwachsenenalter und Beckenringfrakturen im hohen Alter —— 76	
7.1.3	Schlussfolgerung —— 87	
7.2	Klassifikation der Insuffizienzfrakturen des Beckenrings —— 88	
7.2.1	Einleitung —— 88	
7.2.2	Klassifikation von Fragilitätsfrakturen des Beckenringes —— 90	
7.2.3	Schlussfolgerung —— 95	
7.3	Verletzungen des vorderen Beckenringes und des Sakroiliakalgelenkes —— 96	
7.3.1	Anatomie der Gelenkverbindung des vorderen und hinteren Beckenrings —— 96	
7.3.2	Biomechanik des vorderen Beckenrings —— 97	
7.3.3	Epidemiologie und Pathomechanismen von Verletzungen des vorderen Beckenringes im Alter —— 97	
7.3.4	Relevante Begleitverletzungen des vorderen Beckenrings —— 98	
7.3.5	Anamnese, Klinik und Diagnostik —— 99	
7.3.6	Behandlungsoptionen am vorderen Beckenring —— 102	
7.3.7	Verletzung der Symphyse —— 104	
7.3.8	Schambeinastfrakturen —— 106	
7.3.9	Iliumfrakturen —— 108	
7.3.10	Sakroiliakalgelenksverletzung —— 110	
7.3.11	Nachbehandlung —— 115	

7.4	Sakrum —— 120	
7.4.1	Einleitung —— 120	
7.4.2	Diagnostik —— 121	
7.4.3	Therapie —— 122	
7.5	Typische Kombinationsverletzungen —— 128	
7.5.1	Stabile Frakturstituationen —— 128	
7.5.2	Instabile Frakturstituationen —— 131	
7.5.3	Begleitverletzungen —— 133	
7.6	Nachbehandlung nach Beckenringfraktur —— 134	
7.6.1	Altersadaptierte Schmerzmedikation —— 135	
7.6.2	Belastung —— 135	
7.6.3	Physiotherapie —— 136	
7.6.4	Begleitbehandlung —— 137	
8	**Azetabulumfrakturen —— 147**	
8.1	Grundsätze der Behandlung von Azetabulumfrakturen im Alter —— 147	
8.1.1	Anatomie —— 147	
8.1.2	Biomechanik —— 147	
8.1.3	Grundsätze der Behandlung der Azetabulumfraktur im Alter —— 148	
8.1.4	Spezifische Komplikationen nach Azetabulumfraktur —— 152	
8.2	Anamnese und Klinik —— 155	
8.2.1	Anamnese —— 155	
8.2.2	Klinik —— 157	
8.3	Erstbehandlung —— 158	
8.3.1	Indikationsstellung —— 163	
8.4	Klassifikation der Azetabulumfrakturen —— 167	
8.4.1	Einleitung —— 167	
8.4.2	Radiologische Analyse —— 168	
8.4.3	Pfeilerstruktur und Klassifikation —— 172	
8.4.4	Klassifikation nach Judet und Letournel —— 172	
8.4.5	Morphologie und Radiologie der einzelnen Frakturtypen —— 174	
8.4.6	Klassifikation mittels Ausschlussverfahren —— 190	
8.4.7	Klassifikation durch logische Analyse der Computertomographie —— 195	
8.5	Prinzipien der Behandlung von Verletzungen des Azetabulums —— 199	
8.5.1	Therapieentscheidung —— 199	
8.5.2	Vorbereitung —— 199	
8.5.3	Wahl des Operationsziels und der Operationstechnik —— 201	
8.5.4	Wahl des operativen Zugangs —— 204	
8.5.5	Repositionstechniken —— 207	
8.5.6	Osteosyntheseplatten für die Azetabulumchirurgie —— 212	
8.5.7	Ergebnisse —— 214	

8.6		Indikationsstellung bei Azetabulumfrakturen des geriatrischen Patienten —— 216
8.6.1		Einleitung —— 216
8.6.2		Therapie im Wandel der Zeit unter Berücksichtigung der Besonderheiten des geriatrischen Patienten —— 216
8.6.3		Behandlungsmöglichkeiten —— 217
8.6.4		OP-Zeitpunkt —— 217
8.6.5		Konservative Therapie —— 218
8.6.6		Operative Therapie —— 219
8.6.7		Endoprothetik —— 219
8.7		Periprothetische Azetabulumfrakturen —— 222
8.7.1		Einleitung —— 222
8.7.2		Klassifikation von periprothetischen Azetabulumfrakturen —— 223
8.7.3		Konservative Therapie —— 223
8.7.4		Operative Therapie —— 224
8.8		Operative Zugänge zum Azetabulum —— 229
8.8.1		Grundlagen —— 229
8.8.2		Zugänge für vordere Frakturtypen —— 232
8.8.3		Zugänge für hintere Frakturtypen —— 242
8.8.4		Minimal-invasive Möglichkeiten beim älteren Patienten —— 243
8.9		Nachbehandlung —— 247
8.9.1		Begleitbehandlung nach Azetabulumfraktur beim geriatrischen Patienten —— 247
8.9.2		Prognose nach Azetabulumfrakturen —— 262
9		**Rehabilitation —— 271**
9.1		Allgemein —— 271
9.2		Rehabilitationsbedürftigkeit und -fähigkeit —— 272
9.3		Rehabilitationsziele —— 273
9.4		Besonderheiten der Rehabilitation im Alter —— 274
9.5		Die Phasen der rehabilitativen Behandlung —— 275
9.5.1		Phase der Frührehabilitation —— 276
9.5.2		Poststationäre Phase der medizinischen Rehabilitation —— 277
9.5.3		Weiterführende Phase —— 279
9.6		Hilfsmittel —— 279
9.7		Prävention —— 279

10	**Zusammenfassung wichtiger Klassifikationen und Algorithmen —— 283**	
10.1	Beckenring —— 283	
10.1.1	Klassifikation der Beckenringfrakturen (nach der Arbeitsgemeinschaft für Osteosynthesefragen (AO)) —— 283	
10.1.2	Klassifikation der Insuffizienzfrakturen am Becken —— 283	
10.2	Azetabulum —— 286	
10.2.1	Diagnostik und Kennlinien —— 286	
10.3	Therapiealgorithmus —— 291	

Stichwortverzeichnis —— 293

Verzeichnis der Autoren

Prof. Dr. med. Ulf Culemann
Allgemeines Krankenhaus Celle
Klinik für Unfallchirurgie, Orthopädie und Neurotraumatologie
Siemensplatz 4
29223 Celle
E-Mail: ulf.culemann@akh-celle.de
Kapitel 1, 8.1, 8.7, 10

Prof. Dr. med. Christian Fink
Allgemeines Krankenhaus Celle
Abteilung für Radiologie
Siemensplatz 4
29223 Celle
E-Mail: Christian.Fink@akh-celle.de
Kapitel 5

Prof. Dr. med. Dieter Fröhlich
Allgemeines Krankenhaus Celle
Abteilung für Anästhesie und Operative Intensivmedizin
Siemensplatz 4
29221 Celle
E-Mail: Dieter.Froehlich@akh-celle.de
Kapitel 6

Prof. Dr. med. Emanuel Gautier
HFR Freiburg – Kantonsspital
Departement Orthopädische Chirurgie
Chemin des Pensionnats 2–6,
Ch-1708 Fribourg
E-Mail: Emanuel.Gautier@h-fr.ch
Kapitel 8.4

PD Dr. med. habil. Florian Gras †
BG Klinikum Bergmannstrost Halle
Klinik für Unfall- und Wiederherstellungschirurgie
Merseburger Straße 165
06112 Halle (Saale)
Kapitel 3, 4

Dr. med. Niklas Grüneweller
Klinik für Unfallchirurgie und Orthopädie
Universitätsklinikum OWL
Campus Bethel
Burgsteig 13
33617 Bielefeld
E-Mail: niklas.grueneweller@evkb.de
Kapitel 8.9

PD Dr. med. Steven C. Herath
Eberhard Karls Universität Tübingen
Klinik für Unfall- und Wiederherstellungschirurgie
BG Klinik Tübingen
Schnarrenbergstraße 95
72076 Tübingen
E-Mail: sherath@bgu-tuebingen.de
Kapitel 8.2, 8.3, 8.5

Dr. med. Esther Herath
Eberhard Karls Universität Tübingen
Institut für Arbeitsmedizin, Sozialmedizin und Versorgungsforschung
Wilhelmstr. 27
72074 Tübingen
E-Mail: Esther.herath@med.uni-tuebingen.de
Kapitel 2.1

Dr. med. Thomas Hockertz
Städtisches Klinikum Wolfenbüttel
Klinik für orthopädische Chirurgie, Sporttraumatologie und Unfallchirurgie
Alter Weg 80
38302 Wolfenbüttel
E-Mail: Thomas.Hockertz@klinikum-wolfenbuettel.de
Kapitel 8.6

Prof. Dr. med. Alexander Hofmann
Klinik für Unfallchirurgie und Orthopädie 1
Westpfalz-Klinikum GmbH
Hellmut-Hartert-Str. 1
67655 Kaiserslautern
E-Mail: Hofmann.trauma-surgery@gmx.net
Kapitel 7.1, 7.2

Prof. Dr. med. Dr. rer. nat. Gunther O. Hofmann
BG Klinikum Bergmannstrost Halle
Klinik für Unfall- und
Wiederherstellungschirurgie
Merseburger Straße 165
06112 Halle (Saale)
E-Mail: Gunther.Hofmann@bergmannstrost.de
Kapitel 3, 4

Prof. Dr. med. Jörg H. Holstein
ETHIANUM Betriebsgesellschaft mbH & Co. KG
Hüft- und Knieendoprothetik, Orthopädie und
Unfallchirurgie
Voßstraße 6
69115 Heidelberg
E-Mail: joerg.holstein@ethianum.de
Kapitel 7.4, 7.5

Prof. Dr. med. Gert Krischak
ZAR Friedrichshafen
Orthopädie
Spatenstraße 12
88046 Friedrichshafen
E-Mail: krischak@zar-friedrichshafen.de
Kapitel 9

PD Dr. med. Markus A. Küper
BG Unfallklinik Tübingen
Klinik für Unfall- und
Wiederherstellungschirurgie
Schnarrenbergstr. 95
72076 Tübingen
E-Mail: mkueper@bgu-tuebingen.de
Kapitel 7.3

Prof. Dr. med. Wolfgang Lehmann
Universitätsmedizin Göttingen
Klinik für Unfallchirurgie, Orthopädie
und Plastische Chirurgie
Robert-Koch-Straße 40
37099 Göttingen
E-Mail:
Wolfgang.Lehmann@med.uni-goettingen.de
Kapitel 2.2

Prof. Dr. med. Eckart Mayr
Allgemeines Krankenhaus Celle
Klinik für Unfallchirurgie, Orthopädie und
Neurotraumatologie
Siemensplatz 4
29223 Celle
E-Mail: eckart.mayr@akh-celle.de
Kapitel 8.7

PD Dr. med. habil. Thomas Mendel
BG Klinikum Bergmannstrost Halle
Klinik für Unfall- und
Wiederherstellungschirurgie
Merseburger Straße 165
06112 Halle (Saale)
E-Mail: dr.th.mendel@gmail.com
Kapitel 3, 4

Prof. Dr. med. Tim Pohlemann
Universitätsklinikum des Saarlandes
Klinik für Unfall-, Hand- und
Wiederherstellungschirurgie
Kirrberger Str. 100
66424 Homburg/Saar
E-Mail: tim.pohlemann@uks.eu
Kapitel 8.2, 8.3, 8.5

Jens Prenzel
Allgemeines Krankenhaus Celle
Schmerzdienst des Allgemeinen
Krankenhauses Celle
Siemensplatz 4
29223 Celle
E-Mail: Jens.Prenzel@akh-celle.de
Kapitel 6

Prof. Dr. med. Michael Raschke
Klinik für Unfall-, Hand- und
Wiederherstellungschirurgie
Universitätsklinikum Münster
Albert-Schweitzer-Campus 1
48149 Münster
E-Mail: Michael.Raschke@ukmuenster.de
Kapitel 8.9

PD Dr. med. Mika Rollmann, MIPH
Klinik für Unfall- und
Wiederherstellungschirurgie
BG Klinik Tübingen
Schnarrenbergstr. 95
72076 Tübingen
E-Mail: mrollmann@bgu-tuebingen
Kapitel 2.1

Prof. em. Dr. med. Dr. h. c. Pol Maria Rommens
Universitätsmedizin der
Johannes Gutenberg-Universität Mainz
Zentrum für Orthopädie und Unfallchirurgie
Langenbeckstraße 1
55131 Mainz
E-Mail: prommens@uni-mainz.de
Kapitel 7.1, 7.2

Prof. Dr. med. Hagen Schmal
Universitätsklinikum Freiburg
Klinik für Orthopädie und Unfallchirurgie
Hugstetter Straße 55
79106 Freiburg
E-Mail: hagen.schmal@uniklinik-freiburg.de
Kapitel 7.6

Prof. Dr. med. Stephan Sehmisch
Klinik für Unfallchirurgie
Medizinische Hochschule Hannover
Carl-Neuberg-Str. 1
30625 Hannover
E-Mail:
stephan.sehmisch@mh-hannover.de
Kapitel 2.2

Dr. Rached Silini
Agaplesion Diakonieklinikum Rotenburg
(Wümme)
Radiologie/Neuroradiologie
Elise-Averdieck-Straße 17
27356 Rotenburg (Wümme)
E-Mail: stephan.sehmisch@mh-hannover.de
Kapitel 5

Prof. Dr. med. Ulrich Stöckle
Centrum für Muskuloskeletale Chirurgie
Charité – Universitätsmedizin Berlin
Augustenburger Platz 1
13353 Berlin
E-Mail: ulrich.stoeckle@charite.de
Kapitel 7.3

Prof. Dr. med. Fabian M. Stuby
BG Unfallklinik Murnau
Prof.-Küntscher-Str. 8
82418 Murnau
E-Mail: fabian.stuby@bgu-murnau.de
Kapitel 7.3

Dr. med. Andreas Thannheimer
Klinikum Garmisch-Partenkirchen
Unfallchirurgie, Sportorthopädie und
Kindertraumatologie
Auenstraße 6
82467 Garmisch-Partenkirchen
E-Mail: andreas.thannheimer@klinikum-gap.de
Kapitel 8.8

Dr. med. univ. Alexander Trulson
BG Unfallklinik Murnau
Prof.-Küntscher-Str. 8
D-82418 Murnau am Staffelsee
E-Mail: alexander.trulson@bgu-murnau.de
Kapitel 7.3

Dr. med. Mirko Velickovic
Ameos Klinikum Aschersleben
Abteilung für Unfallchirurgie, Orthopädie
und Wiederherstellungschirurgie
Eislebener Straße 7a
06449 Aschersleben
E-Mail: mirko.velickovic@gmx.de
Kapitel 8.6

Prof. Dr. med. Christian von Rüden, MSc
BG Unfallklinik Murnau
Abteilung Unfallchirurgie
Prof.-Küntscher-Str. 8
82418 Murnau
E-Mail: christian.vonrueden@bgu-murnau.de
Kapitel 8.8

I Allgemeine Grundlagen

1 Beckenfrakturen im Alter – Grundlagen

Ulf Culemann

1.1 Grundlagen bei Beckenfrakturen

Instabile Beckenfrakturen beeinflussen allein oder in Kombination mit weiteren Verletzungen das Überleben von Patienten. Insbesondere bei polytraumatisierten Patienten bestimmt die Schwere der Beckenverletzung die Überlebenswahrscheinlichkeit signifikant, dies konnte in zahlreichen Studien belegt werden. Die intensive Auseinandersetzung mit diesem Patientengut hat zu einer Standardisierung der Erstversorgung der polytraumatisierten Patienten in Deutschland geführt (ABCDE-ATLS©-Prinzip). Zur Primärdiagnostik wird bei Polytrauma heute neben der FAST©-Sonographie zur Detektion von ausgedehnten Blutungen und Bauchraumverletzungen ein Polytrauma-Scan standardmäßig mit Kontrastmittel zur Erstdiagnostik durchgeführt. Aus der initialen CT Diagnostik werden dann die knöchernen Verletzungen des Beckens berechnet und lassen so bereits nach wenigen Minuten eine Feststellung der Stabilität bzw. der Instabilität des Beckenringes zu. Durch die Einteilung der knöchernen Verletzungen in eine beckenspezifische Klassifikation kann dann die entsprechende Therapie abgeleitet werden. Insbesondere die verletzungsspezifische operative Primärtherapie der Beckenverletzung nach dem „early total care" vs. dem „Damage control"-Prinzip wurde lange Jahre intensiv diskutiert. Während man noch in den 90er Jahren des letzten Jahrhunderts eher ausgedehnte Primärversorgungen am Becken bevorzugte, werden heute zum größten Teil zuerst notfallmäßige Stabilisierungen des Beckens z. B. mit dem Beckengurt, der Beckenzwinge oder einem Fixateur externe vorgenommen, um dann nach intensivmedizinischer Stabilisierung des Patienten sekundär eine definitiv operative Stabilisierung vorzunehmen.

Dieser weitgehend standardisierte Ablauf beim schwerverletzten Patienten von Notfallbehandlung über Erstdiagnostik zu Klassifikation und konsekutiver Erstbehandlung gilt heute grundsätzlich für alle Altersgruppen beim Polytrauma, egal ob es sich um Kinder oder hochaltrige schwerverletzte Patienten handelt.

Anders sieht es allerdings bei den sogenannten Monoverletzungen des Beckenrings aus. Hier haben sich in den letzten 10 Jahren signifikante altersspezifische Unterschiede in der Diagnostik (Einsatz, Umfang und Modalität), der Klassifikation (Entwicklung altersspezifischer Klassifikationen) und auch der primären und sekundären Therapie der Beckenverletzungen ergeben, die an das Alter und den resultierenden Status des Patienten angepasst wurden.

Schlussendlich kann gefolgert werden, dass heute im Allgemeinen drei Altersgruppen von Patienten mit Beckenfrakturen unterschieden werden:
1. Gruppe = Kinder und Jugendliche bis zum vollendeten 15. Lebensjahr (entscheidend sind die Wachstumsfugen!!)
2. Gruppe = Patienten zwischen 16. Lebensjahr und vollendetem 65. Lebensjahr
3. Gruppe = Patienten älter als 65 Jahre

Das vorliegende Buch wird sich vornehmlich mit der dritten Gruppe der über 65-jährigen Patienten beschäftigen und diese sind grundsätzlich immer dann gemeint, wenn von „Patienten im Alter" oder von „Beckenfrakturen des alten Menschen" die Rede ist. Die in den einzelnen Buchkapiteln skizzierten Diagnostik- oder Behandlungsabläufe lassen sich aber häufig auch auf die Gruppen 1 oder 2 übertragen.

1.2 Altersspezifische Behandlung der Beckenfraktur

Aufgrund der allgemein gestiegenen Lebenserwartung ist derzeit für einen 65-Jährigen eine verbleibende Lebensspanne von nahezu 20–30 Jahren durchaus normal. Dies in einem Lebensabschnitt, der vornehmlich nicht mehr durch Sozialisierung, Arbeit und Beruf, sondern in aller Regel durch Festigung des erreichten Sozialstatus und der Familie geprägt ist. Durch die zunehmenden Mobilitätsmöglichkeiten und durch gestiegene Ansprüche auch hochaltriger Patienten in puncto Lebensqualität und selbstbestimmter Lebensführung, ist die Erkennung, Diagnostik, Klassifikation und Behandlung der Beckenfraktur im Alter in den letzten Jahren deutlich in den Fokus der behandelnden Ärzte gerückt und hat zu signifikanten Veränderungen in allen Bereichen der Diagnostik- und Behandlungsabschnitte bei Beckenfrakturen geführt.

Im Gegensatz zu den meisten Patienten der o. a. Gruppen 1 und 2 muss die Behandlung der Beckenringfraktur des alten Menschen einige alterstypische und patientenspezifische Parameter mitberücksichtigen. Hierbei ist einerseits auf die besonderen Bedürfnisse der älteren Patienten in Bezug auf Vorerkrankungen, Medikation, vorbestehende Mobilität und Anspruch des Patienten zu achten und andererseits auch die bestehende durchaus sehr unterschiedliche Knochenqualität des Beckens, der Ernährungszustand, aber auch der mutmaßliche Behandlungswille des Patienten zu berücksichtigen. Therapieziele gemeinsam mit dem Patienten zu definieren und diese durch unterschiedliche Wege zu erreichen, ist dabei ein entscheidender Schritt in der „richtigen" Behandlung der Beckenfraktur im Alter. Eine Reduktion auf die biomechanische Stabilität des Beckenrings allein ist hier nicht ausreichend. Die konservativen oder operativen Behandlungsmöglichkeiten des Beckens müssen zwar die mechanische Belastbarkeit des Beckens wiederherstellen, zusätzlich soll hierzu aber die beste und schonendste Methode unter Gewährleistung einer biologischen Knochenheilung der Beckenfraktur genutzt werden, um dem Patienten wieder ein selbstbestimmtes Leben zu ermöglichen.

1.3 Allgemeine Behandlungsgrundsätze der Beckenfraktur im Alter

Der behandelnde Arzt sollte daher immer selbst prüfen, ob er die persönliche Erfahrung hat und seine Klinik die strukturellen Voraussetzungen erfüllt, eine konservative oder operative Therapie am Becken durchzuführen. Die inhaltliche Auseinandersetzung des behandelnden Chirurgen mit dem Patienten und seinem „spezifischen" Problem am Becken ist dabei unabdingbare Voraussetzung für die „richtige", die passende Behandlung. Die vollumfängliche Aufklärung, die Anwendung der richtigen konservativen oder „problem"-orientierten operativen Methode sowie die adäquate Nachbetreuung des Patienten muss dabei immer gewährleistet sein. Hier sind die interdisziplinär agierenden, alterstraumaspezifischen Zusammenarbeiten verschiedener Fachrichtungen ebenfalls als zusätzliche wichtige Behandlungsparameter für den alten Patienten mit Beckenfrakturen zu nennen. Die Mitwirkung des „aufgeklärten" Patienten ist aber letztlich dann ebenso unabdingbare Voraussetzung, um eine Restitutio ad integrum zu erreichen.

Die primäre Behandlung der Beckenringfraktur des alten Patienten beinhaltet im Allgemeinen zunächst ebenso wie bei den jüngeren Patienten die genaue Kenntnis des Verletzungsvektors und der auf den Patienten eingewirkten Energiemenge und -richtung. Da es sich bei älteren Patienten in der Mehrzahl der Unfälle um sogenannte „Niedrigenergietraumata" handelt (z. B. einfaches Sturzgeschehen nach vorn, nach hinten oder auf die Seite des Beckens) ist die einwirkende Energie zumeist gering und eine ausgedehnte Weichteilverletzung daher eher selten. Aufgrund der Knochenstruktur des Beckens im Alter kann es dennoch zu ausgedehnten knöchernen Verletzungen des Beckenrings mit konsekutiver Belastungsinstabilität des Beckens kommen. Leider muss diese Instabilität nicht immer primär vorhanden sein, sondern kann sich im Laufe der Frakturgeschichte des Patienten von stabil nach instabil auch weiterentwickeln. Diese als Insuffizienzfrakturen des Beckens bezeichneten typischen Frakturformen am Becken führten insbesondere die Arbeitsgruppe Becken der DGU/AO und speziell Pol Rommens und Alexander Hofmann zu einer viel beachteten Publikation einer alsterspezifischen Klassifikation, die diese sogenannten Insuffizienzfrakturen des Beckens neu einteilte und gleichzeitig Therapieempfehlungen zur Behandlung berücksichtigte.

1.3.1 Biomechanik des Beckenrings im Alter

Der hintere Beckenring stellt biomechanisch die wichtige Verbindung zwischen der Wirbelsäule und den Beinen her und ist insbesondere im Alter wichtig für den Erhalt der Mobilität. Ein „Schlüsselstein" im hinteren Beckenring ist hierbei das Sakrum. Durch die äußerst straffen Bandverbindungen der unteren Wirbelsäule mit dem Ilium (iliosakrale Bänder, Beckenbodenbänder sacrospinal und sacrotuberal) ist das Sakrum selbst im Verletzungsfalle noch gut im hinteren Beckenring fixiert und ausreichend stabil „verpackt". Aufgrund der zunehmenden Verkalkung des hinteren Bandapparates (Ligg sacroiliacalia dorsalia) im Alter und der daraus resultierenden zunehmenden Steifigkeit des Beckenringes dorsal, sind die instabilen Insuffizienzfrakturen des Beckens (Typ C + D der FFP-Klassifikation nach Rommens et al.) nach einfachen Frakturmechanismen (Hinfallen auf die Seite aus dem Stand oder ein sich neben den Stuhl setzen) anzutreffen. Sie betreffen häufig die beiden Kreuzbeinflügel (Ala sacralis), die aufgrund der osteoporotischen Knochenrarefizierung in diesem Bereich im CT wie „leer" erscheinen (avoid sacrum) und dann bei Frakturen der Kortikalis zwar Schmerzen bei den Patienten verursachen, aber häufig nicht im konventionellen Röntgen detektiert werden können.

1.3.2 Diagnostik der Beckenringfraktur im Alter

Noch vor 20 Jahren wurden Becken ap, Inlet- und Outletaufnahmen allein verwendet, um Beckenfrakturen zu diagnostizieren. Insbesondere bei Insuffizienzfrakturen mit Fissuren und nur geringen Verschiebungen der Kortikalis oder Impressionen als indirekten Frakturhinweis reicht die konventionelle Diagnostik zur Erkennung dieser Frakturen nicht aus, sondern es sollten immer CT-Aufnahmen angeschlossen werden, wenn der Verdacht auf eine hintere Beckenringfraktur besteht. Bei allen älteren Patienten mit vorderen Beckenringfrakturen sollte daher ebenfalls eine erweiterte Diagnostik des hinteren Beckenrings erfolgen, um Frakturen insbesondere im Sakrumbereich zu erkennen.

Leider wird eine Anzahl von den oben bereits erwähnten Insuffizienzfrakturen auch mit Anwendung der CT übersehen, da zum Untersuchungszeitpunkt nur Fissuren vorlagen und diese somit gar nicht als vollständige Frakturen erkennbar waren. Durch eine konsequente Weiterführung der Diagnostik bei fortgesetzten und nicht im Verlauf zurückgehenden Schmerzen des Patienten sollte daher heute mit einer hochauflösenden MRT des Beckens oder einer SPECT/CT-Untersuchung das Frakturhämatom erkannt werden. Dieses häufig als *Bone bruise* bezeichnete Frakturhämatom in einer oder beiden Sakrumflügeln ist dann als indirektes Zeichen einer stattgehabten Fraktur zu interpretieren und sollte zu einer entsprechenden Frakturbehandlung führen. Dieses Vorgehen sollte insbesondere auch bei Auftreten einer vorderen Beckenringfraktur mit einem horizontalen Frakturverlauf erfolgen, da diese

Frakturtypen am vorderen Beckenring durch horizontale Mikrobewegungen im steifen hinteren Beckenring sekundär zu Insuffizienzfrakturen des hinteren Beckenrings führen können. Eine MRT des Beckens sollte nach den Empfehlungen spätestens 4–6 Wochen nach Unfall und bei fortgesetzten, tief lumbalen Schmerzangaben trotz adäquatem Schmerzmitteleinsatz oder auch bei wiederkehrenden Schmerzen nach einer initialen Phase der Schmerzabnahme erfolgen. Eine reine Steigerung der Schmerzmittelgabe im Verlauf und Abwarten ohne Fortführung der Diagnostik verzögert die Frakturerkennung und mindert die Chance, durch eine adäquate Therapie eine zeitnahe Ausheilung der Verletzung zu erreichen.

1.3.3 Therapiemöglichkeiten bei Beckenfrakturen im Alter

Der Einfluss des Patientenalters auf die spezifische Behandlung bei Beckenverletzungen hat sich in den letzten 20 Jahren deutlich verändert. Während früher zumeist mit Hinweis auf das Alter des Patienten konservative Behandlungen favorisiert wurden bzw. die operative Technik altersunabhängig bei allen Gruppen einfach gleich angewandt wurde, werden heute aufgrund der stark steigenden Zahl der zu versorgenden älteren Patienten (Gruppe 3) eher operative Versorgungen durchgeführt. Grundsätzlich gibt es zwar keine Unterschiede in der Versorgungstaktik und -technik zwischen Alt und Jung, aber die operativen Techniken wurden insbesondere in den letzten Jahren deutlich in Ausmaß und Ablauf an die Bedürfnisse des alten Patienten angepasst.

Nach wie vor werden Patienten mit Frakturen des Beckenrings konservativ behandelt und unter einer analgetischen Standardtherapie und mit Hilfe von Physiotherapie unter Einsatz verschiedener Hilfsmittel mobilisiert (z. B. Rollator und/oder Gehbock). Eine notwendige Teilbelastung zur mechanischen Schonung der betroffenen Frakturseite können die alten Patienten häufig nicht einhalten, weshalb es durchaus in der Folge durch die Frakturbewegung zu einer fortgesetzten Instabilität insbesondere im hinteren Beckenring kommen kann. Die Kallusbrücken, die sich zur Heilung bilden, werden immer wieder destruiert und dieser Mechanismus führt letztlich mechanisch zu einer biologischen Frakturheilungsstörung insbesondere im mechanisch wichtigen hinteren Beckenring.

Zu diesem Zeitpunkt sollte die konservative Behandlung durch eine möglichst minimalinvasive operative Behandlung ergänzt werden, um für die notwendige Ruhe im Frakturbereich zu sorgen. Minimalinvasive operative Verfahren, wie z. B. die transiliosakrale Schraubenosteosynthese mit und ohne Stabilisierung des vorderen Beckenrings, die perkutan eingeschobene ilioiliakale dorsale Plattenosteosynthesen oder der perkutane Fixateur interne sind hierzu geeignete Verfahren. Inzwischen werden diese Verfahren zusätzlich mit einer Zementaugmentierung unterstützt. Reine Zementauffüllungen des Sakrums als sogenannte Sakroplastie werden nach wie vor kontrovers diskutiert, da ein hohes Risiko der Zementleckage mit Nervenreizungen oder -ausfällen besteht. Vorteil der Sakroplastie ist hier aber ebenfalls die sofortige Ruhe und Stabilität der zuvor instabilen Fraktur.

Ältere Patienten mit Beckenringbrüchen müssen zudem adäquat begleitet und nachbehandelt werden, um sekundäre Folgen der Instabilität (Fehlheilung oder Heilung in Fehlstellung mit sekundären Überlastungsfolgen) oder Bettlägerigkeit bzw. längerfristige Mobilitätseinschränkungen zu verhindern. Hier sind insbesondere interdisziplinäre Behandlungsalgorithmen für den Patienten sinnvoll und zukunftsweisend, weshalb immer häufiger in alterstraumatologischen Zentren die Zusammenarbeit der operativ tätigen Chirurgen mit den konservativ tätigen Fachrichtungen umgesetzt werden.

1.4 Allgemeine Behandlungsziele bei Beckenfraktur im Alter

Ziel der Behandlung von Beckenfrakturen im Alter ist die Wiederherstellung der Stabilität des Beckens und der Mobilität des Patienten. Allgemeine biomechanische Grundlagen, diagnostisch notwendige Modalitäten und altersspezifische Klassifikationen zur Vorbereitung der Therapieentscheidung ebenso wie die chirurgisch technischen Verfahren und die altersangepasste Schmerztherapie bei Frakturen am Becken werden in den nachfolgenden Kapiteln des Buches genauer beleuchtet und bewertet.

Im zweiten, spezifischen Teil des Buches werden dann anatomieorientiert einzelne Krankheitsbilder getrennt nach Beckenring- und Azetabulumfrakturen dargestellt.

Weiterführende Literatur

Schildhauer TA, Bellabarba C, Nork SE, et al. „Decompression and lumbopelvic fixation for sacral fracture-dislocations with spino-pelvic dissociation", Journal of orthopaedic trauma. 2006;7 (20):447–457.
Nothofer W, Thonke N, Neugebauer R. „Die Therapie instabiler Sakrumfrakturen bei Beckenringbrüchen mit dorsaler Sakrumdistanzosteosynthese", Unfallchirurg. 2004;107:118–128.
Routt Jr. ML, Simonian PT. „Closed reduction and percutaneous skeletal fixation of sacral fractures", Clinical Orthopaedics and related research. 1996;8(329):121–128.
Gänsslen A, Pape HC, Lehmann U, et al. „Die operative Therapie von instabilen Sacrumfrakturen", Zentralblatt Chirurgie. 2003;128:40–45.
Pohlemann T, Gänsslen A, Tscherne H. „Die Sakrumfraktur", Der Unfallchirurg. 2000;103:769–786.
Culemann U, Reilmann H. „Verletzungen des Beckenringes", Unfallchirurg. 1997;100:487–496.
Culemann U, Tosounidis G, Reilmann H, Pohlemann T. „Pelvic fracture. Diagnostics and current treatment options", Chirurg. 2003;74(7):687-98; 699–700.
Helfet D. "Alpha-numeric classifications for pelvic fractures" in: "Surgery of the pelvis and Acetabulum: an international consensus", Conference proceeding, Pittsburgh (1992).
Isler B, Ganz R. „Klassifikation der Beckenringverletzung", Unfallchirurg. 1990;93:289–302.
Matta JM, Dickson KF, Markovich GD: "Surgical treatment of pelvic nonunions and malunions", Clin Orthop. 1996(329):199–206.

Pohlemann T, Tscherne H, Baumgärtel F, et al. „Beckenverletzungen : Epidemiologie, Therapie und Langzeitverlauf", Unfallchirurg. 1996;99:160–167.

Tscherne H, Pohlemann T (Hrsg.) Becken und Acetabulum, Springer-Verlag (1998) Berlin, Heidelberg, New York.

Denis F, Steven D, Comfort T. „Sacralfractures: an important problem, retrospective analysis of 236 cases". Clin Orthop. 1988;227:67–81.

Jackson H, Kam J, Harris J. „The sacral arcuate lines in upper sacral fractures", Radiology. 1982;145:35–39.

Gautier E, Rommens PM, Matta JM. „Late reconstruction after pelvic ring injuries", Injury. 1996;27(2): B39–B46.

Kanakaris NK, Angoules AG, Nikolaou VSetal. „Treatment and outcomes of pelvic malunions and nonunions: a systematic review", Clin Orthop Relat Res. 2009;467:2112–2124.

Mears DC. „Management of pelvic pseudarthroses and pelvic malunion", Orthopäde. 1996;25:441–448.

Oransky M, Tortora M. „Nonunions and malunions after pelvic fractures: why they occur and what can be done?", Injury. 2007;38:489– 496.

Taller S, Srám J, Lukás R, et al. „Nonunions or malunions of pelvic fractures, Acta Chir Orthop Traumatol Cech. 2009;76:121–127.

Vanderschot P, Daenens K, Broos P. „Surgical treatment of posttraumatic pelvic deformities", Injury. 1998;29:19–22.

Rommens PM, Hoffmann A. A comprehensive classification of fragility fractures of the pelvic ring: recommendations for surgical treatment. Injury. 2013;44:1733–44.

Oberkircher L, Ruchholtz S, Rommens PM, et al. Osteoporotic pelvic fractures. Dtsch Arztebl Int. 2018;115:70–80. DOI: 10.3238/arztebl.2018.0070

Keel MJB, Bastian JD. Spätfolgen – Beckenchirurgie. OP-Journal. 2018;34:48–52.

Mears DC, Velyvis J. Surgical reconstruction of late pelvic posttraumatic nonunion and malalignment. J Bone Joint Surg Br. 2003;85:21–30.

Maier GS, Kolbow K, Lazovic D, et al. Risk factors for pelvic insufficiency fractures and outcome after conservative therapy. Arch Gerontol Geriatr. 2016;67:80–5.

Tosounidis G, Wirbel R, Culemann U, Pohlemann T. Misinterpretation of anterior pelvic ring fractures in the elderly]. Unfallchirurg. 2006;109:678–80.

Josten C, Höch A. Fractures of the sacrum: operative/conservative Pro: Why insufficiency fractures of the sacrum should be treated operatively. Die Wirbelsäule. 2017;1:31–40.

Rollmann MF, Herath SC, Kirchhoff F, et al. Pelvic ring fractures in the elderly now and then–a pelvic registry study. Arch Gerontol Geriatr. 2017;71:83–8.

2 Knöcherne und muskuläre Veränderungen im Alter

2.1 Osteoporose im Alter

Esther Herath, Mika Rollmann

2.1.1 Einleitung

Die Herausforderungen in der Behandlung älterer Patienten umfassen neben der Tatsache, dass diese Bevölkerungsgruppe oft an multiplen Vorerkrankungen [1] wie arterieller Hypertonie oder Diabetes mellitus leidet, auch die spezifischen biologischen Prozesse des alternden Knochens. In experimentellen Studien konnte gezeigt werden, dass im Alter die Knochenbruchheilung an verschiedenen Zeitpunkten gestört ist. Der Heilungsprozess an sich ist prolongiert [2], die Stammzellmigration gestört [3] und der gebildete Kallus im Frakturspalt hat sowohl eine schlechtere Qualität als auch eine verlängerte Remodelling Phase [4].

Die häufigsten Frakturen im Alter in absteigender Reihenfolge sind distale Radiusfrakturen, proximale Humerusfrakturen, proximale Femurfrakturen, Beckenfrakturen und Wirbelkörperfrakturen [5]. Diese Frakturen entstehen häufig durch so genannte Niedrigenergietraumata, wie beispielsweise Stürze auf gleicher Ebene und werden Fragilitäts- oder Insuffizienzfrakturen genannt und sind oft mit einer verminderten Knochendichte vergesellschaftet [6]. Aufgrund dieser Tatsache wurden die distalen Radiusfrakturen, proximalen Humerusfrakturen, proximalen Femurfrakturen und Wirbelkörperfrakturen als sogenannte Indikatorfrakturen für das Vorliegen einer Osteoporose identifiziert [7]. Auch die Inzidenz von Beckenringfrakturen im Alter ist dramatisch gestiegen [8,9]. Heute betreffen ca. 70 % aller Beckenringfrakturen Patienten über 65 Jahre [10,11] und hierbei ca. 75 % Frauen [12]. Einer der größten Risikofaktoren für Beckenringfrakturen im Alter ist hierbei die Osteoporose [13]. Beckenringfrakturen machen sieben Prozent aller Osteoporose-bedingten Frakturen aus [14] und 94 % aller Beckenringfrakturen sind mit Osteoporose oder Osteopenie assoziiert [8]. Aufgrund dieser hohen Assoziation und der steigenden Inzidenz an Beckenringfrakturen im Alter wird aktuell diskutiert, die Beckenringfraktur in die Liste der Indikatorfrakturen aufzunehmen [15].

Mit einer Prävalenz von 45 % bei Frauen und 17 % bei Männern in der Altersgruppe über 70 Jahren stellt die Osteoporose eine relevante Begleiterkrankung älterer Patienten dar [16]. Die Osteoporose ist eine systemische Skeletterkrankung, die durch eine verminderte Knochendichte sowie eine pathologische Veränderung der Mikroarchitektur des Knochens zu einem gesteigerten Frakturrisiko führt [17,18]. Die Entstehung einer Osteoporose wird neben nicht beeinflussbaren Faktoren wie dem Lebensalter und Geschlecht durch eine Vielzahl internistischer Erkrankungen, wie z. B. Diabetes mellitus oder COPD, Medikamente (z. B. Cortisonpräparate) und Noxen (z. B. Rauchen) begünstigt. Das erhöhte Frakturrisiko geht nicht nur mit einschneidenden persönlichen, sondern auch mit erheblichen sozioökonomischen Konsequenzen einher. Individuelle Folgen der Osteoporose und der daraus entstehenden Frakturen reichen von Schmerzen [19,20], eingeschränkter Mobilität [21] und verminderter Lebensqualität [22] bis hin zu einer erhöhten Morbidität und Mortalität [23,24]. Von gesamtgesellschaftlicher Relevanz sind vor allem die hohen krankheitsbedingten Ausgaben der Gesundheitssysteme [25].

2.1.2 Diagnostik

Trotz ihrer hohen Prävalenz ist die Osteoporose immer noch eine unterdiagnostizierte und hierdurch untertherapierte Erkrankung. Selbst in der Gruppe der Hochrisikopatienten wird nur weniger als die Hälfte der Patienten gescreent [26]. Nach Diagnosestellung erhalten hiervon wiederum lediglich nur 20 % der Patienten eine adäquate Therapie [27], die bis zu 7 von 10 Patienten während des ersten Jahres abbrechen [28]. Die Diagnose einer Osteoporose stützt sich auf die Messung der Knochendichte. Die gängigste Methode zur Bestimmung der Knochendichte ist die sogenannte Dual-Röntgen-Absorptiometrie – „dual energy X-ray absorptiometry" (DXA) [29]. Um die Messwerte vergleichen zu können wird das Ergebnis hierbei nicht als absolute Dichte oder Flächendichte, sondern als T-Score angegeben. Dieser beschreibt die Abweichung der Knochendichte vom durchschnittlichen Wert einer Frau zwischen 20 und 29 Jahren (peak bone mass) in Vielfachen der Standardabweichung (SD). Nach Definition der Weltgesundheitsorganisation (WHO) liegt eine Osteoporose, bei Abwesenheit anderer Knochenpathologien, ab einem T-Score von ≤ − 2,5 SD vor. Bei zusätzlich vorliegender Fraktur besteht per definitionem eine manifeste Osteoporose [30–32]. Die anatomische Referenz ist hierbei die Knochendichte im Schenkelhals [33]. Auch wenn eine starke Korrelation zwischen der Knochendichte und dem Risiko eine Fraktur zu erleiden besteht [34,35], wird in der Literatur diskutiert, dass die Knochendichte allein nicht genügt um das individuelle Frakturrisiko abzuschätzen [36,37]. In Anbetracht dessen wurden verschiedene Risikobewertungsmodelle erarbeitet [38–40]. Neben Alter, Ethnie, Geschlecht und Körpergewicht [41], sind verschiedene internistische Erkrankungen wie Diabetes mellitus [42–44], Hyperthyreose [45] oder Leberkrankungen [46], als auch Medikamente (z. B. Glukokortikoide) [47], Mangelernährung, Lebensstil [48,49] und ein Mangel an körperlicher Aktivität mit Osteoporose assoziiert [50]. Die Diagnose stellt sich aus der Anamnese, klinischen und laborchemischen Untersuchung (Basisdiagnostik) sowie dem Ergebnis der Knochendichtemessung.

Basislabor Osteoporose [51]:
– Kalzium
– Phosphat
– Natrium
– Alkalische Phosphatase

- Glomeruläre Filtrationsrate (GFR)
- γGT
- CRP
- TSH
- Blutbild
- Eiweißelektrophorese

Die Indikation zur Durchführung der Basisdiagnostik besteht bei Patienten mit einem Alter ≥ 50 Jahre und dem Vorliegen einer Fragilitätsfraktur und entsprechenden anamnestischen Risikofaktoren (Tab. 2.1) und bei allen Patienten ≥ 70 Jahre [51].

Tab. 2.1: Relevante Risikofaktoren für Osteoporose [52].

Anamnese
Rauchen, erhöhte Sturzneigung, Immobilität, positive Familienanamnese, Unter- und Mangelernährung

Vorerkrankungen
Chronischer Alkoholabusus, Endokrinologische Erkrankungen insbesondere Diabetes mellitus Typ 1 und 2, Rheumatologische Erkrankungen, Gastroenterologische Erkrankungen (z. B. chronisch-entzündliche Darmerkrankungen), Neurologische Erkrankungen (z. B. Epilepsie, Morbus Parkinson, etc.), COPD, Depression, Herzinsuffizienz

Frakturen
Niedrigtraumatische Frakturen außer Finger, Zehen, Schädel und Knöchel

Medikamente
Glukokortikoide, L-Thyroxin, Opioide, Protonenpumpenhemmer, Antidepressiva, Antiepileptika

Bei Auffälligkeiten im Rahmen der Basisdiagnostik empfiehlt sich die Konsultation eines endokrinologischen Facharztes.

2.1.3 Therapie

Die Therapie wird prinzipiell in basistherapeutische und spezifische Maßnahme unterteilt. Bei Nachweis einer Osteoporose sollte immer eine Basistherapie erfolgen. Hierzu zählen eine umfassende Sturzprophylaxe und eine Anpassung des Risikoprofils. Darüber hinaus sollte eine kalziumreiche Ernährung (1000 mg Kalzium per die) erfolgen, respektive Kalzium supplementiert werden. Die Substitution von Vitamin D_3 mit 800–1000 IE per die ist empfohlen [53].

In Abhängigkeit der Ergebnisse der durchgeführten Diagnostik und des Frakturrisikos ergibt sich darüber hinaus die Indikation zur Durchführung einer spezifischen medikamentösen Therapie. Hierbei wird zwischen antiresorptiver und osteoanaboler Wirkweise unterschieden. Die antiresorptiven Präparate führen über eine Hemmung

der Osteoklastenaktivität zu einer Reduktion des Remodelling am Knochen und hierüber zu einem Anstieg der Knochendichte [54]. Zu dieser Substanzklasse gehören:
- Bisphosphonate: Alendronat, Ibandronat, Risedronat und Zoledronat
- Denosumab
- selektive Östrogenrezeptormodulatoren (SERM)
- Östrogenpräparate

Als osteoanaboles Präparat steht in Europa aktuell nur Teriparatid zur Verfügung, welches seine Wirkung durch den pulsatilen Reiz am Parathormonrezeptor 1 an Osteoblasten und Osteozyten erzeugt [55]. Die Indikation für Teriparatid besteht aktuell nur bei manifester Osteoporose mit Auftreten von mindestens zwei neuen Frakturen innerhalb von 18 Monaten oder bei Kontraindikationen respektive Unverträglichkeiten gegenüber den verfügbaren antiresorptiven Medikamenten. Die Gabe ist auf 24 Monate beschränkt. Im Anschluss sollte eine antiresorptive Therapie angeschlossen werden.

Bei Einleitung einer spezifischen Osteoporosetherapie müssen immer patientenindividuelle Risikofaktoren und Komorbiditäten beachtet werden. Unter bestimmten Gegebenheiten wird nach der aktuellen DVO Leitlinie empfohlen die Therapieschwelle anzuheben und auch Patienten mit einer höheren Knochendichte (bis zu einem T-score von −2 SD) zu behandeln. Des Weiteren muss eine ausführliche Aufklärung über die Einnahmemodalitäten und das Nebenwirkungsprofil erfolgen. Zur Erhöhung der Compliance und Therapieadhärenz sollte die medikamentöse Therapie regelmäßig begleitet und kontrolliert sowie nach 2–5 Jahren reevaluiert werden [28].

Literatur

[1] Clegg A, Young J, Iliffe S, et al. Frailty in elderly people. Lancet. 2013;381(9868):752–62.
[2] Histing T, Kuntz S, Stenger D, et al. Delayed fracture healing in aged senescence-accelerated P6 mice. J Invest Surg. 2013;26(1):30–5.
[3] Sanghani-Kerai A, Coathup M, Samazideh S, et al. Osteoporosis and ageing affects the migration of stem cells and this is ameliorated by transfection with CXCR4. Bone Joint Res 2017;6 (6):358–365.
[4] Lopas LA, Belkin NS, Mutyaba PL, et al. Fractures in geriatric mice show decreased callus expansion and bone volume. Clin Orthop Relat Res. 2014;472(11):3523–32.
[5] Lohmann R, Frerichmann U, Stockle U, et al. [Proximal femoral fractures in the elderly. Analysis of data from health insurance providers on more than 23 million insured persons–part 1]. Unfallchirurg. 2007;110(7):603–9.
[6] Krestan CR, Nemec U, Nemec S. Imaging of insufficiency fractures. Semin Musculoskelet Radiol. 2011;15(3):198–207.
[7] Neuerburg C, Schmidmaier R, Schilling S, et al. [Identification, diagnostics and guideline conform therapy of osteoporosis (DVO) in trauma patients : a treatment algorithm]. Unfallchirurg. 2015;118(11):913–24.
[8] Kannus P, Palvanen M, Niemi S, et al. Epidemiology of osteoporotic pelvic fractures in elderly people in Finland: sharp increase in 1970–1997 and alarming projections for the new millennium. Osteoporos Int. 2000;11(5):443–8.

[9] Melton LJ 3rd, Sampson JM, Morrey BF, Ilstrup DM. Epidemiologic features of pelvic fractures. Clin Orthop Relat Res. 1981(155):43–7.
[10] Court-Brown CM, Caesar B. Epidemiology of adult fractures: A review. Injury. 2006;37(8):691–7.
[11] Fuchs T, Rottbeck U, Hofbauer V, et al. [Pelvic ring fractures in the elderly. Underestimated osteoporotic fracture]. Unfallchirurg, 2011;114(8):663–70.
[12] Rollmann MF, Herath SC, Kirchhoff F, et al. Pelvic ring fractures in the elderly now and then – a pelvic registry study. Arch Gerontol Geriatr. 2017;71:83–88.
[13] Warriner AH, Patkar NM, Curtis JR, et al. Which fractures are most attributable to osteoporosis? J Clin Epidemiol. 2011;64(1):46–53.
[14] Burge R, Dawson-Hughes B, Solomon DH, et al. Incidence and economic burden of osteoporosis-related fractures in the United States, 2005–2025. J Bone Miner Res. 2007;22(3):465–75.
[15] Rommens PM, Drees P, Thomczyk S, et al. The Fragility Fracture of the Pelvis is a Fracture indicatin Osteoporosis. Osteology. 2018;27(03):144–153.
[16] Scheidt-Nave C, Banzer D, Abendroth K. Schlussbericht Multizentrische Studie zu Verteilung, Determination und prädiktivem Wert der Knochendichte in der deutschen Bevölkerung Förderprojekt des Bundesministeriums für Forschung und Technologie, 1997. Förderkennzeichen 01KM 9304/0:1–45.
[17] Kanis JA, Cooper C, Rizzoli R, et al. European guidance for the diagnosis and management of osteoporosis in postmenopausal women. Osteoporos Int. 2019;30(1):3–44.
[18] Consensus development conference: diagnosis, prophylaxis, and treatment of osteoporosis. Am J Med. 1993;94(6):646–50.
[19] Kim DH, Vaccaro AR. Osteoporotic compression fractures of the spine; current options and considerations for treatment. Spine J. 2006;6(5):479–87.
[20] Chou YC, Shih CC, Lin JG, et al. Low back pain associated with sociodemographic factors, lifestyle and osteoporosis: a population-based study. J Rehabil Med. 2013;45(1):76–80.
[21] Shiraki M, Kuroda T, Shiraki Y, et al. Effects of bone mineral density of the lumbar spine and prevalent vertebral fractures on the risk of immobility. Osteoporos Int. 2010;21(9):1545–51.
[22] Papaioannou A, Kennedy CC, Ioannidis G, et al. The impact of incident fractures on health-related quality of life: 5 years of data from the Canadian Multicentre Osteoporosis Study. Osteoporos Int. 2009;20(5):703–14.
[23] Guzon-Illescas O, Perez Fernandez E, Crespi Villarias N, et al. Mortality after osteoporotic hip fracture: incidence, trends, and associated factors. J Orthop Surg Res. 2019;14(1):203.
[24] Cooper C. The crippling consequences of fractures and their impact on quality of life. Am J Med. 1997;103(2A):12S-17S; discussion 17S-19S.
[25] Ström O, Borgström F, Kanis JA, et al. Osteoporosis: burden, health care provision and opportunities in the EU. Archives of Osteoporosis. 2011;6(1):59–155.
[26] Morris CA, Cabral D, Cheng H, et al. Patterns of bone mineral density testing: current guidelines, testing rates, and interventions. J Gen Intern Med. 2004;19(7):783–90.
[27] Fuggle NR, Curtis EM, Ward KA, et al. Fracture prediction, imaging and screening in osteoporosis. Nature Reviews Endocrinology. 2019;15(9):535–547.
[28] Hadji P, Claus V, Ziller V, et al. GRAND: the German retrospective cohort analysis on compliance and persistence and the associated risk of fractures in osteoporotic women treated with oral bisphosphonates. Osteoporos Int. 2012;23(1):223–31.
[29] Blake GM, Fogelman I. Role of dual-energy X-ray absorptiometry in the diagnosis and treatment of osteoporosis. J Clin Densitom. 2007;10(1):102–10.
[30] (WHO), World Health Organisation. Assessment of fracture risk and its application to screening for postmenopausal osteoporosis. Report of a WHO Study Group, in WHO Technical Report Series. 1994.

[31] Kanis JA, McCloskey EV, Johansson H, et al. A reference standard for the description of osteoporosis. Bone. 2008;42(3):467–75.
[32] Kanis JA, Melton III LJ, Johnston CJ, Khaltaev N. The diagnosis of osteoporosis. Journal of Bone and Mineral Research. 1994;9(8):1137–1141.
[33] Kanis JA, Glüer CC. An update on the diagnosis and assessment of osteoporosis with densitometry. Committee of Scientific Advisors, International Osteoporosis Foundation. Osteoporos Int. 2000;11(3):192–202.
[34] Schott AM, Cormier C, Hans D, et al. How hip and whole-body bone mineral density predict hip fracture in elderly women: the EPIDOS Prospective Study. Osteoporos Int. 1998;8(3):247–54.
[35] Marshall D, Johnell O, Wedel H. Meta-analysis of how well measures of bone mineral density predict occurrence of osteoporotic fractures. Bmj. 1996;312(7041):1254–9.
[36] Pasco JA, Seeman E, Henry MJ, et al. The population burden of fractures originates in women with osteopenia, not osteoporosis. Osteoporos Int. 2006;17(9):1404–9.
[37] Siris ES, Brenneman SK, Barrett-Connor E, et al. The effect of age and bone mineral density on the absolute, excess, and relative risk of fracture in postmenopausal women aged 50–99: results from the National Osteoporosis Risk Assessment (NORA). Osteoporos Int. 2006;17(4):565–74.
[38] Hippisley-Cox J, Coupland C. Predicting risk of osteoporotic fracture in men and women in England and Wales: prospective derivation and validation of QFractureScores. Bmj. 2009;339:b4229.
[39] Nguyen ND, Frost SA, Center JR, et al. Development of prognostic nomograms for individualizing 5-year and 10-year fracture risks. Osteoporos Int. 2008;19(10):1431–44.
[40] Kanis JA, Johnell O, Oden A, et al. FRAX and the assessment of fracture probability in men and women from the UK. Osteoporos Int. 2008;19(4):385–97.
[41] Faje AT, Karim L, Taylor A, et al. Adolescent girls with anorexia nervosa have impaired cortical and trabecular microarchitecture and lower estimated bone strength at the distal radius. J Clin Endocrinol Metab. 2013;98(5):1923–9.
[42] Inzerillo AM, Epstein S. Osteoporosis and diabetes mellitus. Rev Endocr Metab Disord. 2004;5(3):261–8.
[43] de Paula FJ, Horowitz MC, Rosen CJ. Novel insights into the relationship between diabetes and osteoporosis. Diabetes Metab Res Rev. 2010;26(8):622–30.
[44] Vestergaard P. Discrepancies in bone mineral density and fracture risk in patients with type 1 and type 2 diabetes—a meta-analysis. Osteoporos Int. 2007;18(4):427–44.
[45] Bassett JH, Williams GR. The molecular actions of thyroid hormone in bone. Trends Endocrinol Metab. 2003;14(8):356–64.
[46] Gatta A, Verardo A, Di Pascoli M, et al. Hepatic osteodystrophy. Clin Cases Miner Bone Metab. 2014;11(3):185–91.
[47] Canalis E, Mazziotti G, Giustina A, Bilezikian JP. Glucocorticoid-induced osteoporosis: pathophysiology and therapy. Osteoporos Int. 2007;18(10):1319–28.
[48] Bijelic R, Milicevic S, Balaban J. Risk Factors for Osteoporosis in Postmenopausal Women. Med Arch. 2017;71(1):25–28.
[49] Thorin MH, Wihlborg A, Åkesson K, Gerdhem P. Smoking, smoking cessation, and fracture risk in elderly women followed for 10 years. Osteoporos Int. 2016;27(1):249–55.
[50] Mirza F, Canalis E. Management of endocrine disease: Secondary osteoporosis: pathophysiology and management. Eur J Endocrinol. 2015;173(3):R131-51.
[51] Dachverband der Deutschsprachigen Wissenschaftlichen Osteologischen Gesellschaften e.V, Prophylaxe, Diagnostik und Therapie der OSTEOPOROSE bei postmenopausalen Frauen und bei Männern, A. online, Editor. 2017.

[52] Rollmann MF, Herath SC, Pohlemann T, et al. Osteoporose – ein Leitfaden für Chirurgen. Chirurgische Allgemeine. 2020;21:97–99.
[53] Schulz K, Lehnert H. Osteoporose – spezifische Therapie wann und wie? Internist (Berl). 2020;61(1):51–63.
[54] Compston JE, McClung MR, Leslie WD. Osteoporosis. Lancet. 2019;393(10169):364–376.
[55] Dede AD, Makras P, Anastasilakis AD. Investigational anabolic agents for the treatment of osteoporosis: an update on recent developments. Expert Opin Investig Drugs. 2017;26(10):1137–1144.

2.2 Knochen- und Muskelveränderungen im Alter

Stephan Sehmisch, Wolfgang Lehmann

2.2.1 Einleitung

Die Fokussierung auf die Osteoporose ist nach Meinung der Autoren nicht ausreichend. Die Osteoporose ist nur ein Teilbereich des Frailty-Syndroms, an welchem unsere Patienten leiden. Aus diesem Grund fokussiert sich dieses Kapitel auf die beiden wesentlichen Bestandteile des Frailty-Syndroms – Sarkopenie (Muskelmassenverlust) und Osteoporose (Knochenmassenverlust).

Die Alterung des muskuloskelettalen Systems ist von hohem klinischem, wissenschaftlichem und sozioökonomischem Interesse. Die Veränderungen des Bewegungsapparates gehen mit einer erhöhten Inzidenz für Stürze, Frakturen, einem Verlust der Autonomie, einer höheren Hospitalisierungsrate, einem schlechteren Allgemeinzustand sowie mit einer Erhöhung der Mortalität der Patienten einher [1].

Die Weltbevölkerung altert in einem großen Maß. Entsprechend Schätzungen lebten 2013 bereits 841 Millionen Menschen älter als 60 Jahre (11 %) auf der Erde. Bis zum Jahr 2050 wird diese Anzahl auf über 2 Milliarden Menschen (22 %) erhöhen [2].

2.2.2 Frailty-Syndrom, Osteoporose und Sarkopenie

Die Alterung des Bewegungsapparates hat viele Gründe. Diese beinhalten eine altersbedingte Veränderung der Körperstruktur, chronische Entzündungsprozesse und eine Veränderung des Hormonstatus [3].

Osteoporose und Sarkopenie entwickeln sich gemeinsam und bilden die wesentliche Basis des Frailty-Syndroms. Frailty (Gebrechlichkeit) führt zu einem zunehmenden Verlust zahlreicher Körperfunktionen. Es besteht eine erhöhte Anfälligkeit bzw. eine verminderte Kapazität des Körpers auf diverse Zustände, wie Fieber, Infekte, Stürze, Operationen etc. zu reagieren [4]. Klinische Zeichen der Gebrechlichkeit/Frailty sind [5]:
- unklarer Gewichtsverlust
- Sarkopenie

- Osteoporose
- verminderte körperliche Aktivität
- verminderte Koordination und Ganggeschwindigkeit
- reduzierte kognitive Funktion

Das Frailty-Syndrom führt zu einer Einschränkung der Bewältigung von Alltagsaktivitäten, zu kardiovaskulären und onkologischen Erkrankungen sowie einer Zunahme von Morbidität und Mortalität. Ob ein Frailty-Syndrom bei Patienten vorliegt, kann einfach anhand weniger Test untersucht werden [6]. Die folgenden fünf Punkte können zur Diagnosestellung herangezogen werden:

1. Schwäche (z. B. Griffstärke)
2. Langsamkeit (z. B. Ganggeschwindigkeit)
3. Haltung zu körperlicher Betätigung
4. Motivation
5. ungewollter Gewichtsverlust

Bei Vorliegen von drei oder mehr Punkten spricht man von einem Frailty-Syndrom [7]. Es existieren noch zahlreiche weitere Scores, mit denen der klinische Zustand der Patienten beschrieben werden kann [8].

2.2.3 Pathophysiologische Veränderungen

Im Rahmen des Alterungsprozesses kommt es zu einer Umverteilung des Fettgewebes. Subkutanes Fett vermindert sich, während viszerales Fett und insbesondere intra- und intermuskuläres Fett zunehmen [9]. Dies führt zu einer geminderten Muskelfunktion und Abnahme der Mobilität. Die Entwicklung einer Insulinresistenz, Diabetes mellitus und anderen Erkrankungen wird in gleichem Maße begünstigt [10]. Die genauen Mechanismen, die zur gestörten Muskelfunktion und Muskelmasseminderung führen sind unklar. In experimentellen Untersuchungen scheint die vermehrte Ausschüttung pro-inflammatorischer Zytokine und vermehrte Produktion von diversen Proteinen (u. a. Perilipin2) die Muskelfunktion zu stören [10,11]. Zusätzlich kommt es durch die fettige Degeneration des Muskels zu einer Umwandlung von schnellen Typ-II-Fasern zu langsamen Typ-I-Fasern [12].

Der Verlust der Muskelmasse (Sarkopenie) geht der Osteoporose zeitlich voraus. Ab der 5. Lebensdekade kommt es zu einem physiologischen Muskelmasseverlust von 1–2 %/Jahr. Ab dem 60. Lebensjahr verstärkt sich dieser Effekt auf bis zu 3 %/Jahr [2]. Postmenopausale Frauen zeigen hier einen deutlichen früheren Verlust von Muskel- sowie Knochenmasse im Vergleich zu Männern, was die Bedeutung der Sexualhormone bei der Homöostase des muskuloskelettalen Systems betont [1,13]. Neben den hormonellen Ursachen scheint ebenfalls eine reduzierte Proteinaufnahme und -synthese das Muskelgewebe zu schwächen. Hingegen führt die zunehmende

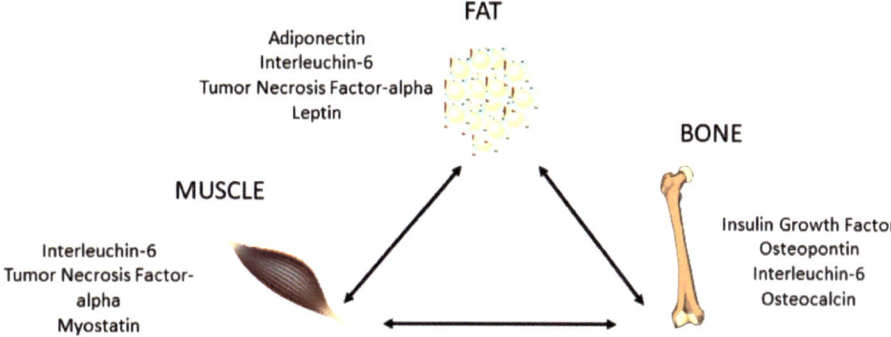

Abb. 2.1: Pathophysiologie des Frailty-Syndroms. Zunehmendes Alter, reduzierte physische Aktivität, Nahrungsaufnahme, hormonelle Umstellungen und chronische Inflammation verstärken die Sarkopenie, Osteoporose und Übergewicht, was das Frailty-Syndrom verstärkt [3].

Expression pro-inflammatorischer Zytokine durch die fettige Degeneration des Muskelgewebes zu einer niedrigschwelligen Entzündungsreaktion, die einzelne Komponenten des Frailty-Syndroms verstärkt betont [1,13].

2.2.3.1 Zusammenhang von Osteoporose und Sarkopenie

Mehrere neuere Studien belegen einen klaren Zusammenhang zwischen der Sarkopenie und der Osteopenie/Osteoporose [14–16]. Es konnte gezeigt werden, dass eine Verschlechterung der Muskelfunktion/Masse zu einer Verschlechterung der Knochenmikroarchitektur im gleichen Umfang führt. Das Risiko eine Osteoporose zu entwickeln, steigt um den Faktor 5 bei Vorliegen einer Sarkopenie [17]. Dabei ist die Sarkopenie ein unabhängiger Risikofaktor neben der Knochendichte und dem klinischen Zustand des Patienten für das Auftreten einer pathologischen Sturzneigung und von Osteoporose-assoziierten Frakturen [18,19].

Die Sarkopenie wird durch zahlreiche Faktoren wie Alter, Minderbeanspruchung, Minderernährung, entzündliche Prozesse und ein hormonelles Ungleichgewicht verstärkt. Die meisten wissenschaftlichen Fachgesellschaften messen der Erhaltung einer guten Muskelfunktion im Alter eine hohe klinische Bedeutung bei [3].

Der pathophysiologische Zusammenhang zwischen Sarkopenie und Osteoporose hängt von zahlreichen Prozessen wie Umwelteinflüssen, dem hormonellen Gleichgewicht, der Interaktion von Motor-Neuron und Muskelfaser, verminderter Proteinsynthese und vermehrtem Proteinkatabolismus, inflammatorischen Prozessen, der Anzahl von Satellitenzellen und der Mitochondrienzahl- und -funktion ab [20]. Mit dem Alterungsprozess nehmen die Muskelfasern in ihrer Zahl und Dicke ab. Zudem kommt es zur fettigen Degeneration von Knochen- und Muskelgewebe [21]. Die Prävalenz von Übergewicht und Sarkopenie nimmt nach dem 60. Lebensjahr zu und führt zu einer Reihe von Gesundheitsstörungen [22]. Die fettige Degeneration führt zu einer vermehrten Ausschüttung von Zytokinen, die eine pro-inflammatorische Stoffwechsellage erzeugen. Das unterstützt die weitere fettige Degeneration sowie eine Insulinresistenz, die zu einer vermehrten Ausschüttung von pro-inflammatorischen Myokinen führt. Das Resultat ist eine systemische low-grade Infektion [23]. Die Zunahme des Körpergewichts, die fettige Degeneration des Muskelgewebes und die Insulinresistenz führen zur chronischen low grade Infektion. Dies kann durch einen Anstieg des C reaktiven Proteins (CRP), Fibrinogen, Interleukin 6 (IL-6) und des Tumor Nekrose Faktors α (TNF-α) bestätigt werden. Der Anstieg dieser Marker führt sowohl zur Abnahme der Muskel- als auch Knochenmasse. Zudem ist die muskuläre Erneuerung durch eine vermehrte Differenzierung von mesenchymalen Stammzellen zu Adipozyten gestört [21].

2.2.4 Fazit für die Klinik

Die Diagnostik und Behandlung der zu Grunde liegenden Osteoporose wird mit steigender Häufigkeit von den behandelnden Ärzten durchgeführt. Die Osteoporose ist jedoch nur ein Teilaspekt des Frailty-Syndroms, an dem unsere Patienten leiden. Zukünftig müssen ebenfalls dem Erhalt und der Wiedererlangung einer guten Muskulatur bei unseren Patienten Rechnung getragen werden. Die Betrachtung nur des Knochens allein ist unzureichend und sollte um die Behandlung der Sarkopenie erweitert werden.

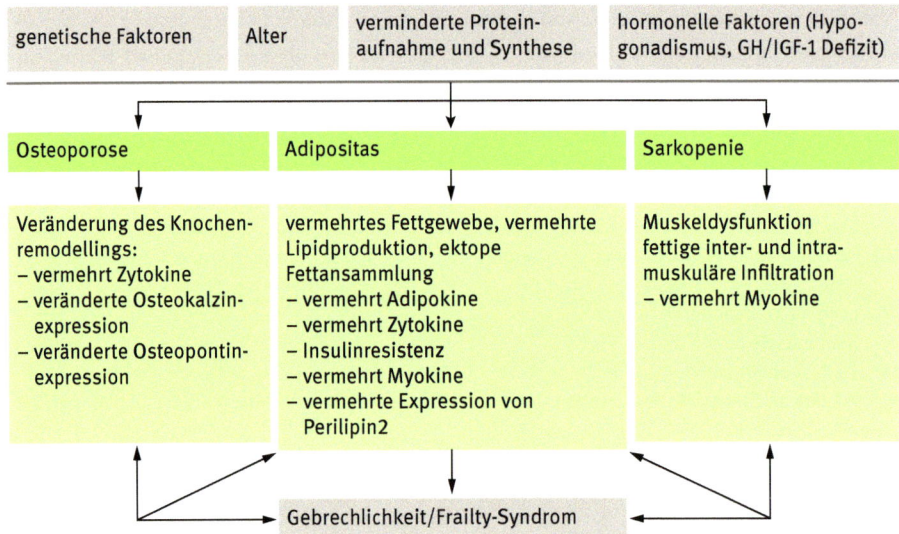

Abb. 2.2: Einflussfaktoren und Entwicklung des Frailty-Syndroms, modifiziert nach [23].

Literatur

[1] Anton SD, Woods AJ, Ashizawa T, et al. Successful aging: Advancing the science of physical independence in older adults. Ageing Res Rev. 2015;24:304–27.

[2] Dawson A, Dennison E. Measuring the musculoskeletal aging phenotype. Maturitas. 2016;93:13–17.

[3] Greco EA, Pietschmann P, Migliaccio S, et al. Osteoporosis and Sarcopenia Increase Frailty Syndrome in the Elderly. Front Endocrinol (Lausanne). 2019;10:255.

[4] Walston J, Hadley EC, Ferrucci L. Research agenda for frailty in older adults: toward a better understanding of physiology and etiology: summary from the American Geriatrics Society/National Institute on Aging Research Conference on Frailty in Older Adults. J Am Geriatr Soc. 2006;54:991–1001.

[5] Ryan AS, Nicklas BJ. Age-related changes in fat deposition in mid-thigh muscle in women: relationships with metabolic cardiovascular disease risk factors. Int J Obes Relat Metab Disord. 1999;23:126–32.

[6] Fried LP, Ferrucci L, Darer L. Untangling the concepts of disability, frailty, and comorbidity: implications for improved targeting and care. J Gerontol A Biol Sci Med Sci. 2004;59:255–63.

[7] Rizzoli R, Stevenson JC, Bauer JM, et al. The role of dietary protein and vitamin D in maintaining musculoskeletal health in postmenopausal women: a consensus statement from the European Society for Clinical and Economic Aspects of Osteoporosis and Osteoarthritis (ESCEO). Maturitas. 2014;79:122–32.

[8] Curtis E, Litwic A, Cooper, et al. Determinants of Muscle and Bone Aging. J Cell Physiol. 2015;230:2618–25.

[9] Addison O, Marcus RL, Lastayo PC, et al. Intermuscular fat: a review of the consequences and causes. Int J Endocrinol. 2014:309570.

[10] Addison O, Drummond MJ, LaStayo PC, et al. Intramuscular fat and inflammation differ in older adults: the impact of frailty and inactivity.J Nutr Health Aging. 2014;18:532–8.

[11] Conte M, Vasuri F, Trisolino G, et al. Increased Plin2 expression in human skeletal muscle is associated with sarcopenia and muscle weakness. PLoS One. 2013;8:e73709.

[12] Ensrud KE, Ewing SK, Taylor BC, et al. Comparison of 2 frailty indexes for prediction of falls, disability, fractures, and death in older women. Arch Intern Med. 2008;168:382–9.

[13] Avila-Funes JA, Amieva H, Barberger-Gateau P, et al. Cognitive impairment improves the predictive validity of the phenotype of frailty for adverse health outcomes: the three-city study. J Am Geriatr Soc. 2009;57(3):453–61.

[14] Gielen E, Bergmann P, Bruyère O, et al. Osteoporosis in Frail Patients: A Consensus Paper of the Belgian Bone Club. Calcif Tissue Int. 2017;101:111–131.

[15] Verschueren S, Gielen E, O'Neill TW, et al. Sarcopenia and its relationship with bone mineral density in middle-aged and elderly European men. Osteoporos Int. 2013;24:87–98.

[16] He H, Liu Y, Tian Q, et al. Relationship of sarcopenia and body composition with osteoporosis. Osteoporos Int .2016;27:473–82.

[17] Locquet M, Beaudart C, Bruyère O, et al. Bone health assessment in older people with or without muscle health impairment. Osteoporos Int. 2018;29:1057–1067.

[18] Yu R, Leung J, Woo J. Incremental predictive value of sarcopenia for incident fracture in an elderly Chinese cohort: results from the Osteoporotic Fractures in Men (MrOs) Study. J Am Med Dir Assoc. 2014;15:551–8.

[19] Hong AR, Kim SW. Effects of Resistance Exercise on Bone Health. Endocrinol Metab (Seoul). 2018;33:435–444.

[20] Cruz-Jentoft AJ, Baeyens JP, Bauer JM, et al. Sarcopenia: European consensus on definition and diagnosis: Report of the European Working Group on Sarcopenia in Older People. Age Ageing. 2010;39:412–23.

[21] Kob R, Bollheimer LC, Bertsch T, et al. Sarcopenic obesity: molecular clues to a better understanding of its pathogenesis? Biogerontology. 2015;16:15–29.
[22] Batsis JA, Villareal DT. Sarcopenic obesity in older adults: aetiology, epidemiology and treatment strategies. Nat Rev Endocrinol. 2018;14:513–537.
[23] Kalinkovich A, Livshits G. Sarcopenic obesity or obese sarcopenia: A cross talk between age-associated adipose tissue and skeletal muscle inflammation as a main mechanism of the pathogenesis. Ageing Res Rev. 2017;35:200–221.

3 Biomechanik des Beckens beim alten Patienten

Thomas Mendel, Gunther O. Hofmann, Florian Gras †

3.1 Allgemeine Grundsätze

3.1.1 Anatomie und Biomechanik des Beckenrings

Die Ringstruktur des Beckens wird aus den beiden Hüftbeinknochen sowie dem im dorsalen Ringanteil eingebundenen Kreuzbein gebildet, welche durch drei straffe Gelenkverbindungen fest miteinander verbunden sind. Durch kräftige Bandstrukturen wird eine 3-dimensionale Verspannung des Ringsystems erreicht. Der knöcherne Beckenring mit seinen gelenkigen und ligamentären Anteilen sowie der überspannenden Muskulatur dient der Lastübertragung vom Oberkörper auf die unteren Extremitäten. Die hierbei wirkenden Kräfte entsprechen abhängig vom Bewegungsmuster einem Vielfachen des Körpergewichtes.

Dem hinteren Ringabschnitt kommt eine Schlüsselrolle zu. Er erfüllt in seiner mechanischen Betrachtungsweise das Prinzip einer „Hängebrücke". Das Os sacrum ist hierbei als Lastträger an kräftigen Bandstrukturen zwischen den dorsalen Anteilen der Darmbeine aufgehangen. Die entstehende Zuglast wird in Drucklast umgewandelt und über das Os innominatum beidseits in die Hüftgelenke weitergeleitet [1]. Der vordere Beckenring erfüllt lediglich die Funktion einer sog. „Zugstange" als Untergurtung [2], was seine filigrane Bauweise erklärt (Abb. 3.1). Den Hüftabduktorenmuskeln wird eine aktive Zuggurtungsfunktion im Sinne eines Widerlagers für die Hängebrückenkonstruktion zugeschrieben. Sie wirken hierdurch zusätzlich stabilisierend auf den knöchernen Beckenring, wodurch einwirkende Lastspitzen reduziert werden.

Die drei den Beckenring bildenden Knochen werden durch sog. Amphiarthrosen straff gelenkig verbunden. Sie weisen nur minimale Bewegungsumfänge auf, sodass ein relativ starres Ringkonstrukt resultiert. Das Kreuzbein ist durch die beiden Sakroiliakalgelenke formschlüssig mit den Darmbeinen verbunden. Deren morphologischer Aufbau trägt den stark wechselnden Beanspruchungen in Sitz, Stand und aufrechtem Gang Rechnung. Die Gelenkflächen weisen ein unregelmäßiges Relief auf. Die resultierende Verzahnung wirkt stabilitätserhöhend [3]. Der im äußeren Bereich kräftig ausgebildete hyaline Knorpel und die darunterliegende hohe subchondrale Knochendichte sind Ausdruck einer vorwiegend randständig stattfindenden Lastübertragung. In der sagittalen Balance liegt die gedachte Rotationsachse ventral des Körperlots dorsal des SI-Gelenkes etwa auf Höhe zwischen 1. und 2. Sakralkorpus und ist in ihrer Lage variabel [4]. Die resultierende Hebelwirkung führt unter Last zu einem inklinierenden Kippmoment des Sakrum, der sog. „Nutation" und bei Lastverringerung zur „Gegennutation". Diesen Ausgleichbewegungen wirken die sakrotuberalen und sakrospinalen Bänder bremsend entgegen, in die das Sakrum straffelas-

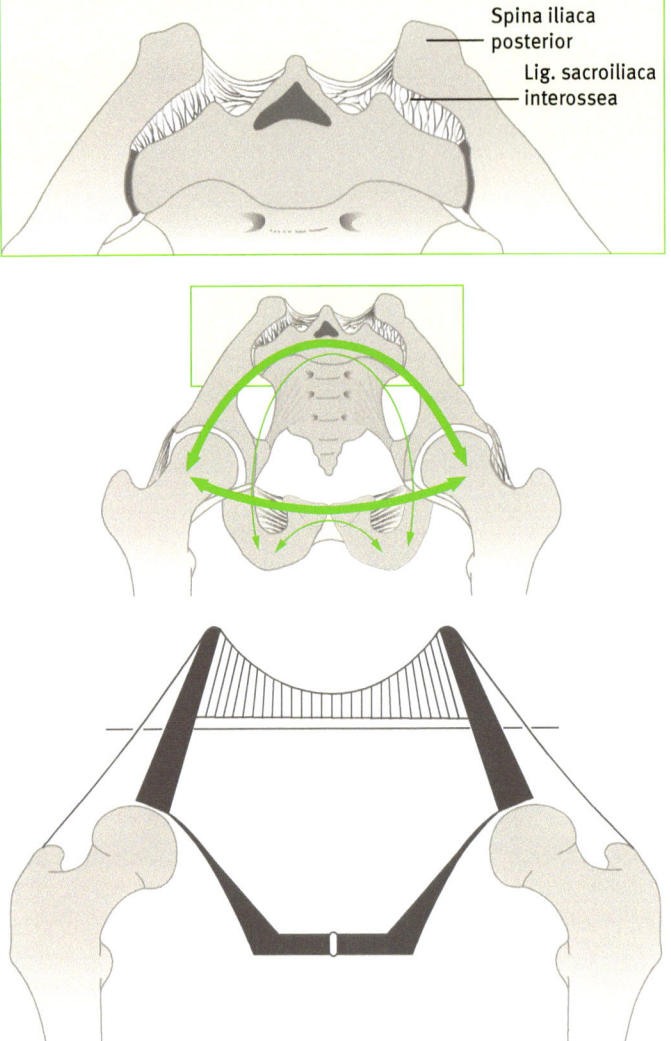

Abb. 3.1: Hängebrückenprinzip des hinteren Beckenringes.

tisch aufgehängt ist. Der Bewegungsumfang der SI-Gelenke erscheint variabel und ist geschlechts- wie auch altersabhängig. Das Rotationsausmaß wird zwischen 2 und 12° angegeben. Translationsbewegungen finden zwischen 2 und 2,6 mm statt [5,6].

Die Symphyse liegt als gelenkige Verbindung im vorderen Beckenring zentral zwischen den umschießenden Anteilen der Scham- und Sitzbeinäste. Ihr Bewegungsumfang wird mit einer Translation von 2 mm und Rotation von 3° angegeben [7,8]. Sie fungiert als bandscheibenartiges Druckkissen [9]. Zentral findet sich eine spaltförmige Höhle mit einer hyalinknorpeligen Grenzfläche gegen die Schambeine. Peripher gelegene Kollagenfasern verlaufen schräg zur Gegenseite und überkreuzen sich in der Medianlinie. Diese Anordnung ist Ausdruck der zyklisch wirkenden Druck-, Zug- und vertikalen Scherkräfte in Stand und Gang [9].

3.1.2 Verletzungsmechanismen

Klassische Einteilungen von Beckenringverletzungen zielen auf die Betrachtung des einwirkenden Kraftvektors und das daraus resultierende Ausmaß sowie die Richtung der Instabilität ab. Grundlage für die weithin verwendete AO/OTA-Klassifikation ist die Einteilung nach Pennal und Tile [10], welche die Beckenverletzung nach dem Richtungsvektor der resultierenden Instabilität unterscheidet:
- A – Beckenring stabil
- B – rotatorische Instabilität
- C – rotatorische und translatorische Instabilität

Die Richtung der einwirkenden Last definiert zudem die Frakturmorphologie. Dieser Betrachtungsweise kann grundsätzlich auch bei geriatrischen Beckenverletzungen gefolgt werden. Jedoch ist das Ausmaß der erforderlichen Lasteinwirkung, die zu einer Störung der Integrität des osteoporotischen Knochens führt, deutlich geringer als beim jungen Patienten. So ist nicht verwunderlich, dass der banale Sturz des betagten Patienten aus dem Stand oder Gang auf eine Körperseite zu einem typischen lateralen Kompressionsmechanismus („closed book", Typ B2.1) mit resultierender rotatorischer Instabilität führt.

Hingegen treten sog. Insuffizienzfrakturen als Folge einer hochgradigen Osteoporose bereits unter physiologischer Last sogar ohne stattgehabtes Unfallereignis im Sinne eines sukzessiven „Materialversagens" auf (s. Kap. 7.1). Spätestens hier wird die Anwendung o. g. Klassifikationen der Beschreibung des Schweregrades als Grundlage für die Behandlung und die Prognose nicht mehr gerecht. So bedarf es für diese Frakturentitäten einer eigenen Betrachtungsweise, die in der sog. FFP-Klassifikation [11] Eingang gefunden hat (Kap. 7.2).

3.2 Pathobiomechanik des geriatrischen Beckenrings

3.2.1 Frakturentstehung und Osteoporose

Als Folge der epidemiologischen Entwicklung einer alternden Bevölkerung in den westlichen Industrienationen findet sich eine stetige Zunahme osteoporosebedingter Beckenfrakturen. Die pathologische Reduktion des Kalksalzgehaltes ist gekennzeichnet durch eine Rarefizierung der spongiösen Trabekelstruktur sowie eine Ausdünnung der kortikalen Knochenflächen, woraus eine Verminderung der mechanischen Belastbarkeit resultiert. Die Lastaufnahme von trabekulärem Knochen ist proportional zum Quadrat seiner Kalkdichte [12]. Halbiert sich der Mineralsalzgehalt, reduziert sich also die Widerstandsfähigkeit des Knochens gegen Kompressionslast auf ein Viertel.

Der Übergang von pathologischen Frakturen, welche infolge der Osteoporose bereits bei einem inadäquaten Niedrigenergietrauma auftreten hin zu Insuffizienzfrakturen, die sich bei ausgeprägter Rarefizierung und defizitärer elastischer Kompensationsfähigkeit des Knochens [13] allein durch repetitive Einwirkung physiologischer Lasten ohne Unfallereignis manifestieren, ist fließend [14,15]. Letztere sind zu unterscheiden von sog. Stressfrakturen, die bei knochengesunden Patienten infolge repetitiver Überlastung, z. B. im Leistungssport, zu spontanen Frakturen führen, ohne dass ein Unfallereignis stattgefunden hat.

Pelvine Altersfrakturen entstehen im Bereich anatomischer Knochenregionen, die im Rahmen der vertikalen Krafteinleitung in Stand und Gang stark beansprucht werden und/oder an Stellen, an denen die Knochenstruktur gegenüber anderen Bereichen deutlich rarefiziert ist [16]. Hieraus resultieren spezifische, wiederkehrende Frakturmuster. Es versteht sich, dass aufgrund der Rigidität des Beckenrings Frakturen zumeist kombiniert im vorderen und hinteren Ringabschnitt auftreten. Isolierte Brüche des vorderen Ringabschnittes sind auch im Alter selten.

3.2.2 Frakturen des vorderen Beckenrings

Isolierte Frakturen des vorderen Beckenringes werden auch im Alter nur selten gesehen. Auch wenn sich der Nachweis einer Mitbeteiligung des hinteren Beckenringes röntgen- oder auch CT-morphologisch entzieht, kann diese zumeist mittels Knochenszintigrafie oder MRT in fettunterdrückten Sequenzen (STIR) nachgewiesen werden. Auch bei Insuffizienzfrakturen treten in der Regel Kombinationsverletzungen des vorderen und hinteren Beckenrings auf. Allerdings bleibt die chronologische Abfolge im Verlauf der sich über Wochen und Monate entwickelnden Frakturen zumeist unklar [31]. Typischerweise sind der obere und untere Schambeinast oder die parasymphysale Region betroffen [32,33]. Wie auch bei den traumatischen Verletzungen hängt das Ausmaß der begleitenden Verletzung ligamentärer und fasziöser Strukturen von der Höhe der einwirkenden Energie ab. Dementsprechend ist die Weite der Frakturdislokation proportional zum Ausmaß der Instabilität. Im Umkehrschluss ist anzunehmen, dass bei Insuffizienzfrakturen das Periost wie auch die Fascia iliopectinea und die verspannenden sakrotuberalen Ligamente primär intakt sind. Erst im späteren Verlauf kommt es zur Dekompensation dieser Strukturen.

3.2.3 Frakturen des Os ilium und des iliosakralen Übergangs

Luxationsfrakturen des sakroiliakalen Überganges und transiliakale Frakturverläufe werden bei geriatrischen Patienten im Gegensatz zu Sakrumfrakturen wesentlich seltener gesehen [29]. Sie sind gekennzeichnet durch einen hohen Grad der Instabilität [11], da überspannende ligamentäre Strukturen fehlen (Abb. 3.2). Bei Finite-Elemente-Analysen konnte gezeigt werden, dass im Zweibeinstand hohe Stressbelastungen im Bereich der Fossa ischiadica auftreten [30], die sich unter einer Knochenrarifizierung noch verstärkten [16]. Der Verlust des stabilisierenden Effektes der im Alter atrophierenden Muskelmasse führt zu einer weiteren Zunahme der knöchernen Stressbelastung im Bereich der Fossa ischiadica [30]. Diese Zone ist somit prädestiniert für Frakturen z. B. infolge eines Sturzes auf die Körperseite, begleitet von einer uni- oder bilateralen Fraktur des vorderen Ringabschnittes. Zudem unterstreichen diese Ergebnisse das spontane Auftreten transiliakaler Insuffizienzfrakturen, die in der Fossa ischiadica ihren Anfang nehmen, um dann variabel nach cranial in der Darmbeinschaufel auszulaufen [11]. Oft weisen die SI-Gelenke im Alter ankylosierende Spangenbildungen oder sogar eine komplette knöcherne Überbauung infolge fortgeschrittener degenerativer Veränderungen auf. Transiliosakrale Luxationsfrakturen oder SI-Sprengungen werden hingegen lediglich bei noch nicht knöchern fusionierten SI-Gelenken gesehen.

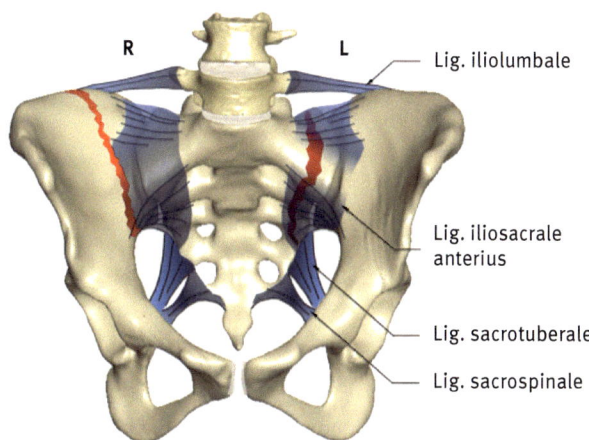

Abb. 3.2: Typische Frakturverläufe einer (R) instabilen transiliakalen Fraktur ohne ligamentäre Stabilisatoren und einer (L) transalaren Sakruminsuffizienzfraktur mit primär intakten überspannenden Bandstrukturen.

3.2.4 Frakturen des Os sacrum

Der größte Anteil der Altersfrakturen betrifft das Os sacrum, weshalb diesem Knochen eine herausragende klinische Bedeutung zukommt. Zahlreiche Untersuchungen haben sich mit seiner knöchernen Architektur beschäftigt [17–22]. Die Dicke der Kortikalis ist im Vergleich zu Röhrenknochen recht schmal und relativ homogen. Die Spongiosadichte weist ein spezifisches Verteilungsmuster auf [20,23]. Die größte Knochendichte findet sich nahe der S1-Deckplatte. Dem Wolff'schen Transformationsgesetz [24] folgend verlaufen die Trabekel im 1. Sakralkorpus dicht und kreuzförmig. Die Ausrichtung folgt der einwirkenden Last von der Deckplatte zur Facies auricularis der SI-Gelenke. Weitere Trabekel verlaufen vom Facettfortsatz hin zum SI-Gelenk und zum Ansatzbereich der interossären Ligamente [23]. Der 2. Sakralwirbelkörper weist eine geringere Knochendichte auf. Bei abnehmender Lastaufnahme zeigen die Anteile des Sakralkorpus jenseits S2 eine weiter abnehmende Knochendichte mit variabler Trabekelausrichtung [22]. Lateral paraforaminal im Bereich der Sakrumflügel lockert sich die Trabekeldichte zunehmend auf. Dies spricht dafür, dass der spongiöse Raum der sakralen Alae anteilig weniger von der Lastübertragung auf das dorsale Ileum übernimmt, und der Kraftschluss mehr über die kortexnahen Bereiche in das SI-Gelenk eingeleitet wird [3]. Bei fortgeschrittener Osteoporose kann die Trabekulierung unter Bildung intraossärer Hohlräume (sog. „alar void") vollständig aufgehoben sein und sich in der Flügelregion vom S1- bis zum S3-Segmente erstrecken [25] (Abb. 3.3 a,b). Demgegenüber bleibt die Trabekeldichte im lasttragenden zentralen Sakrumanteil noch lange erhalten [20].

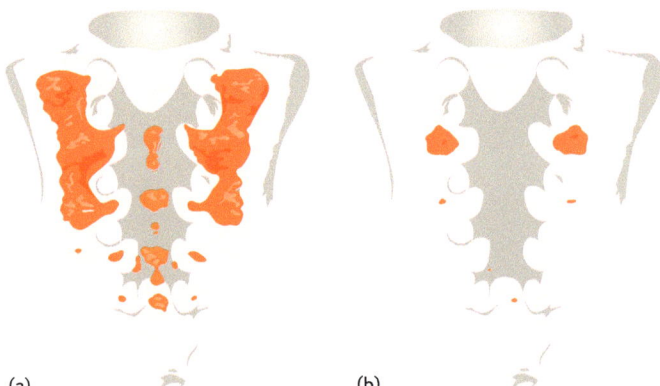

Abb. 3.3: CT-basierte Darstellung von Zonen mit deutlicher Rarefizierung der Spongiosa anhand von negativen Hounsfield-Einheiten (rot), (a) „alar voids" bei osteoporotischen Becken, (b) bei regelrechter Knochenstruktur [23].

Diese für das alternde Becken typischen Veränderungen erklären, dass Sakrumfrakturen zumeist lateral der Neuroforamina (Zone Denis 1) auftreten. Durch die intakte Integrität der überspannenden kräftigen anterioren, interossären und dorsalen sakroiliakalen Bandstrukturen (Sekundärstabilisatoren) ist das Ausmaß der Instabilität zunächst gering. In der aktuellen Literatur finden sich Hinweise, dass Fragilitätsfrakturen des Sakrum zum Teil einem sequentiellen Verlauf folgen. So ließen sich anhand von CT- und MRT-Daten bilateraler Sakrumfrakturen in 38 % der Fälle jeweils unterschiedliche Frakturstadien nachweisen. Dies legt den Schluss nahe, dass es sich um ein zeitlich progredientes Frakturgeschehen handelt [59]. Wiederum in bis zu 61 % der Fälle [26] tritt bei beidseitigen Frakturen im weiteren Verlauf eine quer verlaufende Komponente am Lastübergang des Sakralkorpus nach distal Höhe sub S1 oder seltener sub S2 auf. Dies führt zu einer konsekutiven Lastzunahme der nach ventral geneigten Anteile des oberen Sakrumkorpus in anterior-inferiorer Richtung [26–28], begleitet von einem schrittweisen Versagen der überspannenden ligamentären Sekundärstabilisatoren [59]. Das kaudale Sakrum hingegen bleibt durch die Ligamenta sacrotuberalia et sacrospinalia mit dem Ringsystem fest verspannt. Die zunehmende Abkippung des aus dem knöchernen Verbund gelösten oberen Sakralkorpus wird zunächst noch durch die kräftigen iliolumbalen Bänder (Tertiärstabilisatoren) kompensiert. Erst im späteren Verlauf kann es auch hier zu einem Versagen im Sinne von Abrissfrakturen des LWK5-Querfortsatzes kommen [59]. Diese werden bei bilateralen Insuffizienzfrakturen in 5 % der Fälle gesehen. In der Endausprägung resultiert hierbei das Bild sog. U- oder H-förmiger Ausbruchfrakturen, die zwar morphologisch den „suicidal jumpers"-Frakturen bei Stürzen aus großer Höhe gleichen. Der Grad der Instabilität ist bei anfänglich intakten ligamentären Sekundär- und Tertiärstabilisatoren relativ gering. Erst deren sukzessives Versagen im Endstadium des Krankheitsverlaufes kann zu einer translatorischen Instabilität im Sinne der spinopelvinen Dissoziation führen (Abb. 3.4).

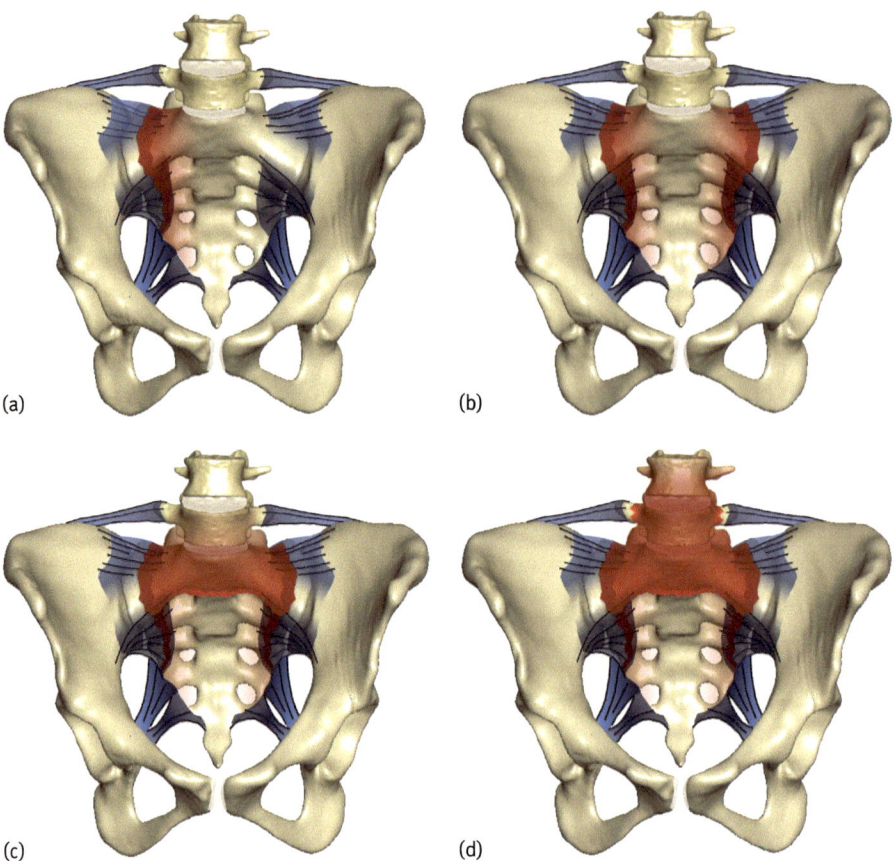

Abb. 3.4: Theorie des sukzessiven knöchernen Integritätsverlustes mit (a) primär einseitiger transalarer Sakrumfraktur, (b) gefolgt von einer kontralateralen transalaren Sakrumfraktur, und (c) späterem Auftreten einer zusätzlichen Querfraktur des Sakrumcorpus sub S1 sowie (d) finaler Dekompensation ligamentärer Tertiärstabilisatoren mit knöcherner Avulsion des Lig. iliolumbale.

3.3 Fraktur und Osteosynthese

3.3.1 Allgemeine biomechanische Betrachtungen

Zahlreiche experimentelle Untersuchungen haben sich mit biomechanischen Aspekten verschiedener Osteosynthesetechniken am Beckenring beschäftigt. Hierbei findet sich eine hohe Varianz der Messwerte, was die Aussagekraft bei zumeist begrenzter Anzahl untersuchter Becken erheblich limitiert [34,35]. Auch erschweren unterschiedliche Testsetups die Vergleichbarkeit der Studien untereinander bzw. die Übertragung auf die klinische Situation. So werden Untersuchungen unter statischer [34,36] oder zyklischer Lasteinwirkung [37–41] im Ein- [34,35,39,42–45] oder Zweibeinstand [36,41,46–50] mit [35,39,45,49,50] oder ohne simulierten Muskelzug [34,36–38,40,42,46,51] an Kadaver- oder Kunststoffpräparaten beschrieben. Zudem stehen in den zahlreichen biomechanischen Arbeiten die vergleichende Evaluation spezifischer Osteosynthesekonstrukte im Vordergrund. Zwar kommen i. d. R. Humanpräparate von im Senium verstorbenen Körperspendern zur Anwendung. Zumeist fehlen jedoch quantitative Aussagen zur Knochenqualität, etwa mittels DEXA oder QCT. Außerdem orientieren sich die untersuchten Frakturmodelle an klassischen Frakturtypen mit rotatorischer (B-Typ) bzw. multidirektionaler Instabilität (C-Typ) mit entsprechend im Modell implementierten Rupturen stabilisierender Bandstrukturen. Dementgegen ist anzunehmen, dass bei Niedrigenergieverletzungen des osteoporotischen Beckens bzw. bei Insuffizienzfrakturen das Ausmaß der Instabilität primär deutlich geringer sind.

Nur wenige Arbeiten untersuchen gezielt Insuffizienzfrakturmodelle des Beckens. Beim normalen Gang werden im Bereich der SI-Gelenke einwirkende Lasten in Höhe des 1,5- bis 2,1-fachen des Körpergewichtes angegeben [52]. Im Rahmen biomechanischer Untersuchungen konnten osteoporosetypische Frakturverläufe im Sakrum reproduziert werden. Unter Lasteinwirkung vom Vier- bis Fünffachen des Körpergewichtes (3200 ± 1200 N) traten uni- und auch bilaterale Frakturverläufe auf [53]. Dies entspricht einem Sturz rücklings aus dem Stand, wobei Lastspitzen von 3250 ± 600 N gezeigt werden konnten [54]. Zudem konnte in FE-Modellen eine hohe Stressbelastung der lateral paraforaminalen Region der Sakrumflügel [26] sowie auf Höhe der Fossa ischiadica [55] und der Schambeinäste in Stand und Gang nachgewiesen werden.

Untersuchungen zur Genese osteoporotischer Beckenbrüche oder von Insuffizienzfrakturen und deren zeitlicher Abfolge im pelvinen Ringsystem aus der primär intakten Situation heraus finden sich bis dato nicht. Allerdings konnte gezeigt werden, dass biomechanische Veränderungen des Lastflusses in Stand und Gang durch versteifende Implantate im Bereich des lumbosakralen Überganges oder auch eine asymmetrische Gangmechanik z. B. infolge von Hüftpathologien oder einliegenden Endoprothesen die Entstehung von Insuffizienzfrakturen begünstigen. Zudem werden in solchen Situationen atypische Frakturformen beobachtet [26].

3.3.2 Hinweise zur Osteosynthese bei geriatrischen Beckenverletzungen

Die Ansprüche an ein Osteosynthesekonstrukt, das dem Ausmaß der frakturbedingten Instabilität adäquat Rechnung trägt, sind hoch. So erschweren das rarefizierte Spongiosageflecht und die ausgedünnte Kortikalis eine ausreichend stabile Verankerung von Schrauben. Um einem Implantatversagen vorzubeugen, sollte das Interface zwischen Knochen und Implantat möglichst hoch sein, sodass die eingeleitete Kraft auf großer Fläche in den osteoporotischen Knochen eingeleitet wird. Aus dieser bio-

mechanischen Bedingung heraus ergeben sich folgende Ansprüche an die Osteosynthese bei Altersfrakturen des Beckens:
- Platzierung möglichst langer Schrauben [56,57] mit bikortikaler Verankerung oder langstreckiger (inter-)kortikaler Verklemmung (sog. Kriechschrauben)
- groß dimensionierte Schraubendurchmesser
- Verankerung in Regionen mit ausreichend dichter Knochenstruktur [56,57]
- ggf. PMMA-Augmentation des Schraubenlagers [58] zur Vergrößerung des Knochen-Implantat-Interface sowie einer formschlüssigen spongiösen Verzahnung

Literatur

[1] Tile M. Fractures of the pelvis and acetabulum. Baltimore: Williams & Wilkins; 1984.
[2] Pauwels F. Gesammelte Abhandlungen zur funktionellen Anatomie des Bewegungsapparates. Berlin Heidelberg New York: Springer; 1965.
[3] Weisl H. The movements of the sacroiliac joint. Acta Anat (Basel). 1955;23:80–91.
[4] Winkel D. Das Sakroiliakalgelenk. Stuttgart Jena New York: Fischer; 1992.
[5] Egund N, Olsson TH, Schmid H, Selvik G. Movements in the sacroiliac joints demonstrated with roentgen stereophotogrammetry. Acta Radiol Diagn (Stockh). 1978;19:833–46.
[6] Lavignolle B, Vital JM, Senegas J, et al. An approach to the functional anatomy of the sacroiliac joints in vivo. Anat Clin. 1983;5:169–76.
[7] Walheim G, Olerud S, Ribbe T. Mobility of the pubic symphysis. Measurements by an electromechanical method. Acta Orthop Scand. 1984;55:203–8.
[8] Walheim GG, Selvik G. Mobility of the pubic symphysis. In vivo measurements with an electromechanic method and a roentgen stereophotogrammetric method. Clin Orthop Relat Res. 1984:129–35.
[9] Putz R, Muller-Gerbl M. Anatomische Besonderheiten des Beckenrings. Unfallchirurg. 1992;95:164–7.
[10] Tile M, Helfet DL, Kellam JF, Vrahas M. Fractures of the pelvis and acetabulum. Stuttgart New York: Thieme; 2015.
[11] Rommens PM, Hofmann A. Comprehensive classification of fragility fractures of the pelvic ring: Recommendations for surgical treatment. Injury. 2013;44:1733–44.
[12] Carter DR, Hayes WC. Bone compressive strength: the influence of density and strain rate. Science. 1976;194:1174–6.
[13] Pentecost RL, Murray RA, Brindley HH. Fatigue, Insufficiency, and Pathologic Fractures. JAMA. 1964;187:1001–4.
[14] Stuby FM, Schaffler A, Haas T, et al. [Insufficiency fractures of the pelvic ring]. Unfallchirurg. 2013;116:351–64; quiz 65–6.
[15] Tsiridis E, Upadhyay N, Giannoudis PV. Sacral insufficiency fractures: current concepts of management. Osteoporos Int. 2006;17:1716–25.
[16] Leung AS, Gordon LM, Skrinskas T, Szwedowski T, Whyne CM. Effects of bone density alterations on strain patterns in the pelvis: application of a finite element model. Proc Inst Mech Eng H. 2009;223:965–79.
[17] Mendel T, Noser H, Kuervers J, et al. The influence of sacral morphology on the existence of secure S1 and S2 transverse bone corridors for iliosacroiliac screw fixation. Injury. 2013;44:1773–9.
[18] Mendel T, Noser H, Wohlrab D, Stock K, Radetzki F. The lateral sacral triangle–a decision support for secure transverse sacroiliac screw insertion. Injury. 2011;42:1164–70.

[19] Mendel T, Radetzki F, Wohlrab D, et al. CT-based 3-D visualisation of secure bone corridors and optimal trajectories for sacroiliac screws. Injury. 2013;44:957–63.
[20] Peretz AM, Hipp JA, Heggeness MH. The internal bony architecture of the sacrum. Spine (Phila Pa 1976). 1998;23:971–4.
[21] Wagner D, Kamer L, Rommens PM, et al. 3 D statistical modeling techniques to investigate the anatomy of the sacrum, its bone mass distribution, and the trans-sacral corridors. J Orthop Res. 2014;32:1543–8.
[22] Wagner D, Kamer L, Sawaguchi T, et al. Sacral Bone Mass Distribution Assessed by Averaged Three-Dimensional CT Models: Implications for Pathogenesis and Treatment of Fragility Fractures of the Sacrum. J Bone Joint Surg Am. 2016;98:584–90.
[23] Pal GP. Weight transmission through the sacrum in man. J Anat. 1989;162:9–17.
[24] Wolff J. Das Gesetz der Transformation der Knochen. Berlin: Pro Business; 2010.
[25] de Peretti F, Argenson C, Bourgeon A, et al. Anatomic and experimental basis for the insertion of a screw at the first sacral vertebra. Surg Radiol Anat. 1991;13:133–7.
[26] Linstrom NJ, Heiserman JE, Kortman KE, et al. Anatomical and biomechanical analyses of the unique and consistent locations of sacral insufficiency fractures. Spine (Phila Pa 1976). 2009;34:309–15.
[27] Cooper KL, Beabout JW, Swee RG. Insufficiency fractures of the sacrum. Radiology. 1985;156:15–20.
[28] Schindler OS, Watura R, Cobby M. Sacral insufficiency fractures. J Orthop Surg (Hong Kong). 2007;15:339–46.
[29] Davies AM, Bradley SA. Iliac insufficiency fractures. Br J Radiol. 1991;64:305–9.
[30] Dalstra M, Huiskes R. Load transfer across the pelvic bone. J Biomech. 1995;28:715–24.
[31] De Smet AA, Neff JR. Pubic and sacral insufficiency fractures: clinical course and radiologic findings. AJR Am J Roentgenol. 1985;145:601–6.
[32] Breuil V, Roux CH, Testa J, et al. Outcome of osteoporotic pelvic fractures: an underestimated severity. Survey of 60 cases. Joint Bone Spine. 2008;75:585–8.
[33] Soubrier M, Dubost JJ, Boisgard S, et al. Insufficiency fracture. A survey of 60 cases and review of the literature. Joint Bone Spine. 2003;70:209–18.
[34] Korovessis PG, Magnissalis EA, Deligianni D. Biomechanical evaluation of conventional internal contemporary spinal fixation techniques used for stabilization of complete sacroiliac joint separation: a 3-dimensional unilaterally isolated experimental stiffness study. Spine (Phila Pa 1976). 2006;31:E941-51.
[35] Pohlemann T, Culemann U, Tscherne H. [Comparative biomechanical studies of internal stabilization of trans-foraminal sacrum fractures]. Orthopade. 1992;21:413–21.
[36] van den Bosch EW, van Zwienen CM, Hoek van Dijke GA, Snijders CJ, van Vugt AB. Sacroiliac screw fixation for tile B fractures. J Trauma. 2003;55:962–5.
[37] Mears SC, Sutter EG, Wall SJ, Rose DM, Belkoff SM. Biomechanical comparison of three methods of sacral fracture fixation in osteoporotic bone. Spine (Phila Pa 1976). 2010;35:E392-5.
[38] Sagi HC, Ordway NR, DiPasquale T. Biomechanical analysis of fixation for vertically unstable sacroiliac dislocations with iliosacral screws and symphyseal plating. J Orthop Trauma. 2004;18:138–43.
[39] Schildhauer TA, Ledoux WR, Chapman JR, et al. Triangular osteosynthesis and iliosacral screw fixation for unstable sacral fractures: a cadaveric and biomechanical evaluation under cyclic loads. J Orthop Trauma. 2003;17:22–31.
[40] van Zwienen CM, van den Bosch EW, Hoek van Dijke GA, Snijders CJ, van Vugt AB. Cyclic loading of sacroiliac screws in Tile C pelvic fractures. J Trauma. 2005;58:1029–34.
[41] Varga E, Hearn T, Powell J, Tile M. Effects of method of internal fixation of symphyseal disruptions on stability of the pelvic ring. Injury. 1995;26:75–80.

[42] Ilharreborde B, Breitel D, Lenoir T, et al. Pelvic ring fractures internal fixation: iliosacral screws versus sacroiliac hinge fixation. Orthop Traumatol Surg Res. 2009;95:563–7.
[43] Pohlemann T, Angst M, Schneider E, Ganz R, Tscherne H. Fixation of transforaminal sacrum fractures: a biomechanical study. J Orthop Trauma. 1993;7:107–17.
[44] Stocks GW, Gabel GT, Noble PC, Hanson GW, Tullos HS. Anterior and posterior internal fixation of vertical shear fractures of the pelvis. J Orthop Res. 1991;9:237–45.
[45] Yinger K, Scalise J, Olson SA, Bay BK, Finkemeier CG. Biomechanical comparison of posterior pelvic ring fixation. J Orthop Trauma. 2003;17:481–7.
[46] Comstock CP, van der Meulen MC, Goodman SB. Biomechanical comparison of posterior internal fixation techniques for unstable pelvic fractures. J Orthop Trauma. 1996;10:517–22.
[47] Rubash HE, Brown TD, Nelson DD, Mears DC. Comparative mechanical performances of some new devices for fixation of unstable pelvic ring fractures. Med Biol Eng Comput. 1983;21:657–63.
[48] Shaw JA, Mino DE, Werner FW, Murray DG. Posterior stabilization of pelvic fractures by use of threaded compression rods. Case reports and mechanical testing. Clin Orthop Relat Res. 1985:240–54.
[49] Simonain PT, Routt C Jr., Harrington RM, Tencer AF. Internal fixation for the transforaminal sacral fracture. Clin Orthop Relat Res. 1996:202–9.
[50] Simonian PT, Routt ML Jr., Harrington RM, Mayo KA, Tencer AF. Biomechanical simulation of the anterior-posterior compression injury of the pelvis. An understanding of instability and fixation. Clin Orthop Relat Res. 1994:245–56.
[51] van Zwienen CM, van den Bosch EW, Snijders CJ, Kleinrensink GJ, van Vugt AB. Biomechanical comparison of sacroiliac screw techniques for unstable pelvic ring fractures. J Orthop Trauma. 2004;18:589–95.
[52] Khoo BC, Goh JC, Bose K. A biomechanical model to determine lumbosacral loads during single stance phase in normal gait. Med Eng Phys. 1995;17:27–35.
[53] Waites MD, Mears SC, Mathis JM, Belkoff SM. The strength of the osteoporotic sacrum. Spine (Phila Pa 1976). 2007;32:E652-5.
[54] Nankaku M, Kanzaki H, Tsuboyama T, Nakamura T. Evaluation of hip fracture risk in relation to fall direction. Osteoporos Int. 2005;16:1315–20.
[55] Dalstra M, Huiskes R, van Erning L. Development and validation of a three-dimensional finite element model of the pelvic bone. J Biomech Eng. 1995;117:272–8.
[56] Kraemer W, Hearn T, Tile M, Powell J. The effect of thread length and location on extraction strengths of iliosacral lag screws. Injury. 1994;25:5–9.
[57] Smith SA, Abitbol JJ, Carlson GD, et al. The effects of depth of penetration, screw orientation, and bone density on sacral screw fixation. Spine (Phila Pa 1976). 1993;18:1006–10.
[58] Wahnert D, Raschke MJ, Fuchs T. Cement augmentation of the navigated iliosacral screw in the treatment of insufficiency fractures of the sacrum: a new method using modified implants. Int Orthop. 2013;37:1147–50.
[59] Mendel T, Ullrich BW, Hofmann GO, et al. Progressive instability of bilateral sacral fragility fractures in osteoporotic bone: a retrospective analysis of X-ray, CT, and MRI datasets from 78 cases. Eu J Trauma Emerg Surg. 2021;47(1):11–19.

4 Biomechanik des Azetabulums

Gunther O. Hofmann, Thomas Mendel, Florian Gras †

4.1 Anatomie und Biomechanik des Azetabulums

4.1.1 Knöcherne Strukturen

Das Azetabulum (griechische Bezeichnung für Essignäpfchen), wird auch als *innominate bone* bezeichnet und weist eine auf den Kopf gestellte Y-förmige knöcherne Struktur auf, die sich aus der Verschmelzung von Darm-, Sitz- und Schambein zusammensetzt. Der gemeinsame Schenkel bildet das os ilium mit seinem ventralen Anteil (dem vorderen Pfeiler) und seinem dorsalen Anteil (dem hinteren Pfeiler). Die Form und Struktur des Azetabulums ist abhängig von seiner Funktion mit gegenläufigem Lasttransfer zwischen der Wirbelsäule und dem jeweiligen Bein in der Schwung- bzw. Standphase.

Während die primäre Lastübertragung über die kortikalen Strukturen erfolgt [1], dient die Struktur der Spongiosa zur weiteren Verspannung des Knochens, um die Belastung der Kortikalis zu verteilen, wodurch Druckspitzen reduziert werden. Die Spongiosa weist in ihrer Anordnung hierbei sowohl Druck-, als auch Zugtrabekel auf, die dem Wolff-schen Gesetz folgen [2]. Diese „Sandwich-Konstruktion" ermöglicht eine hohe Festigkeit bei geringem Gewicht [1]. Campanacci beschrieb bereits 1967 die unterschiedliche Trabekelstruktur im Bereich des Azetabulums [3]:

1. sacro-azetabulär
2. sacro-pubic
3. sacro-tuberal
4. sacro-ischial
5. ilio-azetabulär.

Der korrespondierende Gelenkpartner ist der Femurkopf und beide knöcherne Anteile bilden zusammen das eigentliche Hüftgelenk. Als Diarthrose sind beide Gelenkkomponenten mit hyalinem Knorpel überzogen, der nicht nur als Gleitschicht fungiert, sondern auch die physiologische Inkongruenz ausgleicht und als Druckverteiler im Gelenk wirkt, wodurch ein Kraftschluss erzielt wird. Im Bereich des Azetabulums weist der Knorpel eine hufeisenförmige Struktur (facies lunata) auf. In dessen Aussparung befindet sich ein *fatpad* (auch als Pulvinar bezeichnet), sowie das Ligamentum capitis femoris.

4.1.2 Labrum acetabuli und Ligamentum transversum

Am knöchernen Rand des Azetabulums befindet sich ein fibrokartilaginärer Ring, das Labrum acetabuli, welches die knöcherne nicht komplett hemisphärische Gelenkfläche der Pfanne vergrößert [4,5]. Der Anteil des Labrums an der azetabulären Gelenkfläche beträgt ca. 22 % [6]. Zusammen mit dem Ligamentum transversum besitzt das Labrum acetabuli die Funktion eines Dichtrings, um so durch die Adhäsionskräfte der Gelenkflüssigkeit einen Unterdruck bei Distraktion im Gelenk zu erzeugen [7–9]. Unter Belastungen bis 1500 N besitzt die 0,2–0,6 mm dicke Schicht aus Gelenkflüssigkeit neben der Funktion eines Schockabsorbers, zusätzlich auch eine Schmierfunktion, um die Friktion und die damit entstehenden Scherkräfte auf den Knorpel zu reduzieren [7]. In biomechanischen Untersuchungen konnte gezeigt werden, dass durch Labrumläsionen die Stabilität des Hüftgelenkes reduziert wird [5,10], welche sich auch durch eine Naht des Labrums nicht beheben lässt [9]. Vergleichbare Veränderungen werden in einer weiteren Studie für die Parameter Kontaktfläche und -druck beschrieben. So führt eine segmentale antero-superiore Labrumläsion zu einer signifikanten Abnahme der Kontaktfläche beider Gelenkpartner und damit einhergehenden Zunahme des Kontaktdruckes. Durch eine Labrumrekonstruktion mit einem iliotibialen autograft bzw. semitendinosus allograft lassen sich diese Veränderungen reduzieren, führen aber ebenfalls nicht zu einer kompletten Normalisierung [11].

Das Ligamentum transversum verbindet das antero-inferiore, mit dem postero-inferioren Horn der Facies semilunata, wobei der ventrale Ursprung in das Labrum einstrahlt und der dorsale Ansatz am Knochen unterhalb der Gelenkfläche inseriert. In histologischen Untersuchungen wird eine sesamoide, fibrokartilaginäre Zellzusammensetzung im Zentrum des Bandes beschrieben, weshalb diesem eine Kompressionsfunktion zugeschrieben wird und somit zur Gruppe der „Warp-round tendons – oder präziser gesagt – Bänder gezählt wird [12]. Bei Belastungen kommt es durch die elastische Deformierung des Azetabulums möglicherweise zu Radiärbelastungen des Labrums, wodurch seine abdichtende Funktion auch unter Belastung erhalten bleibt [7]. Weiterhin wird dem Labrum durch das Vorhandensein von Nervenfasern und -enden eine propriozeptive Funktion zugeschrieben [13]. Diese zusätzlich postulierte direkt-stabilisierende Wirkung des Labrums, als auch des Ligamentum transversum, wird jedoch in einer anderen biomechanischen Untersuchung in Frage gestellt [14]. Eine mögliche Zugspannung des Ligamentum transversum, die der elastischen Deformierung des Azetabulums antagonistisch entgegenwirkt, konnte trotz 3,2 %iger Bandelongation unter Belastung eines intakten Azetabulums mit 2800 N [15] und erhöhter Mobilität der Facies semilunata unter Belastungen mit 1000 N nach Durchtrennung des Ligaments [5], in einem anderen biomechanischen Kadavermodell und set-up nicht nachgewiesen werden [14].

4.1.3 Ligamentum capitis femoris

Ein weiteres Band ist das Ligamentum capitis femoris, (auch als Ligamentum teres bezeichnet), welches mit seinen zwei Bündeln einen breiten azetabulären Ursprung am os pubis, als auch os ischii besitzt und sich teilweise mit dem Ursprung des Lig. transversum vereinigt. Der femorale Ansatz befindet sich im Bereich der Fovea capitis femoris [16]. Zumindest in der Jugend besitzt das Band eine Rolle bei der Durchblutung des Hüftkopfes [16]. Biomechanisch werden dem Band Eigenschaften als direkter intrinsischer Stabilisator im Rahmen der Hüftgelenksentwicklung, aber auch im adulten Zustand, zugeschrieben [16–18], was durch propriozeptive Eigenschaften mit Nachweis von Typ 4a Rezeptoren, die afferente sensomotorische Signale weiterleiten, gestützt wird [19].

Sekundäre Stabilisatoren stellen die Gelenkkapsel [20] und über 20 an der jeweiligen Beckenhälfte ansetzende Muskeln dar [1].

Neben diesen Faktoren besitzt die azetabuläre Orientierung einen entscheidenden Einfluss auf die Gelenkstabilität, wobei Männer eine geringere Anteversion der Azetabulums-Eingangsebene aufweisen als Frauen [4]. Physiologisch besitzt das Hüftgelenk eine gewisse Inkongruenz [21–24], auf welche im folgenden Kapitel näher eingegangen wird.

4.1.4 Physiologische Inkongruenz des Azetabulums

Das Hüftgelenk ist formal ein Kugelgelenk und besitzt drei Freiheitsgrade der Rotation. Die einwirkende Kraft ist deutlich höher als das – auf dem Gelenk lastende – Körpergewicht. Dies ist bedingt durch seine Lage außerhalb der Körperachse und dadurch resultierenden Hebelwirkungen. Weiterhin spielen die muskulären Stabilisatoren während der unterschiedlichen statischen (Einbein- vs. Zweibeinstand vs. Sitzen) bzw. dynamischen Beanspruchungen eine entscheidende Rolle. Insbesondere im Rahmen der Fortbewegung werden verschiedene Lastintensitäten im jeweiligen Stand- oder Schwungbein in Abhängigkeit vom einfachen Gehen über das Joggen bis hin zum Ausfallschritt beim Stolpern beschrieben [24]. So beschreiben Rydell et al. bereits 1973 nach Implantation einer Hüftendoprothese mit Kraftsensoren, dass im Zweibeinstand die einwirkende Kraft auf beide Hüftgelenke leicht oberhalb der Hälfte des – auf beide Hüftgelenke einwirkenden – Körpergewichtes liegt, wohingegen im Einbeinstand ca. das 2,5-fache des Körpergewichtes auf das jeweilige Hüftgelenk einwirkt [24]. Ein Anstieg bis auf das 3-fache wird beim Treppaufgehen und auf das 4,5–5-fache während des Joggens gemessen. Aber auch in den einzelnen Standphasen des Beines beim Gehen werden relevante Unterschiede der einwirkenden Kraftspitzen beschrieben [23,24].

In verschiedenen biomechanischen Untersuchungen wurde gezeigt, dass es unter Belastung zu einer zonenabhängigen dynamischen Deformierung des knöchernen

Azetabulums kommt [5,25]. Bei geringeren Belastungen erfolgt die Kraftübertragung bevorzugt über die Vorder- und Hinterwand, wobei letztere unter Belastung eine deutlich höhere Mobilität aufweist [5]. Die primäre Kraftübertragung bei geringer Last erfolgt somit bevorzugt über die Peripherie und erfährt erst bei steigenden Belastungen eine Zentralisierung im Dombereich [5,23]. Als Ursache hierfür wird die physiologische Inkongruenz des Hüftgelenks angesehen, wobei das Azetabulum einen etwas geringeren knöchernen Durchmesser als der Femurkopf besitzt. In biomorphometrischen CT-Untersuchungen konnte diese inhomogene Lastverteilung auch indirekt durch eine Analyse der subchondralen Knochendichte bestätigt werden. Die Kontaktfläche des Gelenkes wird somit bei steigender Krafteinleitung erhöht, um den Kontaktstress im Gelenk relativ konstant zu halten [23]. Mit zunehmendem Alter geht diese Inhomogenität allerdings verloren [21,23]. Die höchste Druckbelastung im antero-superioren Gelenkflächenanteil korreliert weiterhin mit der Knorpeldicke, welche in diesem Bereich am stärksten ausgebildet ist [25,26].

Die elastische Deformierung des Azetabulums spielt eine entscheidende Rolle bei der Wahl des biomechanischen Testaufbaus. So werden unterschiedliche Lastverteilungen beobachtet, je nachdem ob man intakte Beckenhälften mit simulierten Adduktoren verwendet oder osteotomierte Azetabula mit direkter Krafteinleitung entsprechend der Joint reactive force [25].

4.2 Verletzungsmechanismen

Frakturen des Azetabulums entstehen bevorzugt durch indirekte Krafteinleitung axial über den Femurschaft oder über den Trochanter major [27]. Eine direkte Krafteinleitung über die Iliumschaufel ist selten zu finden. In Abhängigkeit von der Gelenkstellung, Knochenqualität, sowie Richtung und Größe des Kraftvektors werden unterschiedliche Frakturformen beobachtet [27]. Nach Letournel lassen sich diese in einfache und komplexe Frakturtypen unterteilen [3], wobei insbesondere bei geriatrischen Patienten aufgrund der reduzierten Knochenqualität – analog zu den Insuffizienzfrakturen des Beckenringes – in den letzten Jahren vermehrt Frakturformen beobachtet werden, die sich mit dieser Klassifikation nur unzureichend beschreiben lassen. Dennoch lässt sich anhand der epidemiologischen Daten der Arbeitsgemeinschaft Becken der Deutschen Gesellschaft für Unfallchirurgie eine unterschiedliche Verteilung der einzelnen Frakturtypen in Abhängigkeit des Alters zeigen. So kommt es bei Patienten > 60 Jahren vermehrt zu Frakturformen mit Beteiligung des vorderen Pfeilers- und der Vorderwand, wohingegen bei Patienten < 60 Jahren bevorzugt Frakturformen mit Beteiligung des hinteren Pfeilers- und der Hinterwand finden [28]. Da in den vorliegenden biomechanischen Studien (Tab. 4.1), sowohl das Alter der Beckenspender als auch die untersuchten Frakturformen keine klare Differenzierung zwischen geriatrischen und nicht geriatrischen Azetabulumfrakturen zulassen, werden die biomechanischen Erkenntnisse im Folgenden – ungeachtet des Alters – allgemein für die jeweiligen Frakturtypen (entsprechend der Klassifikation nach Letournel) im Kap. 4.4 beschrieben.

Tab. 4.1: Biomechanische Untersuchungen zu Osteosyntheseverfahren in Abhängigkeit des Frakturtypes.

Autor	Publikationsjahr	Frakturtyp	Beckenknochen	Konservierung	Alter des Spenders	Set-up
Sawaguchi et al.	1984	juxtatektale Querfraktur	Human	fresh frozen	< 70	Zweibeinstand
Goulet et al.	1994	Hinterwandfraktur	Human	fresh frozen	(38–87)	Einbeinstand
Schopfer et al.	1994	Hintere Pfeilerfraktur	Human	fresh frozen	74 (57–89)	Einbeinstand
Olson et al.	1995	Hinterwandfraktur	Human	fresh frozen	65+79+75+35+45	Einbeinstand
Simonian et al.	1995	T-Fraktur	Human	fresh frozen	65 (47–87)	Einbeinstand
Olson et al.	1996	Hinterwandfraktur	Human	fresh frozen	60–72	Einbeinstand
Thomas et al.	1997	Querfraktur	Human	fresh frozen	69,8 (56–83)	Einbeinstand
Konrath et al.	1998	vordere Pfeilerfraktur	Human	fresh frozen	70,75,85,87,88, 88 Jahre	Einbeinstand
Konrath et al. III	1998	Vorderwandfraktur	Human	fresh frozen	76, 75, 77, 77, 88	Einbeinstand
Shazar et al.	1998	juxtatektale Querfraktur	Sawbone, Urethane foam	entfällt	entfällt	Einbeinstand
Hak et al.	1998	juxtatektale Querfraktur transtektale Querfraktur	Human	fresh frozen	38, 67, 69, 74, 31 85	Einbeinstand
Vrahas et al.	1999	transtektale Querfraktur vordere Pfeilerfraktur hintere Pfeilerfraktur	Human	fresh frozen	k. A.	Einbeinstand

Tab. 4.1: (fortgesetzt)

Autor	Publikationsjahr	Frakturtyp	Beckenknochen	Konservierung	Alter des Spenders	Set-up
Chang et al.	2001	transtektale Querfraktur	Human	formalin-fixiert	k. A.	Einbeinstand
Levine et al.	2002	Zweipfeilerfraktur	Human	fresh frozen	mean 70 yrs.	Einbeinstand
Olson et al.	2004	Hinterwandfraktur	Ziegen	fresh frozen	k. A.	Einbeinstand
Olson et al.	2007	Hinterwandfraktur	Human	fresh frozen	60 (39–81)	Einbeinstand
Mehin et al.	2009	Querfraktur	Human	fresh frozen	63 (49–79)	Einbeinstand
Liu et al.	2010	Hinterwandfraktur	Human	formalin	62 (45–76)	Zweibeinstand
Culemann et al.	2010	vordere Pfeiler- und hintere hemitransverse Fraktur	Human Synbone	fresh frozen	79,8	Einbeinstand
Khajavi et al.	2010	Querfraktur	Sawbone, Urethane foam	entfällt	entfällt	Einbeinstand
Gras et al.	2012	vordere Pfeilerfraktur	Synbone	entfällt	entfällt	Einbeinstand
Marintschev et al.	2012	vordere Pfeilerfraktur	Synbone	entfällt	entfällt	Einbeinstand
Gililland et al.	2013	Beckendiskontinuität	Sawbone, osteoporotic	entfällt	entfällt	Einbeinstand
Zhang et al.	2013	Hinterwandfraktur	Human	formalin	62 (45–76)	Zweibeinstand
Wu et al.	2013	Zweipfeilerfraktur	Human	formalin	k. A.	Zweibeinstand + sitzende Position
Kistler et al.	2014	transtektale Querfraktur	Sawbone, 4. Generation	entfällt	entfällt	Einbeinstand

Tab. 4.1: (fortgesetzt)

Autor	Publika-tionsjahr	Frakturtyp	Becken-knochen	Konser-vierung	Alter des Spenders	Set-up
Schäffler et al.	2014	vordere Pfeilerfraktur	Synbone	entfällt	entfällt	Einbein-stand
Yildirim et al.	2015	Querfraktur	Finite elemente	entfällt	entfällt	Zweibein-stand + sitzende Position

4.3 Pathobiomechanik des Azetabulums

Pathomorphologische Veränderungen – wie die bereits oben beschriebenen Labrumläsionen oder im folgenden aufgeführten Frakturen des Azetabulums – führen zu geänderten biomechanischen Belastungen im Bereich des Hüftgelenkes mit pathologischer Umverteilung der Kontaktflächen- und Druckverhältnisse, wie anhand von Untersuchungen mit Druckmessfolien gezeigt werden konnte. Diese Veränderungen weisen unabhängig vom Frakturtyp und der Repositionsgüte ein weitgehend einheitliches pathobiomechanisches Muster auf. So beschreiben Olson et al. 1995, dass durch Hinterwandfrakturen die Kontaktfläche im anterioren und posterioren Gelenkbereich zugunsten einer Zunahme im superioren Bereich abnimmt und dieses mit korrespondierenden Veränderungen des Kontaktdruckes vergesellschaftet ist [29]. Eine offene Reposition und interne Osteosynthese führte in diesen Fällen nur zu einer unvollständigen restitutio ad integrum der pathologischen Druckumverteilung [29,30]. Dieses konnte ebenso für Vorderwandfrakturen gezeigt werden, wobei die veränderten Druck- und Kontaktflächenverhältnisse im anterioren und posterioren Gelenkbereich allerdings nicht zu messbaren Änderungen im superioren Azetabulumbereich führten [31]. In einer weiteren Studie korrelierte die Umverteilung der Druckverhältnisse weiterhin mit der Defektgröße bei Hinterwandfrakturen [32].

Aber auch postoperativ verbliebene Stufen von 2–4 mm führten bei transtektalen Querfrakturen zu einer Umverteilung der Druckverhältnisse mit Anstieg des Spitzendruckes von $9{,}5 \pm 2{,}6$ MPa auf $20{,}5 \pm 10{,}5$ MPa im superioren Azetabulumbereich, wohingegen Spalten von 2–4 mm keine signifikanten Veränderungen ergaben. Identische Stufen und Spalten bei juxtatektalen Querfrakturen (wo die Fraktur definitionsgemäß außerhalb des lasttragenden Bereiches in das Azetabulum einstrahlt) führten ebenso zu keinem Anstieg des Spitzendrucks im superioren Azetabulumbereich [33].

Konrath et al. konnte für vordere Pfeilerfrakturen mit Stufen oder Spalten von jeweils 2 bzw. 4 mm die oben beschriebene pathologische Umverteilung der Druckkräfte bestätigen, welche sich auch nach anatomischer Reposition und Standardosteosynthese nicht komplett normalisierte [34]. Für osteosynthetisch versorgte Zweipfeilerfrakturen mit simulierter sekundärer Kongruenz, bei einem Frakturspalt von 5 mm, beschreiben Levine et al. 2002 eine Abnahme der Kontaktfläche und des Spitzendruckes im ventralen Gelenkbereich zugunsten einer Zunahme im superioren Bereich im Vergleich zum intakten Azetabulum. Für den dorsalen Gelenkbereich hingegen wird zwar eine Abnahme der Kontaktfläche, jedoch eine Zunahme der Druckverhältnisse beschrieben [35].

In nur zwei biomechanischen Studien konnte eine restitutio ad integrum der pathologischen Umverteilung der Kontaktflächen- und Druckverhältnisse des Hüftgelenkes durch eine osteosynthetische Versorgung von Hinterwandfrakturen nachgewiesen werden. Während Olson et al. 2007 bei alleiniger Plattenosteosynthese weiterhin einen gesteigerten Spitzendruck im lasttagenden superioren Azetabulumbereich fanden (wie bereits oben beschrieben), konnte durch eine additive Augmentation mit Knochenzement eine Normalisierung der Druckverteilung erzielt werden [36].

Xin-wei et al. 2010 beschreiben ebenfalls eine pathologisch erhöhte Last im superioren Azetabulumbereich trotz standardisierter Versorgung einer Hinterwandfraktur mit doppelter Schraubenosteosynthese und Reko-Abstützplatte, wohingegen die Versorgung mit einem „acetabular tridimensional memory alloy-fixation system" (ATMFS) zu einer Normalisierung der pathologischen Druckverteilung führte [37].

Zusammenfassend scheint die pathobiomechanische Umverteilungen der Kontaktflächen- und Druckverhältnisse in Richtung der superioren Gelenkfläche zu einer erhöhten Friktion mit vermehrtem Abrieb und dadurch weiter steigenden Spitzendrücke des Gelenkknorpels zu führen. Unter klinischen Bedingungen führt dieses möglicherweise zu metabolischen Veränderungen der Chondrozyten, die eine degenerative Kaskade in Gang setzen an dessen Ende die Entwicklung einer sekundären posttraumatischen Arthrose steht.

Bereits Pauwels hat den Begriff der „anatomic biomechanical superior weight bearing area (ABSAWBA) eingeführt und beschreibt das pathologische Veränderungen in diesem Bereich mit einer sekundären Arthroseentwicklung einhergehen [38].

4.3.1 Stabilitätskriterien von Azetabulumfrakturen

Neben den veränderten Gelenkflächen- und Druckverhältnissen durch Azetabulumfrakturen wird der Gelenkstabilität nach erlittener Azetabulumfraktur eine entscheidende Rolle in der Entwicklung einer sekundären posttraumatischen Arthrose zugeschrieben und beeinflusst somit maßgeblich die Wahl der adäquaten Therapie. Die ersten Arbeiten hierzu stammen von Matta et al., die anhand ihrer klinischen Ergebnisse in retrospektiven Röntgenbildanalysen den weight bearing dome mit Hilfe des Roof arc angle (auch als Matta arc bezeichnet) quantifizierten, um so eine Entscheidung für ein konservatives bzw. operativen Vorgehen zu treffen. Hierfür wird in allen drei Standardprojektionen (Beckenübersicht für den medialen roof arc, obturator-oblique für den posterioren roof arc und iliac-oblique für den anterioren roof arc) eine vertikale Linie durch das geometrische Zentrum des röntgenologischen Bogens des Azetabulums gezogen, sowie eine zweite Linie von diesem Zentrum zum Eintritt der Fraktur in das Azetabulumdach. Der Winkel (roof arc angle) zwischen beiden Linien wird gemessen. Anhand dieser Messungen führten undislozierte Azetabulumfrakturen mit einem medialen oder posterioren roof arc von ≤ 30° bzw. einem anterioren roof arc ≤ 20° zu unbefriedigenden klinischen Ergebnissen [39]. Weiterhin wird ein intakter „weight bearing dome" mit einem medialen roof arc von 30°, ein anterior roof arc von 40° und ein posterior roof arc von 50° als Kriterium für eine geschlossene Behandlung angegeben [39,40]. Später wurden diese Winkelangaben auf jeweils ≤ 45° korrigiert [41–43], wobei Zweipfeiler- und Hinterwandfrakturen hiervon ausgenommen sind [42,43].

Chuckpaiwong beschreiben in ihrer Arbeit anhand von Vermessungen der radiologischen subchondralen Knochendichte des superioren azetabulären Doms einen anatomischen superioren, azetabulär-lasttragenden Dome (ABSAWBA) in einer Zone von < 52° für den anterioren, < 46° für den medialen und < 62° für den posterioren roof arc [44].

Diese projektionsradiographischen Kriterien wurden mit der routinemäßigen Einführung der CT-Diagnostik bei Azetabulumfrakturen für Schichtbild-Untersuchungen adaptiert. Demnach liegt eine Instabilität vor, wenn die Hauptfraktur in axialen Schichten – beginnend vom Azetabulumdom bis 1 cm nach kaudal reichend – in den Gelenkspalt einstrahlt bzw. die Fragmentgröße bei Hinterwandfrakturen > 50 % beträgt [43].

Eine Korrektur dieser klinisch-röntgenologischen Kriterien wurde von Vrahas et al. anhand von biomechanischen Untersuchungen an Quer-, vorderen Pfeiler- und hinteren Pfeilerfrakturen vorgenommen. Eine biomechanische Instabilität bestand für alle drei Frakturtypen bei einem anterioren roof arc Winkel von < 30°, einem superioren roof arc Winkel von < 45° und einem posterioren roof arc Winkel von < 70° [45].

Für Hinterwandfrakturen konnten Keith et al. 1988 in biomechanischen Untersuchungen inklusive CT-Vermessungen zeigen, dass die Fragmentgröße ein relevanter Parameter für die Beurteilung der Frakturstabilität darstellt. Dementsprechend lagen bei einer Hinterwandbeteiligung < 20 % stabile und > 40 % instabile Frakturverhältnisse vor. Der Bereich zwischen 20–40 % Hinterwandbeteiligung wurde als „transition zone" mit uneinheitlichen Ergebnissen definiert [46].

Thomas et al. untersuchte die Stabilität von Querfrakturen mit unterschiedlichen Roof arc Winkeln von 30°, 60° und 90° in Anhängigkeit der Hüftgelenkstellungen (zwischen 0–90° Flexion mit 10° Abduktion, 0° Neutralstellung oder 10° Adduktion). Bei den meisten Azetabulumquerfrakturen mit einem medialen roof arc von 30° bestand eine Instabilität, wohingegen bei einem roof arc von 60° oder 90° stabile Verhältnisse vorlagen [47].

Im klinischen Alltag besitzt die funktionelle Instabilitätsprüfung in Narkose einen höheren diagnostischen Stellenwert, da so auch die stabilisierenden Weichteilstrukturen berücksichtigt werden. Einschränkend ist jedoch die notwendige Analgesie und Sedierung der Patienten zu nennen sowie die fragliche Simulation einer adäquaten und standardisierten, physiologischen Krafteinleitung [48].

4.4 Fraktur und Osteosynthese

Historisch bedingt ist die Querfraktur die biomechanisch am häufigsten untersuchte Frakturform gefolgt von der Hinterwandfraktur (Tab. 4.1). Dieses scheint einerseits auf die uneinheitlichen, osteosynthetischen Versorgungsstrategien, sowie das oftmals schlechte klinische Outcome bzw. auf die hohe Inzidenz des jeweiligen Frakturtyps zurückzuführen zu sein [28]. Für Vorderwandfrakturen, Querfrakturen mit Hinterwand und hintere Pfeilerfrakturen mit Hinterwand existieren hingegen keine biomechanischen Untersuchungen zur Frakturstabilität nach osteosynthetischer Versorgung.

4.4.1 Querfrakturen

Für juxtatektale Querfrakturen konnten Sawaguchi et al. 1984 im Zweibeinstand keinen Unterschied bei Versorgung beider Pfeiler mit 3,5 mm dynamischen Kompressionsplatten (DCP), 3,5 mm Rekoplatten, Letournelplatten oder einer anterioren 6,5 mm Schraubenfixierung in Kombination mit den verschiedenen Plattendesigns für den hinteren Pfeiler nachweisen [49].

Shazar et al. 1998 hingegen untersuchten einerseits die Anzahl und Position der Schraubenplatzierung bei Versorgung von juxtatektalen Querfrakturen mit einer anterioren iliopectinealen Pfeilerplatte und beobachteten keinen signifikanten Unterschied bei der Verwendung von 2 oder 3 Schrauben pro Fragment bzw. minimaler oder maximaler Schraubendistanz im jeweiligen Fragment [50]. Andererseits wurden verschiedene Osteosyntheseverfahren und -techniken untersucht. Hierbei erzielte die Plattenosteosynthese des hinteren Pfeilers in Kombination mit einer Zugschraube im vorderen Pfeiler die größte Steifigkeit gefolgt von der Plattenosteosynthese beider Pfeiler. Die ausschließliche Fixierung des hinteren Pfeilers mit einer oder zwei Platten erwies sich am instabilsten [50].

Die Notwendigkeit der Stabilisierung beider Pfeiler wird aus biomechanischer Sicht weiterhin durch die Studie von Khajawi et al. 2010 gestützt, in welcher durch eine Kombination aus Plattenosteosynthese eines Pfeilers und additiver Zugschraubenosteosynthese des anderen Pfeilers eine höhere Steifigkeit des Konstrukts erzielt wurde als durch die isolierte Plattenosteosynthese des vorderen Pfeilers. Die Kombination von dorsaler Plattenosteosynthese und antegrader Zugschraubenplatzierung im vorderen Pfeiler war der ventralen Plattenosteosynthese mit antegrader Zugschraubenosteosynthese im dorsalen Pfeiler biomechanisch überlegen [51].

Identische Ergebnisse werden von Yildirim et al. 2015 anhand von Finite Element Untersuchungen beschrieben, in denen zwar die posteriore Plattenosteosynthese mit vorderer Pfeilerschraubenosteosynthese nur vergleichbare Ergebnisse erzielte wie die dorsoventrale Verplattung, beide Osteosyntheseverfahren jedoch der anterioren Plattenosteosynthese mit hinterer Pfeilerschraubenosteosynthese deutlich überlegen waren [52].

Kistler et al. 2014 verglich die Verschraubung beider Pfeiler mit 8 mm Zugschrauben bei transtektalen Querfrakturen mit der Kombination aus Plattenosteosynthese eines Pfeilers mit der Verschraubung des zugangsfernen Pfeilers. Unabhängig davon, ob der dorsale Pfeiler verplattet und der anteriorer Pfeiler verschraubt wurde oder vice versa, erzielte die beidseitige Pfeiler-Verschraubung die höchste Frakturstabilität, wohingegen beide Platten-Schraubenkombinationen keinen signifikanten Unterschied aufwiesen [53].

Dieses steht im Widerspruch zu Chang et al. 2001, die höhere Maximalbelastungen aber keine signifikanten Unterschiede in Bezug auf die Steifigkeit für eine isolierte Versorgung des hinteren Pfeilers mit einer Rekoplatte im Vergleich zur Verschraubung beider Pfeiler mit jeweils einer 6,5 mm Spongiosaschraube bzw. für eine Verschraubung des vorderen Pfeilers mit einer 6,5 mm Spongiosaschraube und additiven Cerclage-Fixierung des hinteren Pfeilers über Ankerschrauben nachwiesen [54].

Kistler et al. untersuchten in ihrer Studie zusätzlich neuartige dreidimensional, anatomisch-vorgeformte Platten. Während die dreidimensionale suprapectineale Platte als stand-alone Implantat zum Einsatz kam, wurde die dreidimensionale infrapectineale Platte mit einer iliopectinealen Standard-Rekoplatte kombiniert.

Beide Plattenversorgungen erreichten eine vergleichbare Steifigkeit wie die Verwendung von isolierten Zugschrauben in beiden Pfeilern. In den Versagenstest erreichte jedoch das Osteosynthesekonstrukt aus kombinierter iliopectinealer und infrapectinealer Plattenpositionierung die höchste Lasttoleranz, gefolgt von der suprapectinealen Platte und der isolierten Verschraubung beider Pfeiler [53].

In nur zwei Arbeiten wurden winkelstabile Platten zur Versorgung von Querfrakturen untersucht, um zu klären, ob durch eine winkelstabile Schraubenverankerung auf eine additive Platzierung einer Zugschraube im kontralateralen Pfeiler – wie bei der Verwendung von konventionellen Platten empfohlen – verzichtet werden kann. Aus biomechanischer Sicht ergab sich somit weder für die isolierte winkelstabile Verplattung des hinteren Pfeilers [55], noch des vorderen Pfeilers [51] ein Stabilitätsverlust im Vergleich zur jeweiligen konventionellen Plattenfixierung mit additiver Platzierung der Zugschraube im kontralateralen Pfeiler.

4.4.2 Hinterwandfrakturen

Bereits 1994 untersuchten Goulet et al. verschiedene Osteosynthesetechniken zur Fixierung von Hinterwandfragmenten mit einer transversalen oder konzentrischen Trümmerzone. Im ersten Frakturmodell war die isolierte Schraubenfixierung, der zusätzlichen Plattenosteosynthese in Bezug auf Steifigkeit und load to failure biomechanisch unterlegen [56]. Für das zweite Frakturmodell wurde die entsprechende Kombination aus Platten- und Schraubenosteosynthese gegen eine identische Osteosynthese mit additiver Verwendung von zwei spring plates verglichen, durch welche kein Unterschied in der Steifigkeit, jedoch signifikant höhere load to failure Werte erzielt werden konnten.

Im Gegensatz dazu beschreiben Zhang et al. 2013 keinen signifikanten Unterschied zwischen einer isolierten Doppelschraubenosteosnythese im Vergleich zur additiven Plattenosteosynthese, unabhängig davon, ob hierfür eine Neutralisations-Rekoplatte mit konventioneller oder winkelstabiler Schraubenverankerung verwendet wurde [57]. Der Grund liegt aber möglicherweise in dem gewählten Versuchsaufbau mit Simulation eines Zweibeinstandes, wodurch eine entsprechende Kraftübertragung auf das Azetabulum im Bereich der Frakturregion fraglich erscheint.

Olson et al. beschrieben in mehreren Arbeiten die – bereits im Kap. 4.3 ausführlich diskutierte – Fraktur-bedingte Umverteilung der Kontaktflächen- und Spitzendruckverhältnisse im Hüftgelenk, wobei die Standard-Osteosynthese mit Zugschrauben und Neutralisations-Rekoplatte, der identischen Osteosynthese mit additiver Zementaugmentation nicht nur unterlegen war, sondern letztere Versorgung sogar keinen Unterschied mehr zum intakten Becken aufwies [36]. Eine komplette restitutio ad integrum konnte ebenfalls von Xin-wei et al. 2010 nach osteosynthetischer Versorgung mit einem NiTi memory alloy, jedoch nicht mit der Standardversorgung einer doppelten Zugschraubenosteosynthese und Neutralisations-Rekoplatte erzielt werden [37].

4.4.3 Vordere Pfeilerfrakturen

An einem standardisierten Synbone-Modell wurden von unserer Arbeitsgruppe unterschiedliche Osteosynthesematerialien sowie -techniken untersucht. Durch die zusätzliche Platzierung einer infraazetabulären Schraube ließ sich die Frakturstabilität unabhängig von der Implantatwahl bei verschiedenen Azetabulumplatten um 40–63 %, bei verschiedenen Schraubenosteosynthesen um 35–80 % steigern. Als Grund hierfür ist das Prinzip des periazetabulären Rahmenschlusses zu nennen [58]. In Bezug auf das Schraubenmaterial waren die 6,5 mm Titan-, den 6,5 mm Stahlschrauben biomechanisch überlegen, während die 4,5 mm biodegradierbaren Schrauben die geringste Frakturstabilität erzielten [59].

In Bezug auf die Plattenosteosynthesen zeigten sich keine signifikanten Unterschiede zwischen der konventionellen und der winkelstabilen Schraubenverriegelung in der Platte [60].

In einer weiteren Studie verglichen Schäffler et al. am gleichen Frakturmodell die Primärstabilität einer neuartigen dreidimensionalen Flügelplatte mit dem Goldstandard der iliopectinealen Reko-Plattenosteosynthese. Die Frakturspaltdislokation beider Gruppen zeigte ebenfalls keinen signifikanten Unterschied [61].

4.4.4 Vordere Pfeiler- und hintere Hemitransversfrakturen

Zu diesem Frakturtyp existiert nur eine biomechanische Untersuchung von Culemann et al., in welcher verschiedene Plattenosteosynthesen zur Stabilisierung dieser – gehäuft bei geriatrischen Patienten vorkommenden – Azetabulumfraktur untersucht wurden [62]. Als Frakturmodell wurden sowohl humane Kadaverbecken als auch Kunststoffbecken verwendet. Bei vergleichbaren Bewegungsmustern beider Beckenmodelle zeigten die Kadaverbecken aufgrund der schwierigeren Standardisierung entsprechend große Standardabweichungen, die eine statistische Auswertung bei vertretbaren Fallzahlen unmöglich machten, wohingegen bei Kunststoffbecken reproduzierbare und statistisch signifikante Unterschiede beobachtet werden konnten:

Die Platzierung von 3 langen konventionellen Schrauben mit periartikulärer Verankerung ergab eine höhere Frakturstabilität als die Platzierung von nur einer langen periazetabulären Schraube bzw. der Verwendung von kürzeren, aber dafür winkelstabil verankerten Schrauben über die jeweilige Azetabulum-Rekoplatte. Ein interner multidirektional, winkelstabiler Titaniumfixateur erwies sich ebenfalls stabiler als die winkelstabile 3,5 mm Azetabulum-Rekoplattenosteosynthese. Die alternative Verwendung einer H-Platte zur Abstützung der hemitransversen Frakturkomponente anstelle der winkelstabilen Schrauben zeigt ebenso eine signifikant reduzierte Frakturdislokation [62].

4.4.5 Hintere Pfeilerfrakturen

Schopfer et al. untersuchten die Frakturdislokation von osteosynthetisch versorgten hinteren Pfeilerfrakturen humaner Beckenhälften in Abhängigkeit einer 30° und 60° Hüftbeugung. Es wurden die folgenden drei 3,5 mm Rekoplattenosteosynthesen verglichen: 1. eine einfache dorsale Plattenosteosynthese, 2. eine dorsale Doppelplattenosteosynthese und 3. eine einfache dorsale Plattenosteosynthese in Kombination mit einer 4,5 mm Zugschraube in den vorderen Pfeiler [63].

Bei 30° Flexion im Hüftgelenk zeigten alle drei Osteosynthesen eine vergleichbare initiale Steifigkeit, welche bei 60° Flexion nicht nur für alle 3 Osteosynthese-

Gruppen abnahm, sondern auch signifikante Unterschiede zwischen den einzelnen Gruppen auswies. Die Kombination aus dorsaler Plattenosteosynthese und vordere Pfeiler-Zugschraube führte hierbei zu der geringsten Frakturdislokation gefolgt von der dorsalen Doppelplattenosteosynthese und der einfachen dorsalen Plattenosteosynthese.

4.4.6 T-Frakturen

Simonian et al. 1995 fanden eine vergleichbare Stabilität von T-Frakturen, unabhängig von der verwendeten Osteosynthesetechnik mit dorsaler Rekoplattenosteosynthese und vorderen Pfeilerzugschraube über die Platte, einer ventralen Plattenosteosynthese mit hinterer Pfeilerzugschraube über die Platte bzw. einer dorso-ventralen Plattenosteosynthese mit jeweils additiver Pfeilerzugschraube über die Platten in beide Pfeiler [64].

4.4.7 Zweipfeilerfrakturen

Wu et al. 2013 untersuchten osteosynthetisch versorgte Zweipfeilerfrakturen in humanen Becken bei Simulation einer sitzenden Position bzw. eines Zweibeinstandes. Im zweiten Set-up wurden erwartungsgemäß signifikant größere Frakturdislokationen gemessen. Durch die osteosynthetische Versorgung mit einer iliopectinealen Rekoplatte, sowie additiver Platzierung einer Rekoplatte im Bereich des Beckenkammes und einer Drittelrohrplatte im Bereich der quadrilateralen Fläche, konnten die Messwerte des intakten Beckens nicht rekonstruiert werden. Die Konstruktsteifigkeit war bei Belastungen im Sitzen bis 700 N trotz osteosynthetischer Versorgung weiterhin um ca. 40 % reduziert [65].

4.4.8 Periprothetische Azetabulumfrakturen

Im Hinblick auf die zunehmende Alterung der Bevölkerung und steigende Prävalenz von Patienten mit künstlichem Hüftgelenkersatz ist auch mit einem Anstieg von akuten, traumatischen oder chronischen, insuffizienzbedingten Beckendiskontinuitäten bei in situ befindlicher Endoprothese zu rechnen. In einer ersten biomechanischen Arbeit zu diesem Thema beschreiben Gililland et al. 2013, dass das Cup in Cage System signifikant größere Mikrobewegungen im Pfannen-Knocheninterface aufwies, als die Versorgung mit einer Standardpfanne inklusive Polschraubenfixierung und additiver Osteosynthese der Pfeiler. Hierbei war die osteosynthetische Zweipfeilerversorgung mit dorsaler Plattenosteosynthese und antegrader Zugschraube im vorderen Pfeiler der ausschließlich dorsalen Pfeilerverplattung biomechanisch überlegen [66].

4.5 Zusammenfassung

- Der direkte Vergleich biomechanischer Studien ist aufgrund der fehlenden standardisierten Testbedingungen in Bezug auf das verwendete Testmodell, Set-up, Belastungsformen und -kräften sowie der untersuchten Parameter nur eingeschränkt möglich und die Ergebnisse sind nicht unmittelbar auf die klinische Situation übertragbar.
- Frakturen im Bereich des Azetabulumdoms führen aus biomechanischer Sicht ohne Simulation der sekundären Stabilisatoren bei einem roof arc angle von < 30° anterior, < 45° superior und < 70° posterior zur Instabilität des Gelenkes. Ausgenommen hiervon sind Zweipfeilerfrakturen aufgrund der sekundären Kongruenz sowie Hinterwandfrakturen, bei denen die Fragmentgröße als entscheidender Stabilitätsparameter beschrieben wird (Fragmentgröße > 40 % = instabil, 20–40 % = „transition zone", < 20 % stabil).
- Auch durch eine anatomische Reposition und stabile Osteosynthese konnte aus biomechanischer Sicht in fast allen Studien keine restitutio ad integrum der pathologisch veränderten Kontaktflächen- und Druckverhältnisse im Azetabulum erzielt werden.
- Stufen ≥ 2 mm im lasttragenden azetabulären Dom führen in allen biomechanischen Untersuchungen zu einer pathologischen Druckumverteilung mit signifikantem Anstieg der Spitzendrücke im superioren Bereich des Azetabulums, was für Spalten ≥ 2 mm nur bei vorderen Pfeilerfrakturen, jedoch nicht bei Querfrakturen gezeigt werden konnte. Stufen und Spalten von 2–4 mm außerhalb des lasttragenden Bereiches führten hingegen zu keinem Druckanstieg im superioren Dombereich.
- Querfrakturen und T-Frakturen können zumindest aus biomechanischer Sicht über nur einen Zugang ausreichend stabil versorgt werden, indem die jeweilige Plattenosteosynthese des vorderen oder hinteren Pfeilers mit einer Zugschraubenosteosynthese in den plattenfernen Pfeiler kombiniert werden sollte. In der klinischen Situation sollte die stärker dislozierte Pfeilerkomponente die Wahl des Zuganges und damit die Art der gewählten Osteosynthese vorgeben.
- Für die Stabilisierung von Pfeilerfrakturen ist die Azetabulum-nahe Platzierung von möglichst langen Schrauben entscheidend. Durch einen periazetabulären Rahmenschluss kann unabhängig von der verwendeten Osteosyntheseform oder -materialien eine relevante Steigerung der Frakturstabilität um ca. 50 % erzielt werden.
- Winkelstabile Implantate zeigen bei der Versorgung von Azetabulumfrakturen keinen Vorteil zur konventionellen Plattenosteosynthese, wobei im Rahmen der Versorgung von T- und Querfrakturen möglicherweise auf die additive – im klinischen Alltag oft schwierig zu platzierende – Zugschraube im plattenfernen Pfeiler durch Verwendung von winkelstabilen Platten zumindest aus biomechanischer Sicht verzichtet werden kann.

Literatur

[1] Dalstra M, Huiskes R. Load transfer across the pelvic bone. J Biomech. 1995;28:715–724.
[2] Holm NJ. The internal stress pattern of the os coxae. Acta Orthop Scand. 1980;51:421–428.
[3] Letournel Em, Judet R, Elson R. Fractures of the acetabulum. Berlin ; New York: Springer-Verlag; 1993.
[4] Kohnlein W, Ganz R, Impellizzeri FM, et al. Acetabular morphology: implications for joint-preserving surgery. Clin Orthop Relat Res. 2009;467:682–691.
[5] Lazennec JY, Laudet CG, Guerin-Surville H, et al. Dynamic anatomy of the acetabulum: an experimental approach and surgical implications. Surg Radiol Anat. 1997;19:23–30.
[6] Seldes RM, Tan V, Hunt J, et al. Anatomy, histologic features, and vascularity of the adult acetabular labrum. Clin Orthop Relat Res. 2001:232–240.
[7] Ferguson SJ, Bryant JT, Ganz R, et al. The influence of the acetabular labrum on hip joint cartilage consolidation: a poroelastic finite element model. J Biomech. 2000;33:953–960.
[8] Safran MR. The acetabular labrum: anatomic and functional characteristics and rationale for surgical intervention. J Am Acad Orthop Surg. 2010;18:338–345.
[9] Signorelli C, Bonanzinga T, Lopomo N, et al. Evaluation of the sealing function of the acetabular labrum: an in vitro biomechanical study. Knee Surg Sports Traumatol Arthrosc. 2015;25(1):62–71.
[10] Lertwanich P, Plakseychuk A, Kramer S, et al. Biomechanical evaluation contribution of the acetabular labrum to hip stability. Knee Surg Sports Traumatol Arthrosc. 2016;24:2338–2345.
[11] Lee S, Wuerz TH, Shewman E, et al. Labral reconstruction with iliotibial band autografts and semitendinosus allografts improves hip joint contact area and contact pressure: an in vitro analysis. Am J Sports Med. 2015;43:98–104.
[12] Milz S, Valassis G, Buttner A, et al. Fibrocartilage in the transverse ligament of the human acetabulum. J Anat. 2001;198:223–228.
[13] Kim YT, Azuma H. The nerve endings of the acetabular labrum. Clin Orthop Relat Res. 1995:176–181.
[14] Konrath GA, Hamel AJ, Olson SA, et al. The role of the acetabular labrum and the transverse acetabular ligament in load transmission in the hip. J Bone Joint Surg Am. 1998;80:1781–1788.
[15] Lohe F, Eckstein F, Putz R. [Stress on the ligamentum transversum acetabuli in physiological stress on the hip joint]. Unfallchirurg. 1994;97:445–449.
[16] Bardakos NV, Villar RN. The ligamentum teres of the adult hip. J Bone Joint Surg Br. 2009;91:8–15.
[17] Wenger D, Miyanji F, Mahar A, et al. The mechanical properties of the ligamentum teres: a pilot study to assess its potential for improving stability in children's hip surgery. J Pediatr Orthop. 2007;27:408–410.
[18] Cerezal L, Kassarjian A, Canga A, et al. Anatomy, biomechanics, imaging, and management of ligamentum teres injuries. Radiographics. 2010;30:1637–1651.
[19] Sarban S, Baba F, Kocabey Y, et al. Free nerve endings and morphological features of the ligamentum capitis femoris in developmental dysplasia of the hip. J Pediatr Orthop B. 2007;16:351–356.
[20] Myers CA, Register BC, Lertwanich P, et al. Role of the acetabular labrum and the iliofemoral ligament in hip stability: an in vitro biplane fluoroscopy study. Am J Sports Med. 2011;39 Suppl:85S-91S.
[21] Bullough P, Goodfellow J, Greenwald AS, et al. Incongruent surfaces in the human hip joint. Nature. 1968;217:1290.
[22] Greenwald AS, Haynes DW. Weight-bearing areas in the human hip joint. J Bone Joint Surg Br. 1972;54:157–163.

[23] Greenwald AS, O'Connor JJ. The transmission of load through the human hip joint. J Biomech. 1971;4:507–528.
[24] Rydell N. Biomechanics of the hip-joint. Clin Orthop Relat Res. 1973:6–15.
[25] Bay BK, Hamel AJ, Olson SA, et al. Statically equivalent load and support conditions produce different hip joint contact pressures and periacetabular strains. J Biomech. 1997;30:193–196.
[26] von Eisenhart R, Adam C, Steinlechner M, et al. Quantitative determination of joint incongruity and pressure distribution during simulated gait and cartilage thickness in the human hip joint. J Orthop Res. 1999;17:532–539.
[27] Dakin GJ, Eberhardt AW, Alonso JE, et al. Acetabular fracture patterns: associations with motor vehicle crash information. J Trauma. 1999;47:1063–1071.
[28] Ochs BG, Marintschev I, Hoyer H, et al. Changes in the treatment of acetabular fractures over 15 years: Analysis of 1266 cases treated by the German Pelvic Multicentre Study Group (DAO/DGU). Injury. 2010;41:839–851.
[29] Olson SA, Bay BK, Chapman MW, et al. Biomechanical consequences of fracture and repair of the posterior wall of the acetabulum. J Bone Joint Surg Am. 1995;77:1184–1192.
[30] Olson SA, Connolly EA, Smith S, et al. Development of an animal model of acetabular fractures. Clin Orthop Relat Res. 2004:64–73.
[31] Konrath GA, Hamel AJ, Sharkey NA, et al. Biomechanical evaluation of a low anterior wall fracture: correlation with the CT subchondral arc. J Orthop Trauma. 1998;12:152–158.
[32] Olson SA, Bay BK, Pollak AN, et al. The effect of variable size posterior wall acetabular fractures on contact characteristics of the hip joint. J Orthop Trauma. 1996;10:395–402.
[33] Hak DJ, Hamel AJ, Bay BK, et al. Consequences of transverse acetabular fracture malreduction on load transmission across the hip joint. J Orthop Trauma. 1998;12:90–100.
[34] Konrath GA, Hamel AJ, Sharkey NA, et al. Biomechanical consequences of anterior column fracture of the acetabulum. J Orthop Trauma. 1998;12:547–552.
[35] Levine RG, Renard R, Behrens FF, et al. Biomechanical consequences of secondary congruence after both-column acetabular fracture. J Orthop Trauma. 2002;16:87–91.
[36] Olson SA, Kadrmas MW, Hernandez JD, et al. Augmentation of posterior wall acetabular fracture fixation using calcium-phosphate cement: a biomechanical analysis. J Orthop Trauma. 2007;21:608–616.
[37] Xin-wei L, Shuo-gui X, Chun-cai Z, et al. Biomechanical study of posterior wall acetabular fracture fixation using acetabular tridimensional memory alloy-fixation system. Clin Biomech (Bristol, Avon). 2010;25:312–317.
[38] Pauwels F. Biomechanics of the normal and diseased hip : theoretical foundation, technique, and results of treatment : an atlas. Berlin ; New York: Springer-Verlag; 1976.
[39] Matta JM, Anderson LM, Epstein HC, et al. Fractures of the acetabulum. A retrospective analysis. Clin Orthop Relat Res. 1986:230–240.
[40] Matta JM, Mehne DK, Roffi R. Fractures of the acetabulum. Early results of a prospective study. Clin Orthop Relat Res. 1986:241–250.
[41] Matta JM, Merritt PO. Displaced acetabular fractures. Clin Orthop Relat Res. 1988:83–97.
[42] Matta JM. Operative indications and choice of surgical apporach for fractures of the acetabulum. Techniques Orthopaed. 1986;1:13–22.
[43] Olson SA, Matta JM. The computerized tomography subchondral arc: a new method of assessing acetabular articular continuity after fracture (a preliminary report). J Orthop Trauma. 1993;7:402–413.
[44] Chuckpaiwong B, Suwanwong P, Harnroongroj T. Roof-arc angle and weight-bearing area of the acetabulum. Injury. 2009;40:1064–1066.

[45] Vrahas MS, Widding KK, Thomas KA. The effects of simulated transverse, anterior column, and posterior column fractures of the acetabulum on the stability of the hip joint. J Bone Joint Surg Am. 1999;81:966–974.
[46] Keith JE, Jr., Brashear HR, Jr., Guilford WB. Stability of posterior fracture-dislocations of the hip. Quantitative assessment using computed tomography. J Bone Joint Surg Am. 1988;70:711–714.
[47] Thomas KA, Vrahas MS, Noble JW, Jr., et al. Evaluation of hip stability after simulated transverse acetabular fractures. Clin Orthop Relat Res. 1997:244–256.
[48] Tornetta P, 3 rd. Non-operative management of acetabular fractures. The use of dynamic stress views. J Bone Joint Surg Br. 1999;81:67–70.
[49] Sawaguchi T, Brown TD, Rubash HE, et al. Stability of acetabular fractures after internal fixation. A cadaveric study. Acta Orthop Scand. 1984;55:601–605.
[50] Shazar N, Brumback RJ, Novak VP, et al. Biomechanical evaluation of transverse acetabular fracture fixation. Clin Orthop Relat Res. 1998:215–222.
[51] Khajavi K, Lee AT, Lindsey DP, et al. Single column locking plate fixation is inadequate in two column acetabular fractures. A biomechanical analysis. J Orthop Surg Res. 2010;5:30.
[52] Yildirim AO, Alemdaroglu KB, Yuksel HY, et al. Finite element analysis of the stability of transverse acetabular fractures in standing and sitting positions by different fixation options. Injury. 2015;46 Suppl 2:S29-35.
[53] Kistler BJ, Smithson IR, Cooper SA, et al. Are quadrilateral surface buttress plates comparable to traditional forms of transverse acetabular fracture fixation? Clin Orthop Relat Res. 2014;472:3353–3361.
[54] Chang JK, Gill SS, Zura RD, et al. Comparative strength of three methods of fixation of transverse acetabular fractures. Clin Orthop Relat Res. 2001:433–441.
[55] Mehin R, Jones B, Zhu Q, et al. A biomechanical study of conventional acetabular internal fracture fixation versus locking plate fixation. Can J Surg. 2009;52:221–228.
[56] Goulet JA, Rouleau JP, Mason DJ, et al. Comminuted fractures of the posterior wall of the acetabulum. A biomechanical evaluation of fixation methods. J Bone Joint Surg Am. 1994;76:1457–1463.
[57] Zhang Y, Tang Y, Wang P, et al. Biomechanical comparison of different stabilization constructs for unstable posterior wall fractures of acetabulum. A cadaveric study. PLoS One. 2013;8:e82993.
[58] Culemann U, Marintschev I, Gras F, et al. Infra-acetabular corridor–technical tip for an additional screw placement to increase the fixation strength of acetabular fractures. J Trauma. 2011;70:244–246.
[59] Gras F, Marintschev I, Schwarz CE, et al. Screw- versus plate-fixation strength of acetabular anterior column fractures: a biomechanical study. J Trauma Acute Care Surg. 2012;72:1664–1670.
[60] Marintschev I, Gras F, Schwarz CE, et al. Biomechanical comparison of different acetabular plate systems and constructs–the role of an infra-acetabular screw placement and use of locking plates. Injury. 2012;43:470–474.
[61] Schaffler A, Dobele S, Stuby F, et al. [A new anatomical wing plate for osteoporotic acetabular fractures: biomechanical testing and first clinical experience]. Z Orthop Unfall. 2014;152:26–32.
[62] Culemann U, Holstein JH, Kohler D, et al. Different stabilisation techniques for typical acetabular fractures in the elderly–a biomechanical assessment. Injury. 2010;41:405–410.
[63] Schopfer A, DiAngelo D, Hearn T, et al. Biomechanical comparison of methods of fixation of isolated osteotomies of the posterior acetabular column. Int Orthop. 1994;18:96–101.
[64] Simonian PT, Routt ML, Jr., Harrington RM, et al. The acetabular T-type fracture. A biomechanical evaluation of internal fixation. Clin Orthop Relat Res. 1995:234–240.

[65] Wu YD, Cai XH, Liu XM, et al. Biomechanical analysis of the acetabular buttress-plate: are complex acetabular fractures in the quadrilateral area stable after treatment with anterior construct plate-1/3 tube buttress plate fixation? Clinics (Sao Paulo). 2013;68:1028–1033.

[66] Gililland JM, Anderson LA, Henninger HB, et al. Biomechanical analysis of acetabular revision constructs: is pelvic discontinuity best treated with bicolumnar or traditional unicolumnar fixation? J Arthroplasty. 2013;28:178–186.

5 Bildgebende Diagnostik am Becken und Azetabulum

Rached Silini, Christian Fink

5.1 Projektionsradiographie

Die konventionelle Röntgenaufnahme bzw. Projektionsradiographie stellt trotz fortlaufender technischer Innovationen der bildgebenden Diagnostik weiterhin den Grundpfeiler der bildgebenden Diagnostik des Beckenskeletts dar. Bei optimaler Bildqualität lassen sich mehr als 90 % aller Beckenringfrakturen in der Übersichtsaufnahme bzw. ergänzenden Spezialprojektionen diagnostizieren.

Auch für den Fall, dass eine weiterführende Bildgebung wie eine Computertomographie (CT) erforderlich ist, stellt die konventionelle Röntgenaufnahme auch für spätere Verlaufskontrollen eine wichtige Basisuntersuchung dar.

Die Beckenübersicht im a. p. Strahlengang erlaubt bei guter Einstellung und Beurteilbarkeit in der Regel eine Diagnostik von Verletzungen der Kreuzbeinflügel, der Darmbeine, der Sitzbeine und Schambeine sowie des proxymalen Femurs. Dagegen ist mit der Beckenübersicht oft keine vollständige Beurteilung der medianen Kreuzbeinanteile, der Iliosakralgelenke und der Acetabuli möglich.

Zur Ergänzung der Beckenübersicht im a. p. Strahlengang sind verschiedene Spezialprojektionen zur Diagnostik der Beckenringe und des Acetabulums beschrieben:

Die im angloamerikanischen Sprachraum auch unter dem Namen Judet bekannten horizontalen Schrägprojektionen stellen erweiterte Radiographien zur Beurteilung des Acetabulums dar.

Die Obturatoraufnahme, bei der die untersuchte bzw. erkrankte Seite um 45° angehoben wird stellt die vordere iliopubische Säule des Azetabulums sowie die hintere Azetabulumlippe dar.

Die Alaaufnahme, bei der die Gegenseite bzw. nicht-erkrankte Seite um 45° angehoben wird stellt die hintere ilioischiale Säule des Azetabulums sowie die vordere Pfannenlipppe dar.

Zusätzlich zu den horizontalen Schrägaufnahmen sind für die bessere Beurteilung des Beckenrings vertikale Schrägprojektionen definiert (Abb. 5.1).

Bei der Inlet-Aufnahme (Pennal I, Caudad Projection) wird die Röhre um ca. 25–40° nach kranial gekippt. Diese Projektion erlaubt eine optimierte Beurteilung des Beckenkamms, der Schambeinäste, der Iliosakralgelenke, der Kreuzbeinflügel und der horizontalen anterio-posterioren Dislokation einer Beckenringfraktur.

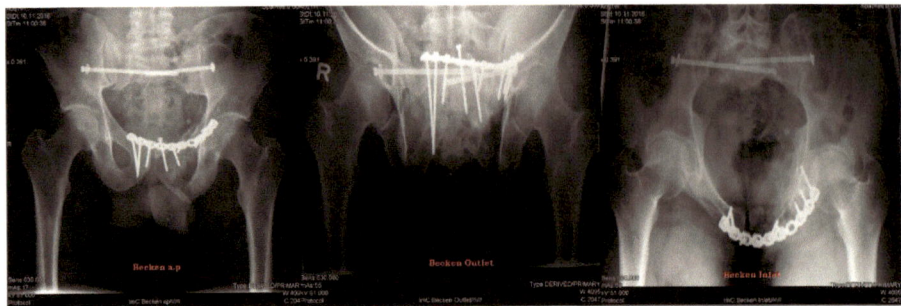

Abb. 5.1: Beckenübersicht a. p. (linkes Bild) sowie vertikale Schrägprojektionen (Outlet- und Inletaufnahme – mittleres und rechtes Bild) zur Beurteilung einer horizontalen anterio-posterioren Dislokation bei osteosynthetisch versorgter Beckenringfraktur.

Auf der Outlet-Aufnahme (Pennal II, Taylor, Cephalad Projection) ist die Röhre um 20–45° nach kaudal gekippt. Unter Berücksichtigung der geschlechtsabhängig unterschiedlichen Beckenmorphologie werden für Männer geringere Röhrenkippungswinkel zwischen 20–35° verwendet, während für Frauen Kippungswinkel zwischen 30–45° empfohlen werden. Die Outlet-Aufnahme erlaubt eine optimierte Beurteilung der Beckenkämme, des Sakrums, des Foramen obturatum, des unteren Schambeinastes sowie des Sitzbeins. Auch das Hüftgelenk kann mit dieser Aufnahme gut beurteilt werden. Insbesondere können Vertikalverschiebungen bei Beckenringfrakturen besser erfasst werden.

5.1.1 Limitationen der Projektionsradiographie/Qualitätskriterien

In der Notfallsituation ist es aufgrund der akuten Schmerzsymptomatik und eingeschränkten Mobilität von älteren Patienten mit Beckenverletzungen häufig nicht möglich, optimal eingestellte bzw. nicht fehlrotierte Aufnahmen zu erzielen. Die allgemein anerkannten Qualitätskriterien für eine optimale Aufnahme des Beckens wie eine symmetrische Abbildung beider Darmbeinschaufeln und Hüftgelenke einschließlich ihrer Trochanter, eine unverkürzte Darstellung beider Schenkelhälse, eine symmetrische Darstellung der Foramina des Sakrums sowie ein zumindest partieller Einblick in das Iliosakralgelenk, sind dabei häufig in der Notfalldiagnostik nicht erzielbar.

Gerade beim Skelett des alten Menschen besteht durch die häufig im Rahmen einer Osteoporose vorhandene Kalksalzminderung eine geringe Dichte des Knochens und damit schlechtere Demarkierung von Frakturen im Projektionsbild. Bedingt durch osteophytäre Anbauten im Rahmen der regelhaft vorhandenen Arthrose und Fibrostosen oder heterotope Ossifikationen sind die gelenknahen Abschnitte des Beckenskeletts (Azetabulum, Symphyse) häufig eingeschränkt beurteilbar. Weiterhin bestehen gerade bei der Beurteilung des hinteren Beckenrings Probleme durch Überlagerung durch Darmgas oder pathologische Weichteilverkalkungen (z. B. Uterusmyome).

5.2 Computertomographie (CT)

In den Fällen, in denen die Projektionsradiographie keine Fraktur nachweist oder inkonklusiv ist, klinisch aber ein hochgradiger Verdacht auf eine Fraktur besteht, sollte zielgerichtet eine weiterführende Diagnostik mittels CT erfolgen. Ferner besteht die Rolle der CT in der dreidimensionalen Visualisierung der genauen Morphologie und liefert damit wichtige Zusatzinformationen zur Planung einer operativen Therapie. Die CT erfolgt dabei mit der dünnstmöglichen Kollimation und Rekonstruktion um 3D-Rekonstruktionen zu ermöglichen. Die Befundung erfolgt zwingend mittels multiplanarer Rekonstruktion (MPR) in mindestens 3 orthogonalen Ebenen. Zusätzliche Rekonstruktionen wie Maximum-Intensity Projektion (MIP) sowie Volumen-Rendering (VRT) werden ergänzend zur Befundung bzw. zur Befunddemonstration und -kommunikation eingesetzt (Abb. 5.2). Eine intravenöse Kontrastmittegabe ist in der Regel nicht erforderlich. Ausnahmen sind der Verdacht auf eine mögliche Verletzung der Beckenorgane oder -gefäße. Die Rekonstruktion der Bilddaten erfolgt sowohl mit hochauflösenden Rekonstruktionskernen im Knochenfenster als auch im Weichteilfenster (z. B. zur Beurteilung Hämatomen).

Als ein radiographisches Verfahren hat die CT im Falle einer Osteoporose, bedingt durch die geringere Knochendichte, denselben Nachteil wie die Projektionsradiographie, dass nicht dislozierte Frakturen der Detektion entgehen können.

Während beim jüngeren Patienten die Indikation zur CT aufgrund der potenziell höheren Strahlenexposition kritisch und zurückhaltend gestellt werden sollte, ist beim älteren Patienten mit den oben genannten altersspezifischen Limitationen der Projektionsradiographie frühzeitig eine CT anzustreben.

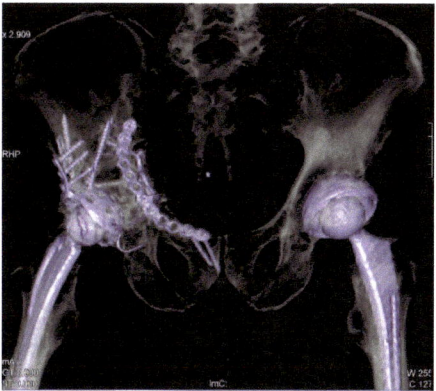

Abb. 5.2: Volumen-Rendering Rekonstruktion einer Becken-CT bei osteosynthetisch versorgter Azetabulumfraktur rechts und bei vorbestehender Hüft-TEP und Zustand nach Pfannenwechsel.

5.3 Magnetresonanztomographie (MRT)

Die MRT-Untersuchung stellt keine Standardmethode in der Bildgebung der Beckenfraktur dar. Aufgrund ihres überlegenen Weichteilkontrastes erlaubt die MRT allerdings eine Visualisierung eines frakturbedingten Knochenmarködems („bone bruise") bzw. die Visualisierung von Frakturspalten, die im osteopenen Skelett radiographisch nicht abgrenzbar sind (Abb. 5.3 und 5.4). In der Projektionsradiographie und CT nicht zu visualisierende okkulte Frakturen sind im Alltag ein häufiges klinisches Problem. Zur Detektion einer okkulten Fraktur im MRT sollten standardmäßig T2-gewichtete Sequenzen mit Fettunterdrückung (z. B. STIR) sowie T1-gewichtete Sequenzen ohne Fettunterdrückung akquiriert werden. Dabei ist das frakturbedingte Ödem in den T2-gewichteten Sequenzen mit Fettunterdrückung hyperintens bzw. signalreich und in den T1-gewichtete Sequenzen ohne Fettunterdrückung hypointens bzw. signalarm dargestellt (Abb. 5.4). Nicht regelhaft sind Frakturspalten als hypointense bzw. signalarme Linien abgrenzbar, wobei bei begleitendem Ödem diese am besten in der T2-gewichteten Sequenz ohne Fettsättigung oder bei fehlendem Ödem in der T1-Wichtung ohne Fettsättigung als hypointense Linien im beim älteren Menschen typischerweise fettreichen und damit hyperintensen Knochenmark abgrenzbar.

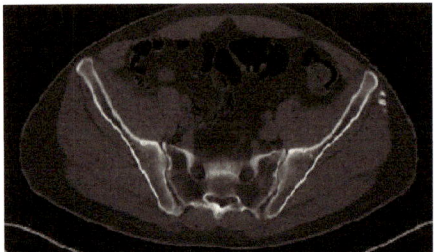 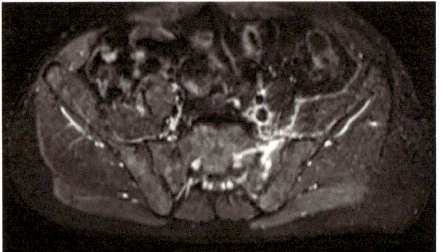

Abb. 5.3: Vergleich von CT und MRT bei einer linksseitigen Massa lateralis Fraktur des Sakrums. Während in der CT die nicht dislozierte Fraktur nur schwer zu erkennen ist, zeigt die MRT (fettgesättigte T2-Wichtung) sehr deutlich die vertikal verlaufende flüssigkeitsreiche Frakturlinie.

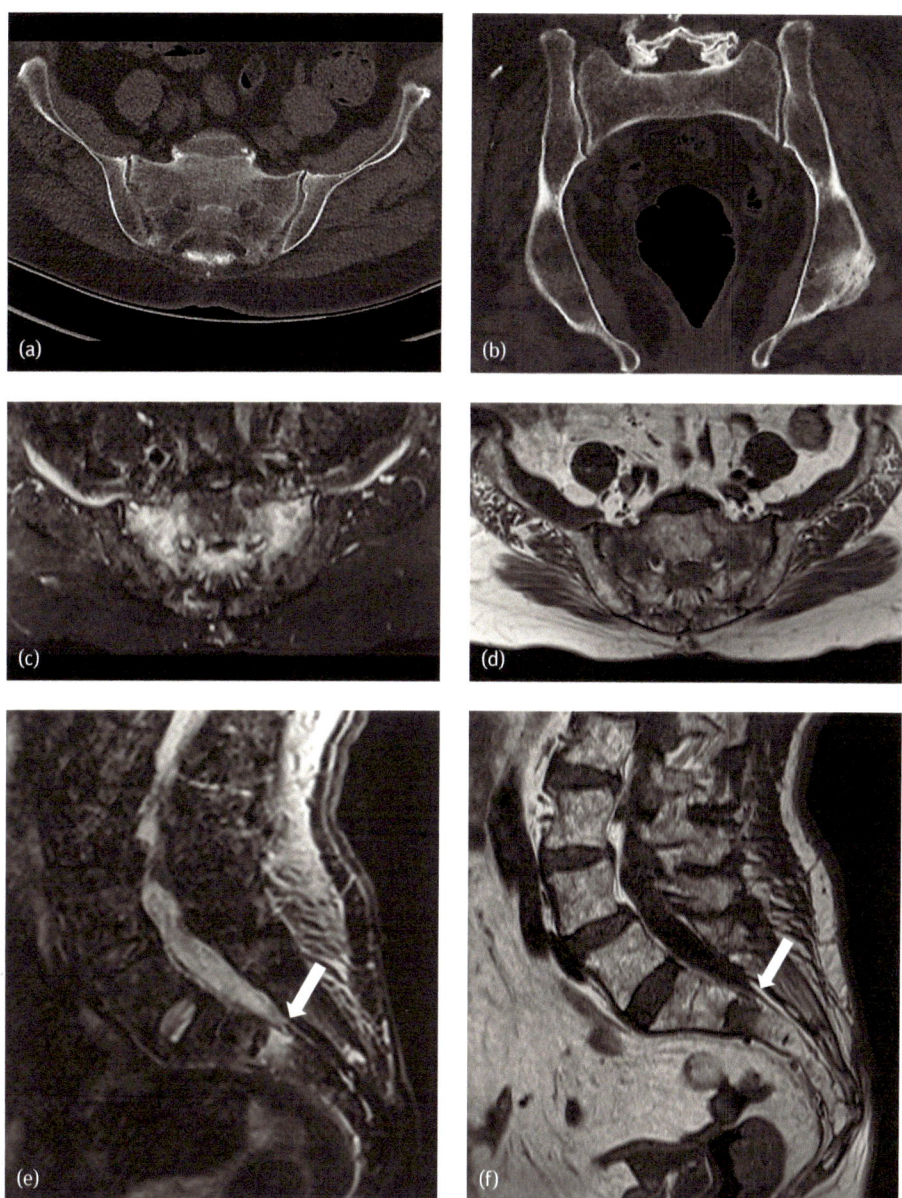

Abb. 5.4: Vergleich von CT und MRT bei beidseitiger Massa lateralis Fraktur des Sakrums. Während in der CT (a, b) keine eindeutige Fraktur zu erkennen ist, zeigt die MRT (c, d: fettgesättigte T2-Wichtung und T1-Wichtung in axialer Orientierung) sehr deutlich ein beidseitiges Ödem der Massa lateralis als Beweis für eine akute beidseitige Insuffizienzfraktur. In der sagittalen Schichtung (e, f: fettgesättigte T2-Wichtung und T1-Wichtung) zeigt sich zudem ein horizontal verlaufender Frakturanteil in Höhe SWK 2 (Pfeil) im Sinne einer H-förmigen Insuffizienzfraktur des Sakrums.

5.4 Zusammenfassung

Die Projektionsradiographie stellt weiterhin die Basis der bildgebenden Diagnostik beim Beckentrauma dar. Aufgrund der diagnostischen Limitationen der Projektionsradiographie beim älteren Patienten und dem zu erwartenden Benefit sollte frühzeitig eine CT Diagnostik angestrebt werden. Aufgrund ihres überlegenen Weichteilkontrastes erlaubt die MRT zuverlässig die Diagnostik von okkulten Frakturen, die den radiographischen Verfahren (Projektionsradiographie und CT) bei vorliegender Osteoporose entgehen können.

Weiterführende Literatur

Shivji FS, Quah C, Forward DP. Pelvic fractures. Surgery – Oxford International Edition. 2005;33(6):257–263.

Henes FO, Nüchtern JV, Groth M, Habermann CR, et al. Comparison of diagnostic accuracy of Magnetic Resonance Imaging and Multidetector Computed Tomography in the detection of pelvic fractures. Eur J Radiol. 2012;81(9):2337–42.

6 Schmerztherapie bei alten Patienten mit Beckenring-/Azetabulumfraktur

Jens Prenzel, Dieter Fröhlich

6.1 Pathophysiologische Auswirkung postoperativer Schmerzen

Unzureichend behandelte Schmerzen nach Trauma und/oder Operation können zu einer Reihe von gravierenden, perioperativen Komplikationen führen. Thrombosen und Pneumonien seien hier nur exemplarisch benannt. Schmerzbedingte Einschränkungen haben direkte Auswirkungen auf die perioperative Morbidität, Mortalität und des Weiteren auf die langfristige Lebensqualität der Traumapatienten mit Blick auf funktionelle Einschränkungen und die Entwicklung chronischer Schmerzen [1,2].

6.2 Schmerztypen

Neben der Einschätzung der Schmerzintensität ist auch die Erfassung der Schmerzqualität von großer Bedeutung für die Pharmakotherapie des Schmerzes. Zu unterscheiden sind hier der nozizeptive Schmerz vom neuropathischen Schmerz.

6.2.1 Nozizeptiver Schmerz

Nozizeptiver Schmerz entsteht durch mechanische, thermische, chemische oder elektrische Stimulation von Schmerzrezeptoren (Nozizeptoren) in den verschiedenen Geweben. Die Fortleitung zum Gehirn erfolgt über die sensiblen Anteile der peripheren Nerven. Betrifft der auslösende Reiz Knochen, Gelenke, Muskeln oder Haut, handelt es sich um einen somatischen Schmerz. Sind dagegen die Beckeneingeweide im Rahmen der Beckenfraktur betroffen, so spricht man von viszeralen Schmerzen [2].

6.2.2 Neuropathischer Schmerz

Von den nozizeptiven Schmerzformen abzugrenzen ist der neuropathische Schmerz. Er kommt zustande durch eine direkte Schädigung der nozizeptiven Fasern durch die Fraktur, die chirurgische Intervention oder durch Kompression z. B. durch Hämatome. Ganz wesentlichen Einfluss auf die Entstehung des neuropathischen Schmerzes hat neben dem primären Trauma auch der operative Zugang und das resultierende Ausmaß der Gewebstraumatisierung. Kennzeichnend für den neuropathischen Schmerz ist der brennende, einschießende oder stechende Schmerzcharakter, häufig in Verbindung mit Sensibilitätsstörungen [2].

Im Rahmen des Mixed-Pain-Konzeptes ist die Differenzierung der beiden Hauptschmerztypen für die Pharmakotherapie von eminenter Bedeutung und das zum einen für den gezielten Einsatz von Ko-Analgetika und zum anderen für die Differentialindikation der verschiedenen Opioide, die sich in ihrer Fähigkeit neuropathische Schmerzen zu lindern ganz erheblich unterscheiden [3].

6.2.3 Chronischer Schmerz

Für Rehabilitation und Lebensqualität nach einer erlittenen Beckenfraktur ist die Chronifizierung der postoperativen Schmerzen ein ganz entscheidender Faktor. Die Stärke der Schmerzen in der prä- und postoperativen Phase ist ein klarer Prädiktor für das Auftreten späterer, chronischer Schmerzzustände. Die Bahnung pathologischer nozizeptiver Transmissionen kann durch eine effektive Schmerztherapie signifikant reduziert werden, einhergehend mit einer deutlichen Reduktion der Wahrscheinlichkeit einer Chronifizierung. Dies gilt im Besonderen für neuropathische Schmerzen, so dass bei unzureichender Kontrolle dieser Schmerzen durch die Standardtherapie unbedingt frühzeitig ein erfahrener Schmerztherapeut hinzugezogen werden sollte [2,4].

6.3 Strukturelle Voraussetzungen der Schmerztherapie

Die Schmerztherapie muss einerseits standardisiert sein, also nach selbst vorgegebenen, verbindlichen Therapieleitlinien erfolgen, und andererseits genug Raum und Alternativen lassen um die Therapie den jeweiligen Gegebenheiten wie Vorerkrankungen, Allergien usw. anpassen zu können. Die jeweiligen Therapiestandards sollten neben den Angaben zur Basisanalgesie auch eine Bedarfsmedikation zur sofortigen Behandlung von akut auftretenden Schmerzzuständen enthalten. Entsprechend diesen verbindlichen Leitlinien sollte unmittelbar schon bei der stationären Aufnahme die Schmerztherapie inklusive der Bedarfsmedikation für den jeweiligen Patienten mit Beckenfraktur begonnen werden. Während des perioperativen Verlaufs sind regelhaft Anpassungen der Schmerztherapie von Nöten [4].

6.4 Regelmedikation

Durch die Verwendung der im klinischen Alltag gebräuchlichen Medikamentendispenser werden die verordneten Medikamente oft zu den jeweiligen Essenszeiten eingenommen. Damit ergeben sich schnell tagsüber auf der einen Seite Überschneidungen der pharmakologischen Wirkzeiten und vor allem aber nachts auch Phasen der Unterdosierung. Eine Beschriftung der Dispenser mit den genauen Einnahmezeiten oder die zeitgerechte Austeilung vor allem der Opiate helfen Fehldosierungen und unterschiedlich lange Zeitintervalle vermeiden, was wiederum die Patientensicherheit und den Erfolg der Schmerztherapie erhöht [5].

6.5 Bedarfsmedikation

Die Bereitstellung einer Bedarfsmedikation sollte entsprechend den kognitiven Möglichkeiten der Patienten variabel sein. Sie kann dem entsprechend bereits am Bettplatz bereitstehen oder auf Nachfrage ausgegeben werden. Auch kann eine zeitgerecht eingenommene orale oder intravenöse Schmerzmedikation vor einer geplanten physiotherapeutischen Maßnahme eine bessere Gelenkbeweglichkeit sicherstellen und damit schnellere Patientenmobilisation und so ein insgesamt besseres funktionelles Ergebnis bewirken.

6.6 Schmerzmessung

Da sowohl die Schmerzqualität wie auch Schmerzintensität von Patient zu Patient sehr variabel sind, setzt die erfolgreiche leitlinienkonforme Schmerztherapie die Schmerzmessung zwingend voraus. Aus den erhobenen Schmerzwerten ergeben sich dann entsprechend den eigenen Therapiestandards flexible Anpassungen der Medikation. Entsprechende Schulungen des ärztlichen wie pflegerischen Personals sind hier unabdingbar.

Zur Messung der Schmerzintensität unter klinischen Bedingungen sollten möglichst einfache, leicht verständliche Messinstrumente verwendet werden. Hier haben sich im klinischen Alltag die Verwendung der verschiedenen Schmerzskalen wie z. B. der visuellen Analogskala bewährt. Bei deutlichen kognitiven und kommunikativen Einschränkungen eventuell mit Verlust der adäquaten Selbsteinschätzung müssen validierte Messinstrumente der Fremdeinschätzung von Schmerzzuständen herangezogen werden. Hier bieten sich als einfachste Mittel z. B. die KUSS-Skala oder etwas differenzierter die BESD als Hilfsmittel an.

Zusammen mit den übrigen Vitalparametern sollte die subjektive Schmerzintensität mindestens 2-mal täglich durch das Pflegepersonal erhoben und zentral dokumentiert werden. Neben der Evaluation in Ruhe ist auch die Erhebung der Schmerzintensität während Bewegung oder Belastung (Krankengymnastik, Mobilisation, Husten, Ein-/Ausatmen) von erheblicher Bedeutung, da diese eine Erweiterung der physikalischen oder medikamentösen Schmerztherapie erforderlich machen kann [1–5].

6.7 Pharmakotherapie

6.7.1 WHO-Stufenmodell

Obwohl das 3-stufige WHO-Schema ursprünglich für die Onkologie entwickelt wurde, folgt auch die postoperative Schmerztherapie diesem Schema.

Typischerweise ist bei Beckenringverletzungen auf Grund der Schwere des Traumas mit sehr starken Schmerzen zu rechnen. Somit sollte primär mit einer Kombination aus einem Nicht-Opioid (WHO-Stufe I) als Basisanalgetikum und einem Hoch-Opioid (WHO Stufe III) begonnen werden. Auch ein 2. Basisanalgetikum kann eine sinnvolle Ergänzung sein, allerdings nur wenn der Wirkung verschiedene pharmakologische Angriffspunkte zugrunde liegen. Liegen klare Anzeichen für neuropathische Schmerzen vor, sollten zusätzliche Ko-Analgetika verordnet werden. Zu den Ko-Analgetika zählt man Medikamente, die nicht primär als Analgetika Verwendung finden, aber allein oder in Kombination mit anderen Analgetika eine zusätzliche analgetische Wirkung entfalten. Als Beispiel sei das Antikonvulsivum Pregabalin, genannt, das sehr erfolgreich in der Therapie neuropathischer Schmerzen eingesetzt werden kann.

Die Nicht-Opioid-Analgetika werden untergliedert in die nicht-steroidalen Antirheumatika (NSAR) und die nichtsauren antipyretischen Analgetika. Bei den Opioiden lassen sich Agonisten, partielle Agonisten und Antagonisten unterscheiden. Ziel der Kombinationen aus Opioid und Nicht-Opioid ist es, die Dosis der notwendigen Opioide so gering wie möglich zu halten, um die unerwünschten Nebenwirkungen wie Sedierung, Obstipation und Atemdepression zu minimieren.

Im Folgenden sollen einige, häufig angewandte Analgetika der verschiedenen WHO Stufen näher vorgestellt werden, ohne dabei Anspruch auf Vollständigkeit zu erheben. Für die Planung der Schmerztherapie ist es ohnehin sinnvoll, sich auf wenige Medikamente zu beschränken. So entwickelt sich zu den jeweiligen Substanzen, ihren Wirkungen und zum sicheren Umgang eine breite Wissensbasis. Diese Sicherheit in der Therapie ist sehr wichtig, damit die notwendige Verordnung starker Analgetika nicht aus Sorge vor den Nebenwirkungen oder aus Unkenntnis unterbleibt.

6.7.2 Cyclooxygenaseinhibitoren

Diclofenac, Naproxen und Ibuprofen sind empfehlenswerte Vertreter der unselektiven Cyclooxygenaseinhibitoren. Sie verfügen alle über eine starke analgetische Wirkung bei postoperativen Schmerzen. Eine Möglichkeit des Vergleichs der Wirkstärke und Zuverlässigkeit ist die „number needed to treat" (NNT) für eine Schmerzreduktion um 50 %. Sie gibt an wie viele Patienten zu behandeln sind, um bei einem Patienten die gewünschte Wirkung zu erzielen. Die NNT liegt zum Beispiel für 50 mg Diclofenac bei 2,7 Patienten, für 500 mg Naproxen bei 2,3 und für 400 mg Ibuprofen bei

2,4, was statistisch bedeutet, dass in den angegebenen Dosierungen kein signifikanter Unterschied bezüglich der analgetischen Wirkung zwischen den vorgestellten Substanzen besteht. Weitere NNT Werte sind in Tab. 6.1 zusammengestellt. Die vorgestellten NNT Werte entsprechen niedrig potenten Opioiden [6,7].

Tab. 6.1: Übersicht der NNT-Werte einiger Nicht Opioid Analgetika [6,7].

Diclofenac	50 mg	2,7
Naproxen	500 mg	2,3
Ibuprofen	400 mg	2,4
	600 mg	1,6
Etoricoxib	120 mg	1,6
Parecoxib	40 mg	1,6
Paracetamol	1000 mg	3,8
Metamizol	500 mg	2,4
	1000 mg	1,6

Die selektiven COX-2-Inhibitoren(Coxibe) können bei sorgfältiger Indikationsstellung, das heißt zum Beispiel bei Kontraindikationen gegen andere Analgetika, eine Alternative darstellen. Verfügbar sind derzeit Celecoxib, Etoricoxib und Parecoxib. Die beiden Erstgenannten werden oral verabreicht und haben eine Wirkdauer von 12 bzw. 24 h. Zu beachten ist, dass Celecoxib nicht und Etoricoxib nur für postoperative Zahnschmerzen zugelassen sind; es sich also im Bereich der postoperativen Schmerztherapie um einen off-label use handelt. Lediglich das parenteral zu verabreichende Parecoxib verfügt über eine Zulassung zur kurzzeitigen Behandlung postoperativer Schmerzen. Wesentliche Kontraindikation der Coxibe sind die manifeste Herz- und Niereninsuffizienz [1].

Zu den unerwünschten Wirkungen der unselektiven Cyclooxygenaseinhibitoren und in geringerem Umfang der Coxibe zählen die gastrointestinale und kardiovaskuläre Toxizität sowie die Nieren- und Herzinsuffizienz. Daher sollten diese Medikamente in nicht zu hoher Dosis und nur kurz eingesetzt werden. Das größte Risiko der genannten Pharmaka, vor allem aber der unselektiven Cyclooxygenaseinhibitoren, ist die gastrointestinale Blutung. Wie aber mehrere große Metaanalysen kontrollierter Studien zeigen, führen die Coxibe und alle nicht-steroidale Antirheumatika (NSAR), außer Naproxen, gehäuft zu Herzinfarkten. NSAR können eine Verminderung der Nierendurchblutung hervorrufen und auf diesem Weg Nierenschäden des Parenchyms bewirken. Auswirkung hat diese Nebenwirkung gerade in der perioperativen Phase, wenn im Rahmen der Volumen- und Blutdruckschwankungen erschwerte Verhältnisse für die Homöostase der Nierendurchblutung vorliegen. Die Therapiedauer sollte < 5 Tage sein und es sollte keine vorbestehende Nierenschädigung vorliegen. Konkret sollte bei einer glomerulären Filtrationsrate unter 60 ml/min auf die Anwendung verzichtet werden. Weitere NSAR-Nebenwirkungen bestehen in allergischen Reaktionen, Bronchospasmen und Asthma. Allgemein haben Patienten im hohen Alter ein deutlich erhöhtes Risiko für Nebenwirkungen, so dass bei Patienten im Alter ab 75 Jahren NSAR und Coxibe nur bedingt zu empfehlen sind.

6.7.3 Paracetamol und Metamizol

Zu den nichtsauren Nicht-Opioid-Analgetika der WHO-Stufe I zählen Paracetamol und Metamizol. Sie haben im Gegensatz zu den COX-Inhibitoren keine relevanten gastrointestinalen Nebenwirkungen und stören die Thrombozytenfunktion nicht.

Paracetamol muss als ähnlich schwaches Analgetikum eingeschätzt werden wie die ASS. Paracetamol zeigt keinen entzündungshemmenden Effekt. Die Verträglichkeit ist gut. Allerdings drohen bei Überdosierung erhebliche toxische Effekte. Hierbei ist in akuten Fällen eine Leberschädigung zu erwarten, in chronischen Fällen eher ein Nierenversagen bei interstitieller Nephritis. In parenteraler Form ist Paracetamol im Gegensatz zu den übrigen Darreichungsformen rasch verfügbar und kann den Opiatverbrauch reduzieren. Als Mono-Analgetikum erscheint es eher unzureichend.

Metamizol ist ein Pyrazolonderivat und in allen wesentlichen galenischen Formen verfügbar. Metamizol besitzt einen starken analgetischen Effekt sowie sehr gute antipyretische wie auch spasmolytische Eigenschaften. Aufgrund seines günstigen Nebenwirkungsprofils ist es ein häufig verwendetes Reserveanalgetikum. An Nebenwirkungen sind hauptsächlich arterielle Hypotonien, besonders bei rascher intravenöser Applikation, sowie eventuell Bronchospasmen zu beachten. Aufgrund der Gefahr der Hypotonie sollte eine parenterale Applikation mit maximal 500 mg/min als Kurzinfusion durchgeführt werden. Auch wenn hohe Dosen vermieden werden sollten, kann dieser Wirkstoff auch bei manifester Niereninsuffizienz zum Einsatz kommen.

Eine seltene, jedoch schwerwiegende Nebenwirkung ist die Agranulozytose, durch die sich eine schwere Sepsis entwickeln kann. Im Rahmen einer der größten angelegten Studien zu Metamizol in Deutschland zeigte sich eine Inzidenz der Agranulozytose von 19 Fällen auf 1 Mio. verordnete Einzeldosen. Gerade für ältere Patienten, die sehr häufig Kontraindikationen für die Anwendung der COX-Inhibitoren aufweisen, ist Metamizol eine interessante und empfehlenswerte Alternative.

6.7.4 Analgetika WHO Stufe II

Mittelstarke Opioide sind zur Bekämpfung postoperativer Schmerzen gut geeignet, wobei jedoch deren Tageshöchstdosis und begrenzte Wirkdauer insbesondere der Tropfenapplikationen beachtet werden müssen.

Aufgrund seiner einfachen Verschreibbarkeit (keine BTM-Pflicht) ist Tramadol eines der am weitesten verbreiteten mittelstarken Analgetika. Seine Potenz liegt deutlich unter der des Morphins, so dass Tramadol im Vergleich der Opioide ein schwaches Analgetikum darstellt. Eine Atemdepression wird nur selten beobachtet, Übelkeit und Erbrechen sind dagegen häufig.

Ebenso nicht der BTM-Pflicht unterliegt die retardierte Darreichungsform des Kombinationspräparates Tilidin/Naloxon [1]. Tilidin/Naloxon ist ein Prodrug und wird durch die Leber in den analgetisch wirksamen Metaboliten Nortilidin umgewandelt. Naloxon muss im First-Pass in der Leber abgebaut werden. Bei Leberinsuffizienz findet die Umwandlung in Nortilidin nicht mehr statt, sodass keine analgetische Wirkung entsteht. Die Deaktivierung von Naloxon ist nicht mehr vollständig und es tritt ein antagonistischer Effekt ein. Bei einer Überschreitung der Tageshöchstdosis wird dieser Effekt auch bei normaler Leberfunktion relevant. Bei Retardformen beträgt die Wirkdauer bis zu 12 h. Das in Tropfenform vorliegende Nicht-Retardierte Präparat ist BTM-Pflichtig und hat eine Wirkzeit von ca. 4 Stunden.

6.7.5 Analgetika WHO Stufe III

Die am häufigsten zur postoperativen Schmerztherapie verwendeten starken Opioidanalgetika sind Oxycodon, Piritramid und Fentanyl.

6.7.5.1 Oxycodon

Oxycodon ist ein μ-Opioidrezeptoragonist mit einer Morphinäquivalenz von 2, verglichen mit Morphin [8]. Als orales retardiertes Oxycodon (Oxygesic®) hat es eine Wirkzeit von 8–12 h. Die kinetischen Daten weisen auf einen raschen Wirkungseintritt hin. Das Kombinationspräparat Oxycodon/Naloxon (Targin®) scheint einen späteren Wirkungseintritt zu haben und eignet sich daher nicht als Bedarfsmedikament [9]. Oxycodon zeichnet sich durch eine ca. 50 %ige Bioverfügbarkeit aus. Bei Nieren- und Leberinsuffizienz können erhöhte Spiegel von gering analgetisch wirksamen Metaboliten auftreten, sodass eine Dosisreduktion erforderlich sein kann [1]. Eine effektive Schmerzreduktion wurde in großen Metaanalysen für Dosen über 5 mg nachgewiesen.

6.7.5.2 Piritramid

Piritramid liegt nur zur parenteralen Applikation vor. Piritramid (Dipidolor®) ist etwa so stark analgetisch wirksam wie das parenteral applizierte Morphin (0,7 zu 1,0). Es ist das am häufigsten verwendete starke Opioidanalgetikum in Deutschland und ist im Gegensatz zum angloamerikanischen Raum in Europa sehr populär. Die wichtigste Nebenwirkung ist auch hier die Atemdepression. Die sedierenden Eigenschaften sind etwas stärker ausgeprägt als bei Morphin, Übelkeit und Blutdruckabfall werden seltener beobachtet. Die Wirkdauer ist mit 6 h länger als von Morphin, so dass Piritramid in der postoperativen Phase Vorteile bietet. Es findet seinen Einsatz häufig auch bei einer patientengesteuerten intravenösen Analgesie (PCIA; s. unten) [1].

6.7.5.3 Fentanyl

Fentanyl ist ein Agonist am μ-Opioidrezeptor. Aufgrund seiner äußerst starken analgetischen Potenz von 120 verglichen mit Morphin und seinen damit einhergehenden Nebenwirkungen ist es in parenteraler Applikationsform v. a. im Rahmen der intensivmedizinischen Überwachung in Gebrauch [1]. Darüber hinaus steht es in oraler und transdermaler Form zur Verfügung. Die oralen Darreichungsformen sind nur für die Tumorschmerztherapie zugelassen.

6.7.6 Transdermale Pflastersysteme

Für die Wirkstoffe Fentanyl und Buprenorphin liegen transdermale Pflastersysteme vor. Auf Grund ihres Wirkungsprinzips besteht eine Zeitspanne von mindestens 24 Stunden zwischen erster Applikation bis zur Beurteilung der schmerzreduzierenden Effektivität. Der gleiche Zeitraum ist nötig zum Abbau einer Überdosierung. Somit sind transdermale Pflastersysteme auf Grund der langen Latenzzeiten nicht für die direkte perioperative Schmerztherapie geeignet [6].

Andererseits sollte eine transdermale Schmerztherapie aus Vorbehandlungen möglichst fortgeführt werden.

6.7.7 Patientenkontrollierte Analgesie (PCA)

Die PCA umfasst grundsätzlich alle Formen der Selbstapplikation (i. v., i. m., oral, s. c., epidural, regional) von wirksamen Analgetikamengen in festgelegten Zeiträumen durch den Patienten. Finden Pumpensysteme im Rahmen einer PCA Anwendung, so wird die intravenöse PCIA und die regionalen Verfahren mit der PCEA (patienten-kontrollierte-epidurale-Analgesie) bzw. PCRA (patienten-kontrollierte-regionale-Analgesie) unterschieden.

Die PCIA hat in der postoperativen Schmerztherapie einen festen Stellenwert und zeichnet sich durch eine sehr hohe Patientenakzeptanz aus. Die PCA ermöglicht es dem Patienten bei Schmerzen eine Dosis ohne Wartezeit zu applizieren [2,4].

Verschiedenste mechanische und elektronisch gesteuerte Modelle können zum Einsatz kommen. Die technische Sicherheit und die Bedienbarkeit der heute verfügbaren Geräte sind sehr gut. Postoperativ können zur PCIA alle Opioide eingesetzt werden, aus Sicht der Autoren bieten Piritramid oder Oxycodon die meisten Vorteile. Je nach Typ werden zu Beginn einer postoperativen Therapie Dosis des Initialbolus, PCA-Bolus, Bolusrate, Minuten- und 4-h-Sperrintervall ärztlich verordnet und schriftlich festgelegt. Eine gewichtsadaptierte Dosierung incl. einer Altersanpassung kann Komplikationen vermeiden helfen.

Die Patienten müssen insbesondere in den ersten 24 h nach der Operation häufig überwacht werden (Kreislaufkontrolle, Auszählung der Atemfrequenz). Naloxon soll als Antidot bereitgehalten werden. Das Pflegepersonal muss exakt über das Verhalten bei einer Atemdepression instruiert sein und das gesamte Behandlungsteam in den Gebrauch der Pumpe nach Medizinproduktegesetz eingewiesen sein. Die Verwendung eines Pulsoxymeters kann die Sicherheit des Verfahrens erhöhen.

Obwohl die Gefahr einer Atemdepression auch bei der PCA besteht, wird in der klinischen Praxis eine der konventionellen postoperativen Schmerztherapie ähnliche Sicherheit gefunden. Ähnlich wie bei anderen Methoden der postoperativen Schmerztherapie wird aber eine große Streubreite der notwendigen Dosierungen um den Faktor 10 beobachtet. Somit sind regelmäßige ärztliche Visiten postoperativ erforderlich.

6.7.8 Antikonvulsiva am Beispiel Pregabalin

Bei Verletzungen oder Irritationen z. B. durch Hämatome des Plexus lumbosacralis und seiner dazu gehörigen Nervenstrukturen kann es zum gleichzeitigen Auftreten von neuropathischen Schmerzen im Sinne eines Mixed-Pain-Syndroms kommen. Pregabalin (Lyrica®) hat eine Zulassung für periphere und zentrale neuropathische Schmerzen, gehört in die Gruppe der Kalzium-Kanal-Blocker und reduziert die Freisetzung erregender Neurotransmitter bei der synaptischen Übertragung.

Typische Nebenwirkungen sind Benommenheit und Müdigkeit, Tremor und Ataxie, Schwindel und Gangunsicherheit. Seltener treten Übelkeit und Erbrechen auf. Es besteht eine deutliche Kumulationsgefahr bei Niereninsuffizienz, daher muss gerade bei geriatrischen Patienten vorsichtig dosiert werden. Therapieziel mit Pregabalin ist die Reduzierung des brennend einschießenden Nervenschmerzes. Der verbleibende somatische Schmerzanteil kann mit einer Anpassung einer Opiattherapie begrenzt werden [2].

6.8 Erkennung und Therapie von Nebenwirkungen

„Nihil nocere" ist ein Grundsatz der Medizin. Für eine ausreichende Analgesie sind bisweilen erhebliche Dosen an Schmerzmitteln erforderlich, was unter Umständen mit nicht unerheblichen Nebenwirkungen verbunden sein kann. Zur Durchführung einer effizienten und erfolgreichen Schmerztherapie gehört die Erkennung und Therapie von entsprechenden Nebenwirkungen. Im Folgenden soll kurz auf die wichtigsten Probleme und die notwendige Therapie eingegangen werden.

6.8.1 Übelkeit und Erbrechen

Übelkeit und Erbrechen sind die häufigsten Nebenwirkungen der Analgetika, vor allem der Opioide: 50 % der Patienten, die mit einer PCIA therapiert werden, sind davon betroffen. Gut wirksam zur Prophylaxe und Therapie sind Droperidol, Dexamethason sowie die 5-HT3-Rezeptorantagonisten wie zum Beispiel Ondansetron. Unter Beachtung seiner sedierenden Wirkung kommt auch Dimenhydrinat in Frage. In der perioperativen Akutphase sollte die parenterale Applikation zu bevorzugt werden [1].

6.8.2 Obstipation

Die Obstipation ist eine ebenso häufige wie belastende Nebenwirkung vorwiegend der Opioide. Im Gegensatz zu Übelkeit und Erbrechen kommt es hier zu keiner wesentlichen Adaptierung des Patienten. Die Basis der antiobstipativen Therapie besteht in Basismaßnahmen wie diätetische Beratung, ausreichender Flüssigkeiten im Besonderen bei alten Patienten und der Frühmobilisation. Eine prophylaktische, medikamentöse Therapie sollte mit jeder Opioidtherapie zeitgleich begonnen werden und für die Dauer der gesamten analgetischen Therapie beibehalten werden. Zur Verfügung stehen hier die osmotisch wirkende Substanz Macrogol, die rektalen Laxanzien als Klysmen oder systemisch wirkenden, stimulierenden Pharmaka wie Bisacodyl und Natriumpicosulfat [1].

6.8.3 Gastroduodenale Ulzera

Gastroduodenale Ulzera und die damit verbundenen Blutungen treten im Rahmen der Therapie mittels NSAR auf. Das Risiko für eine obere gastrointestinale Blutung unter Therapie mittels NSAR liegt bei 5 %. Die Rate liegt bei den Coxiben deutlich niedriger. Die Inzidenz der gastrointestinalen Komplikationen ist in bestimmten Risikokonstellationen wie höherem Alter, Nikotinkonsum, peptischen Ulzerationen in der Vorgeschichte, paralleler Einnahme von Kortikosteroiden oder Antikoagulanzien deutlich größer. Parallel zu einer Therapie mit NSAR sollte daher regelhaft eine Ulkusprophylaxe mit einem Protonenpumpenblocker erfolgen [1].

Literatur

[1] Fikentscher T, Grifka J, Benditz A. Perioperative Schmerztherapie in der Orthopädie. Orthopäde. 2015;44:727.
[2] Meisenzahl D, Souquet J, Kessler P. Perioperatives Schmerzmanagement – Was ist evidenzbasiert. Orthopäde. 2014;43:1079.
[3] Baron R, Treede RD. Diagnostik neuropathischer Schmerzen. Dtsch med Wochenschr. 2007;132:2139.
[4] Simanski CJP, Althaus A, Neugebauer EAM. Schmerztherapeutische Möglichkeiten in der Unfallchirurgie. Unfallchirurg. 2013;116:931.
[5] Giesa M, Jage J, Meurer F. Postoperative Schmerztherapie in der Orthopädie und Unfallchirurgie. Orthopäde. 2006;35:211.
[6] Zimmermann M, Rittmeister M. Postoperative Schmerztherapie. Orthopäde. 2003;32:1110.
[7] Rossaint R, Werner C, Zwißler B. Die Anästhesiologie, Springer, 2012.
[8] Lenz H, Sandvik L, Qvigstad E, Bjerkelund CE, Raeder J. A Comparison of Intravenous Oxycodone and Intravenous Morphine in Patient-Controlled Postoperative Analgesia After Laparoscopic Hysterectomy. Anesth Analg. 2009;109:1279.
[9] Smith KJ, Hopp M, Mundin G, Bond S, Connor A. Oxycodone/Naloxone Prolonged Release Tablets Reduce Oxycodone-Induced Prolongation of Gastrointestinal Transit. 2009, Abstract 5th World Congress of The World Institute of Pain.

II Krankheitsbilder

7 Beckenringfrakturen

7.1 Insuffizienzfrakturen des Beckenringes

Pol Maria Rommens, Alexander Hofmann

7.1.1 Einleitung

Die demografische Entwicklung in Deutschland und in den umgebenden Ländern bringt eine absolute und relative Zunahme von älteren Menschen in der jeweiligen Bevölkerung mit sich. Gleichzeitig steigt die Lebenserwartung der in diesen Ländern geborenen Bürger weiter an. Im World Fact Book 2011 wird Deutschland in der Statistik des demografischen Altersmedian aller Länder als Land mit der zweitältesten Bevölkerung der Welt aufgeführt [1]. Nur Japan hat mit einem Altersmedian von 46,7 Jahre eine ältere Bevölkerung. Das Altersmedian in Deutschland beträgt 46,0 Jahre. Auf den Plätzen drei bis sechs stehen Kanada mit einem Altersmedian von 42,1 Jahren, das Vereinigte Königreich mit 41,1 Jahren, Polen mit 40,3 und die USA mit 38,2 Jahren. Es wird damit gerechnet, dass die Zahl der Menschen über 65 Jahren in der Europäischen Union in der nächsten Generation mit 50 % zunimmt. Das Europa der 27 Länder (Kroatien wurde noch nicht berücksichtigt) zählte 2015 743.122.000 Bürger, wovon 170 Millionen über 60 Jahre sind. Perspektivisch wird die Europäische Union in 2050 709.067.000 Bürger zählen, wovon 238 Millionen über 60 Jahre alt sein werden. Während die Gesamtbevölkerung um nahezu 5 % abnimmt, wird der Anteil an über 60-Jährigen um 40 % steigen [2].

Unter der älteren Bevölkerung sind viele Menschen gesund, mobil, sportlich und haben hohe Ansprüche an Lebensqualität und Mobilität. Andere leiden an einer oder mehreren Erkrankungen und haben eine herabgesetzte Mobilität. Noch andere sind kontinuierlich auf Gehhilfen angewiesen oder bettlägerig. Die Zahl der Patienten mit typischen Alterserkrankungen nimmt stetig zu. Während 2010 in der Europäischen Union 28 Millionen Menschen an Osteoporose erkrankt waren, wird sich die Zahl voraussichtlich in 2025 auf 34 Millionen Menschen steigern. Die Zahl der osteoporotischen Frakturen wird von 3,5 Millionen auf 4,5 Millionen pro Jahr ansteigen, die Zahl der hüftgelenksnahen Frakturen wird zunehmen von 615.000 bis 815.000 pro Jahr [2].

Jedoch nimmt die Inzidenz der Hüftfrakturen im Alter in die USA seit 1996 kontinuierlich ab. In 1996 war die Inzidenz der hüftgelenksnahen Frakturen bei den Patienten über 65 Jahren 225.000, in 2010 167.000. Damit war die Inzidenz in 2010 25,7 % niedriger als in 1996 [3]. Die Gründe der Abnahme sind zurzeit noch nicht erforscht, dürften jedoch mit der Zunahme der Osteoporose Prävention zusammenhängen. Zwischen 1993 und 2010 stieg die Inzidenz der Beckenringfrakturen in die USA in der gleichen Altersgruppe von 26.500 auf 33.000 neue Patienten pro Jahr an, was eine Zunahme von 24 % bedeutet [3]. Auch eine finnische Studie kommt zu dem gleichen Ergebnis. Sowohl für Frauen als Männer und in allen Altersgruppen über 80 Jahren stieg die Inzidenz van 1970 bis 2013 um ein Vielfaches an. Eine noch stärkere Zunahme von Beckenringfrakturen wird in den nächsten Dekaden vorausgesagt [4].

Die absolute Zahl von „traditionellen" osteoporotischen Frakturen nimmt durch die Steigerung der Gesamtzahl der älteren Bevölkerung weiter zu. Jedoch müssen wir aufgrund von gesammelten Daten aus USA und Finnland mit einer überproportionalen Zunahme an Beckenfrakturen in den nächsten Jahrzehnten rechnen [3,4].

7.1.2 Unterschiede zwischen Beckenringfrakturen im jugendlichen und Erwachsenenalter und Beckenringfrakturen im hohen Alter

Der Beckenring ist eine komplexe dreidimensionale osteoligamentäre Struktur, die sich aus großen Knochen mit kompakter Kortikalis und dichter Spongiosa, und starken Ligamenten zusammensetzt. Biomechanische Untersuchungen haben ausgewiesen, dass zwischen 2.000 und 10.000 Newton erforderlich sind, um einen Beckenring komplett zu sprengen [5]. Beckenfrakturen im Jugendlichen- und Erwachsenenalter sind deshalb immer Folge eines *Hochrasanztraumas*: Verkehrsunfälle mit hoher Geschwindigkeit, Stürze aus großer Höhe und Quetschtraumen. Die zerreisende Kraft verletzt nicht nur die knöchernen und ligamentären Strukturen des Beckenrings, sondern ebenfalls die umgebenden Weichteile und die inneren Organe des kleinen Beckens. Durch Verschiebung von Frakturfragmenten kann es ebenfalls zu Perforation von Gefäßen und Hohlorganen sowie zur Elongation oder Ausrissen von Nervenbahnen kommen. Das klinische Bild eines Patienten mit Beckenverletzung ist deshalb sehr mit denen anderer Schwerverletzten zu vergleichen. Die meisten Patienten kommen mit Liegendtransport intubiert und beatmet im Schockraum an.

Bei den älteren Patienten ist der Unfallmechanismus sehr unterschiedlich. Viele Patienten stürzen aus stehender Position auf die Seite, andere stürzen auf das Gesäß, noch andere fallen vom Stuhl oder aus dem Bett. Die verletzenden Kräfte, die hier wirksam sind, sind viel niedriger als die von Beckenverletzungen im Jugendlichen- und Erwachsenenalter. Es handelt sich um *niedrigenergetische* Traumen. Ursächlich für die Verletzung ist nicht die hohe Energie, sondern die herabgesetzte Knochendichte des Beckenrings. Die Weltgesundheitsorganisation (WHO) definiert eine „Fragilitätsfraktur" als „eine Fraktur, die verursacht wurde durch einen Unfall, der ungenügend ist um normale Knochen zu brechen; die Folge von herabgesetzte Kompressions- und Torsionsstärke des Knochens" [6]. Die Anamnese dieser Patienten weist in vielen Fällen bereits darauf hin: bekannte Osteoporose oder vorabgegangene osteoporotische Frakturen von Hüfte, Schulter, Handgelenk oder Wirbelsäule; chronische Einnahme von Kortison, lange Bettlägerigkeit, Bestrahlung des kleinen Beckens wegen Malignoms, Zustand nach Knochenentnahme am dorsalen Ilium zur Spondylodese an der thorakolumbalen Wirbelsäule [7].

Die Folgen eines niedrigenergetischen Unfalls sind anders als die bei Jüngeren und Erwachsenen. Eine hämodynamische Instabilität kommt selten vor, kann jedoch nicht immer ausgeschlossen werden. In einer Literaturrecherche konnten Dietz et al. nur 8 Patienten mit einer akuten Blutung nach vorderer Beckenringfraktur identifizieren. Das Durchschnittsalter lag bei 79,5 Jahren. Verschiedene Arterien und Arteriolen waren für die Blutung verantwortlich. In 6 der 8 Patienten wurde eine Angiographie mit selektiver Embolisation durchgeführt, in einigen jedoch erst nach 24 Stunden. Die Gesamtmortalität lag bei 62,5 % (5 von 8 Patienten). Die drei überlebenden Patienten bekamen eine selektive Angiographie und Embolisation. Eine hohe Aufmerksamkeit auf die Hämodynamik von alten Patienten mit frischen Beckenringverletzungen ist deshalb in den ersten Stunden nach Aufnahme geboten, insbesondere bei Patienten die Antikoagulantia einnehmen [8].

Die Antwort auf die bedrohliche Hämodynamik des schwerverletzten Patienten mit Beckenringfraktur erfordert eine aggressive Reanimation. Hierbei werden die Regeln des ATLS strikt beachtet: A (airways), B (breathing) und C (circulation) kommen vor Schmerzbekämpfung und Stabilisierung von Frakturen. Im Rahmen der Wiederbelebung sollte auch der gesprengte Beckenring vorläufig ruhiggestellt werden. Dies wird durch äußere Kompression oder externe Fixation erreicht. Ein *Beckengurt* kann bereits am Unfallort um das instabile Becken gelegt werden (Abb. 7.1) [9]. Auch ein *Bettlaken*, das vorsichtig um die Trochanter geschlungen wird, bewirkt eine Ruhigstellung. Weitere Bettlaken werden in Höhe der Kniegelenke und der Sprunggelenke um die unteren Extremitäten geschlungen, um die Stabilität noch zu erhöhen. Die Verschiebung der gebrochenen Knochenfragmente vermindert sich maßgeblich, wo-

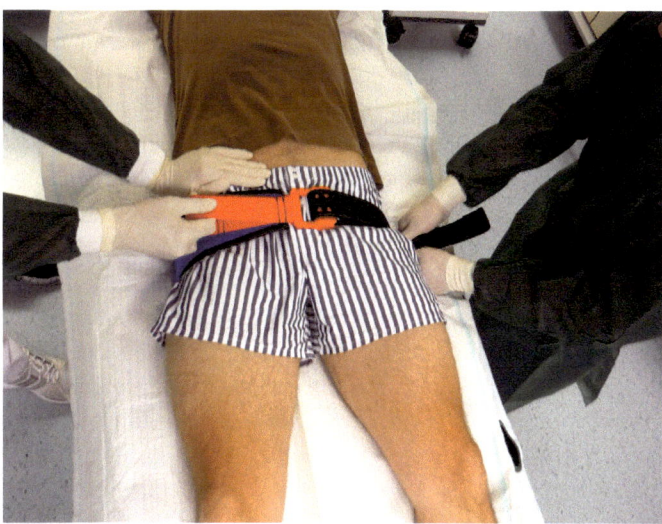

Abb. 7.1: Der Beckengurt wird zur vorläufigen Stabilisierung von instabilen Beckenringverletzungen angelegt.

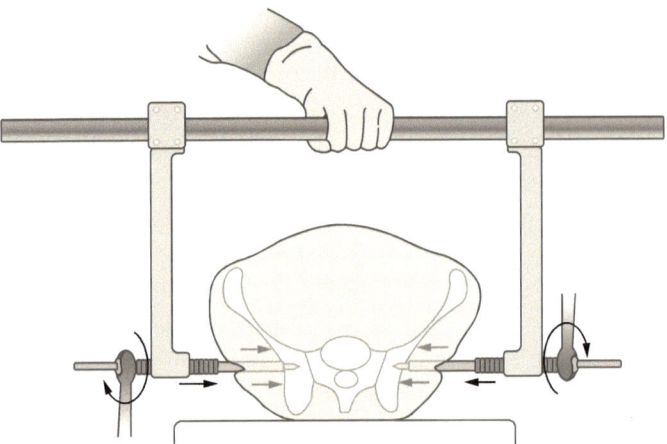

Abb. 7.2: Die Beckenzwinge komprimiert den hinteren Beckenring, wenn seine beiden Hälften auf das hintere Ilium gedruckt werden.

durch eine effektive Gerinnung und eine eigene Tamponade sowie eine erhebliche Schmerzreduktion ermöglicht werden [10]. Bettlaken oder Beckengurt müssen nach wenigen Stunden entfernt werden, um Druckstellen oder sonstige Kompressionssyndrome zu vermeiden. Die *Beckenzwinge* kann nicht präklinisch, sondern erst im Schockraum angelegt werden. An beiden Seiten wird ein Steinmann-Draht durch die Glutealmuskulatur bis an das dorsale Ilium vorgeschoben. Beide Drähte werden mit einem großen, C-förmigen Bogen verbunden. Der gesprengte hintere Beckenring wird geschlossen und unter Kompression gebracht. (Abb. 7.2). Die mechanische Ruhe bewirkt eine Verminderung des Blutverlustes und der Schmerzen [11]. Der *Fixateur externe* wird im Operationssaal angelegt. Beim antero-inferioren Zugang wird an beiden Seiten je eine Schanz'sche Schraube im Iliumkörper oberhalb des Azetabulum von der Spina iliaca anterior inferior in Richtung Spina iliaca posterior superior gebohrt. Das intra-ossäre Trajekt der Schrauben kann bis zu 100 Millimeter lang sein. Die Schrauben werden mittels Stangen miteinander verbunden (Abb. 7.3). Beckenzwinge und Fixateur externe können mehrere Tage am Beckenring befestigt bleiben. Der Fixateur kann in ausgewählten Fällen als definitive Behandlung genutzt werden. Während die Beckenzwinge vor allem den posterioren Beckenring stabilisiert, vermindert der Fixateur externe vor allem Bewegungen im anterioren Beckenring [12].

Die oben beschriebenen vorläufigen Stabilisierungsmaßnahmen sind selten bei betagten Patienten mit Beckenfrakturen nötig. Selbstverständlich kann auch der betagte Patient in einem Verkehrsunfall mit hoher Geschwindigkeit verwickelt oder beim Überqueren der Straße überfahren werden. Ebenfalls werden jährlich betagte Patienten aufgenommen, die beim Obst pflücken oder bei Reparaturarbeiten am eigenen Haus von der Leiter stürzen. Betagte Patienten mit Hochrasanztraumas bilden

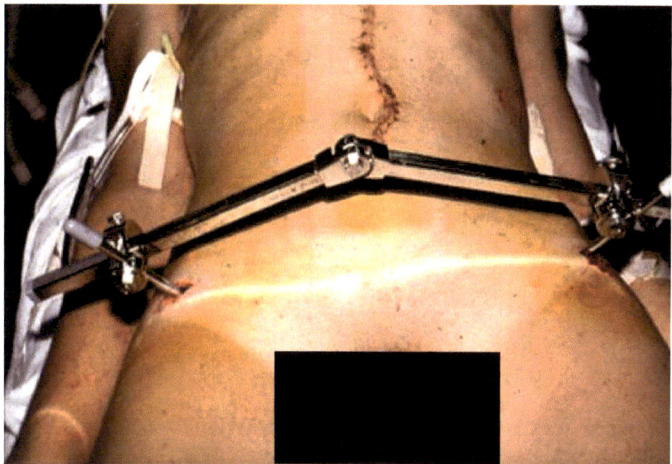

Abb. 7.3: Der Fixateur externe wird mit Hilfe von zwei Schanz'schen Schrauben, die supra-azetabulär im Iliumkörper angebracht werden, am vorderen Beckenring angelegt.

jedoch eher die Ausnahme als die Regel. Diese Patienten müssen nach den gleichen Regeln wie die jüngeren schwerverletzten Patienten behandelt werden.

Betagte Patienten, die ein niedrigenergetisches Trauma erlitten haben, erreichen meistens mit Liegendtransport die Notaufnahme. Einige kommen im Sitzen, noch andere laufen selbständig oder mit Hilfe ins Krankenhaus. Nicht alle suchen die Notaufnahme auf, einige kommen in die Sprechstunde wegen neu aufgetretenen, nicht erklärlichen Schmerzen im tiefen Rücken oder im Becken. Das *Leitsymptom* bei all diesen Patienten ist der *Schmerz*. Abhängig von der Schmerzintensität führt dieser zu verschiedenen Graden der Immobilisierung bis zu Bettlägerigkeit. Schock oder hämodynamische Instabilität durch massiven Blutverlust, Weichteilschaden, Perforation von Hohlorganen oder neurologische Defizite kommen nicht oder sehr selten vor [13]. Eine engmaschige hämodynamische Überwachung am ersten Tag des stationären Aufenthaltes ist bei allen Patienten dennoch indiziert, um die wenigen Fällen mit aktiver arterieller Blutung frühzeitig erkennen und behandeln zu können [8].

Bei hämodynamischer Stabilität ist bei jüngeren erwachsenen Patienten *die offene Reposition und innere Fixation* zur definitiven Stabilisierung des gesprengten Beckenringes die Regel. Hierzu sind verschiedene chirurgische Zugänge und Methoden entwickelt. Die Prinzipien der Kompression, Überbrückung und Abstützung werden einzeln oder in Kombination verwendet. Ziel ist die Wiederherstellung eines geschlossenen, symmetrischen und belastbaren Beckenrings. Die offene wird gegenüber der gedeckten Reposition bevorzugt, weil nur damit eine anatomische Reposition erreicht werden kann [14].

Bei den älteren Patienten stehen die Mobilität und deren Wiederherstellung im Vordergrund. Sehr oft wird dafür keine operative Maßnahme erforderlich sein. Eine effiziente Schmerzbekämpfung und eine an den funktionellen Gegebenheiten des Patienten angepasste Physiotherapie reichen manchmal aus, um eine frühe Mobilität wieder zu erlangen. Wenn dennoch operative Eingriffe erforderlich sind, ist deren Ziel nicht so sehr die anatomische Reposition, sondern eher die Wiederherstellung der Stabilität und damit Minimierung der Schmerzen. Perkutane oder gedeckte Fixationsmethoden finden hierfür häufig Anwendung. Sie sind weniger invasiv und werden durch den betagten Patienten besser ertragen als offene Verfahren [15].

Ein wesentlicher Grund für die Zunahme von Beckenringfrakturen im Alter ist die *herabgesetzte Knochendichte* von Kortikalis und Spongiosa. In einem statistischen Knochenmodell des Sakrums, das aus CT-Daten von 92 Europäern entwickelt wurde, konnte die durchschnittliche Knochendichte innerhalb dieses Sakrum-Modells berechnet werden [16,17]. Abhängig von der Knochendichte, die im Wirbelkörper L5 bei diesen Personen gemessen wurde, wurden zwei Gruppen gebildet. In der ersten Gruppe wurden Messdaten von diesen Personen mit einer Knochendichtewert im Wirbelkörper L5 von über 100 Houndsfeld Units (HU) gesammelt, in der zweiten Gruppe alle Messdaten der Personen mit einem Knochendichtewert in L5 von unter 100 HU. Die Verteilung der Knochendichte im Sakrum erwies sich in den beiden Gruppen als ähnlich, die Knochendichtewerte waren jedoch sehr unterschiedlich. In der ersten Gruppe wurden im statistischen Modell nur kleine Areale mit sehr geringer Knochendichte von unter 0 HU gefunden. Diese Areale von sehr niedriger Knochendichte, die mit Fettgewebe jedoch nicht mit Knochenbälkchen gefüllt sind, befinden sich immer lateral der Neuroforamina, in der Massa lateralis zwischen den Neuroforamina S1 und S2 (Abb. 7.4a). In der zweiten Gruppe sind diese Areale viel ausgedehnter. Sie befinden sich ebenfalls lateral der Neuroforamina und können von S1 bis S3 reichen. Es bestehen außerdem am Übergang zwischen S1 und S2, weniger ausgesprochen am Übergang zwischen S2 und S3, weitere Areale mit sehr niedriger Knochendichte, die zwischen den Arealen der linken und rechten Massa lateralis gelegen sind (Abb. 7.4b). Die Areale mit sehr geringer Knochendichte in der Massa lateralis werden in der englischen Literatur als „alar void", übersetzt „Knochenleere in dem Flügel des Sakrums" beschrieben (Abb. 7.5) [18].

Wenn bei diesen statistischen Sakrum-Modellen die Knochendichte entlang der sakralen Korridore S1 und S2 dargestellt wird, dann finden wir gleichartige Kurven. Die Knochendichte in dem Korridor S2 ist immer niedriger als in Korridor S1, die Knochendichte in der Massa lateralis ist immer niedriger als die in dem zentralen Sakrumkörper des jeweiligen Korridors (Abb. 7.6).

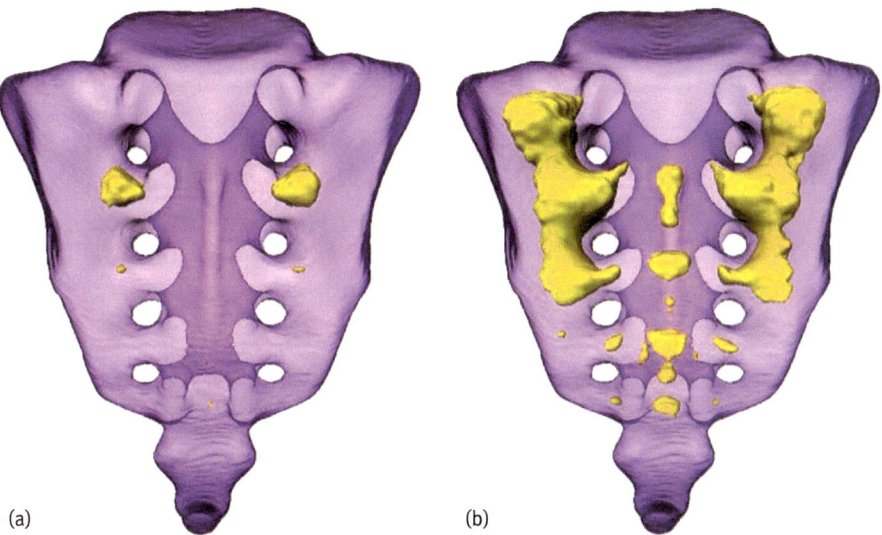

Abb. 7.4: (a) Statistisches Modell des Sakrums bei Patienten mit höhere Knochendichte in L5 (> 100 HU). Die Areale, die in Gelb gekennzeichnet sind, entsprechen den Arealen mit sehr niedriger Knochendichte. (Mit freundlicher Genehmigung von Dr. Daniel Wagner und vom Research Institute, Davos, CH). (b) Statistisches Modell des Sakrums bei Patienten mit niedrigere Knochendichte in L5 (< 100 HU). Die Areale, die in Gelb gekennzeichnet sind, entsprechen den Arealen mit sehr niedriger Knochendichte. (Mit freundlicher Genehmigung von Dr. Daniel Wagner und vom Research Institute, Davos, CH).

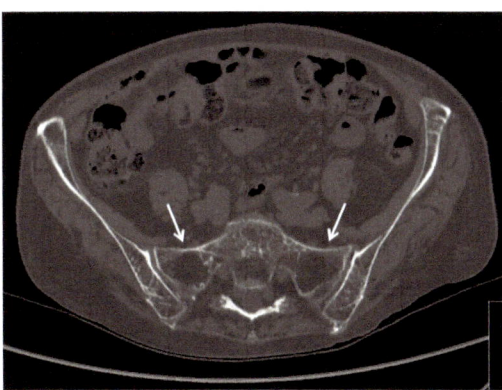

Abb. 7.5: CT-Schnitt durch das Sakrum einer 85-jährigen Frau. Die „Knochenleere" in beiden Massas lateralis des Os sacrum ist gut sichtbar.

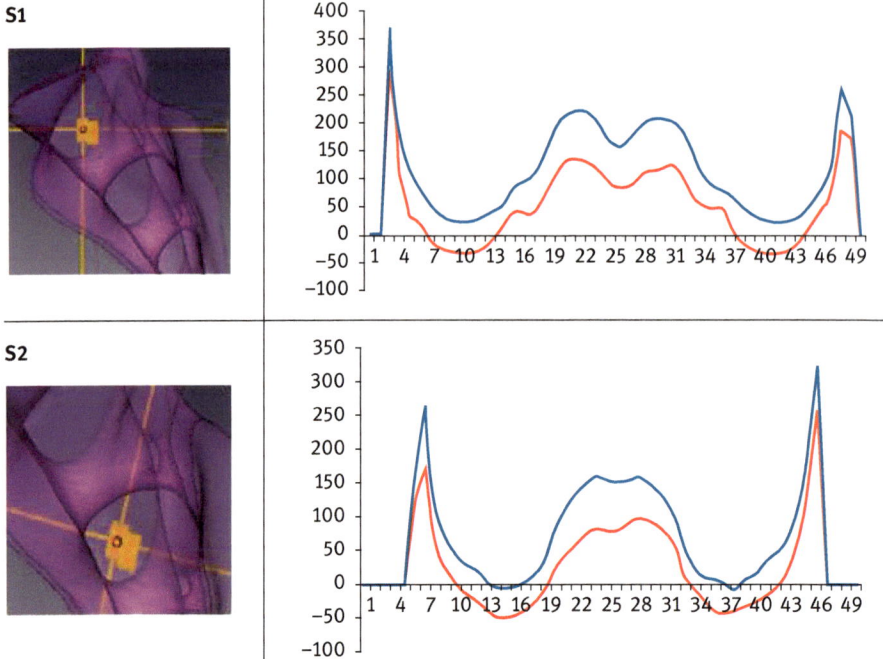

Abb. 7.6: Knochendichte in den sakralen Korridoren S1 und S2. Die Graphiken zeigen die gemessene Knochendichte in einer imaginären Knochenstanze von einem Ilium bis zum gegenüberliegenden Ilium. Die blauen Linien zeigen die Knochendichte der Gruppe mit einer höheren Knochendichte in L5 (> 100 HU). Die roten Linien zeigen die Knochendichte der Gruppe mit einer niedrigeren Knochendichte in L5 (< 100 HU) Eine geringe Knochendichte ist in beiden Massas lateralis zu sehen (aus [16,17]) (mit freundlicher Genehmigung von Dr. Daniel Wagner und vom Research Institute, Davos, CH).

Diese Erkenntnisse erklären die typische Morphologie der Insuffizienzfrakturen des Sakrums. In einer Analyse von 108 Patienten fanden Linstrom et al. „einzig- und gleichartige" Frakturverläufe durch das Sakrum: unilateral vertikal durch die Massa lateralis, bilateral vertikal durch die Massa lateralis, kombiniert mit unvollständiger oder vollständiger Querverbindung zwischen den vertikalen Frakturen (Abb. 7.7) [19]. Der Frakturverlauf in H-Form ist ähnlich wie eine spinopelvine Dissoziation (suicide jumper's fracture), hat jedoch einen völlig anderen Frakturmechanismus. Darüber hinaus verläuft die spinopelvine Dissoziation durch die Neuroforamina S1 und ggf. S2, bei einer H-Form der Insuffizienzfraktur des Sakrums ist das nicht der Fall [18,20].

Während die Knochendichte herabgesetzt ist, bleiben die Ligamente, die den Beckenring zusammenhalten, gleich stark jedoch weniger dehnbar. Dies wurde nicht direkt an den iliosakralen Ligamenten gemessen, kann jedoch aufgrund von Messungen an den tractus iliotibialis bei älteren Patienten abgeleitet werden [21]. Die herab-

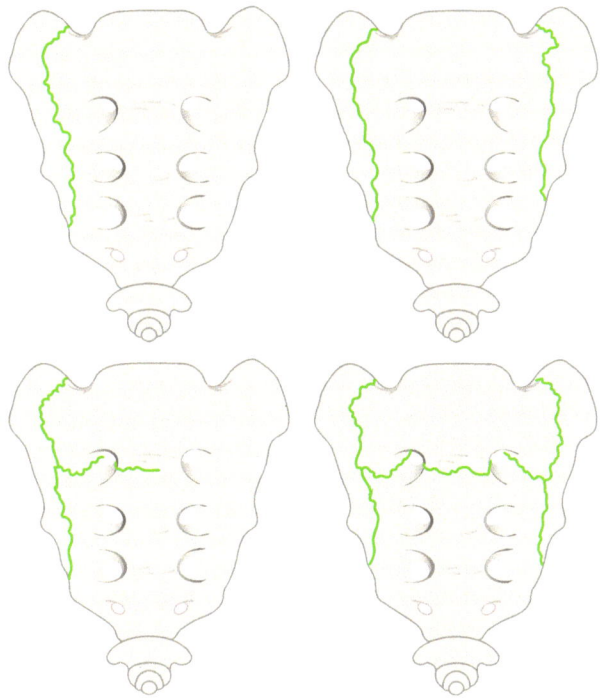

Abb. 7.7: Typische Morphologie von Sakruminsuffizienzfrakturen bei einer Beobachtung von 108 Fällen (aus [19]).

gesetzte Belastbarkeit des Knochens bei unveränderter Stärke der Ligamente erklärt, dass beim alten Menschen Insuffizienzfrakturen am Beckenring sehr viel häufiger vorkommen als reine Luxationen (des Sakroiliakalgelenkes oder der Symphyse). Diese letztgenannten Verletzungsformen kommen jedoch auch bei älteren Menschen bei spezifischen Unfallmechanismen wie ein akzidentelles Seitspagat; oder bei chronischen Instabilitäten vor.

Ein weiterer, wesentlicher Unterschied zwischen Beckenringverletzungen beim jungen und erwachsenen Patienten und den alten Menschen ist, dass die Frakturmorphologie und Grad der Instabilität sich bei Insuffizienzfrakturen im Laufe der Zeit verändern können (Abb. 7.8a–e) [22].

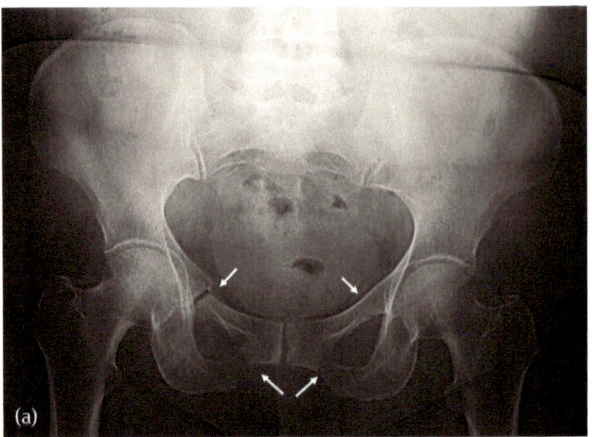
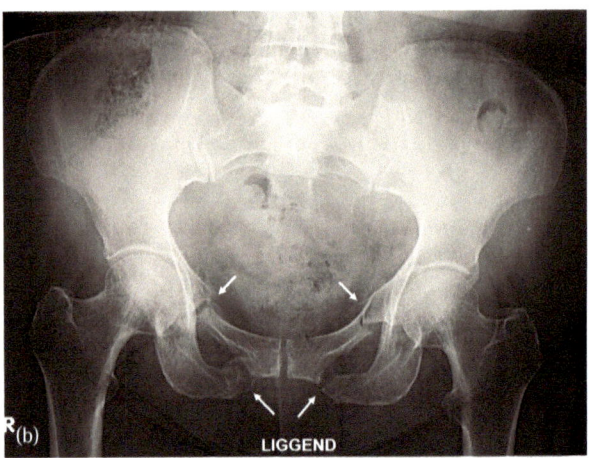
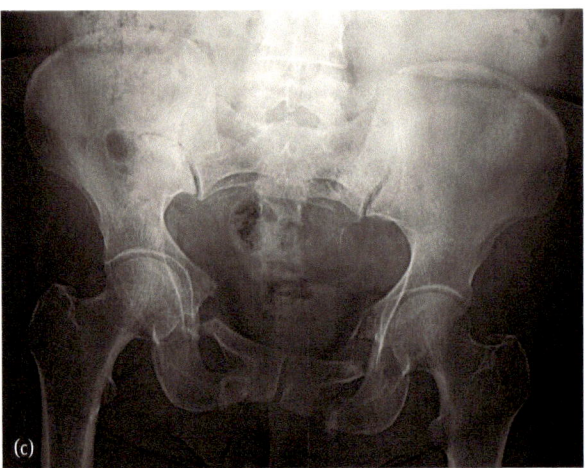

Abb. 7.8: (a) 57-jährige Frau mit bilateraler vorderer Beckenringfraktur. Beckenübersicht in ap. (b) Nach zwei Wochen zeigt sich eine geringe Verschiebung der Frakturfragmente mit leichter Erweiterung der Frakturspalten. Beckenübersicht in ap. (c) Situation nach 3 Monaten. Die Frakturfragmente des vorderen Beckenringes sind weiter disloziert und nicht geheilt. Im rechten posterioren Ilium ist eine inkomplette horizontal verlaufende Fraktur sichtbar. Beckenübersicht in ap.

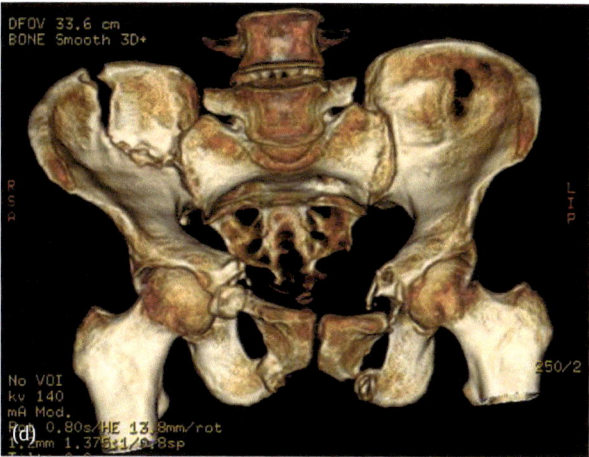

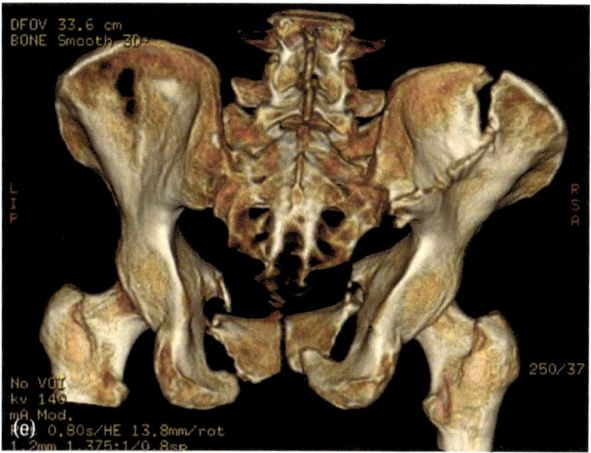

Abb. 7.8: (fortgesetzt) (d) Situation nach 5 Monaten. Es besteht nun eine komplette Iliumfraktur rechts posterior. 3D-Rekonstruktion des Beckens mit Ansicht von vorne. (e) 3D-Rekonstruktion des Beckens mit Ansicht von hinten.

Nach einem Unfall durch hochenergetische Krafteinwirkung (z. B. Verkehrsunfall) ändert sich die Frakturmorphologie nicht mehr. Die Frakturfragmente können sich durch Zugkräfte weiter voneinander entfernen, jedoch entstehen keine neuen Frakturen. Beim älteren Menschen kann sich die Frakturmorphologie im Laufe der Zeit verändern. Frakturen des oberen und unteren Schambeinastes sind in der Regel die ersten Frakturen, die nach einem niedrigenergetischen Sturz diagnostiziert werden. Fissuren oder Frakturen der Massa lateralis des Sakrum werden auf konventionellen Beckenübersichtsaufnahmen häufig übersehen und damit das Ausmaß der Instabilität der Insuffizienzfraktur des Beckenringes unterschätzt. Inkomplette Frakturen des Os ilium können ebenfalls verborgen bleiben. Bei konservativer Behandlung und forcierter Mobilisation kann es zu neuen Fissuren und Frakturen kommen. Nicht verschobene Verletzungen können sich verschieben. Diese neuen Ereignisse müssen nicht zwangsläufig mit neuen Unfällen in Zusammenhang stehen. Die Zunahme der Komplexität und Instabilität der Verletzung kann deshalb zunächst für den behandelnden Arzt verborgen bleiben. Auch ein hoher Verbrauch an Schmerzmitteln kann die Änderung des Frakturmusters maskieren.

In einigen, chronischen Fällen, ist einerseits Kallus um die alten Frakturen zu sehen, andererseits kam es durch chronische Instabilität zur Knochenresorption. Die chronische Instabilität kann ebenfalls zu Verschiebungen an der Symphyse oder an den Sakroiliakalgelenken führen (Abb. 7.9a, b).

Wenn hochenergetische Traumen des Beckens eher mit einer *Explosion* des Beckenringes einhergehen, gleicht die kriechende Zunahme der Instabilität des Beckenringes des älteren Menschen eher einer *Implosion* des Beckenringes.

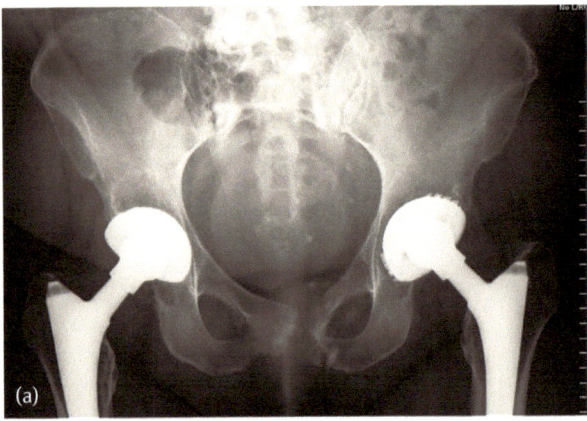

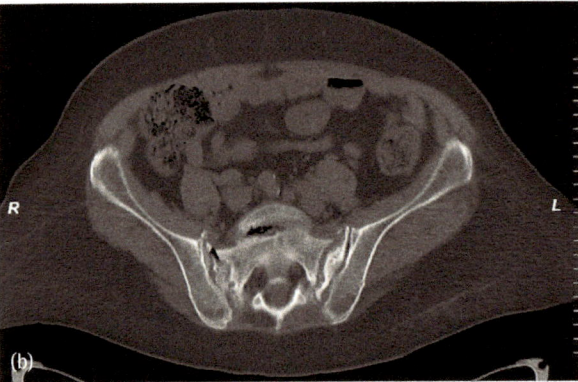

Abb. 7.9: (a) Beckenübersichtsaufnahme einer 73-jährigen übergewichtigen Patientin mit Insuffizienzfraktur am Beckenring. Die Patientin beklagte heftige Schmerzen im vorderen und hinteren Beckenring ein Jahr nach häuslichem Sturz. Die Erosion mit Knochendefekt an der Symphyse weist auf eine chronische Instabilität hin. (b) Die transversalen CT-Schnitte durch den hinteren Beckenring zeigen eine bilaterale Fraktur in der Massa lateralis des Sacrum.

7.1.3 Schlussfolgerung

Beckenringfrakturen im hohen Lebensalter nehmen in ihrer absoluten Zahl und in ihrer Inzidenz rasant zu. Der Unfallmechanismus kann nicht mit dem der Beckenringverletzungen im Jüngeren- und Erwachsenenalter verglichen werden. Während lebensrettende Maßnahmen – inklusive temporäre Stabilisierung des rupturierten Beckenringes – nach Hochrasanztraumen sehr oft notwendig sind, sind diese beim betagten Patienten nach niedrigenergetischem Trauma die Ausnahme.

Durch einen gleichartige Verminderung der Knochendichte im Sakrum, die insbesondere die Massa lateralis betrifft, kommt es zu spezifischen, oft bilateralen Frakturformen, die im Erwachsenenalter so nicht anzutreffen sind.

Die Insuffizienzfrakturen des Beckenringes können im Verlauf in ihrer Komplexität und Instabilität zunehmen. Ebenfalls kann es durch fortdauernde konservative Therapie zu chronischen Instabilitäten – mit Kallus-Bildung einerseits und Knochenresorption andererseits – kommen.

Während die Behandlung der Beckenringverletzung im Jüngeren- und Erwachsenenalter in der Regel operativ ist, wird die Insuffizienzfraktur des Beckenringes mehr konservativ behandelt. Bei chirurgischer Indikation kommen minimal-invasive und gedeckte Stabilisierungsverfahren eher zum Einsatz als offene Repositionen.

Literatur

[1] https://www.cia.gov/library/publications/the-world-fact-book/rankorder/rankorderguide/html, letzter Zugriff: 15.08.2016.
[2] Hernlund E, Svedbom A, Ivergård M, et al. Osteoporosis in the European Union: medical management, epidemiology and economic burden. A report prepared in collaboration with the International Osteoporosis Foundation (IOF) and the European Federation of Pharmaceutical Industry Associations (EFPIA). Arch Osteoporos. 2013;8:136.
[3] Sullivan MP, Baldwin KD, Donegan DJ, Metha S, Ahn J. Geriatric fractures about the hip: divergent patterns in the proximal femur, acetabulum, and pelvis. Orthopedics. 2014;37:151–157.
[4] Kannus P, Parkkari J, Niemi S, Sievänen H. Low-trauma pelvic fractures in elderly Finns in 1970–2013. Calc Tissue Int. 2015;97:577–80.
[5] Berner W. Biomechanische Untersuchungen am Sakroiliakalgelenk. Topographie, Beanspruchung und operative Stabilisierung. Habilitationsschrift. Hannover; 1986.
[6] World Health Organization. Guidelines for preclinical evaluation and clinical trials in osteoporosis. Geneva: World Health Organization; 1998. p. 59.
[7] Rommens PM, Hofmann A. Comprehensive classification of fragility fractures of the pelvic ring: recommendations for surgical treatment: Injury. 2013;44:1733–1744.
[8] Dietz SO, Hofmann A, Rommens PM. Haemorrhage in fragility fractures of the pelvis. Eur J Trauma Emerg Surg. 2015;41:363–7.
[9] Nunn T, Cosker TDA, Bose D, Pallister I. Immediate application of improvised pelvic binder as first step in extended resuscitation from life-threatening hypovolaemic shock in conscious patients with unstable pelvic injuries. Injury. 2007;38:125–8.
[10] Simpson T, Krieg JC, Heuer F, Bottlang M. Stabilization of pelvic ring disruptions with a circumferential sheet. J Trauma. 2002;52:158–61.

[11] Ganz R, Krushell RJ, Jakob RP, Küffer J. The antishock pelvic clamp. Clin. Orthop. Relat. Res. 1991;71–8.
[12] Bircher MD. Indications and techniques of external fixation of the injured pelvis. Injury. 1996;27 Suppl:B3-19.
[13] Rommens PM, Wagner D, Hofmann A. Surgical management of osteoporotic pelvic fractures: a new challenge. Eur J Trauma Emerg Surg. 2012;38:499–509.
[14] Rommens PM, Hessmann MH. Staged reconstruction of pelvic ring disruption: differences in morbidity, mortality, radiologic results, and functional outcomes between B1, B2/B3, and C-type lesions. J Orthop Trauma. 2002;16:92–8.
[15] Rommens PM. Is there a role for percutaneous pelvic and acetabular reconstruction? Injury. 2007;38:463–77.
[16] Wagner D, Kamer L, Rommens PM, et al. 3 D statistical modeling techniques to investigate the anatomy of the sacrum, its bone mass distribution, and the trans-sacral corridors. J Orthop Res. 2014;32:1543–8.
[17] Wagner D, Kamer L, Sawaguchi T, et al. Sacral Bone Mass Distribution Assessed by Averaged Three-Dimensional CT Models: Implications for Pathogenesis and Treatment of Fragility Fractures of the Sacrum. J Bone Joint Surg Am. 2016;98(7):584–90.
[18] Wagner D, Ossendorf C, Gruszka D, Hofmann A, Rommens PM. Fragility fractures of the sacrum: how to identify and when to treat surgically? Eur J Trauma Emerg Surg. 2015;41:349–362.
[19] Linstrom NJ, Heiserman JE, Kortman KE, et al. Anatomical and biomechanical analyses of the unique and consistent locations of sacral insufficiency fractures. Spine. 2009;34:309–15.
[20] Roy-Camille R, Saillant G, Gagna G, Mazel C. Transverse fracture of the upper sacrum. Suicidal jumper's fracture. Spine. 1985;10:838–45.
[21] Hammer N, Lingslebe U, Aust G, et al. Ultimate stress and age-dependent deformation characteristics of the iliotibial tract. J Mech Behav Biomed Mater. 2012;16:81–6.
[22] Rommens PM, Arand C, Hopf JC, Mehling I, Dietz SO, Wagner D. Progress of instability in fragility fractures of the pelvis: An observational study. Injury. 2019;50(11):1966–1973.

7.2 Klassifikation der Insuffizienzfrakturen des Beckenrings

Pol Maria Rommens, Alexander Hofmann

7.2.1 Einleitung

Im vorigen Kapitel wurden spezifische Merkmale der Beckenringfrakturen im Alter dargestellt. Diese Verletzungen bedürfen aufgrund ihrer besonderen Eigenschaften einer eigenen Sichtweise. Die für den Beckenring etablierten Klassifikationen nach Tile [1], adaptiert durch die AO/OTA [2], und nach Young und Burgess [3] fokussieren sich auf die Verletzungen nach hochenergetischem Trauma.

Die Klassifikation nach AO/OTA [2] unterscheidet zwischen verschiedenen Arten der Instabilität. Dabei werden stabile (Typ A), rotationsinstabile (Typ B) sowie vertikal und rotationsinstabile Verletzungen (Typ C) unterschieden. Bei einer Verletzung vom Typ B liegen eine komplette Unterbrechung des vorderen Beckenringes und eine inkomplette Unterbrechung des hinteren Beckenringes vor. Eine anterior-posteriore Krafteinwirkung führt zur Außenrotation einer oder der beiden Beckenhälften. Bei

„offene Buch" Verletzungen kommen Rupturen der Ligamente der Symphysis pubis und der vorderen iliosakralen Ligamente ohne begleitende knöcherne Verletzungen am häufigsten vor. Laterale Kompressionskräfte führen zu den typischerweise horizontal verlaufenden Frakturen mit Übereinandergleiten der Frakturfragmente im Bereich des vorderen Beckenrings sowie zu typischen Stauchungsfrakturen des Sacrums. Bei Verletzungen vom Typ C besteht eine komplette Instabilität des vorderen und des hinteren Beckenrings. Reine Rupturen der Symphysis pubis und des Iliosakralgelenkes sind seltener als Frakturen des vorderen und des hinteren Beckenringes. Die vertikale Instabilität setzt ebenfalls eine Ruptur der Ligamente des Beckenbodens voraus. Bei Verletzungen vom Typ C liegt deshalb immer eine kombinierte osteoligamentäre Verletzung vor.

Die Klassifikation von Young-Burgess [3] teilt verschiedene Frakturtypen entsprechend der Richtung der auf den Beckenring einwirkenden Kraft ein. Anteroposteriore Kompressionskräfte verursachen entsprechende „APC"-Verletzungen. Dabei hängt die Schwere der Frakturen und der Begleitverletzungen vom Ausmaß der auf das Becken einwirkenden Kraft ab. Laterale Kompressionskräfte sind für die Entstehung von „LC"-Verletzungen verantwortlich. Auch hier spiegeln verschiedene Verletzungsmuster die Höhe der einwirkenden Kraft wieder. Vertikale Scherverletzungen (VS) sind Folge von vertikalen Scherkräften, wie sie zum Beispiel bei Stürzen aus großer Höhe vorkommen. Sie sind mit den Typ C Verletzungen des Beckenrings der AO/OTA-Klassifikation vergleichbar. Komplexe Beckenringverletzungen in der Klassifikation von Young-Burgess weisen Merkmale von aus verschiedenen Richtungen einwirkenden Kräften auf. Sie sind mit dem Kürzel CMI (combined mechanism of injury) gekennzeichnet. Verschiedene Typen der Beckenringverletzungen weisen in den beiden Klassifikationen jeweils typische Begleitverletzungen auf und sind mit jeweils eigenem Outcome im Hinblick auf Morbidität und Mortalität vergesellschaftet.

Die Art der Instabilität bei Beckenringverletzungen nach niedrigenergetischem Trauma ist ganz anderer Natur. Die Richtung und Höhe der einwirkenden Kraft sind mit denen eines hochenergetischen Traumas nicht vergleichbar. Typische Unfälle sind dabei Stürze aus stehender (gehender) oder sitzender Position nach vorne, nach hinten oder auf die Seite. Eine niederenergetische Kraft, die bei einem gesunden Erwachsenen in der Regel nicht zu einer Verletzung des Beckenrings führen würde, kann aufgrund fragiler Knochenverhältnisse einen Knochenbruch erzeugen. Bei ausgeprägten osteoporotischen Verhältnissen des Beckenskeletts kann sogar eine physiologische Belastung bereits zu einer Fraktur führen. Die infolge einer physiologischen Krafteinwirkung (Transfer vom Bett in den Stuhl, Husten, Niesen) entstehende Verletzung des fragilen Beckenskeletts wird als Insuffizienzfraktur bezeichnet.

Durch die im Alter herabgesetzte Knochendichte büßt die Knochenfestigkeit im Verhältnis zu den umgebenden ligamentären Strukturen überproportional stark ihre Belastbarkeit ein. In der Literatur existieren indirekte Hinweise darauf, dass die Steifigkeit der den Beckenring stabilisierenden Bänder im Alter zunimmt [4], was die Fragilität des osteopenen Knochens noch zusätzlich erhöht. Die Verletzungsanfälligkeit des Beckenskeletts nimmt gegenüber den ligamentären Strukturen deshalb überproportional zu. Die Lokalisation der typischen Fragilitätsfrakturen unterscheidet sich dabei deutlich von der Lokalisation und Morphologie der Hochrasanztraumen.

Ein weiteres Charakteristikum der Fragilitätsfrakturen des Beckenrings ist deren schleichender Verlauf unter bestimmten, bisher nicht ganz verstandenen Bedingungen. Die Ausprägung der Verletzung erreicht beim gesunden Erwachsenen in der Unfallsekunde in der Regel ihr Maximum. Dagegen kann sich eine niederenergetische, gering dislozierte und an sich als stabil einzuordnende Fraktur eines betagten Menschen im zeitlichen Verlauf nach Wochen und Monaten zu einer grob instabilen Verletzung entwickeln. Bei einigen Patienten entstehen im Verlauf bilaterale Frakturen im Bereich des vorderen und hinteren Beckenrings, sowie Osteolysen und Instabilitäten der anliegenden Gelenke.

7.2.2 Klassifikation von Fragilitätsfrakturen des Beckenringes

Die neue und umfassende „Fragility Fractures of the Pelvis (FFP)"-Klassifikation ermöglicht eine problemgerechte Betrachtungsweise auf die spezifischen Merkmale und Eigenschaften dieser Verletzungen [5]. Hierfür werden konventionelle Röntgenaufnahmen des Beckenringes (anterior-posterior, inlet, outlet) und ein Becken-CT zur Beurteilung herangezogen. Der Begriff „fragility" umschreibt die Ursache des Versagens des Beckenrings im Alter viel genauer als die Begriffe Osteoporose, Insuffizienz oder Ermüdung. Die Weltgesundheitsorganisation (WHO) definiert eine „Fragilitätsfraktur" als „eine Fraktur, die verursacht wurde durch einen Unfall, der ungenügend ist um normalen Knochen zu brechen; die Folge von herabgesetzte Kompressions- und Torsionsstärke des Knochens" [6].

In der Klassifikation wird zuerst dem Grad der Instabilität, gemessen an der Dislokation und dem uni- oder bilateralen Auftreten der Frakturen, Rechnung getragen. Als Instabilität wird die Unfähigkeit des Beckenringes definiert, physiologischen Belastungen ohne Deformierung standzuhalten. Es werden hierbei vier Hauptgruppen unterschieden. Als zweites Kriterium gilt die Lokalisation der Instabilität im hinteren und/oder vorderen Beckenring. Diese führt zu den Untergruppen in den jeweiligen Hauptgruppen.

Diese Klassifikation erlaubt es ebenfalls, die jeweiligen Frakturtypen mit spezifischen Behandlungsempfehlungen zu verknüpfen. Das erste Kriterium (Ausmaß der Instabilität) ist entscheidend für die Art der Behandlung (konservativ versus operativ), das zweite Kriterium (Lokalisation der Instabilität) für die Art der chirurgischen Behandlung. Die Lokalisation der Verletzung (anterior, posterior, Ilium, Sakrum, Iliosakralgelenk, Symphyse, Ramus ossis pubis) ist für die Wahl des operativen Zuganges und für die Wahl der Stabilisierungstechnik (chirurgischen Implantate) entscheidend. In aller Regel sind die dorsalen Beckenringverletzungen von einer Fraktur des vorderen Beckenringes begleitet. In nur seltenen Fällen kommen dorsale Beckenringfrakturen ohne eine begleitende Fraktur des vorderen Beckenringes vor. Im Alter soll eine Fraktur des vorderen oder hinteren Beckenringes deshalb immer als Teil eines insgesamt verletzten Beckenringes und nicht als isolierte Verletzung für sich betrachtet werden.

Die FFP-Klassifikation wurde aus einer eingehenden Analyse der konventionellen Röntgenaufnahmen (Becken a. p., inlet und outlet) und der CT-Daten von 245 Patienten mit Beckenfrakturen entwickelt, die in einem Zeitraum von fünf Jahren am Zentrum für Orthopädie und Unfallchirurgie der Universitätsmedizin Mainz behandelt wurden [5].

Die vier Hauptkategorien tragen die Bezeichnungen FFP Typ I bis IV. FFP vom Typ I sind isolierte Frakturen des vorderen Beckenringes (Abb. 7.10). FFP Typ II Verletzungen umfassen nicht-dislozierte dorsale Frakturen (Abb. 7.11), FFP Typ III Verletzungen umfassen dislozierte, jedoch unilaterale dorsale Frakturen (Abb. 7.12) und FFP Typ IV Verletzungen dislozierte bilaterale dorsale Beckenringfrakturen (Abb. 7.13). Die Instabilität des gesamten Beckenringes nimmt vom FFP Typ I bis FFP Typ IV zu.

Im Folgenden werden die verschiedenen Typen und Subtypen der FFP-Klassifikation dargestellt und auf ihre Besonderheiten und Häufigkeiten hingewiesen.

FFP Typ I sind isolierte vordere Beckenringfrakturen. FFP Typ Ia ist eine unilaterale (Abb. 7.10a), FFP Typ Ib eine bilaterale vordere Beckenringfraktur (Abb. 7.10b). Diese Frakturen können sowohl in der unmittelbaren Nähe des Azetabulum als auch im Bereich des Foramen obturatorium, im Körper des Os pubis, oder in der Nähe der

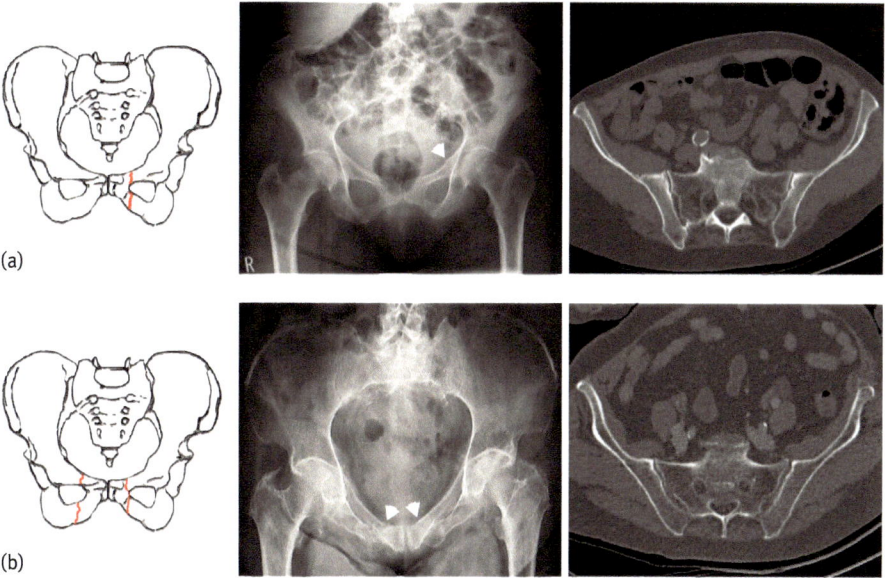

Abb. 7.10: (a) FFP Typ Ia: unilaterale isolierte vordere Beckenringfraktur. (b) FFP Typ Ib: bilaterale isolierte vordere Beckenringfraktur.

Symphysis ossis pubis verlaufen. Unilaterale vordere Beckenringfrakturen kamen in unserer Serie 43-mal vor. Eine isolierte bilaterale Verletzung wurde dagegen nur einmal festgestellt. Die FFP Typ I Verletzungen bilden damit nur 18 % aller beobachteten Beckenringverletzungen in diesen Zeitraum (44/245). Dies deutet auf die Notwendigkeit einer CT-Untersuchung aller Patienten mit vorderen Beckenringverletzungen nach niedrigenergetischem Trauma hin. Bei konventionell-radiologischem Nachweis einer vorderen Beckenringfraktur besteht eine hohe Wahrscheinlichkeit des Vorliegens einer begleitenden hinteren Beckenringverletzung, die konventionell-radiologisch nicht festgestellt werden kann [7].

Die Gruppe der FFP Typ II Verletzungen umfasst nicht-dislozierte Läsionen des hinteren Beckenringes. FFP Typ IIa ist eine isolierte dorsale Läsion (Abb. 7.11a). Sie kam in unserem Patientenkollektiv insgesamt nur drei Mal vor (3/245 = 1,2 %). Die FFP Typ IIb Verletzung ist durch eine Kompressionsverletzung (crush) der vorderen Massa lateralis des Sakrums gekennzeichnet und ist mit einer Instabilität des vor-

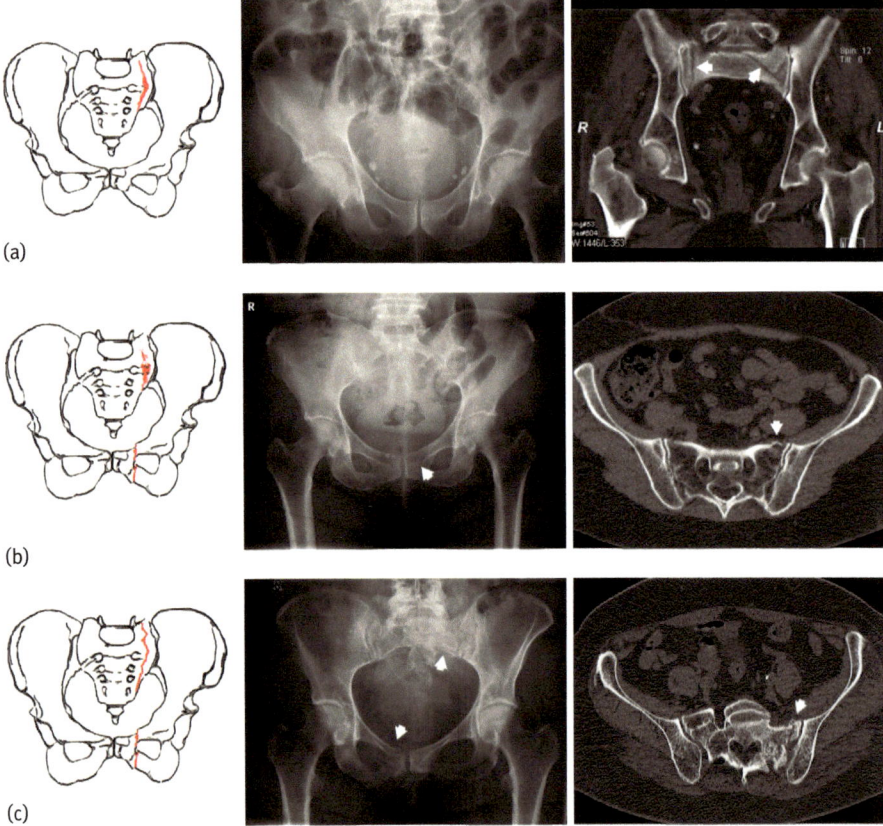

Abb. 7.11: (a) FFP Typ IIa: isolierte, nicht-dislozierte Sakrumfraktur. (b) FFP Typ IIb: Stauchungsbruch der Massa lateralis des Sakrums mit vorderer Beckenringfraktur. (c) FFP Typ IIc: Nicht-dislozierte Sakrumfraktur, iliosakrale Sprengung oder Iliumfraktur mit vorderer Beckenringfraktur.

deren Beckenringes kombiniert. Dieser Verletzungstyp allein machte beinahe ein Viertel der gesamten Gruppe aus (59/245 = 24,1 %) (Abb. 7.11b). FFP Typ IIc ist eine nicht dislozierte Sakrumfraktur, Iliumfraktur oder Iliosakrale Verletzung, die ebenfalls mit einer Instabilität des vorderen Beckenringes kombiniert ist. Dieser Verletzungstyp machte ein weiteres Viertel in der gesamten beobachteten Gruppe aus (65/245 = 26,3 %) (Abb. 7.11c). Dabei kamen nicht-dislozierte Frakturen der Massa lateralis des Sakrums viel häufiger als Iliumfrakturen oder Rupturen des Iliosakralgelenkes vor [8]. Zusammen bildeten alle FFP Typ II Verletzungen etwas mehr als die Hälfte aller Fragilitätsverletzungen des Beckens (127/245 = 51.8 %) [9].

FFP Typ III sind gekennzeichnet durch eine dislozierte, jedoch unilaterale Verletzung des hinteren Beckenringes, die mit einer Instabilität des vorderen Beckenringes kombiniert ist. FFP Typ IIIa beinhaltet eine dislozierte Iliumfraktur (20/245 = 8,2 %) (Abb. 7.12a), Typ IIIb eine dislozierte Ruptur des Iliosakralgelenkes (4/245 = 1,6 %) (Abb. 7.12b) und FFP Typ IIIc eine dislozierte unilaterale Sakrumfraktur (3/

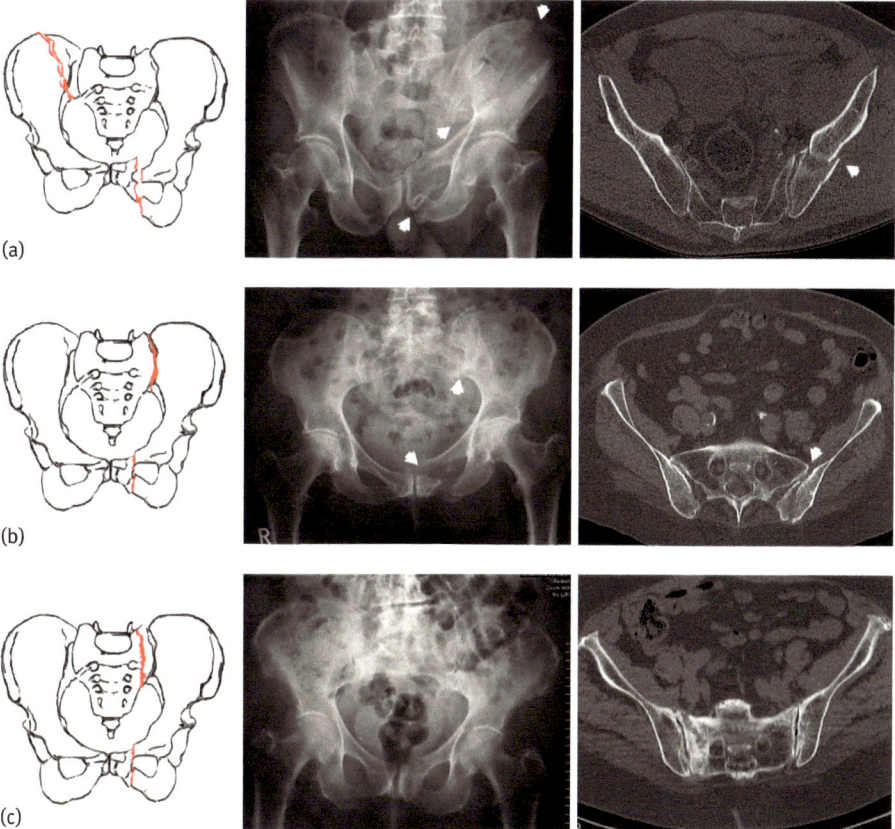

Abb. 7.12: (a) FFP Typ IIIa: dislozierte unilaterale Iliumfraktur. (b) FFP Typ IIIb: dislozierte unilaterale iliosakrale Luxationsfraktur. (c) FFP Typ IIIc: dislozierte unilaterale Sakrumfraktur.

245 = 1,2 %) (Abb. 7.12c). FFP Typ III kamen in der untersuchten Gruppe nur in 11 % (27/245) vor. Das Verhältnis zwischen der Häufigkeit von FFP Typ II gegenüber FFP Typ II war damit 4,7 zu 1.

FFP Typ IV Läsionen sind durch bilaterale dislozierte Verletzungen des hinteren Beckenringes gekennzeichnet. FFP Typ IVa sind bilaterale Iliumfrakturen oder bilaterale Iliosakrale Rupturen (2/245 = 0,8 %) (Abb. 7.13a). FFP Typ IVb sind bilaterale vertikale Frakturen der Massa lateralis des Os sacrum, die durch eine zusätzliche horizontale Fraktur, meistens in Höhe des Übergangs von S1/S2 oder in Höhe S2, verbunden sind (H-Fraktur, 37/245 = 15,1 %) (Abb. 7.13b). Aufgrund der Frakturmorphologie liegt bei diesem Frakturtyp eine Unterbrechung der knöchernen Verbindung zwischen dem Wirbelkörper S1 und dem restlichen Beckenring, d. h. eine spinopelvine Dissoziation vor. Das Ausmaß und die Lokalisation der Instabilität von FFP Typ IVb-Verletzungen waren in unserer Untersuchung in der konventionellen

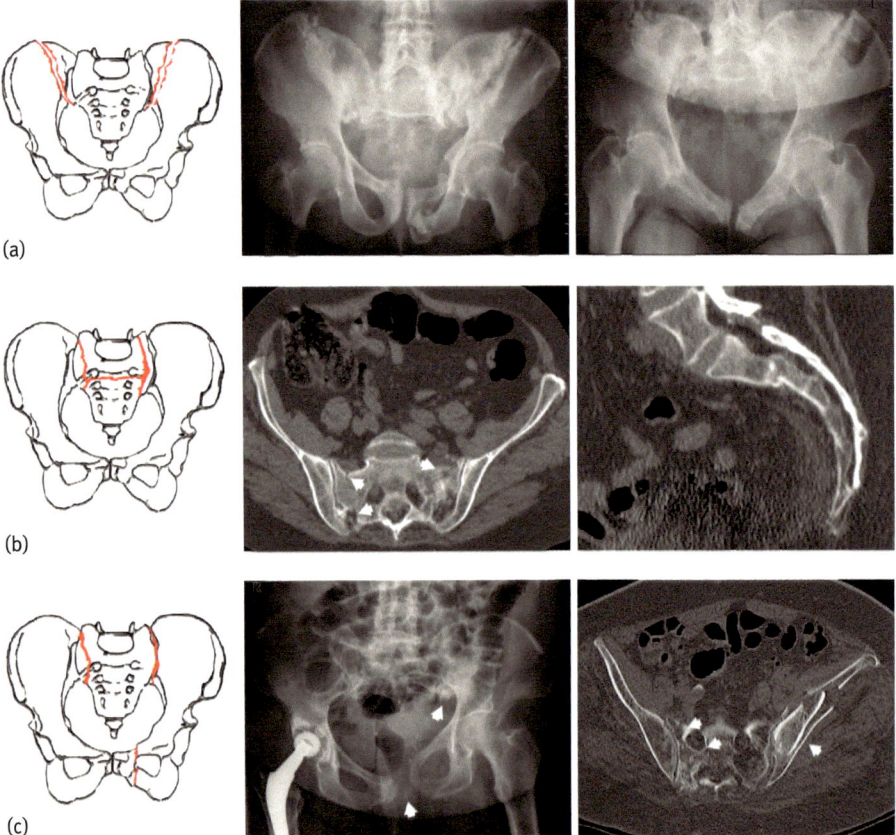

Abb. 7.13: (a) FFP Typ IVa: bilaterale dislozierte Iliumfraktur oder bilaterale dislozierte iliosakrale Luxationsfraktur. (b) FFP Typ IVb: bilaterale dislozierte Sakrumfraktur, spinopelvine Dissoziation.
(c) FFP Typ IVc: Kombination verschiedener dorsaler Instabilitäten.

Röntgendiagnostik nicht adäquat erkennbar. Die Bedeutung der CT-Untersuchung des Beckens sei an dieser Stelle nochmals betont. Die horizontale Komponente der Sakrumfraktur bei spinopelviner Dissoziation (FFP Typ IVb) ist nur in der sagittalen Rekonstruktion des CT adäquat zu erkennen. FFP Typ IVc beinhaltet eine Kombination verschiedener dislozierter Frakturen des hinteren Beckenringes (8/245 = 3,3 %) (Abb. 7.13c). In der Zusammenschau der Daten unseres Kollektivs von 245 Patienten bilden FFP Typ II und Typ IVb-Verletzungen den überwiegenden Anteil (70 %) aller Frakturtypen ab [10].

7.2.3 Schlussfolgerung

Diese neue Klassifikation der Insuffizienzfrakturen des Beckenringes teilt die Verletzungen je nach Ausmaß ihrer Instabilität in vier Hauptgruppen ein. Ein zweites Kriterium ist die Lokalisation der Verletzung im Bereich des hinteren Beckenringes. Bezüglich der definierten Hauptgruppen ergeben sich klare Hinweise für die Art der erforderlichen Therapie. Für bestimmte Subgruppen sind spezifische Techniken der Stabilisierung zu empfehlen, die sowohl dem Verletzungsbild als auch den besonderen Gegebenheiten des alten Menschen Rechnung tragen [11]. Eine verlässliche Aussage bzgl. der Morbidität und Mortalität der jeweiligen Verletzungstypen ist aufgrund der noch fehlenden Daten nicht möglich. Prospektive Studien zur Definition der optimalen Behandlungsformen dieser in seiner Häufigkeit schnell zunehmende Verletzungsform sind dringend erforderlich [12].

Literatur

[1] Tile M. pelvic ring fractures. Should they be fixed? J Bone Joint Surg. 1988;70B:1–12.
[2] OTA. Fracture and dislocation compendium. J Orthop Trauma. 1996;10(1):71–5.
[3] Dalal SA, Burgess AR, Siegel JH, et al. Pelvic fracture in multiple trauma: classification by mechanism is key to pattern of organ injury, resuscitative requirements, and outcome. J Trauma. 1989;29:981–1000. Discussion 1000–2.
[4] Hammer N, Lingslebe U, Aust G, et al. Ultimate stress and age-dependent deformation characteristics of the iliotibial tract. J Mech Behav Biomed Mater. 2012;16:81–6.
[5] Rommens PM, Hofmann A. Comprehensive classification of fragility fractures of the pelvic ring: recommendations for surgical treatment: Injury. 2013;44:1733–1744.
[6] World Health Organization. Guidelines for preclinical evaluation and clinical trials in osteoporosis. Geneva: World Health Organization; 1998. p. 59.
[7] Lau TW, Leung F. Occult posterior pelvic ring fractures in elderly patients with osteoporotic pubic rami fractures. J Orthop Surg (Hong Kong). 2010;18:153–7.
[8] Wagner D, Ossendorf C, Gruszka D, Hofmann A, Rommens PM. Fragility fractures of the sacrum: how to identify and when to treat surgically? Eur J Trauma Emerg Surg. 2015;41:349–362.
[9] Wagner D, Kamer L, Sawaguchi T, et al. Sacral Bone Mass Distribution Assessed by Averaged Three-Dimensional CT Models: Implications for Pathogenesis and Treatment of Fragility Fractures of the Sacrum. J Bone Joint Surg Am. 2016;98(7):584–90.

[10] Rommens PM, Hofmann A. Fragility fractures of the pelvis. In: European Instructional Lectures (Ed. Bentley G) Volume 15; 2015:109–123, Springer Berlin Heidelberg.
[11] Rommens PM, Pairon P, Ossendorf C, et al. Clinical Pathways for Fragility Fractures of the Pelvic Ring. Own experiences and review of the literature. J Orthop Science. 2015;20:1–11.
[12] Rommens PM, Wagner D, Hofmann A. Surgical management of osteoporotic pelvic fractures: a new challenge. Eur J Trauma Emerg Surg. 2012;38:499–509.

7.3 Verletzungen des vorderen Beckenringes und des Sakroiliakalgelenkes

Alexander Trulson, Markus A. Küper, Fabian M. Stuby, Ulrich Stöckle

7.3.1 Anatomie der Gelenkverbindung des vorderen und hinteren Beckenrings

Ventral sind die beiden Schambeinäste des Beckenrings durch die Symphyse miteinander verbunden. Diese kompensiert durch ihre Zusammensetzung aus hyalinem und Faserknorpel Druck, wie auch Zug und Scherkräfte [1]. Zwischen Os sacrum und den beiden Ossa ilia befindet sich jeweils ein Sakroiliakalgelenk (SIG, alternativ SI-Gelenk). Dieses ist vornehmlich Druckbelastungen ausgesetzt und wird zusätzlich zur Faserknorpelverbindung von einer straffen Gelenkkapsel stabilisiert [2–6]. Durch diese drei Gelenke ist der Beckenring kein starres Gebilde, sondern in der Lage sich verschiedenen Belastungen entsprechend anzupassen.

Im klinisch-traumatologischen Kontext wird der Beckenring in einen vorderen und einen hinteren Anteil unterteilt [7,8]. Der vordere Beckenring erstreckt sich dabei auf beiden Seiten von der Symphyse bis zur vorderen Begrenzung des Azetabulums und über das Os ilium. Der hintere Beckenring wird gebildet von den beiden SIG und dem Os sacrum.

7.3.1.1 Vorderer Beckenring

Der vordere Beckenring wird im Wesentlichen gebildet durch das Schambein. Dieses gabelt sich von medial nach lateral in seine beiden Äste, die Rami ossis pubis superior et inferior. Der obere Schambeinast geht nach lateral in das Acetabulum über und bildet hier die vordere Wand und den vorderen Pfeiler. Durch Fusion mit dem kranial gelegenen Os ilium und dorsal mit dem Os ischii entsteht dann die Gesamtfläche des Azetabulums. Der Epiphysenschluss findet hier zwischen dem 10.–14. Lebensjahr statt, was in der Diagnostik von azetabulären Fehlstellungen von Bedeutung ist [9,10]. Der untere Schambeinast bildet im kaudalen Abschnitt eine Brücke zum Sitzbein. Er stellt damit auch den tiefsten Ausläufer des vorderen Pfeilers des Azetabulums dar. Die Synostose der beiden Knochen findet am Angulus pubis erst zwischen dem 18. und 20. Lebensjahr statt [7].

Durch die anatomische Nähe zu den großen Gefäßen des Beckens, kann es mitunter zu schwerwiegenden Blutungen kommen [11–15]. Insbesondere die unmittelbare Nähe der „Corona mortis" zum oberen Schambeinast stellt unabhängig der Therapie ein Risiko dar [14]. Diese kräftige Anastomose zwischen Arteria obturatoria (Ramus pubicus) und Arteria epigastrica inferior liegt dem oberen Schambeinast im mittleren Drittel an und verdankt ihren Namen dem Umstand, dass sie früher bei Schenkelhernien-Operationen gelegentlich rupturierte – mit letalem Ausgang [16].

7.3.2 Biomechanik des vorderen Beckenrings

Die knöchernen Bestandteile des vorderen Beckenringes nehmen unterschiedliche Funktionen wahr. Der obere Schambeinast, das Os pubis superior, verteilt die einwirkenden Kraftvektoren beim Zweibeingang nach dorsal sowie – die Symphyse überbrückend – auf die Gegenseite [4]. Verteilen sich die Kräfte während des Gehens noch gleichmäßig über den supraacetabulären Dom Richtung SIG und Symphyse, so sind bei starkem Druck von außen vor allem die Schambeinäste unter Belastung [2,4,5,17]. Dies erklärt das typische Muster der lateralen Kompressionsverletzung.

Der untere Schambeinast, der Ramus ossis pubis inferior übergehend in das Os ischii, hat während des Ganges eher eine Brückenfunktion im kaudalen Bereich des Os coxae und ist hier keiner Drucklast ausgesetzt [4]. Im Sitzen wird die axial einwirkende Last biplanar auf das Os ischii übertragen. Ventral kommt diese Aufgabe dem Os pubis inferior zu.

Abgesehen von knöchernen Strukturen spielen Bandverbindungen eine entscheidende Rolle für die Stabilität des Beckenringes und sind maßgeblich für die Schwere von Verletzungen. Siehe hierzu Kap. 3.

7.3.3 Epidemiologie und Pathomechanismen von Verletzungen des vorderen Beckenringes im Alter

Epidemiologische Zahlen zur Häufigkeit von Beckenringverletzungen zeigten schon früh das heute bekannte Verteilungsmuster. Auch wenn der Anteil von Beckenringfrakturen am Kollektiv aller Frakturen mit ca. 3 % recht gering ist, konnte beispielsweise anhand einer ländlichen Population Schwedens schon in den frühen 90er Jahren die deutliche Zunahme der Frakturen bei geriatrischen Patienten gezeigt werden [18–20].

Beim alten Patienten stellen Schambeinastfrakturen die mit Abstand größte Gruppe an Verletzungen des vorderen Beckenringes dar. In einer Analyse unserer Daten Beckenverletzter aus den Jahren 2013–2017 zeigten ca. 30 % aller Patienten mit Beckenverletzungen auch Frakturen der Schambeinäste, bei Patienten > 65 Jahren lag der Anteil gar bei 80 %. Diese Zunahme im Alter begründet sich in der Veränderung der Knochenstruktur und einer Verschiebung des Typus klassischer Verletzungshergänge.

Schambeinastfrakturen sind zwar, gerade beim älteren Patienten, auch isoliert zu beobachten, sollten aber auch immer als Hinweis auf mögliche korrespondierende Kompressionsverletzungen am Sakrum gewertet werden.

Isolierte Iliumfrakturen und isolierte Verletzungen der Symphyse stellen demgegenüber eine äußerst seltene Entität unter den Verletzungen des vorderen Beckenringes älterer Patienten dar.

Schambeinastfrakturen gelten, nach Lendenwirbelkörpern und dem Os sacrum, als klassische Prädilektionsstelle für Insuffizienzfrakturen. Im Rahmen ihrer Behandlung bedarf es daher auch einem Bewusstsein hinsichtlich der Abklärung weiterer Frakturen, sowie des Knochenstoffwechsels [19–27].

7.3.4 Relevante Begleitverletzungen des vorderen Beckenrings

Auch wenn Niedrigenergietraumata des vorderen Beckenringes insgesamt mit einer geringeren Zahl an Begleitverletzungen einhergehen, sollten diese nicht bagatellisiert werden und ein Bewusstsein für mögliche Komplikationen bestehen.

7.3.4.1 Blutungen
Geriatrische Patienten haben ein relatives Risiko von 2–3 % eine hämodynamisch relevante Blutung zu entwickeln [28]. Hier kommt es vor allem aus Ästen der Arteria iliaca interna zu Blutungen. Ursächlich sind Arteriosklerose und die damit einhergehende Fragilität der Gefäße sowie ein reduzierter Vasospasmus. Hinzu kommen eine allgemein verminderte Weichteilelastizität, wodurch die physiologische Tamponadefähigkeit abnimmt. Aufgrund der häufig eingesetzten „blutverdünnenden" Medikamente, kann es schneller zu einem signifikanten Volumenverlust kommen [11–14,29,30].

Weitere, deutliche seltenere Begleitverletzungen und Folgeerscheinungen nach Frakturen des vorderen Beckenringes sind:
- Harnblasenperforation durch Knochenfragmente mit möglicher intrapelviner Abszessbildung
- neurologische Defizite durch Verletzung N. obturatorius
- ausgedehnte Hämatome der Genitalregion
- Infekte nach offenen Verletzungen
- sekundäre Dislokationen bei zunehmender Instabilität im Rahmen von Insuffizienzfrakturen

7.3.5 Anamnese, Klinik und Diagnostik

7.3.5.1 Anamnese
Die Anamnese steht auch bei der Diagnostik von vorderen Beckenringverletzungen an erster Stelle. Der Unfallmechanismus muss eruiert werden, um die Wahrscheinlichkeit einer Beckenverletzung abschätzen zu können und so eine adäquate weiterführende Diagnostik in die Wege zu leiten. Beim älteren Patienten nimmt nach einem Trauma die Anamnese eine noch wichtigere Stellung ein als beim jungen Patienten, da der Therapieerfolg durch ein operatives Vorgehen den Risiken bei reduziertem Allgemeinzustand gegenübersteht. Imminent für die Entscheidung sind daher Kenntnisse über
– die vorher bestehende Mobilität
– die Möglichkeit zur Selbstversorgung
– vorhandene Hilfskräfte/Verwandte/Bekannte
– weitere Diagnosen
– geistige Verfassung und Ernährungszustand.

7.3.5.2 Klinische Untersuchung des vorderen Beckenrings
Die klinische Untersuchung wird primär und maßgeblich von der hämodynamischen Stabilität der Patienten beeinflusst. Bei Instabilität wird, zumeist im Rahmen des Schockraummanagements, eine Übersichtsuntersuchung durch bilaterale Kompression durchgeführt, um einen Hinweis auf die Stabilität des Beckenringes zu bekommen. Eine möglicherweise anliegende Beckenschlinge sollte nur bei hämodynamischer Stabilität und erst nach erfolgter CT-Diagnostik geöffnet werden [31]. Hierbei muss vorsichtig vorgegangen werden und es ist auf kardiozirkulatorische Reaktionen der Patienten zu achten. Alternativ kann man diesen, unter Kreislaufüberwachung, nach unten über die Oberschenkel ziehen, um zumindest die Inspektion der Beckenregion zu ermöglichen.

Die weitaus größere Gruppe geriatrischer Patienten ist, aufgrund der Niedrigenergietraumata, bei Einweisung hämodynamisch stabil. Die Untersuchung beinhaltet Inspektion, Palpation, Bewegungs- und Funktionsüberprüfung.

Sie sollte bei entkleideten unteren Extremitäten erfolgen. Dies gibt bereits einen ersten Hinweis auf die Mobilität der Patienten. Hämatome, Rötungen und Schwellungen können die Lokalisation und das Ausmaß der Verletzung eingrenzen. Auch erhält man mehr Hinweise zu Differentialdiagnosen, wie z. B. Frakturen des proximalen Femurs.

Durch Palpation ist es mitunter möglich Schmerzen in betroffenen Bereichen zu evozieren oder zu verstärken. Typische Schmerzlokalisationen sind ventral die Leistenregion, sowie korrespondierend dorsal das Sakrum und gluteal.

Bei Vorliegen von Rupturen der symphysis pubis ist durch ventrodorsale Kompression auf Höhe der Beckenkämme ein leichtes Eröffnen des vorderen Beckenringes spürbar. Bei entsprechender Vigilanz können Schmerzen dabei sowohl über der Symphyse selber als auch dorsal beschrieben werden. Im Rahmen lateraler Kompressionsverletzungen kann diese Untersuchung Schmerzen insbesondere im Bereich von dorsalen Pathologien auslösen. Zusätzlich sollte im Rahmen der Untersuchung ein lateraler Kompressionsversuch durch bilateralen Druck auf die Beckenkämme durchgeführt werden. Liegt eine Fraktur im Bereich des vorderen Beckenringes vor, werden hierbei Schmerzen in der betroffenen Leistenregion angegeben.

Hämatome im Leistenkanal können zu neurologischen Symptomen, wie Parästhesien auf der Oberschenkelinnenseite bzw. im Bereich des Skrotums/der Labien führen.

7.3.5.3 Diagnostik

Nach Anamnese und klinischer Untersuchung stellen konventionelle Röntgenaufnahmen nach wie vor die erste Stufe der Bildgebung dar. In vielen Fällen reicht die Beckenübersichtsaufnahme, um einen ausreichenden Hinweis auf das Vorliegen von Verletzungen des vorderen Beckenringes zu erhalten. Da jedoch insbesondere korrespondierende Verletzungen des hinteren Beckenringes dabei übersehen werden können und bei mittlerweile fast flächendeckender Verfügbarkeit von Computertomographen (CT), sollte diese nach Möglichkeit bei allen geriatrischen Patienten mit Verdacht auf eine Beckenfraktur eingesetzt werden [32,33].

Die Veränderung in den Häufigkeiten der Verletzungsmuster von den A-Verletzungen (nach Tile) hin zu den B-Verletzungen, geht nicht zuletzt mit der Zunahme von CT-Untersuchungen und der Verbesserung der Technik einher [33]. Ist in der Röntgenübersicht kein Frakturnachweis zu erbringen, sind Anamnese und Klinik ausschlaggebend. „In dubio pro CT" – im Zweifel eine CT durchführen. Insbesondere durch Erkenntnisse wie von Scheyerer et al. ist die Computertomographie bei Schmerzen im Bereich des Beckens beim älteren Patienten heutzutage als obligat anzusehen [34].

Hinzu kommt das Bild der Insuffizienzfrakturen. Sie treten vornehmlich im Sakrum und der Wirbelsäule auf, werden gelegentlich jedoch auch im vorderen Beckenring beobachtet. Ist anamnestisch kein Sturzereignis eruierbar, die Patientin bzw. der Patient immobilisierend schmerzgeplagt und in der CT keine Fraktur erkennbar, sollte die Diagnostik erweitert und eine Insuffizienzfraktur ausgeschlossen werden. Geeignete Verfahren stellen die Magnetresonanztomographie (MRT) und die Dual-Energy Computertomographie (DECT) dar [35]. Die Bedeutung begründet sich im Dislokationspotential dieser Frakturen.

Diagnostischer Leitfaden bei lateraler Kompressionsverletzung

Anhand eines Fallbeispiels sollen Diagnostik und klinischer Verlauf illustriert werden. Eine 75-jährige Patientin ist häuslich aus dem Gehen auf die rechte Hüfte gestürzt. In der klinischen Untersuchung besteht ein lateraler Kompressionsschmerz des Beckens bei schmerzarmer Bewegung des ipsilateralen Hüftgelenkes.

Im Röntgen Beckenübersicht lässt sich die vordere Beckenringfraktur rechts erkennen (siehe Abb. 7.14).

Es handelt sich um eine gering dislozierte, symphysennahe Schambeinfraktur. Eine Läsion am Sakrum lässt sich jedoch nicht sicher ausschließen. Nach einwöchiger Mobilisation ist die Patientin schmerzbedingt immer noch stark eingeschränkt. Die Röntgenkontrolle zeigt eine sekundäre Dislokation (siehe Abb. 7.15).

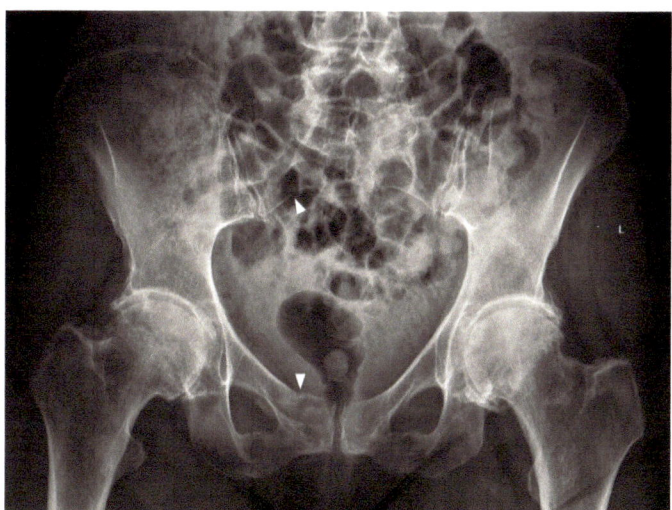

Abb. 7.14: Röntgen Beckenübersicht. In der konventionellen Röntgenaufnahme ist eine Läsion im Bereich des rechten oberen Schambeinastes gut erkennbar. Zusätzlich bestand bei der Patientin jedoch auch eine Kompressionsfraktur im Bereich des Os sacrum rechts.

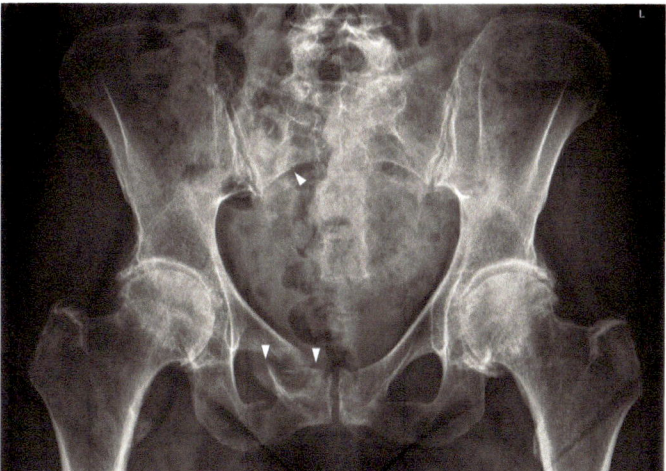

Abb. 7.15: Röntgen Beckenübersicht. Nach einwöchiger Mobilisation sind sekundäre Dislokationen im Bereich des rechten oberen Schambeinastes gut abgrenzbar.

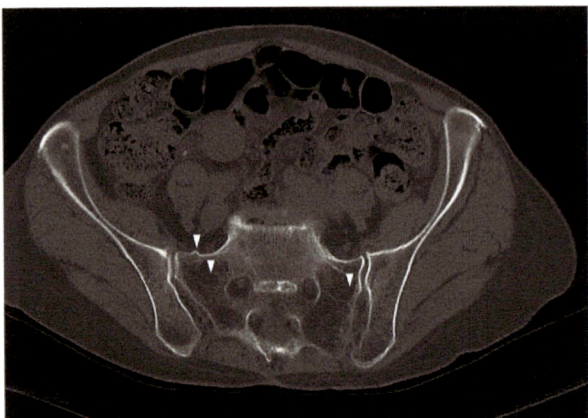

Abb. 7.16: CT Becken, axiale Schichtung. Im Bereich der Massa lateralis sacralis rechts ist die für Kompressionsverletzungen typische, dreiecksförmige Erhebung der ventralen Kortikalis ersichtlich. Zusätzlich werden im Bereich der Massa lateralis beidseits sog. „Alar voids" ersichtlich. Diese Zonen besonders geringer Knochendichte sind typische Zeichen für osteoporotisch bzw. osteopen veränderte Anteile des Sakrums.

In der CT des Beckens wird das typische Verletzungsmuster bei lateralen Kompressionen ersichtlich. Beginnend mit den axialen Schichten ist auf der ipsilateralen Seite der Schambeinastfrakturen häufig nur eine kleine spitze, ventrale Kortikaliserhebung im Bereich der Massa lateralis des Sakrums ersichtlich, welche insbesondere beim Vergleich mit der Gegenseite erkennbar wird (siehe Abb. 7.16).

Bei genauer Erhebung kann man feststellen, dass die Hounsfield Unit (HU) im Vergleich zur Gegenseite signifikant höher ist, was wiederum für eine Kompaktion der Spongiosa spricht [36]. Sind Schambeinastfrakturen nachgewiesen und liegen sog. Alar voids vor, also intramedulläre Anteile der Massa lateralis sacralis mit ausgeprägter Kalksalzminderung im Vergleich zum Corpus, sollte eine Fraktur des Sakrums ausgeschlossen werden [24,25,36]. Ist dies mit einer konventionellen CT nicht möglich, sollte bei Verfügbarkeit eine DECT durchgeführt werden [35]. Bei persistierend immobilisierenden Schmerzen wäre die Diagnostik mit einer MRT zu erweitern [25,37].

Auch die sagittale Schichtung ist nicht zu vernachlässigen, hier jedoch primär zur weiteren Differenzierung der Verletzung des Sakrums, was in Kap. 7.4.2 ausführlich dargelegt wird.

7.3.6 Behandlungsoptionen am vorderen Beckenring

Im Zentrum der Versorgung älterer Patienten stehen die Mobilität und die Folgen einer Einschränkung [38–40]. Die statische Relevanz und die beschriebenen Kräfte bei Gehbelastungen sollten bei der Entscheidungsfindung ebenso bedacht werden, wie die anamnestisch erhobenen Lebensumstände. Insbesondere der Grad der Mobilität sollte berücksichtigt werden. Hinzu kommen weitere Erkrankungen oder die allgemein eingeschränkte Organfunktion, welche das OP-Risiko signifikant erhöhen können. In Anbetracht dieser Risiken sollten insbesondere offene operative Verfahren nur sehr zurückhaltend gewählt werden. Minimal-invasive Verfahren hingegen reduzieren die Risiken von Zugangsmorbiditäten und unterliegen weiteren wissenschaftlichen Untersuchungen [27,41]. Technische Entwicklungen könnten hier das Versorgungsspektrum erweitern und eine frühzeitige Stabilisierung des Beckenringes somit mehr Patienten ermöglichen.

7.3.6.1 Konservativ

Die konservative Behandlung der etwaigen Verletzungen des vorderen Beckenringes unterscheidet sich nicht. Ein konservatives Therapieschema sollte stets aus suffizienter Analgesie, manueller Therapie und Krankengymnastik sowie der pflegerischen Versorgung der Patienten bestehen.

Die zeitnahe Mobilisierung der Patienten auf ihr Ausgangsniveau ist dabei das angestrebte Ziel.

Zu bedenken sind hämorrhagische Ereignisse wie oben erwähnt, welche auch erst im Verlauf symptomatisch werden könnten [11,12,28]. Insbesondere Patienten mit einer doppelten Thrombozytenaggregationshemmung stellen eine Risikogruppe dar und bedürfen auch bei konservativer Therapieempfehlung einer engmaschigen Kontrolle im stationären Rahmen. Es sollten nach 6 und 24 Stunden Hämoglobin-Kontrollen erfolgen, um auch initial klinisch unauffällige Patienten früh zu detektieren und die Diagnostik ggf. zu erweitern [28,42].

Mögliche Komplikationen der konservativen Therapie sind:
- Thrombose/Embolie
- sekundäre Dislokation
- Hämorrhagie
- Osteopenie
- Obstipation

7.3.6.2 Operative Verfahren

Die Entscheidung zur operativen Therapie ist immer eine Risiko-Nutzen-Abwägung. Eine Untersuchung zum Vergleich operativer versus konservativer Verfahren bei lateralen Kompressionsfrakturen des älteren Patienten zeigte zwar, dass die Komplikationsrate bei konservativen Therapien geringer ist, jedoch war die Mortalitätsrate nach 2 Jahren im Kollektiv konservativ behandelter signifikant höher [32]. Um operative Verfahren auch Patienten mit erhöhtem Risikoprofil sinnvoll anzubieten, steht im Moment das Bestreben die Zugangswege zu minimalisieren im Vordergrund [27]. Eine Möglichkeit stellt die Stabilisierung des Beckenringes mit einem Fixateur externe dar. Das Verfahren ist in westlichen Ländern und großen Teilen der Welt verfügbar, die Methodik ausführlich beschrieben, Materialkosten gering und der zeitliche Aufwand, das operative Risiko sowie das Zugangswegetrauma gering [43–45]. Nachteile sind offensichtlich die Beeinträchtigung durch ein äußeres Gestell, sowie der Pflegeaufwand. Bei insuffizienter Säuberung der Pins und Eintrittsstellen erhöht sich das Risiko eines Pininfektes, der wiederum eine Entfernung des Fixateurs notwendig macht. Spezielle interne Verfahren zur Adressierung der Läsionen sollen im Folgenden beschrieben werden.

7.3.7 Verletzung der Symphyse

Operative Verfahren wurden in den vergangenen Jahrzehnten häufig diskutiert, insbesondere Vergleiche zwischen Zuggurtung und Plattenosteosynthese beschrieben. Vorteile der Zuggurtung liegen in ihrer Reißfestigkeit und Dynamik. Ihre Lastaufnahme entspricht eher der natürlichen Lastaufnahme der Symphyse. Das Verfahren erfordert jedoch einen größeren Zugang und verlängerte OP-Zeiten, im Vergleich zu konventionellen Plattenosteosynthesen. Es etablierte sich die Plattenosteosynthese, z. B. mittels LCDCP Großfragment 4,5 mm. Eine biomechanische Untersuchung von Pizanis et al. legt zudem nahe, dass anatomisch konturierte Platten mit einer dynamischen Kompressionsfunktion biomechanisch überlegen sind [17,46]. Aber auch die Schraubenosteosynthese stellt eine Versorgungsmöglichkeit dar. Insbesondere der Einsatz von zwei kanülierten Schrauben wurde in biomechanischen Untersuchungen von Gonzálvez et al. als äquivalent zu 3,5 mm 6-Loch Platten erachtet [47].

Zudem können Fixateure externe wie interne zur Versorgung von Instabilitäten des vorderen Beckenringes minimal-invasiv eingesetzt werden. Diese sind jedoch mit Komplikationen wie Pininfekten und reduzierter Adhärenz der Patienten vergesellschaftet [48–51]. Zudem ist in beiden Fällen mit einer biomechanisch schwächeren Wirkung als bei Plattenosteosynthesen zu rechnen. Daher sind Plattenosteosynthesen weiterhin als Goldstandard anzusehen [47,52–54].

Die Minimalisierung operativer Zugänge stellt einen zentralen Punkt in der Versorgungsoptimierung geriatrischer Patienten dar. In diesem Kontext wurde in den vergangenen Jahren die Möglichkeit der minimal-invasiven Implantation von symphysenüberbrückenden Platten über den aus der Viszeralchirurgie bekannten Total Extraperitonealen Patch-Plastik (TEPP)-Zugang, entwickelt. Die Technik wurde unter dem Titel EASY (Endoscopic Approach to the Symphysis) beschrieben [41]. Auch wenn das Verfahren mittlerweile an mehreren Kliniken weltweit zum Einsatz kommt, handelt es sich noch um Einzelfälle. Die Erforschung mit einem erweiterten Patientenkollektiv und vergleichende Studien müssen die Praktikabilität noch weiter belegen.

Komplikationsmöglichkeiten sind:
- Blutungen,
- Verletzungen der Harnblase,
- muskuläre Diastase,
- Wundheilungsstörung, Infektion,
- Plattenausriss bzw. Ausriss der Zuggurtung

Fallbeispiel: Eine 80-jährige Patientin ist vor drei Wochen beim Einsteigen in den Bus gestürzt. Initial bestanden keine signifikanten Schmerzen. Nach einer Woche kam es zu einer deutlichen Schmerzexazerbation und sie kontaktierte ihren Hausarzt. Es war eine zunehmende Immobilität unter laufender analgetischer Therapie zu beobachten. In der Röntgendiagnostik zeigte sich eine Luxation der Symphyse (siehe Abb. 7.17).

Aufgrund der Instabilität im Bereich der Symphyse erfolgte die Stabilisierung des Beckenringes mittels symphysenüberbrückender Plattenosteosynthese (siehe Abb. 7.18).

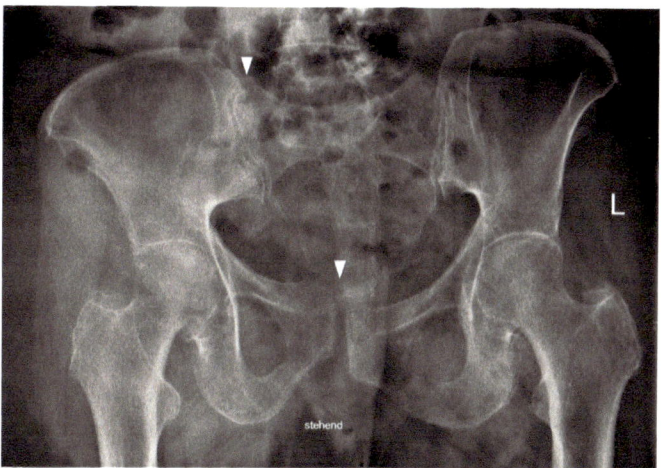

Abb. 7.17: Röntgen Beckenübersicht. Primär ersichtlich ist die Luxation der Symphyse mit signifikanter vertikaler Dislokation der Schambeinäste zueinander. Dorsal ist keine Erweiterung des Sakroiliakalgelenkes erkennbar, auch fehlen Zeichen von Frakturen.

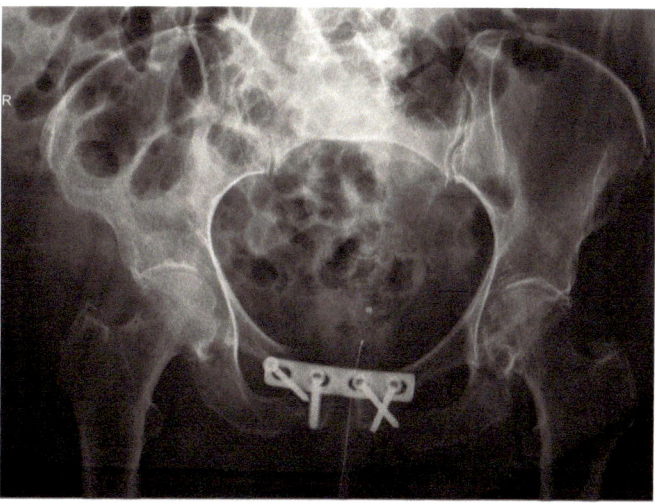

Abb. 7.18: Röntgen Becken Inlet-Aufnahme. Postoperative Röntgenkontrolle nach Stabilisierung der Symphyse mittels symphysenüberbrückender 4,5 mm LCDCP.

7.3.8 Schambeinastfrakturen

Kenntnisse um die anatomischen Strukturen, welche die oberen Schambeinäste umgeben, insbesondere das pectineale Ligament, sowie biomechanische Untersuchungen, welche zeigen konnten, dass nur ca. 5 % der axialen Belastung über den vorderen Beckenring geleitet werden, relativieren eine OP-Indikation häufig [55–57]. Auch zeigen sich die um Frakturen gelegenen musculo-ligamentären Strukturen intraoperativ häufig noch intakt, was die These eines äußerst straffen Kapsel-Band-Komplexes unterstützt. Nichtsdestotrotz machen stark dislozierte Frakturen gelegentlich eine operative Stabilisierung von Schambeinastfrakturen notwendig. Die zur Verfügung stehenden Verfahren wurden in den vergangenen Jahren immer wieder untersucht. Sowohl die Schraubenosteosynthese wurde genauer beleuchtet, insbesondere hinsichtlich einem Stabilitätsunterschied zwischen 7,3 mm 1-Schrauben-Fixierung und 3,5 mm 2-Schrauben-Fixierung zur Stabilisierung osteoporotischer Knochen. Hierbei konnte kein signifikanter Unterschied festgestellt werden [58]. Im Vergleich von Platten- gegen Schraubenosteosynthesen im osteoporotischen Knochen wurde eine signifikant höhere Stabilität für Plattenosteosynthesen aufgezeigt, jedoch macht dies auch ein deutlich größeres Zugangstrauma notwendig, welches gerade bei älteren Patienten nicht zu vernachlässigen ist [27,58].

Primäre Stabilität mit geringem Zugangstrauma lässt sich mittels eines Fixateur externe erreichen. Dieser stabilisiert supraacetabulär eingebracht, den vorderen Beckenring und eignet sich auch zur definitiven Behandlung. Zu Bedenken ist allerdings der entsprechende Pflegeaufwand sowie die Notwendigkeit von regelmäßigen klinischen Kontrollen.

Alternativen dazu können die perkutane Zementosteoplastie oder subkutane ventrale Fixateur interne (SVFI) darstellen [49,59,60]. In den vergangenen Jahren wurde eine Reihe ähnlicher neuer Systeme untersucht, welche minimal-invasiv eingebracht werden können und das Risiko von intraoperativen Verletzungen bzw. die Probleme von konventionellen polyaxialen Pedikelschrauben reduzieren sollen [27,61,62]. Ein zu präferierendes System hat sich jedoch noch nicht herausgestellt.

Empfehlenswert ist es Patienten in gutem Allgemeinzustand nach Möglichkeit mittels Plattenosteosynthese zu versorgen. Frakturen im mittleren Drittel des oberen Schambeinastes lassen sich ebenso sehr gut mittels perkutaner Schraubenosteosynthese behandeln.

Erweist sich der Beckenring als instabil, die Mobilisation des Patienten schmerzbedingt als deutlich protrahiert, oder stellen Nebenerkrankungen ein erhöhtes OP-Risiko dar, ist die Stabilisierung des Beckenringes mittels Fixateur externe indiziert.

Bei schmerzhaft eingeschränkter Mobilität aufgrund instabiler Becken B- oder C-Verletzungen sollte nicht nur der hintere, sondern auch der vordere Beckenring als Teil des Konzeptes stabilisiert werden [23,63,64].

Die isolierte Schambeinastfraktur muss nur in den seltensten Fällen, z. B. bei Dislokationen mehr als um Schaftbreite und damit einhergehenden Blutungskomplikationen, operativ stabilisiert werden.

Patienten sollten über das Risiko der Immobilität, wie aber auch nachfolgende OP-Risiken aufgeklärt sein:
- Blutung (Corona mortis)
- Nervenverletzungen (N. obturatorius, N. femoralis, N. cutaneus femoris lateralis)
- Weichteilverletzungen (M. rectus abd., obliquus ext. et int., Hernienbildung)
- notwendige Verfahrenswechsel
- Thrombose/Embolie
- Pseudarthrose
- Infektion
- Materialversagen

Fallbeispiel: Eine 85-jährige Patientin stürzte vor 2 Monaten auf einem Parkplatz. Sie wurde daraufhin vorstellig beim niedergelassenen Kollegen, welcher nach radiologischer und klinischer Untersuchung keine Fraktur feststellte. Bei persistierenden Beschwerden erfolgte drei Wochen später die Vorstellung in der Notfallambulanz. Hier zeigten sich nun nach klinischer und radiologischer Untersuchung obere und untere Schambeinastfrakturen und eine nicht dislozierte Sakrum-Fraktur rechts mit Abriss des rechten Querfortsatzes des fünften Lendenwirbelkörpers (siehe Abb. 7.19).

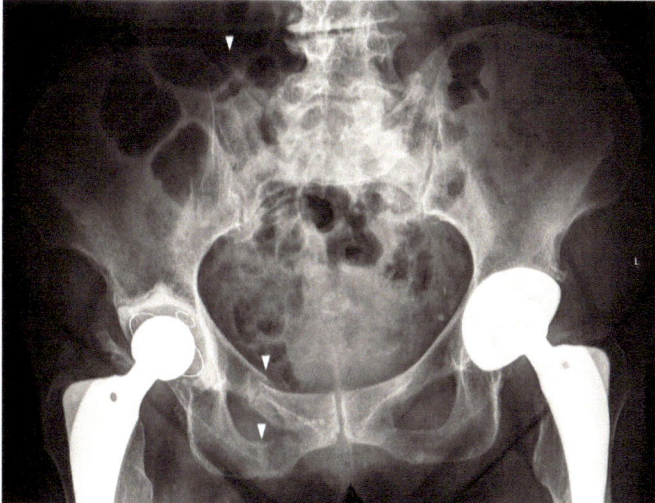

Abb. 7.19: Röntgen Beckenübersicht. Es werden obere und untere Schambeinastfrakturen rechts ersichtlich. Diskrete Sklerosierungen deuten auf eine beginnende knöcherne Konsolidierung hin. Im Bereich des Sakrums ist im Vergleich zur Gegenseite eine Fraktur mit geringer Dislokation erkennbar.

Zur Therapie wurde bei milder Schmerzsymptomatik die konservative und ambulante Weiterbehandlung unter angepasstem Schmerzschema eingeleitet. Nach zwei Wochen erfolgte die erneute Vorstellung in der Ambulanz, in deren Rahmen eine Dislokation der Sakrum-Frakturen beidseits sowie eine untere und obere Schambeinast-Fraktur rechts diagnostiziert wurde. Hieraufhin ergab sich die Indikation zur operativen Versorgung mittels sakroiliakaler Verschraubung bds. und Anlage eines supraacetabulären Fixateur externe (siehe Abb. 7.20).

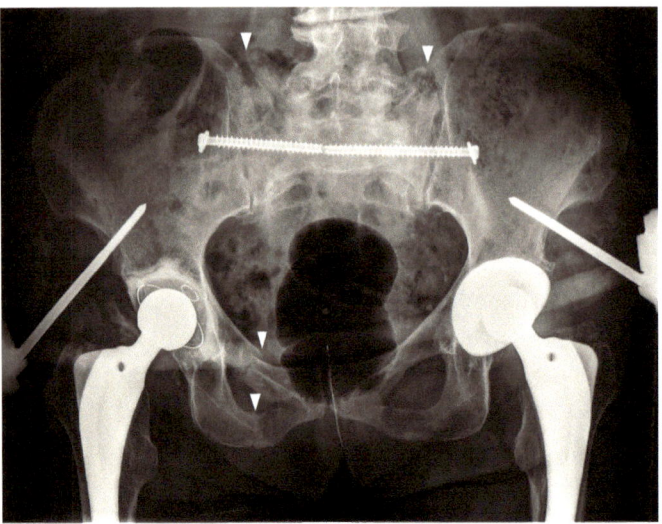

Abb. 7.20: Röntgen Beckenübersicht. Postoperative Röntgenkontrolle nach bilateraler Stabilisierung des Sakrums mittels zweier perkutaner SI-Schrauben. Außerdem erfolgte die Anlage eines supraacetabulären Fixateur externe nach AO zur Stabilisierung des vorderen Beckenringes bei Hüft-TEP beidseits.

7.3.9 Iliumfrakturen

Da Frakturen der Darmbeinschaufeln zumeist durch Hochrasanztraumata entstehen und mitunter eine Instabilität des Beckenringes bedeuten, ist eine rasche Erfassung und Primärversorgung von großer Bedeutung.

Die Indikation sollte möglichst zeitnah gestellt werden, da Iliumfrakturen in zwei Gruppen unterteilbar sind. Handelt es sich um A-Verletzungen wird der Beckenring als stabil erachtet. Eine OP-Indikation relativiert sich damit häufig. Lediglich grob dislozierte Frakturen bzw. jene mit einem hohen Dislokationspotenzial sollten stabilisiert werden [65]. Verläuft die Fraktur sagittal durch das gesamte Os ilium ist von einer C-Verletzung auszugehen. Nicht unerwähnt sollen die Pfeilerfrakturen des Azetabulums sein, welche natürlich signifikant für die Stabilität des Beckenringes sowie die Kongruenz des Hüftgelenkes sind und in den meisten Fällen operativ versorgt werden sollten.

Nicht dislozierte Alafrakturen (von „Ala ossis ilium") können mitunter konservativ behandelt werden und bedürften nur bei Beschwerdepersistenz einer sekundären Stabilisierung. Besteht jedoch der Anspruch vermehrter Mobilisation und stellt das Nebenerkrankungsprofil kein signifikant erhöhtes Risiko dar, kann die operative Stabilisierung empfohlen werden.

Die Art der Versorgung richtet sich nach der Klassifikation. Einfache Frakturen der Darmbeinschaufeln können mittels Schraubenosteosynthese stabilisiert werden.

Bei stärkeren Dislokationen und größeren Trümmerzonen sind Plattenosteosynthesen die Therapie der Wahl [7,8,65]. Insbesondere bei Frakturen mit Ausläufern in den hinteren Beckenring ist die suffiziente Stabilisierung von großer Bedeutung.

Die Komplikationsmöglichkeiten eines operativen Eingriffs ähneln jenen von Versorgungen des vorderen Beckenringes. Lediglich bei perkutanen Schraubenosteosynthesen der Ala ist das Zugangswegetrauma signifikant geringer.

Zudem sollten Patienten immer über das Risiko der Immobilität, anhaltender Schmerzen im Verlauf der ansetzenden Abdominalmuskulatur, wie aber auch über folgende OP-Risiken aufgeklärt werden:
- Blutung
- Nervenverletzungen (laterales Fenster – N. cutaneus femoris lateralis)
- Weichteilverletzungen (M. rectus abd., Hernienbildung)
- notwendige Verfahrenswechsel
- Thrombose/Embolie
- Pseudarthrose

Fallbeispiel: Bei Gartenarbeiten ist eine 89-jährige Patientin nach hinten gekippt und auf das Gesäß gefallen. Am Unfalltag erfolgt die Vorstellung in der Notaufnahme. Es wird eine gering dislozierte Beckenschaufelfraktur links diagnostiziert. Da es sich um eine stabile Fraktursituation handelt und zusätzlich multiple internistische Begleiterkrankungen das OP-Risiko erhöhen, wird der konservative Therapieweg gewählt (siehe Abb. 7.21).

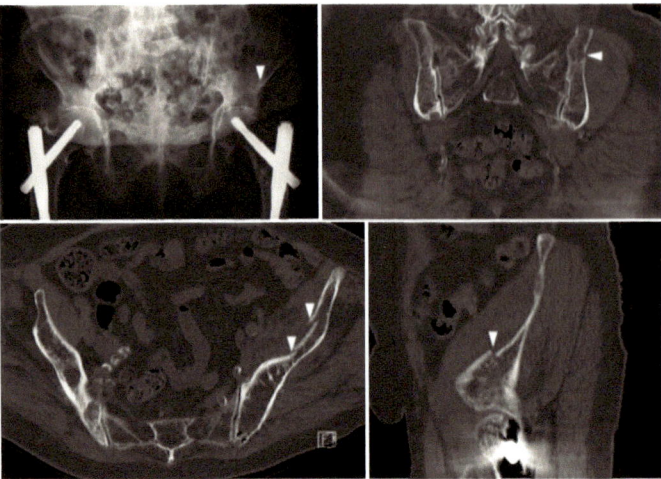

Abb. 7.21: Röntgen Beckenübersicht und CT Becken. Im Übersichtsröntgen ist keine signifikante Stufenbildung ersichtlich. Eine Fraktur ist nicht sicher abgrenzbar. In den CT-Aufnahmen zeigt sich dagegen die Fraktur der Ala ossis ilium links. Diese ist minimal disloziert und findet sich außerhalb der Belastungszonen des vorderen Beckenringes.

7.3.10 Sakroiliakalgelenksverletzung

Eine Verletzung des Sakroiliakalgelenkes (SIG) geht immer mit einer Läsion des vorderen Beckenringes einher und korreliert direkt mit der Stabilität des hinteren Beckenringes [66]. Daher sollten diese Verletzungen bevorzugt operativ stabilisiert werden.

Es gibt eine gewisse Varianz in Ausmaß und Schwere u. a. zusammenhängend mit weiteren betroffenen Strukturen. Rein ligamentäre Luxationen des Gelenkes sind zu unterscheiden von Kombinationsverletzungen mit Frakturen benachbarter Knochen. Mitunter kann es sich um eine Partialläsion handeln, im Rahmen derer man von einer weitgehend stabilen Situation des Beckenringes ausgehen kann.

Zeigen sich CT-morphologisch Erweiterungen des vorderen *oder* hinteren Gelenkspaltes, handelt es sich aller Wahrscheinlichkeit nach um eine partiell instabile Situation, die häufig durch Therapie des vorderen Beckenringes adressiert werden kann. Hierbei muss jedoch bedacht werden, dass das SIG weiterhin instabiler ist, als im Gesunden und unter Umständen eine zusätzliche Osteosynthese notwendig wird [17].

Ist der gesamte Gelenkspalt erweitert, ist von einer vollständigen Schädigung ligamentärer Strukturen und damit einer Luxation in dem Gelenk auszugehen. In diesem Fall ist eine operative Stabilisierung Gelenk-überbrückend obligat [4,23,24,67–69].

Das Verfahren der Wahl richtet sich zum einen nach dem Verletzungsmuster, zum anderen jedoch auch nach vorhandenen Ressourcen und Know-how. Drei Verfahren bilden allgemein das Spektrum ab. Zum einen ist die Stabilisierung mittels eines Schraubensystems möglich. Dies ist sowohl uni- wie bilateral über Großfragment-Schrauben mit Unterlegscheiben möglich [65,70–72]. Des Weiteren kann bei grober Dislokation sowie einer multidirektionalen Instabilität oder Verletzungskombinationen mit ausgedehnten Frakturzonen iliakal oder sakral, eine ventrale, das Gelenk überbrückende, Plattenosteosynthese durchgeführt werden [7,24,65].

Bei bilateralen Verletzungen der SI-Gelenke finden die genannten Verfahren ebenfalls Anwendung. Zusätzlich sollten noch die „iliac-sacral-iliac bar" sowie spino-pelvine Fusionen mittels Fixateur interne Systemen erwähnt werden. Diese überbrücken das gesamte Sakrum und erhöhen darüber nochmals die Stabilität [69,73].

Bei schweren posterioren Verletzungen mit notwendiger offener Reposition, kann eine ilio-iliakale Plattenosteosynthese notwendig werden. In manchen Fällen wird sie im Rahmen von Revisionseingriffen zur Erhöhung der Stabilität und Kompression eingesetzt.

Insbesondere die minimal-invasiven Verfahren zur schraubenosteosynthetischen Stabilisierung sollten bei der Versorgung älter Patienten präferiert werden. Bei signifikant reduzierter Knochensubstanz sind diese auch mit PMMA Knochenzement augmentierbar [12,19,71,73–81]. Hinweisgebend, ob dieser eingesetzt werden sollte, sind die sog. „Alar voids". Dies sind jene Anteile der Massa lateralis sacralis mit der geringsten Knochendichte. Außerdem ist die Bestimmung der Knochendichte im Bereich des Corpus des 5. Lendenwirbelkörpers hinweisgebend, ob eine Zementaugmentation eingesetzt werden sollte. Ab einer Hounsfield unit < 100, gemessen im Bereich der geringsten Dichte, ist diese indiziert [36].

Wichtige Komplikationsmöglichkeiten stellen folgende Punkte dar:
- Blutungen
- Nervenverletzungen (Neuroforamina)
- Fehllagen von Implantaten
- unzureichende Reposition
- sekundäres Nachsintern
- Zementaustritt
- Infektionen

Beispiel für einen komplikationsbehafteten Fall: Eine 64-jährige Patientin berichtet über mehrere kleinere Sturzereignisse, beginnend vor vier Monaten, welche später zu immobilisierenden Schmerzen im Bereich des gesamten Beckenringes führten. Zusätzlich beschrieb sie das Gefühl der Instabilität und Verlagerung des Beckenringes. Sie hatte zwischenzeitlich so starke Schmerzen, dass sie nur noch am Gehwagen mobil war. An weiteren Erkrankungen sind eine seit 18 Jahren bekannte, seropositive, chronische Polyarthritis, welche u. a. mittels Cortison und Methotrexat behandelt wird, sowie eine manifeste Osteoporose, Psoriasis vulgaris und Lymphödeme in beiden Beinen zu erheben.

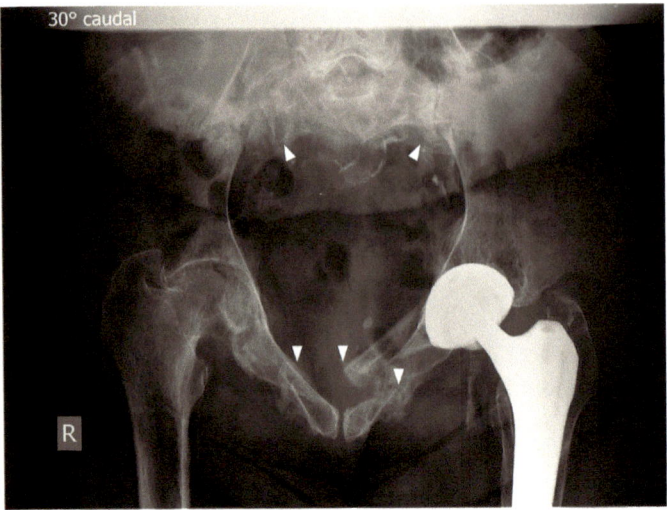

Abb. 7.22: Röntgen Becken Inlet-Aufnahme. Es wird eine bilaterale Deformierung des vorderen wie hinteren Beckenringes ersichtlich. Schambeinastfrakturen befinden sich auf beiden Seiten superior wie inferior und sind vor allem links grob disloziert. Zusätzlich ist das Caput femoris rechts destruiert, mit einem ausgeprägten Substanzverlust im Sinne einer aseptischen Hüftkopfnekrose. Die vordere Wand des rechten Acetabulums zeigt korrespondierende osteolytische Veränderungen.

In den konventionellen Röntgenaufnahmen sind bereits deutlich dislozierte Schambeinastfrakturen zu erkennen (siehe Abb. 7.22).

In der CT zeigt sich ein deformierter Beckenring mit erheblicher Osteoporose im Bereich des Sakrums und im Bereich des Iliums, sowie auch im Bereich des vorderen Beckenringes (siehe Abb. 7.23).

Eine OP sollte zum einen der Rekonstruktion und Stabilisierung des Beckenringes dienen, als auch in Vorbereitung auf die notwendige Implantation einer Hüftprothese rechts durchgeführt werden. Trotz des offensichtlich erhöhten Risikos entschied sich die Patientin, in engem Austausch mit den Behandlern, aufgrund ihres massiven Leidensdruckes für eine OP.

Primär erfolgte die offene Reposition und Ilioiliakale Plattenosteosynthese des hinteren Beckenringes mittels 12-Loch LCP 5,0 Platte. Im nächsten Schritt wurde das Iliosakralgelenk rechtsseitig von ventral ausgeräumt und eine Spongiosatransplantation mit allogenen Spongiosachips sowie Arthrodese des Iliosakralgelenks rechtsseitig mit 5-Loch LCDC-Platte Großfragment durchgeführt.

Zuletzt erfolgte die offene Reposition und Plattenosteosynthese im Bereich der Schambeinastfraktur links symphysennah mit Spongiosatransplantation sowie zusätzlich die Spongiosatransplantation im Bereich der lateralen Schambeinastfraktur rechtsseitig mit Symphysen überbrückender langer Plattenosteosynthese (siehe Abb. 7.24).

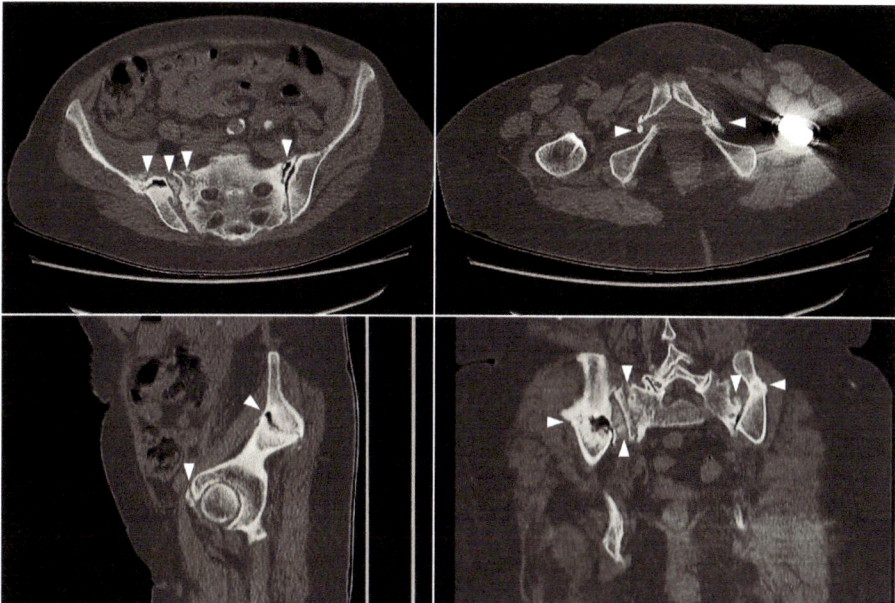

Abb. 7.23: CT Becken: Zu den aus dem Übersichtsröntgen bekannten Schambeinastfrakturen lassen sich hier die sakralen Veränderungen weiter differenzieren. Multiple Frakturzonen mit Sklerosierungen und Vakuumphänomen sind bilateral erkennbar. Außerdem finden sich transalare Sakrumfrakturen beidseits. Es zeigen sich teils ältere, teils frischere Frakturanteile von multiplen Frakturen im Bereich beider Beckenschaufeln sowie bilaterale Sakrumfrakturen. Der vordere Beckenring ist durch Frakturen an den Scham- und Sitzbeinästen beidseitig betroffen. Rechtsseitig betrifft die laterale Schambeinastfraktur auch das Azetabulum. Ebenfalls rechtsseitig ist die Iliosakralgelenksfuge deutlich erweitert im Sinne einer älteren Luxation. Einliegende Hüft-TEP links, rechts Entwicklung einer aseptische Hüftkopfnekrose.

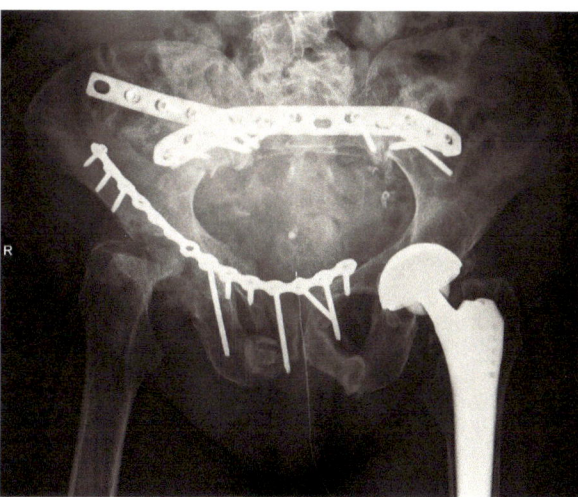

Abb. 7.24: Röntgen Beckenübersicht. Postoperative Röntgenkontrolle nach Stabilisierung des hinteren Beckenringes mittels Ilio-iliakaler Plattenosteosynthese, sowie weiteren Plattenosteosynthesen am Os ilium rechts von ventral und einer das rechte Acetabulum und die Symphyse überbrückenden die Stabilisierung des vorderen Beckenringes.

Zwei Monate nach der Rekonstruktion des Beckenringes erfolgte der geplante Hüft-TEP Einbau mit Burch-Schneider Abstützring (siehe Abb. 7.25).

Zwei Jahre später entwickelt die Patientin einen periprothetischen Infekt im Bereich der Hüftprothese sowie einen Periimplantatinfekt im Verlauf der symphysenüberbrückenden Platte. Es wurde die Metallentfernung in den betroffenen Regionen notwendig (siehe Abb. 7.26).

Die Girdlestone-Situation wurde bis auf Weiteres belassen, die Patientin mit einer Dauerdrainage, welche zuletzt 80 ml pro Tag förderte entlassen. Auch 3 Jahre nach Osteosynthese zeigte sich nur eine mäßige knöcherne Konsolidierung im Bereich des vorderen Beckenringes und Azetabulums. Frakturzonen waren bis zuletzt abgrenzbar (siehe Abb. 7.27).

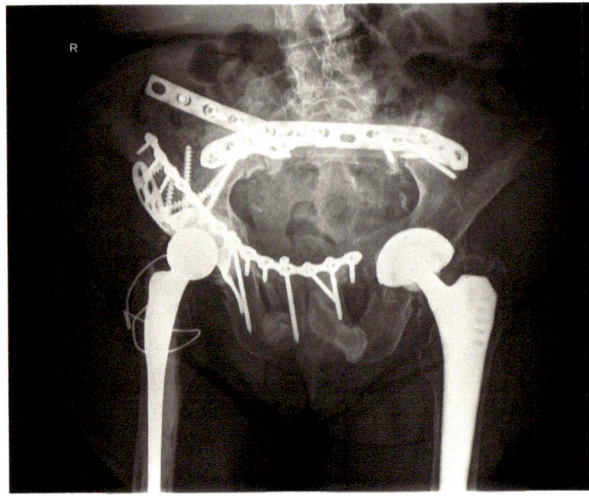

Abb. 7.25: Röntgen Beckenübersicht. Postoperative Röntgenkontrolle nach Implantation eines Burch-Schneider Abstützringes und einer Hüfttotalendoprothese rechts. Mit zusätzlicher Sicherung des Trochanter major mittels Drahtcerclage. Keine Hinweise der knöchernen Konsolidierung im Bereich der Beckenring-Frakturen.

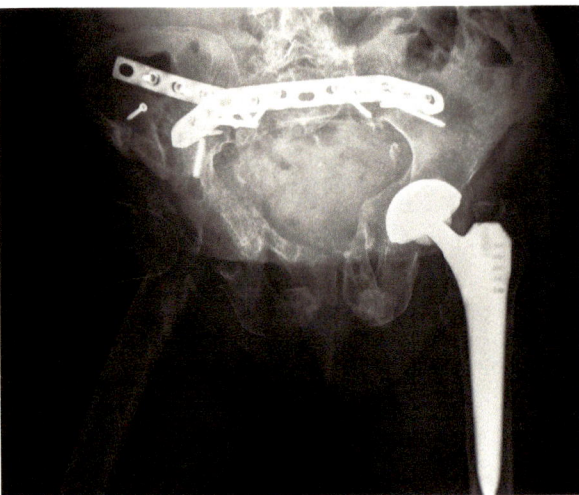

Abb. 7.26: Röntgen Beckenübersicht. Zwei Jahre nach der primären operativen Versorgung wurden nach Periimplantatinfekten sowohl im Bereich der Endoprothese rechts als auch im Verlauf der symphysenüberbrückenden Platte die Implantate wieder entfernt. Im Bereich des rechten Hüftgelenks wurde eine Girdlestone-Situation belassen. Weiterhin abgrenzbare, pseudarthrotisch verheilte obere Schambeinastfraktur links.

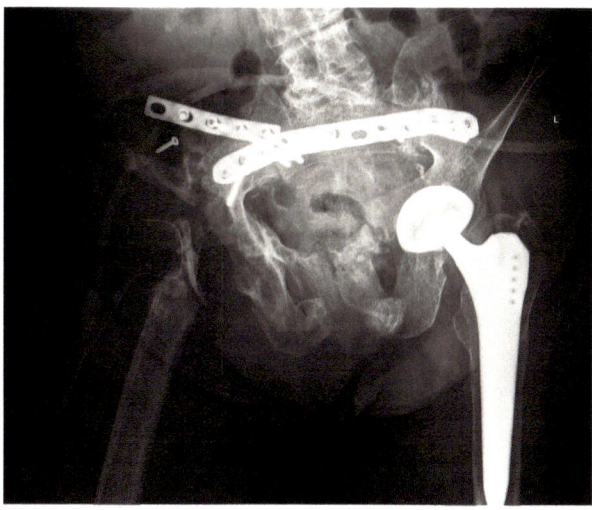

Abb. 7.27: Röntgen Beckenübersicht. Fünf Jahre nach primärer Versorgung zeigt sich das proximale Femur lytisch. Bei anhaltendem Infekt mit Fistel wurde die Girdlestone-Situation belassen. Linksseitig zeigen sich die Schambeinastfrakturen sekundär disloziert und weiterhin ohne Zeichen knöcherner Konsolidierung.

Dieser Fall soll noch einmal für die ganzheitliche Betrachtung sensibilisieren. Die Verletzungen und damit einhergehenden Einschränkungen der Patientin bei Erstvorstellung waren ausgeprägt und progredient, die Indikation zur Therapie bestand, insbesondere aufgrund ihres dringenden Wunsches dazu, zweifelsohne. Aufgrund ihrer Nebenerkrankungen hatte sie ein erhöhtes Risikoprofil. In solchen Fällen ist auch das enge interdisziplinäre Vorgehen wichtig. Endokrine und immunologische Prozesse haben entscheidenden Einfluss auf den Heilverlauf.

7.3.11 Nachbehandlung

Poststationär sollte die Osteoporosetherapie überprüft oder eingeleitet werden, hierbei kann die Knochenheilung verbessert und eine Reduktion des Re-Frakturrisikos erreicht werden [42,82–91].

Eine Verletzung des vorderen Beckenringes lässt anfänglich kaum Mobilisation zu. Nach einer Akutphase kommt es jedoch zu einer deutlichen Beschwerderemission, womit auch konservativ behandelte Patienten intensivere Physiotherapien erhalten sollten.

Imminent in der Anfangsphase ist eine konsequente Überwachung der Patienten aufgrund möglicher Blutungen.

Die Mobilisation selber erfolgt stufenweise. Von der Deutschen Gesellschaft für Orthopädie und Unfallchirurgie (DGOU) wird bei Beckenverletzungen eine Teilbelastung der betroffenen Seite, in der Regel mit 20 kg Körpergewicht, empfohlen.

Für viele ältere Patienten ist das Einhalten einer Teilbelastung jedoch kaum möglich, sodass ggf. eine Anpassung des Schemas erfolgen sollte [92]. In der Praxis wird hier häufig von schmerzabhängiger Mobilisation gesprochen, da das Schmerzniveau die Belastung zumeist ausreichend limitiert. Aufgrund der teilweise verzögerten Heilung, geringen Belastbarkeit, längeren Erholungsphasen und einer eingeschränkten Koordination sollte darauf geachtet werden, dass die Patienten mindestens zweimal täglich mit Unterstützung mobilisiert werden. Sollte hier im Verlauf keine Besserung eintreten, ist eine erneute Untersuchung und Röntgendiagnostik durchzuführen. Insbesondere die oben erwähnten Insuffizienzfrakturen demarkieren sich häufig erst im Verlauf. Da die Immobilität für die Patienten ein deutlich erhöhtes Risiko zur Entwicklung von Pneumonien, Thrombosen, Embolien und anderen Folgebildern darstellt, ist die Situation im Abstand von 2–4 Wochen zu reevaluieren.

Literatur

[1] Fanghänel J, Pera F, Anderhuber F, Nitsch R. Waldeyer – Anatomie des Menschen. Walter de Gruyter; 2009. 1 p.
[2] Euler E, Heining S-M, Kotsianos D, Muller-Gerbl M. Anatomie und Biomechanik des Beckens. Trauma Berufskrankh. 2000;2(2–10):1–9.
[3] Putschar WG. The structure of the human symphysis pubis with special consideration of parturition and its sequelae. Am J Phys Anthropol. 1976;45(3 pt. 2):589–94.
[4] Dalstra M, Huiskes R. Load transfer across the pelvic bone. J Biomech. 1995;28(6):715–24.
[5] Dalstra M, Huiskes R, Odgaard A, van Erning L. Mechanical and textural properties of pelvic trabecular bone. J Biomech. 1993;26(4–5):523–35.
[6] Goel VK, Vllippan S, Svensson NL. Stresses in the normal pelvis. Computers in Biology and Medicine. 1978;8:91–104.
[7] Tscherne H, Pohlemann T. Tscherne Unfallchirurgie. Springer; 2014. 1 p.
[8] Weigel B, Nerlich ML. Praxisbuch Unfallchirurgie. Springer-Verlag; 2011. 1 p.
[9] Kruppa CG, Khoriaty JD, Sietsema DL, Dudda M, Schildhauer TA, Jones CB. Does skeletal maturity affect pediatric pelvic injury patterns, associated injuries and treatment intervention? Injury. 2018;49(8):1562–1567. doi: 10.1016/j.injury.2018.06.015. Epub 2018 Jun 18. PMID: 29921535.
[10] Morris WZ, Li RT, Liu RW. The "triradiate bump": a novel radiographic sign that may confound assessment of acetabular retroversion. Journal of Children's Orthopaedics. 2016;10(3):219–25.
[11] Macdonald DJM, Tollan CJ, Robertson I, Rana BS. Massive haemorrhage after a low-energy pubic ramus fracture in a 71-year-old woman. Postgraduate Medical Journal. 2006;82(972):e25–5.
[12] Coupe NJ, Patel SN, McVerry S, Wynn-Jones CH. Fatal haemorrhage following a low-energy fracture of the pubic ramus. J Bone Joint Surg Br. 2005;87(9):1275–6.
[13] Sandri A, Regis D, Bizzotto N. Delayed Bleeding and Pelvic Haematoma after Low-Energy Osteoporotic Pubic Rami Fracture in a Warfarin Patient: An Unusual Cause of Abdominal Pain. Case Reports in Emergency Medicine. 2014;2014(1):1–4.
[14] Weber CD, Herren C, Dienstknecht T, et al. Management of Life-Threatening Arterial Hemorrhage Following a Fragility Fracture of the Pelvis in the Anticoagulated Patient. Geriatr Orthop Surg Rehabil. 2016;7(3):163–7.
[15] Torney M, Schmelz M, Kos S, Jakob M. Seltene Komplikation einer häufigen Fraktur. Forum Médical Suisse – Swiss Medical Forum. 2012;10.4414/fms.2012.07758.
[16] Garrido-Gómez J, Pena-Rodríguez C, Martín-Noguerol T, Hernández-Cortes P. Corona mortis artery avulsion due to a stable pubic ramus fracture. Orthopedics. 2012;35(1):e80-2. doi: 10.3928/01477447-20111122-25. PMID: 22229619.
[17] Stuby FM, Lenz M, Doebele S, et al. Symphyseal fixation in open book injuries cannot fully compensate anterior SI joint injury—A biomechanical study in a two-leg alternating load model. Nordez A, editor. PLoS ONE. 2017;12(11):e0184000.

[18] Ragnarsson B, Jacobsson B. Epidemiology of pelvic fractures in a Swedish county. Acta Orthopaedica Scandinavica. 1992;63(3):297–300.
[19] Culemann U, Scola A, Tosounidis G, Pohlemann T, Gebhard F. Concept for treatment of pelvic ring injuries in elderly patients. Unfallchirurg. 2010;113(4):258–71.
[20] Fuchs T, Freistuhler M, Raschke M. Geriatrische Beckenfrakturen. OUP. 2013. doi: 10.3228/oup.2013.0248–0252-
[21] Stuby FM, Schäffler A, Haas T, et al. Insufficiency fractures of the pelvic ring. Unfallchirurg. 2013;116(4):351–66.
[22] Ramlov A, Pedersen EM, Røhl L, et al. Risk Factors for Pelvic Insufficiency Fractures in Locally Advanced Cervical Cancer Following Intensity Modulated Radiation Therapy. Radiation Oncology Biology. 2017;97(5):1032–9.
[23] Alnaib M, Waters S, Shanshal Y, et al. Combined pubic rami and sacral osteoporotic fractures: a prospective study. J Orthopaed Traumatol. 2012;13(2):97–103.
[24] Rommens PM, Dietz SO, Ossendorf C, et al. Fragility fractures of the pelvis: should they be fixed? Acta Chir Orthop Traumatol Cech. 2015;82(2):101–12.
[25] Wagner D, Ossendorf C, Gruszka D, Hofmann A, Rommens PM. Fragility fractures of the sacrum: how to identify and when to treat surgically? Eur J Trauma Emerg Surg. 2015;41(4):349–62.
[26] Rommens PM, Hofmann A. Comprehensive classification of fragility fractures of the pelvic ring: Recommendations for surgical treatment. Injury. 2013;44(12):1733–44.
[27] Rommens PM, Wagner D, Hofmann A. Minimal Invasive Surgical Treatment of Fragility Fractures of the Pelvis. Chirurgia. 2017;112(5):524–37.
[28] Krappinger D, Zegg M, Jeske C, et al. Hemorrhage after low-energy pelvic trauma. J Trauma Acute Care Surg. 2012;72(2):437–42.
[29] Toth L, King KL, McGrath B, Balogh ZJ. Factors associated with pelvic fracture-related arterial bleeding during trauma resuscitation: a prospective clinical study. J Orthop Trauma. 2014;28(9):489–95.
[30] Gee MJ, Tolat A, Sinha J. Acute Gluteal and Thigh Compartment Syndrome following Pelvic Fracture and Superior Gluteal Artery Bleed. Eur J Trauma Emerg Surg. 2007;33(2):188–91.
[31] Schweigkofler U, Wohlrath B, Paffrath T, et al. „Clear-the-Pelvis-Algorithmus": Handlungsempfehlung zur Freigabe des Beckens nach nicht invasiver Stabilisierung mittels Beckengurt im Rahmen der Schockraumversorgung. Z Orthop Unfall. 2016;154(05):470–6.
[32] Höch A, Özkurtul O, Pieroh P, Josten C, Böhme J. Outcome and 2-Year Survival Rate in Elderly Patients With Lateral Compression Fractures of the Pelvis. Geriatr Orthop Surg Rehabil. 2016;8(1):3–9.
[33] Böhme J, Höch A, Boldt A, Josten C. Einfluss der Standard-Computertomografie hinsichtlich Frakturklassifikation und Therapie von Beckenringfrakturen bei Patienten über dem 65. Lebensjahr. Z Orthop Unfall. 2012;150(05):477–83.
[34] Scheyerer MJ, Osterhoff G, Wehrle S, et al. Detection of posterior pelvic injuries in fractures of the pubic rami. Injury. 2012;43(8):1326–9.
[35] Hackenbroch C, Riesner H-J, Lang P, et al. Dual Energy CT – a Novel Technique for Diagnostic Testing of Fragility Fractures of the Pelvis. Z Orthop Unfall. 2017;155(01):27–34.
[36] Wagner D, Kamer L, Sawaguchi T, et al. Sacral Bone Mass Distribution Assessed by Averaged Three-Dimensional CT Models. The Journal of Bone and Joint Surgery. 2016;98(7):584–90.
[37] Soles GLS, Ferguson TA. Fragility fractures of the pelvis. Curr Rev Musculoskelet Med. 2012;5(3):222–8.
[38] Liu B, Moore JE, Almaawiy U, et al. Outcomes of Mobilisation of Vulnerable Elders in Ontario (MOVE ON): a multisite interrupted time series evaluation of an implementation intervention to increase patient mobilisation. Age and Ageing. 2017;47(1):112–9.
[39] Walsh K, Roberts J, Bennett G. Mobility in old age. Gerodontology. 1999;16(2):69–74.

[40] Morghen S, Morandi A, Guccione AA, et al. The association between patient participation and functional gain following inpatient rehabilitation. Aging Clinical and Experimental Research. 2017;29(4):729–36.

[41] Küper MA, Trulson A, Trulson IM, et al. EASY (endoscopic approach to the symphysis): a new minimally invasive approach for the plate osteosynthesis of the symphysis and the anterior pelvic ring-a cadaver study and first clinical results. Eur J Trauma Emerg Surg. 2019;45(4):745–755. doi: 10.1007/s00068-018-0928-5. Epub 2018 Mar 13. PMID: 29536110.

[42] Krappinger D, Kammerlander C, Hak DJ, Blauth M. Low-energy osteoporotic pelvic fractures. Arch Orthop Trauma Surg. 2010;130(9):1167–75.

[43] Hoyt BW, Lundy AE, Purcell RL, Harrington CJ, Gordon WT. Definitive External Fixation for Anterior Stabilization of Combat-related Pelvic Ring Injuries, With or Without Sacroiliac Fixation. Clinical Orthopaedics and Related Research®. 2020;478(4):779–89.

[44] Bircher MD. Indications and techniques of external fixation of the injured pelvis. Injury. 1996;27 (2):3–19.

[45] Solomon LB, Pohl AP, Sukthankar A, Chehade MJ. The subcristal pelvic external fixator: technique, results, and rationale. J Orthop Trauma. 2009;23(5):365–9.

[46] Pizanis A, Garcia P, Santelmann M, Culemann U, Pohlemann T. Reduction and fixation capabilities of different plate designs for pubic symphysis disruption: A biomechanical comparison. Injury. 2013;44(2):183–8.

[47] Gonzálvez ÁL, Reina JM, Luis PC, et al. Is cannulated-screw fixation an alternative to plate osteosynthesis in open book fractures? A biomechanical analysis. Injury. Elsevier Masson SAS; 2016;47(3):S72–7.

[48] Guerado E, Bertrand ML, Cano JR, Cerván AM, Galán A. Damage control orthopaedics: State of the art. WJO. 2019;10(1):1–13.

[49] Scheyerer MJ, Zimmermann SM, Osterhoff G, et al. Anterior subcutaneous internal fixation for treatment of unstable pelvic fractures. BMC Research Notes. BMC Research Notes; 2014;7(1):1–10.

[50] Steer R, Balendra G, Matthews J, Wullschleger M, Reidy J. The use of anterior subcutaneous internal fixation (INFIX) for treatment of pelvic ring injuries in major trauma patients, complications and outcomes. SICOT-J. 2019;5:22.

[51] Vaidya R, Tonnos F, Nasr K, Kanneganti P, Curtis G. The Anterior Subcutaneous Pelvic Fixator (INFIX) in an Anterior Posterior Compression Type 3 Pelvic Fracture. J Orthop Trauma. 2016;30:S21–2.

[52] Acklin YP, Zderic I, Buschbaum J, et al. Biomechanical comparison of plate and screw fixation in anterior pelvic ring fractures with low bone mineral density. Injury. 2016;47(7):1456–60. doi: 10.1016/j.injury.2016.04.013. Epub 2016 Apr 22. PMID: 27131409.

[53] Çavuşoğlu AT, Erbay FK, Özsoy MH, Demir T. Biomechanical comparison of supraacetabular external fixation and anterior pelvic bridge plating. Proc Inst Mech Eng H. 2017;231(10):931–7.

[54] Kiskaddon EM, Wright A, Meeks BD, et al. A biomechanical cadaver comparison of suture button fixation to plate fixation for pubic symphysis diastasis. Injury. 2018;49(11):1993–1998. doi: 10.1016/j.injury.2018.09.032. Epub 2018 Sep 15. PMID: 30241733.

[55] Steinke H, Wiersbicki D, Völker A, et al. The fascial connections of the pectineal ligament. Clin Anat. 2019;32(7):961–9.

[56] Fensky F, Weiser L, Sellenschloh K, et al. Biomechanical analysis of anterior pelvic ring fractures with intact peripelvic soft tissues: a cadaveric study. Eur J Trauma Emerg Surg. 2021;47(1):187–193. doi: 10.1007/s00068-019-01213-2. Epub 2019 Aug 28. PMID: 31463604.

[57] McLachlin S, Lesieur M, Stephen D, Kreder H, Whyne C. Biomechanical analysis of anterior ring fixation of the ramus in type C pelvis fractures. Eur J Trauma Emerg Surg. 2017;44(2):185–90.

[58] Acklin YP, Zderic I, Grechenig S, et al. Are two retrograde 3.5 mm screws superior to one 7.3 mm screw for anterior pelvic ring fixation in bones with low bone mineral density? Bone Joint Res. 2017;6(1):8–13.

[59] Kuttner M, Klaiber A, Lorenz T, Füchtmeier B, Neugebauer R. Der subkutane ventrale Fixateur interne (SVFI) am Becken. Unfallchirurg. 2009;112(7):661–9.

[60] Kamysz J, Rechitsky M. Pubic Bone Cement Osteoplasty for Pubic Insufficiency Fractures. Journal of Vascular and Interventional Radiology. 2008;19(9):1386–9.

[61] Reichel LM, MacCormick LM, Dugarte AJ, et al. Minimally invasive anterior pelvic internal fixation: An anatomic study comparing Pelvic Bridge to INFIX. Injury. 2017;49(2):309–14.

[62] Hoskins W, Bucknill A, Wong J, et al. A prospective case series for a minimally invasive internal fixation device for anterior pelvic ring fractures. Journal of Orthopaedic Surgery and Research. London: BioMed Central. 2016;11:135.

[63] Mears SC, Berry DJ. Outcomes of Displaced and Nondisplaced Pelvic and Sacral Fractures in Elderly Adults. Journal of the American Geriatrics Society. 2011;59(7):1309–12.

[64] Alton TB, Firoozabadi R. Management of Pelvic Ring Fractures in the Geriatric Patient. Curr Geri Rep. 2014;3(2):101–8.

[65] Wich M, Tober V, Vahrmeyer S, et al. Operative interne Stabilisierung von Beckenringfrakturen in Abhängigkeit von der Klassifikation. Trauma Berufskrankh. 2003;5:71–78. doi: 10.1007/s10039-002-0700-1.

[66] Metz RM, Bledsoe JG, Moed BR. Does Posterior Fixation of Partially Unstable Open-Book Pelvic Ring Injuries Decrease Symphyseal Plate Failure? A Biomechanical Study. J Orthop Trauma. 2018;32:S18–S24.

[67] Tsiridis E, Upadhyay N, Giannoudis PV. Sacral insufficiency fractures: current concepts of management. Osteoporos Int. 2006;17(12):1716–25.

[68] Song W, Zhou D, He Y. The biomechanical advantages of bilateral lumbo-iliac fixation in unilateral comminuted sacral fractures without sacroiliac screw safe channel. Medicine. 2016;95(40):e5026.

[69] Mehling I, Hessmann MH, Rommens PM. Stabilization of fatigue fractures of the dorsal pelvis with a trans-sacral bar. Operative technique and outcome. Injury. 2012;43(4):446–51.

[70] Reuther G, Röhner U, Will T, Dehne I, Petereit U. CT-Guided Screw Fixation of Vertical Sacral Fractures in Local Anaesthesia Using a Standard CT. Fortschr Röntgenstr. 2014;186(12):1134–9.

[71] Tjardes T, Paffrath T, Baethis H, et al. Computer assisted percutaneous placement of augmented iliosacral screws: a reasonable alternative to sacroplasty. Spine (Phila Pa 1976). 2008;33(13):1497–500. doi: 10.1097/BRS.0b013e318175c25c. PMID: 18520946.

[72] Grüneweller N, Wähnert D, Raschke MJ, Fuchs T. Implant augmentation in pelvic surgery. Unfallchirurg. 2015;118(10):831–7.

[73] Schmitz P, Baumann F, Grechenig S, et al. The cement-augmented transiliacal internal fixator (caTIFI): An innovative surgical technique for stabilization of fragility. Injury. 2015;46(4):S114–20.

[74] Grechenig S, Gänsslen A, Gueorguiev B, et al. PMMA-augmented SI screw: A biomechanical analysis of stiffness and pull-out force in a matched paired human cadaveric ... Injury. 2015;46(4):S125–8.

[75] Grüneweller N, Raschke MJ, Zderic I, et al. Biomechanical comparison of augmented versus non-augmented sacroiliac screws in a novel hemi-pelvis test model. J Orthop Res. 2016;35(7):1485–93.

[76] Osterhoff G, Dodd AE, Unno F, et al. Cement Augmentation in Sacroiliac Screw Fixation Offers Modest Biomechanical Advantages in a Cadaver Model. Clinical Orthopaedics and Related Research®. 2016;474(11):2522–30.

[77] McLachlin SD, Saleh KA, Gurr KR, et al. Comparative Assessment of Sacral Screw Loosening Augmented with PMMA Versus a Calcium Triglyceride Bone Cement. Spine. 2011;36(11):E699–E704.

[78] Höch A, Pieroh P, Henkelmann R, et al. In-screw polymethylmethacrylate-augmented sacroiliac screw for the treatment of fragility fractures of the pelvis: a prospective, observational study with 1-year follow-up. BMC Surg. 2017;17(1):132. doi: 10.1186/s12893-017-0330-y. PMID: 29221479; PMCID: PMC5723042.

[79] Bullmann V, Liljenqvist UR, Rödl R, Schulte TL. Pedicle screw augmentation from a biomechanical perspective. Orthopäde. 2010;39(7):673–8.

[80] Ignatius AA, Augat P, Ohnmacht M, et al. A new bioresorbable polymer for screw augmentation in the osteosynthesis of osteoporotic cancellous bone: a biomechanical evaluation. J Biomed Mater Res. 2001;58(3):254–60. doi: 10.1002/1097-4636(2001)58:3. PMID: 11319738.
[81] Wähnert D, Raschke MJ, Fuchs T. Cement augmentation of the navigated iliosacral screw in the treatment of insufficiency fractures of the sacrum. A new method using modified implants. International Orthopaedics (SICOT). 2013;37(6):1147–50.
[82] Hernlund E, Svedbom A, Ivergård M, et al. Osteoporosis in the European Union: medical management, epidemiology and economic burden. Arch Osteoporos. 2013;8(1–2):136.
[83] Böhme J, Höch A, Josten C. Osteoporotic fractures of the pelvis. Chirurg. 2012;83(10):875–81.
[84] Kanis JA, Johnell O, Oden A, et al. Long-term risk of osteoporotic fracture in Malmö. Osteoporos Int. 2000;11(8):669–74.
[85] Oberkircher L, Ruchholtz S, Rommens PM, et al. Osteoporotic Pelvic Fractures. Deutsches Aerzteblatt Online. 2018;115(5):70–80.
[86] Makridis KG, Karachalios T, Kontogeorgakos VA, Badras LS, Malizos KN. The effect of osteoporotic treatment on the functional outcome, re-fracture rate, quality of life and mortality in patients with hip fractures: A prospective functional and clinical outcome study on 520 patients. Injury. 2015;46(2):378–83.
[87] Burge R, Dawson-Hughes B, Solomon DH, et al. Incidence and Economic Burden of Osteoporosis-Related Fractures in the United States, 2005–2025. J Bone Miner Res. 2006;22(3):465–75.
[88] Kim JH, Park Y-S, Oh KJ, Choi HS. Surgical treatment of severe osteoporosis including new concept of advanced severe osteoporosis. Osteoporosis and Sarcopenia. 2017;3(4):164–9.
[89] Warriner AH, Patkar NM, Curtis JR, et al. Which fractures are most attributable to osteoporosis? Journal of Clinical Epidemiology. 2011;64(1):46–53.
[90] Karachalios T, Lyritis GP, Kaloudis J, Roidis N, Katsiri M. The effects of calcitonin on acute bone loss after pertrochanteric fractures. A prospective, randomised trial. J Bone Joint Surg Br. 2004;86(3):350–8.
[91] Roos A, Glasbrenner J, Ilting-Reuke K, et al. Alterstraumatologie. Chirurg. 2017;6:1–10.
[92] Kammerlander C, Pfeufer D, Lisitano LA, et al. Inability of Older Adult Patients with Hip Fracture to Maintain Postoperative Weight-Bearing Restrictions. The Journal of Bone and Joint Surgery. 2018;100(11):936–41.

7.4 Sakrum

Jörg H. Holstein

7.4.1 Einleitung

Verletzungen des Sakrums treten isoliert oder im Rahmen von Beckenringfrakturen (siehe auch Kap. 7.5) auf. Isolierte Frakturen des Sakrums sind im höheren Lebensalter meist Insuffizienzfrakturen und pathophysiologisch sowie biomechanisch als Sakrumausbruchsfrakturen einzuordnen. Die Insuffizienzfraktur ist vor allem der reduzierten Knochenqualität geschuldet und kann ohne äußeres Trauma auftreten. Der Frakturverlauf ist häufig beidseits transforaminal oder transalar, U- und H-Frakturen sind in diesem Zusammenhang typisch. Neben der Insuffizienzfraktur sind im Alter auch Frakturen der Massa lateralis des Sakrums zu beobachten, die im Rahmen von Innenrotationsverletzungen des Beckenrings auftreten. Anamnestisch geht diesen „B2-Frakturen" nach AO-Klassifikation [1] meist ein Sturz auf die laterale Körperhälfte voraus (siehe auch Kap. 7.5.1). Während Beckenringverletzungen vom Typ B2 primär als stabile Frakturen anzusehen sind, sind transforaminale oder transalare Insuffizienzfrakturen des Sakrums durch eine potenziell fortschreitende Dislokation unter Mobilisation der Patienten gekennzeichnet.

7.4.2 Diagnostik

Eine besondere Herausforderung stellt bei geriatrischen Patienten die zeitnahe Diagnosestellung der Sakrumfraktur dar. Häufig klagen die Patienten über tiefsitzende Rückenschmerzen, die nicht selten als vertebrogen verkannt werden. Auch die Tatsache, dass der Beschwerdesymptomatik oft kein Trauma vorangeht, beziehungsweise ein Trauma den Patienten nicht erinnerlich ist, erschwert die Diagnosestellung. Nicht oder nur wenig dislozierte Sakrumfrakturen sind in der Röntgenuntersuchung kaum zu erkennen, so dass eine ergänzende Schichtbildgebung indiziert ist. Besondere Aufmerksamkeit ist immer im Falle von nativradiologisch ersichtlichen vorderen Beckenringfrakturen angezeigt. Sollten zusätzliche dorsale Beschwerden bestehen, so muss eine Schichtbildgebung angestrebt werden.

Meist ist eine CT-Diagnostik ausreichend, um die Fraktur zu diagnostizieren. Dennoch ist zu beachten, dass gelegentlich Insuffizienzfrakturen des Sakrums initial sogar nativ-CT-graphisch nicht eindeutig zu erkennen sind, so dass bei entsprechender Klinik eine ergänzende MRT- oder SPECT-CT-Untersuchung angezeigt sein kann (Abb. 7.28). Von besonderer Bedeutung ist hierbei die „Dynamik" der Fraktur, die sich innerhalb kurzer Zeit von einer Fissur zu einer dislozierten Ausbruchsverletzung entwickeln kann. Somit sind bei konservativen Therapieansätzen engmaschige radiologische Verlaufskontrollen dringend erforderlich.

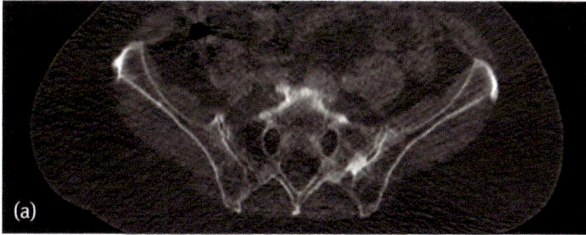
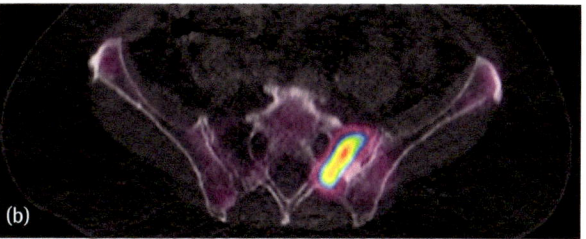

Abb. 7.28: Gelegentlich sind Insuffizienzfrakturen des Sakrums nativ-CT-graphisch nicht zu erkennen (a). In diesen Fällen kann eine ergänzende MRT- oder wie hier abgebildet SPECT-CT-Untersuchung (b) eine okkulte Fraktur (in diesem Falle Massa lateralis links) aufdecken.

7.4.3 Therapie

Das therapeutische Vorgehen bei Sakrumfrakturen im Alter wird von folgenden Faktoren bestimmt:
- Allgemeinzustand des Patienten
- vorangegangenes Mobilitätsniveau und Anspruch des Patienten
- Knochenqualität
- Dislokationsgrad der Fraktur
- Stabilitätsgrad der Fraktur

Vor- und Nachteile einer operativen versus konservativen Therapie müssen grundsätzlich mit dem Patienten und seinen Angehörigen besprochen werden, um eine individuelle Entscheidung zu treffen. Anders als bei jüngeren Patienten, bei denen die Beckenfraktur aus einem Hochrasanztrauma resultiert, besteht bei älteren Menschen in aller Regel keine Notfallsituation, so dass eine gegebenenfalls erforderliche operative Therapie gut planbar ist.

7.4.3.1 Konservative Therapie

Stabile Frakursituationen, wie beispielsweise im Falle einer Beckenringfraktur Typ B2 nach AO-Klassifikation, können konservativ therapiert werden (siehe auch Kap. 7.5.1). Ziel ist hierbei die rasche Mobilisation des Patienten unter suffizienter Analgesie. Da die Patienten meist eine Teilbelastung nicht umsetzen können, erfolgt im eigenen Vorgehen eine schmerzadaptierte Mobilisation am Gehwagen. Sollten die Beschwerden im Verlauf regredient sein, so sind Röntgen-Verlaufskontrollen ausreichend. Bei progredienten oder längerfristig persistenten Schmerzen wird eine CT-Verlaufskontrolle angeraten, Befund-abhängig ist das Therapiekonzept dann zu re-evaluieren.

7.4.3.2 Operative Therapie

Nicht immer einfach ist der Grad der Instabilität von Insuffizienzfrakturen des Sakrums zu bewerten. Als Indikatoren einer vermehrten Instabilität der Fraktur können neben dem Frakturtyp das Ausmaß der Dislokation, eine Progredienz der Dislokation unter konservativer Therapie, eine Ausdehnung des Frakturareals im zeitlichen Verlauf, ein beidseitiger Frakturverlauf, eine Beteiligung des vorderen Beckenrings (siehe auch Kap. 7.5.2), sowie eine progrediente Schmerzsymptomatik unter Mobilisation des Patienten in Betracht gezogen werden. Sollte unter Abwägung dieser Faktoren eine operative Therapie indiziert sein, so ist beim geriatrischen Patienten das Osteosyntheseverfahren zu wählen, das bei geringster Invasivität dennoch eine ausreichende Stabilität bietet, um den Patienten postoperativ unter Vollbelastung mobilisieren zu können. Eine Osteosynthese, die nicht „belastungsstabil" ist, ist in der Regel nicht sinnvoll, da eine Teilbelastung von geriatrischen Patienten nur selten umgesetzt werden kann.

Das operative Verfahren am Sakrum mit der geringsten Invasivität ist die SI-Schraubenosteosynthese [2]. Vor allem für die Stabilisierung undislozierter transalarer oder transforaminaler Frakturen ist die SI-Schraubenosteosynthese auch beim geriatrischen Patienten eine geeignete Therapieoption. Sollten nur geringe Frakturdislokationen vorliegen, so ist eine „in-situ-Stabilisierung" zu erwägen, da die Vorteile der geschlossenen Osteosynthese beim älteren und oft multimorbiden Menschen die Benefits einer anatomischen, aber belastenden und Risiko-behafteten offenen Reposition überwiegen. Wie bei allen Osteosyntheseverfahren am osteoporotischen Knochen ist auch bei der SI-Schraubenosteosynthese die große Herausforderung, eine ausreichende Primärstabilität im Rahmen der Implantatverankerung zu erreichen. Im eigenen Vorgehen streben wir eine möglichst lange Verankerungsstrecke der Schrauben im Knochen an. Sollte es die Anatomie des Sakrums zulassen, so kann sich der Schraubenkorridor bis in das kontralaterale SI-Gelenk erstrecken (Abb. 7.29). Computertomographische Studien haben gezeigt, dass die Knochendichte im Bereich der Cortices sowie des zentralen Sakrums am höchsten ist. Die geringste Knochendichte liegt im Gegensatz dazu in der Massa lateralis [3]. Somit sollten möglichst beide SI-Gelenke mit ihren kortikalen Strukturen sowie das zentrale Sakrum für die Schraubenverankerung genutzt werden (Abb. 7.29).

Da die Anatomie des Sakrums sehr variabel ist, ist ein durchgängiger Korridor für die Verankerung der Schrauben in beiden SI-Gelenken nicht bei allen Patienten gegeben (Abb. 7.30) [4]. In einem dysplastischen Sakrum muss die Schraube deshalb häufig schräg eingebracht werden, was eine Platzierung des Implantats über die Mittellinie hinweg nicht erlaubt. In diesen Fällen kann die Verankerungsstabilität der Schrauben durch eine Zementaugmentation erhöht werden (Abb. 7.30) [5]. Die Gefahr eines Zementaustritts aus dem Knochen mit Kompromittierung der neuronalen, vaskulären oder viszeralen Strukturen muss immer beachtet werden.

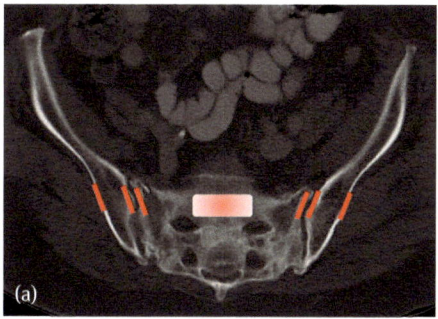 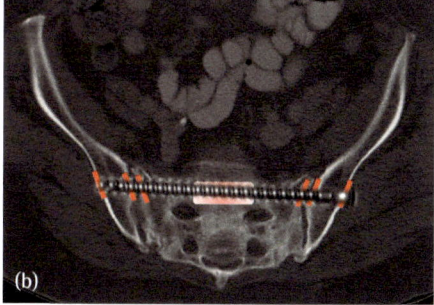

Abb. 7.29: Die Cortices im Bereich der SI-Gelenke (a; rote Striche) sowie das zentrale Sakrum (a; rote Flächenmarkierung) weisen eine deutlich höhere Knochendichte auf als die alaren Regionen. Die SI-Gelenke sowie das zentrale Sakrum sollten daher durch lange SI-Schrauben adressiert und für eine stabile Implantatverankerung genutzt werden (b).

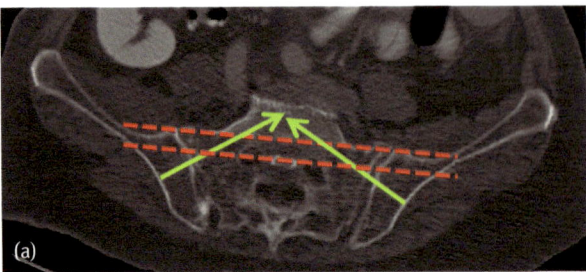
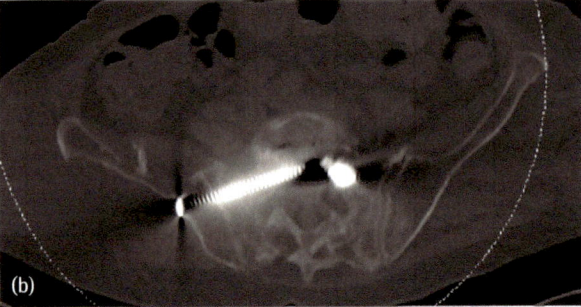

Abb. 7.30: Nicht immer ist ein durchgängiger Korridor für die Verankerung der Schrauben in beiden SI-Gelenken gegeben (a; rote gestrichelte Linien). In einem dysplastischen Sakrum muss die Schraube daher häufig schräg von dorsolateral nach ventromedial eingebracht werden, was eine Platzierung des Implantats über die Mittellinie hinweg nicht ermöglicht (a; grüne Pfeile). In diesen Fällen kann die Verankerungsstabilität der Schrauben durch eine Zementaugmentation erhöht werden (b).

Alternativ kann eine Schraubenosteosynthese des S2-Segmentes durchgeführt werden, da auf dieser Höhe auch bei dysplastischem Sakrum fast immer ein durchgängiger Korridor vorliegt.

Im eigenen Vorgehen werden bei Insuffizienzfrakturen des Sakrums grundsätzlich Schrauben mit Vollgewinde verwendet, da unserer Erfahrung nach hierdurch das Risiko einer Schraubenmigration verringert zu sein scheint; eine Kompression der Fraktur, wie sie bei jüngeren Patienten durch die Verwendung von Teilgewindeschrauben angestrebt wird, ist unseres Erachtens nach bei Insuffizienzfrakturen von nicht so großer Bedeutung. Generell muss der Frakturverlauf und insbesondere die Anatomie des Sakrums präoperativ an den CT-Schnitten sorgfältig analysiert werden, um den idealen Schraubenkorridor zu planen [6]. Alternativ zu SI-Schrauben werden transiliosakrale Stäbe (Sakralstäbe) verwendet, die durch Muttern und Kontermuttern gegen das laterale Ilium beidseits verklemmt werden (Abb. 7.31) [7].

Nicht zu verwechseln mit der Zementaugmentation von SI-Schrauben ist die Sakroplastie. Bei diesem Verfahren wird lediglich das Frakturareal mit Zement aufgefüllt, vergleichbar einer Vertebroplastie an der Wirbelsäule. Beschrieben sind verschiedene Techniken der Zementinjektion, gängig ist die CT-gesteuerte dorsale Trokareinbringung in das Sakrum [8]. Studien berichten über eine signifikante Schmerzreduktion nach Sakroplastie [9]. Zu bedenken ist, dass bei Insuffizienzfrakturen des Sakrums anderes als an der Wirbelsäule keine Kompressionskräfte, sondern Scherkräfte auf das Frakturareal wirken. Inwieweit somit durch die Sakroplastie langfristig

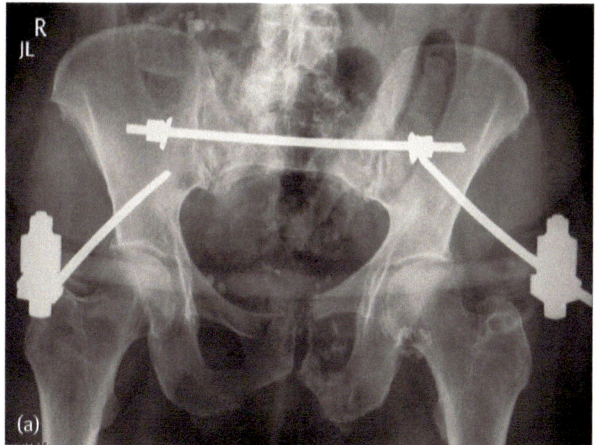

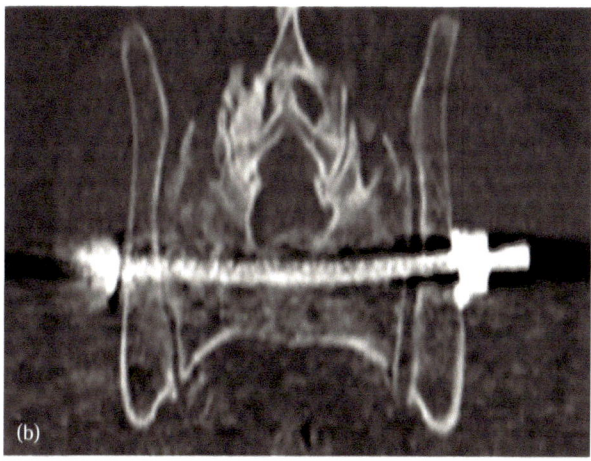

Abb. 7.31: Insuffizienzfrakturen des Sakrums können alternativ zu SI-Schrauben durch transiliosakrale Stäbe (Sakralstäbe) stabilisiert werden, die durch Muttern und Kontermuttern gegen das laterale Ilium beidseits verklemmt werden (a und b).

eine ausreichende Stabilität im Frakturareal erzielt wird, bleibt durch weitere Studien zu klären.

Liegt eine spinopelvine Dissoziation (Abb. 7.32) vor, so sind die beschriebenen „lokalen" Stabilisierungsverfahren am Sakrum oft nicht ausreichend. In diesem Fall ist eine spinopelvine Abstützung durch einen dorsalen Fixateur interne zu erwägen (Abb. 7.32d) [10]. In Abhängigkeit der Knochenqualität sowie des Frakturverlaufs ist die Instrumentierung des 4. und/oder 5. Lendenwirbelkörpers sowie des 1. Sakralwirbelkörpers möglich. Für die Positionierung der Iliumschrauben sollte ein supraacetabulärer Knochenkorridor gewählt werden, der idealerweise von der Spina iliaca posterior inferior bis zur Spina iliaca anterior inferior verläuft. Es handelt sich um einen Schraubenverlauf, der antegrad (in ap-Richtung) auch im Rahmen der Einbringung eines supraacetabulären Fixateur externe angestrebt wird (siehe auch Kap. 7.5.1). Durch eine Obturator-/Outlet-Aufnahme kann der anvisierte Korridor

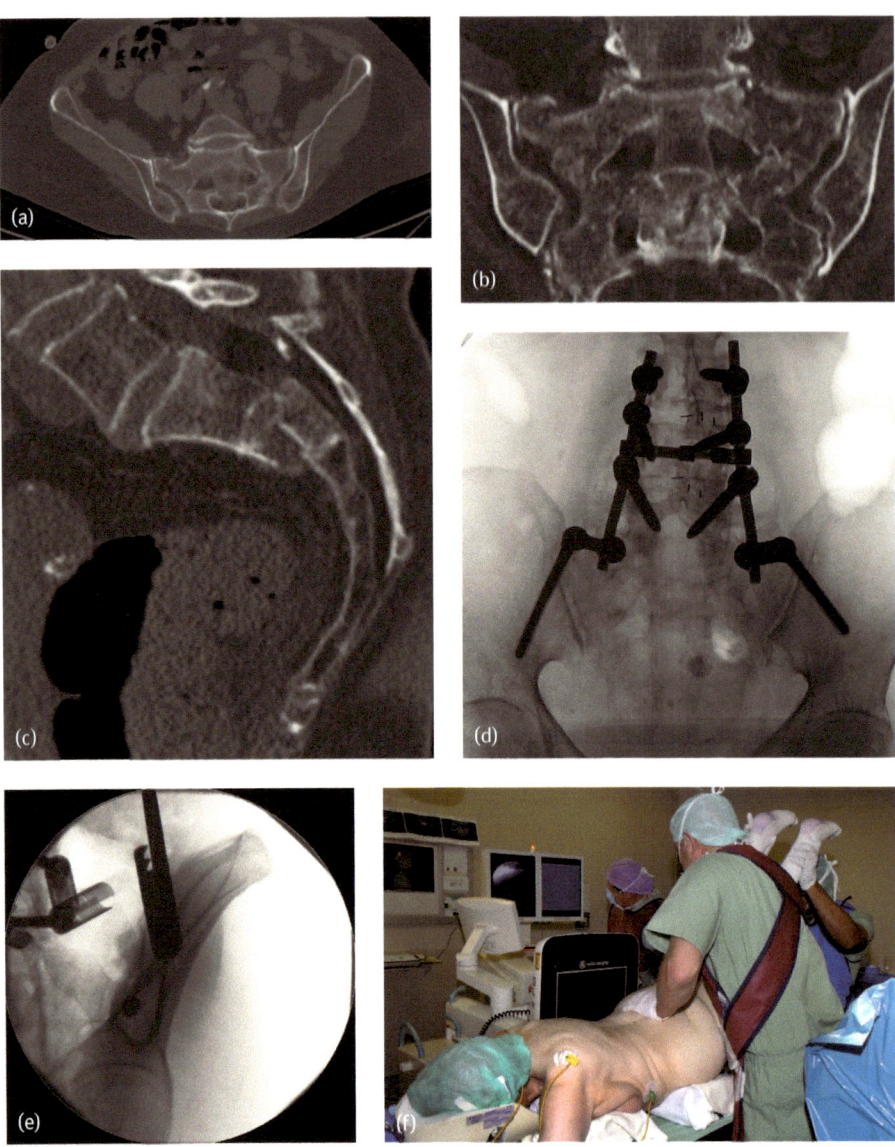

Abb. 7.32: Liegt eine spinopelvine Dissoziation, z. B. als Folge einer H-förmigen Sakrumausbruchsfraktur (a bis c), vor, so ist meist eine spinopelvine Abstützung durch einen dorsalen Fixateur interne indiziert (d). Die Pedikelschrauben werden hierbei in den 4. und/oder 5. Lendenwirbelkörper sowie gegebenenfalls zusätzlich den 1. Sakralwirbelkörpers eingebracht (hier 3., 4. und 5. Lendenwirbelköper aufgrund einer zusätzlichen TLIF-Spondylodese L3/4 und L4/5 bei vorbestehender Spinalkanalstenose). Für die Positionierung der Iliumschrauben sollte ein supraacetabulärer Knochenkorridor gewählt werden, der idealerweise von der Spina iliaca posterior inferior bis zur Spina iliaca anterior inferior verläuft. Durch eine Obturator-/Outlet-Aufnahme kann der anvisierte Korridor während der Operation fluoroskopisch als „Tränenfigur" dargestellt werden. Bei korrektem Verlauf projiziert sich die Iliumschraube punktförmig in das Zentrum der „Tränenfigur" (e). Durch ein geschlossenes Repositionsmanöver unter Zug kann gelegentlich eine Lordosierung des kyphosierten Frakturareals erreicht werden (f).

während der Operation fluoroskopisch als „Tränenfigur" dargestellt werden. Bei korrektem Verlauf projiziert sich die Iliumschraube punktförmig in das Zentrum der „Tränenfigur" (Abb. 7.32e). Gelingt es, kaliberstarke, lange Iliumschrauben (> 100 mm) zu platzieren, so ist eine Zementaugmentation nicht erforderlich.

Dislozierte Sakrumausbruchsfrakturen können gelegentlich geschlossen reponiert werden. Da durch den Ausbruch der Wirbelsäule nach ventral oft eine vermehrte Kyphosierung des Sakrums vorliegt (Abb. 7.32c), wird durch das Repositionsmanöver unter Zug eine Lordosierung des Frakturareals angestrebt (Abb. 7.32f). In Fällen, in denen die Frakturdislokation nicht reponierbar ist und zu einer symptomatischen Kompromittierung der Cauda equina führt, ist eine Laminektomie indiziert.

Zu beachten ist, dass eine offene spinopelvine Abstützung insbesondere bei stark eingeschränkter Mobilität des Patienten mit einem erhöhten Risiko für Wundheilungsstörungen vergesellschaftet ist. Insofern möglich, ist daher eine perkutane Verankerungstechnik dem offenen Verfahren vorzuziehen. Zu berücksichtigen ist außerdem, dass prominente Iliumschrauben, beziehungsweise Fixateurstangen im Bereich des dorsalen Iliums besonders bei kachektischen Patienten Druckulcera verursachen können. Entsprechend sollten „Low Profile Implantate" verwendet werden oder eine knöcherne Abtragung und intraossäre Versenkung der Schraubenköpfe angestrebt werden.

Weitere mögliche Stabilisierungsverfahren am Sakrum stellen die dorsale ilioiliakale Plattenosteosynthese [11], die ventrale iliosakrale Plattenosteosynthese [12], sowie lokale dorsale Plattenosteosynthesetechniken [13] dar. Im eigenen Vorgehen nehmen diese Methoden in der Versorgung von Insuffizienzfraktur beim geriatrischen Patienten jedoch nur eine untergeordnete Rolle ein.

Literatur

[1] Müller M. The comprehensive classification of fractures, part 2: Pelvis and acetabulum, Springer 1996, Berlin Heidelberg New York Tokyo.
[2] Tosounidis G, Culemann U, Wirbel R, Holstein JH, Pohlemann T. Die perkutane transiliosakrale Zugschraubenosteosynthese des hinteren Beckenrings – Erhöhte Sicherheit durch Standardisierung von Visualisierung und Technik. Unfallchirurg. 2007;110:669–74.
[3] Wagner D, Kamer L, Rommens PM, et al. 3 D Statistical Modeling Techniques to Investigate the Anatomy of the Sacrum, Its Bone Mass Distribution, and the Trans-Sacral Corridors. J Orthop Res. 2014;32:1543–8.
[4] Mendel T, Noser H, Kuervers J, et al. The influence of sacral morphology on the existence of secure S1 and S2 transverse bone corridors for iliosacroiliac screw fixation. Injury. 2013;44:1773–9.
[5] Wähnert D, Raschke MJ, Fuchs T. Cement augmentation of the navigated iliosacral screw in the treatment of insufficiency fractures of the sacrum: a new method using modified implants. Int Orthop. 2013;37:1147–50.
[6] Mendel T, Radetzki F, Wohlrab D, et al. CT-based 3-D visualisation of secure bone corridors and optimal trajectories for sacroiliac screws. Injury. 2013;44:957–63.
[7] Vanderschot P, Kuppers M, Sermon A, Lateur L. Trans-iliac-sacral-iliac-bar procedure to treat insufficiency fractures of the sacrum. Indian J Orthop. 2009;43:245–52.

[8] Ortiz AO, Brook AL. Sacroplasty. Tech Vasc Interv Radiol. 2009;12:51–63.
[9] Kortman K, Ortiz O, Miller T, et al. Multicenter study to assess the efficacy and safety of sacroplasty in patients with osteoporotic sacral insufficiency fractures or pathologic sacral lesions. J Neurointerv Surg. 2013;5:461–6.
[10] Roetman B, Schildhauer TA. Lumbopelvic stabilization for bilateral lumbosacral instabilities: indications and techniques. Unfallchirurg. 2013;116:991–9.
[11] Kobbe P, Hockertz I, Sellei RM, Reilmann H, Hockertz T. Minimally invasive stabilisation of posterior pelvic-ring instabilities with a transiliac locked compression plate. Int Orthop. 2012;36:159–64.
[12] Tscherne H, Pohlemann T. Tscherne-Unfallchirurgie: Becken und Acetabulum. Springer 1998, Berlin Heidelberg New York.
[13] Pohlemann T, Tscherne H. Fixation of sacral fractures. Tech Orthop. 1995;9:315–26.

7.5 Typische Kombinationsverletzungen

Jörg H. Holstein

Grundsätzlich können auch beim geriatrischen Patienten sämtliche Kombinationen von Frakturen des vorderen und hinteren Beckenrings auftreten. Dennoch gibt es eine Häufung bestimmter Frakturtypen sowie Frakturkombinationen.

7.5.1 Stabile Fraktursituationen

Typ B2 Frakturen nach AO-Klassifikation [1] sind die gängigsten Kombinationsverletzungen des Beckenrings beim älteren Menschen. Es liegt hierbei eine Innenrotation eines Hemipelvis vor, die durch einen lateralen Anprall typischerweise als Folge eines Bagatellsturzes auf die seitliche Köperhälfte verursacht wird. Nativradiologisch ist oft nur die transpubische Fraktur des vorderen Beckenrings zu erkennen. Sollte der Patient dorsale Schmerzen beklagen, so ist eine ergänzende CT-Bildgebung zur Beurteilung des hinteren Beckenrings obligat. Meist zeigt sich hier dann eine Impressionsfraktur des ventralen Anteils der Massa lateralis (Abb. 7.33a), die mit einer Innenrotationsdislokation der transpubischen Fraktur vergesellschaftet ist (Abb. 7.33b). Da es sich bei dieser Kombinationsverletzung prinzipiell um eine stabile Frakturkonstellation handelt, ist ein konservativer Therapieversuch gerechtfertigt. Entscheidend sind allerdings auch bei einem konservativen Therapieversuch eine zügige Mobilisierbarkeit des Patienten sowie engmaschige klinische und radiologische Verlaufskontrollen.

Sollte eine Mobilisation des Patienten nicht gelingen, die Beschwerdesymptomatik nicht regredient sein oder die radiologische Verlaufskontrolle eine zunehmende Dislokation der Frakturen ergeben, so muss auf ein operatives Verfahren konvertiert werden. Grundsätzlich sollte das Verfahren gewählt werden, das mit der geringsten Invasivität dennoch eine suffiziente Stabilität der Osteosynthese im osteoporotischen

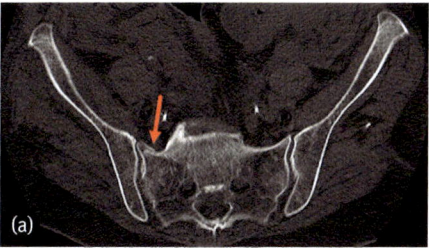 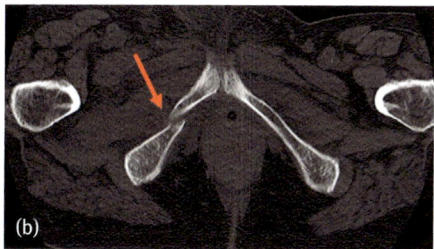

Abb. 7.33: Typisch im fortgeschrittenen Lebensalter sind Beckenringfrakturen vom Typ B2 nach AO-Klassifikation [1]. Diese Verletzungen entstehen meist durch einen Sturz auf die seitliche Köperhälfte, der zu einer Innenrotation des betroffenen Hemipelvis führt. In der CT ist eine Impressionsfraktur des ventralen Anteils der Massa lateralis (a; roter Pfeil) zu erkennen, die mit einer Innenrotationsdislokation der transpubischen Fraktur vergesellschaftet ist (b; roter Pfeil).

Knochen bietet. Oft ist die temporäre (im eigenen Vorgehen vierwöchige) Anlage eines supraacetabulären Fixateur externe [2] ausreichend, um nach erfolglosem konservativem Therapieversuch eine B2-Verletzung zur Ausheilung zu bringen. Gerade beim geriatrischen Patienten kommt hierbei der korrekten Einbringung der Fixateurpins eine entscheidende Bedeutung zu. Da im Ilium die dichteste Knochenstruktur supraacetabulär lokalisiert ist (Abb. 7.34a), sollte unbedingt dieses Areal adressiert werden. Gelingt es, die Fixateurpins in einem Knochenkorridor langstreckig von der Spina iliaca anterior inferior bis in den dorsalen Anteil des Iliums einzuschrauben (Abb. 7.32b), so resultiert auch im osteoporotischen Knochen eine hohe Verankerungsstabilität, die ein Auslockern der Fixateurpins über das angestrebte Vierwochenintervall verhindert. Intraoperativ kann die korrekte Lage der Fixateurpins problemlos fluoroskopisch kontrolliert werden (Abb. 7.32c). So lässt sich der intrailiakale Implantationskorridor in der Obturator-/Outlet-Aufnahme als „Tränenfigur" darstellen, in dessen Zentrum sich der regelrecht einliegende Fixateurpin punktförmig projiziert (Abb. 7.32d).

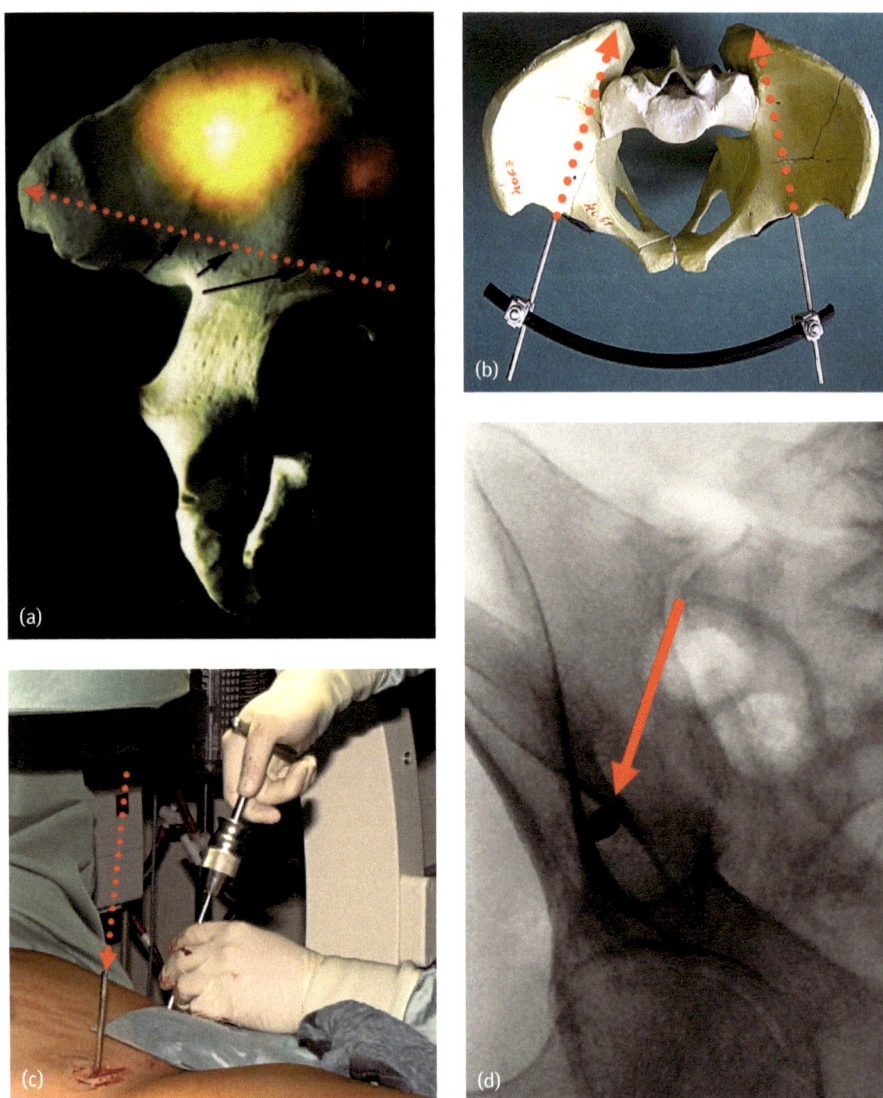

Abb. 7.34: Die dichteste Knochenstruktur im Bereich des Iliums liegt supraacetabulär (a; schwarze Pfeile). Diese Region sollte für die Verankerung der Schanzschrauben des Fixateurs externe zur Stabilisierung des vorderen Beckenrings genutzt werden. Hierbei sollten die Fixateurpins in einem Knochenkorridor langstreckig von der Spina iliaca anterior superior bis in den dorsalen Anteil des Iliums eingeschraubt werden (a und b; jeweils gepunktete rote Pfeile). In der intraoperativen Durchleuchtungskontrolle kann die korrekte Lage der Fixateurpins durch eine „radiologische Punktung" (c; gepunkteter roter Pfeil) kontrolliert werden. Der intrailiakale Implantationskorridor stellt sich in der Obturator-/Outlet-Aufnahme als „Tränenfigur" dar, in dessen Zentrum sich der korrekt liegende Fixateurpin punktförmig projiziert (d; roter Pfeil).

7.5.2 Instabile Fraktursituationen

Liegt eine vordere und hintere Beckenringfraktur im Sinne einer Typ C Verletzung nach AO-Klassifikation [1] vor, so ist die alleinige ventrale Stabilisierung des Beckenrings nicht ausreichend. Hier ist eine ergänzende dorsale Osteosynthese indiziert. In den häufigsten Fällen zeigt sich ventralseitig ein transpubischer sowie dorsalseitig ein transforaminaler Frakturverlauf. Ligamentäre Verletzungen mit Symphysensprengung oder SI-Gelenkssprengung treten bei geriatrischen Patienten selten auf. Meist ist eine perkutane Stabilisierung des hinteren Beckenrings durch SI-Schrauben möglich. Im eigenen Vorgehen werden mindestens zwei lange Schrauben mit durchgehendem Gewinde, die sich möglichst gegeneinander „verzahnen", angestrebt (Abb. 7.35; siehe auch Kap. 7.4.3). In Abhängigkeit der individuellen Morphologie des Sakrums werden die Schrauben nur in den S1-Körper oder bisegmental in den S1 und S2-Körper eingebracht [3]. Zu alternativen Osteosynthesetechniken für die Stabilisierung des vorderen und hinteren Beckenrings wird auf die entsprechenden Kapitel verwiesen. Nur in Fällen, in denen eine Insuffizienzfraktur des hinteren Beckenrings im Sinne einer Sakrumausbruchsverletzung ohne Beteiligung des vorderen Beckenrings vorliegt, kann auf die ventrale Stabilisierung verzichtet werden.

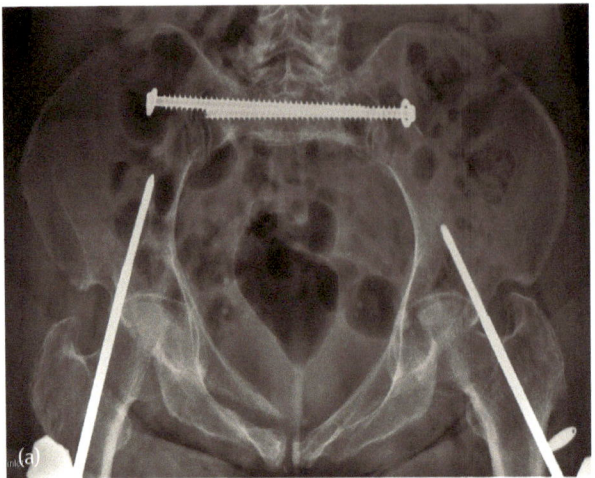

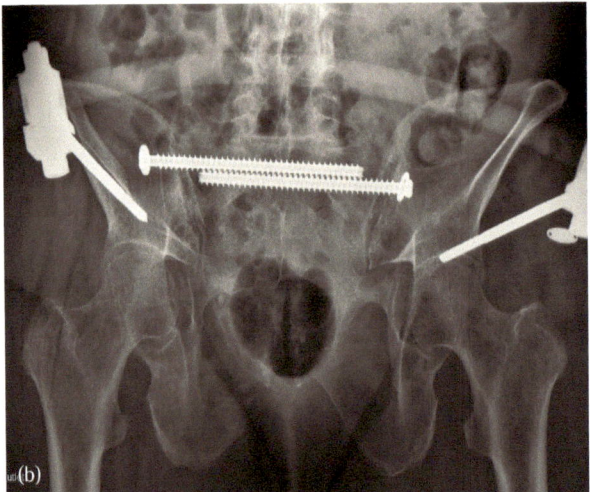

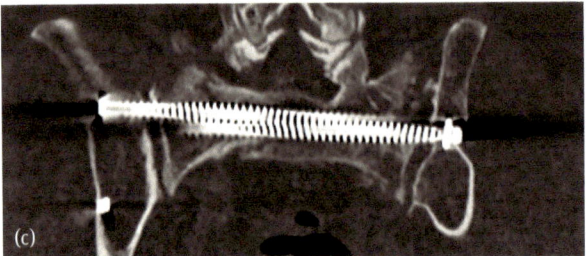

Abb. 7.35: Für die perkutane SI-Schraubenosteosynthese werden im eigenen Vorgehen mindestens zwei lange Schrauben mit durchgehendem Gewinde verwendet, die sich möglichst gegeneinander „verzahnen".

7.5.3 Begleitverletzungen

Da Beckenringfrakturen beim geriatrischen Patienten in der Regel durch Bagatelltraumata hervorgerufen werden, sind begleitende viszerale Verletzungen in dieser Patientengruppe selten. Als Folge von Insuffizienzfrakturen mit Ausbruch des Sakrums können allerdings durchaus neurologische Symptome meist im Sinne eines Cauda equina Syndroms auftreten, die eine Laminektomie erfordern (siehe auch Kap. 7.4.3). Auch wenn pelvine Massenblutungen aus dem präsakralen und paravesikalen Venenplexus sowie aus freiliegenden Knochenstrukturen bei den typischen Altersfrakturen des Beckens normalerweise nicht auftreten, so können isolierte Gefäßverletzungen, hervorgerufen durch spitze Knochenfragmente, durchaus zu lebensbedrohlichen Hämorrhagien bei den oft antikoagulierten Patienten führen. Zu nennen sind hierbei vor allem Blutungen aus der Arteria obturatoria oder Arteria corona mortis in Folge von Schambeinfrakturen (Abb. 7.36). Diese Blutungen lassen sich meist interventionell-radiologisch durch eine Embolisation des betroffenen Gefäßes beherrschen.

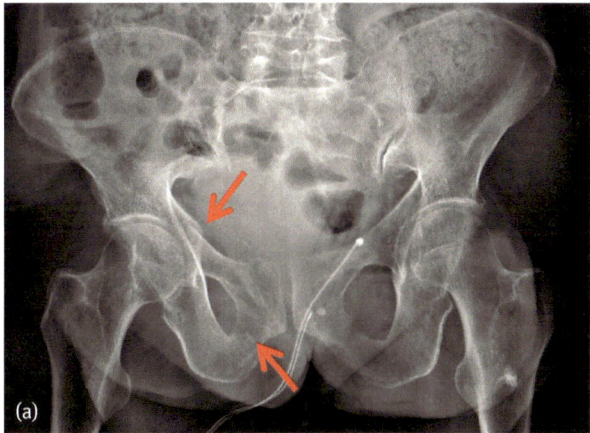

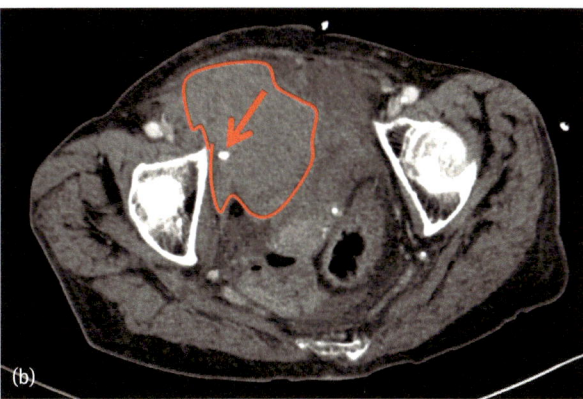

Abb. 7.36: Durch transpubische Frakturen des vorderen Beckenrings (a; rote Pfeile) können insbesondere bei antikoagulierten Patienten lebensbedrohliche Blutungen aus den Obturatorgefäßen oder der Arteria corona mortis hervorgerufen werden. In der Angio-CT sind die Blutungsquelle (b; roter Pfeil) sowie das Hämatom (b; rote Flächenmarkierung) gut zu erkennen.

Literatur

[1] Müller M. The comprehensive classification of fractures, part 2: Pelvis and acetabulum, Springer 1996, Berlin Heidelberg New York Tokyo.

[2] Tscherne H, Pohlemann T. Tscherne-Unfallchirurgie: Becken und Acetabulum. Springer 1998, Berlin Heidelberg New York.

[3] Mendel T, Noser H, Kuervers J, et al. The influence of sacral morphology on the existence of secure S1 and S2 transverse bone corridors for iliosacroiliac screw fixation. Injury. 2013;44:1773–9.

7.6 Nachbehandlung nach Beckenringfraktur

Hagen Schmal

Erfreulicherweise sinkt die Mortalität nach Beckenringfrakturen im Laufe der primären stationären Versorgung seit den 90er Jahren stetig, wovon prinzipiell alle Altersgruppen profitieren (Abb. 7.37).

Betrachtet man jedoch gesondert die 30-Tage-Mortalität nach instabilen Beckenfrakturen im Alter ist diese mit 20 % vergleichsweise hoch und steigt nach einem Jahr noch einmal auf über 40 % [1]. Diese Zahlen unterstreichen, dass nach Überleben der Akutphase v. a. die Behandlung der Begleitmorbidität über das endgültige Behandlungsergebnis entscheidet. Deshalb ist die Einbeziehung orthogeriatrischer Konzepte empfehlenswert, die durch Kombination von unfallchirurgischer mit geriatrischer Expertise zu einer Senkung der Mortalität führen kann [2]. Die Behandlung sollte in jedem Fall auf eine sofortige Mobilisierung abzielen, um typische Komplikationen wie Pneumonie, Sepsis, Myokardinfarkt oder Lungenembolie zu vermeiden [3]. Die unfallchirurgische Verantwortung besteht genau darin, diese Mobilität zu ermöglichen bzw. korrekt einzuschätzen.

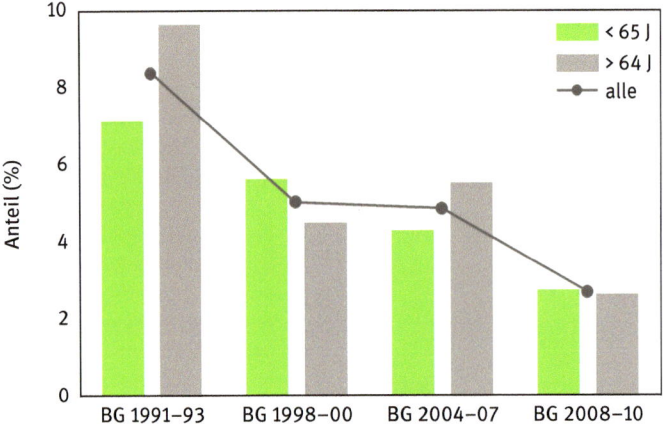

Abb. 7.37: Altersabhängige Mortalität nach Beckenfrakturen, BG I-III Stand 2010 (n = 10.508).

7.6.1 Altersadaptierte Schmerzmedikation

Schmerzen werden in den ersten 3 Monaten nach operativer Frakturversorgung mit zunehmendem Alter durch die Patienten vergleichsweise stärker eingeschätzt. Ob der Grund in einer veränderten Wahrnehmung oder einer verzögerten Frakturheilung besteht, ist nicht geklärt. Zweifellos ist eine adäquate – also effektive – und an die Komorbidität angepasste Medikation geboten. Dies bedeutet in der Regel einen reduzierten Einsatz oder Verzicht auf nicht-steroidale Antirheumatika (NSAR) wie Ibuprofen und Diclofenac, da mit zunehmendem Alter ein erhöhtes Risiko für nephrotoxische Nebenwirkungen, Blutungen im Magen-/Darmbereich und Herz-Kreislauf-Problemen besteht. Alternativen sind Paracetamol (Cave Überdosierung mit Leberschäden), Metamizol (nach sorgfältiger Nutzen-Risiko-Abwägung) und schwach wirksame Opioide wie Tramadol. Ibuprofen und Naproxen können evtl. auch für maximal eine Woche in niedriger Dosierung (Ibuprofen 3 × 400 mg pro Tag, Naproxen 2 × 250 mg pro Tag) verabreicht werden.

7.6.2 Belastung

Aus traumatologischer Sicht ist der biomechanische Aspekt für die Frakturheilung ausschlaggebend für den Erfolg. Ist der „Strain", also die Längenänderung im Frakturbereich bei einer bestimmten Belastung > 10 %, so bleibt eine Knochenbildung aus, und es kommt zur Pseudarthrose [4] oder zur sekundären Dislokation (Abb. 7.38).

Einflussmöglichkeiten sind die Stabilität der Osteosynthese und eben die erlaubte Belastung. Hier ergibt sich die Besonderheit im Alter, dass aufgrund der eingeschränkten körperlichen und geistigen Leistungsfähigkeit in der Regel eine Teilbelastung nicht möglich ist. Tatsächlich führen restriktive Vorgaben zu einer Einschränkung der Mobilität, nicht jedoch zu einer verminderten Belastung [5]. Gleichzeitig ist der funktionelle Anspruch im Alter herabgesetzt, was Kompromisse bei der Wiederherstellung der Beckensymmetrie erlaubt. Dies gilt in gewissem Maße auch für die Gelenkkongruenz, da eine langfristig zu erwartende Arthrose des Hüftgelenkes nach Azetabulumfrakturen eine untergeordnete Rolle spielt. Das oberste Ziel der unfallchirurgischen Versorgung ist demnach Belastungsfähigkeit herzustellen, wenn diese durch die Fraktur eingeschränkt ist. Die Optionen sind also im Wesentlichen beschränkt auf Vollbelastung oder Rollstuhlmobilisation, wobei jedoch zunehmend physiotherapeutische Protokolle entwickelt werden, die auf die Optimierung der individuellen Belastungsfähigkeit abzielen [6], da außer dem Gehwagen alternative Hilfsmittel eingesetzt werden können.

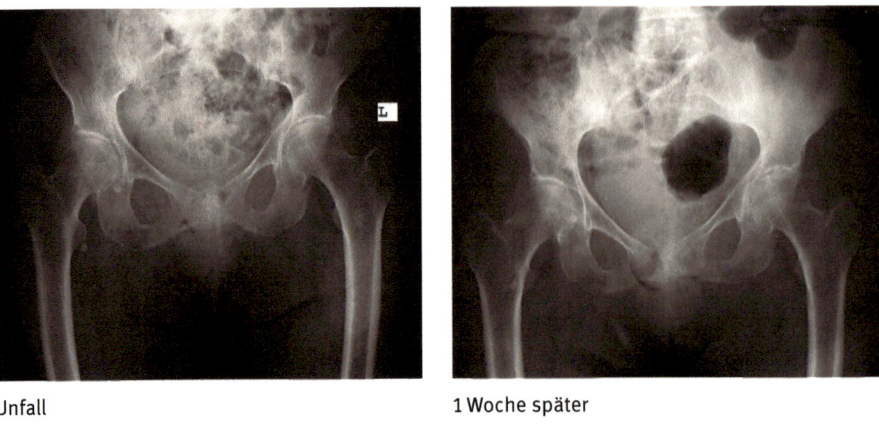

Unfall	1 Woche später

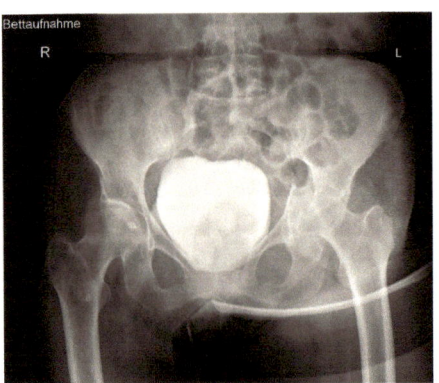
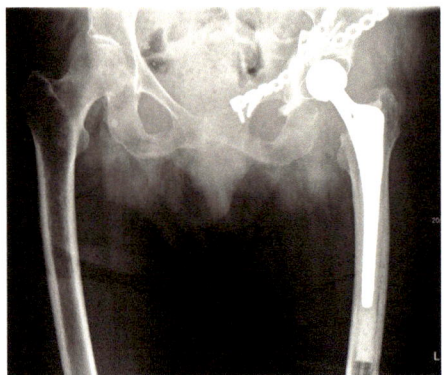

2 Wochen später	6 Monate später

Abb. 7.38: 90-jährige Dame mit linksseitiger Azetabulumfraktur (vorderer Pfeiler mit hinterer Hemiquerkomponente). Aufgrund der fehlenden Dislokation wurde zugunsten einer konservativen Behandlung entschieden. Dies war solange erfolgreich wie die Mobilisierung kontrolliert erfolgte. Im Laufe der zweiten Woche erst zunehmende Selbstständigkeit, dann Schmerzen. Radiologisch sekundäre Dislokation. Die Konsequenz war erst die Osteosynthese und dann die sekundäre zementierte prothetische Versorgung. Dieser Verlauf sollte nicht enttäuschen, da jede Behandlungsentscheidung – ob für oder gegen eine primäre Operation – ein kalkuliertes Risiko innehat. Dies sollte einfach gekannt und mit Patient und Verwandten besprochen werden.

7.6.3 Physiotherapie

Physiotherapie nach Beckenfrakturen im Alter hat das Ziel, Patienten zu mobilisieren und langfristig erneute Stürze zu verhindern. Dabei sind neben der Belastung einige besondere Gesichtspunkte zu berücksichtigen wie die Komorbidität (eingeschränkte pulmonale und kardiale Belastungsfähigkeit), die Sarkopenie (altersbedingter Muskelabbau) und die Fallangst, welche häufig durch eine Kombination aus muskulärer, kardialer und neurologischer Einschränkung entsteht. Deswegen kann Physiotherapie nie isoliert betrachtet werden, sondern muss durch eine internistische und neurologische Behandlung sowie eine optimierte Ernährung flankiert werden. Hinsichtlich der typischen Fallängste sind besondere Behandlungspläne und Strategien entwickelt worden, die folgende Komponenten berücksichtigen: Entspannung, sinnvolle Alltags-gekoppelte Aktivitäten und mobilitätsbezogene Ziele, sturzbezogene Erkenntnisse und Emotionen, Bewältigung von Aufgaben und Situationen mit hohem Risiko, Übungsprogramme mit individuellem Anforderungsprofil, Planung und Durchführung von selbständigen Übungen und Aktivitäten sowie Adressierung von Sturzrisiken und -gefahren [7]. Damit wird klar, wie wichtig es ist die individuelle Lebenssituation des Patienten in den Behandlungsplan miteinzubeziehen.

7.6.4 Begleitbehandlung

7.6.4.1 Polypharmazie und Niereninsuffizienz

42 % aller Patienten über 65 Jahren nehmen mehr als 4 verschiedene Medikamente ein und haben somit ein Polypharmazie-assoziiertes Risiko [8]. Diese Menschen leiden häufig unter einer eingeschränkten Nierenfunktion, die das Risiko des postoperativen akuten Nierenversagens in orthopädischen Abteilungen erhöht [9]. Die glomeruläre Filtrationsrate (GFR) nimmt ab einem Alter von 40 Jahren ab, was durch Begleiterkrankungen wie Diabetes mellitus und Bluthochdruck verstärkt wird. Auch ein kurzfristiger Blutdruckabfall während der Operation kann durch temporäre Minderdurchblutung der Nieren zu einer weiteren Einschränkung und Nierenschädigung führen. Nicht nur in chirurgischen Abteilungen gibt es oft Schwierigkeiten, die Medikamentendosis in Bezug auf die Nierenfunktion zu korrigieren [10]. Insbesondere Medikamente, die renal ausgeschieden werden, sollten aufgrund von Nierenfunktionsstörungen angepasst oder pausiert werden. Medikamente, welche die Nierenfunktion beeinflussen, sind nicht-steroidale entzündungshemmende Medikamente (NSAR), Diuretika, Opioide, Metformin, Angiotensin-Converting-Enzym-Inhibitoren (ACEI) und Angiotensin-II-Rezeptorblocker (ARBs) [10]. Empfehlungen zur Senkung der Raten akuten Nierenversagens sind in Tab. 7.1 zusammengefasst, wobei in chirurgischen Kohorten Fehler bei der Medikation in über 80 % der Fälle registriert wurden [11,12].

Tab. 7.1: Generelle, orientierende Empfehlungen zur Anpassung der Medikation an die Nierenfunktion bei Patienten > 65 Jahre (eGFR – geschätzte Glomeruläre Filtrationsrate, EF – Auswurffraktion).

Bei stationärer Aufnahme

1. Gewichtsbestimmung, ggf. täglich wiederholen
2. Kontrolle von Hämoglobin, Kreatinin, Kalium, Natrium, eGFR

Bei eGFR > 20 und < 60 ml/min

1. keine Depotpräparate zur Schmerzstillung
2. keine nicht-steroidalen Antirheumatika (NSAR)
3. Pausierung der blutdrucksenkenden Medizin (RR-Messung 1 × täglich, bei systolischem RR < 110 mmHg 2 × täglich) insbesondere ACE-Hemmer und Angiotensin Antagonisten (bei Indikation Hypertension kann einige Tage pausiert werden, bei Indikation Herzinsuffizienz typischerweise nur am Operationstag, Abstimmung mit Anästhesie)
4. Pausierung Thiazide und Metformin
5. Pausierung Furosemid außer bei Herzinsuffizienz mit EF < 35 %
6. ausreichende Flüssigkeitszufuhr (> 1500 ml)

Bei eGFR < 20 ml/min

nephrologisches Konsil

Bei geplanter Operation und eingeschränkter Nierenfunktion

rechtzeitiges anästhesiologisches Konsil

Dies unterstreicht die Wichtigkeit der Zusammenarbeit mit Geriatern auf orthopädisch-chirurgischen Stationen, wobei man sich grundsätzlich ebenso eng mit den Kollegen der Nephrologie und der Anästhesie abstimmen sollte.

7.6.4.2 Delirprävention

Ein Delir oder akuter Verwirrtheitszustand ist bei 35 % bis 65 % der Patienten nach Hüft- und Beckenfrakturen zu erwarten, wonach eine deutlich schlechtere Funktionalität als ohne diese Komplikation zu erwarten ist. Dabei ist das Delirium als Notfall zu betrachten, was zu Selbstgefährdung, hoher Sterblichkeit, oft nicht reversiblen Symptomen und zu einer verlängerten Krankenhausaufenthaltsdauer führt. Zu den Symptomen gehören Störungen des Bewusstseins und der Aufmerksamkeit, globale kognitive Störungen bzgl. Gedächtnis, Orientierung, Sprache und Auffassung sowie ein akuter Beginn mit fluktuierendem Verlauf. Häufig liegen dem Delir zusätzliche zerebrale oder systemische Erkrankungen zugrunde, wobei z. B. 60 % aller Delirpatienten an einer Demenz leiden. In einer randomisierten Pilotstudie zur Prüfung des Effektes einer proaktiven geriatrischen Mitbetreuung zur Delirprophylaxe konnte die Inzidenz des Delirs insgesamt um mehr als ein Drittel und die eines schweren Deliriums um mehr als die Hälfte verringert werden [13]. Der Geriater gab hierbei gezielte Empfehlungen auf der Grundlage von strukturierten Patienteninterviews mit der Erhebung folgender Scores: Mini-Mental State-Untersuchung (MMSE), Delirium-Symptom-Interview (DSI) und Memorial Delirium Assessment Scale (MDAS). Die Bewertung der Delirschwere erfolgte auf der Basis des Confusion Assessment (CAM). Weitere Studienergebnisse wurden in einer Metaanalyse zusammengefasst und haben dabei den Benefit einer frühen geriatrischen Intervention bestätigt [14], wobei auch der pflegerischen Betreuung eine zunehmende Bedeutung beigemessen wird [15]. Das Pflegepersonal hat deutlich mehr Kontaktzeit, kann somit entsprechende Symptome eher erkennen und beeinflusst maßgeblich die indizierten präventiven Handlungen. Interventionell werden pharmakologische und nicht-pharmakologische prophylaktische Maßnahmen unterschieden, wobei medikamentös niedrig dosiert mit Haloperidol, Risperidon, Olanzapin oder Quetiapin gearbeitet werden kann. Die Evidenz hierfür ist jedoch im Gegensatz zu den nicht-pharmakologischen Interventionen nicht sicher, weshalb diese die Prophylaxe dominieren sollten. Die Krankenhausumgebung ist für die Patienten ungewohnt und gleichzeitig sind die Fähigkeiten zur Anpassung eingeschränkt, weshalb die Maßnahmen darauf abzielen, diese Einschränkungen so gut wie möglich auszugleichen. Das beginnt bei der Vermeidung von Zimmerwechseln, führt über eine ausreichende Flüssigkeitszufuhr und Ernährung bis zur Einbeziehung von Verwandten. Der Erfolg dieser z. T. simplen Modifikationen der Abläufe ist seit Ende der 90er Jahre bekannt [16], scheitert aber an der Dynamik des Klinikbetriebes, wenn hier nicht klar Richtlinien zur Umsetzung festgelegt werden (Tab. 7.2) und das Personal nicht ausreichend geschult ist [17].

Tab. 7.2: Einige Maßnahmen zur Prävention von Delirzuständen modifiziert nach [16].

Risikofaktor	präventive Maßnahme
kognitive Beeinträchtigung	visuelle Orientierungshilfen, ausreichend Hilfestellung und Ansprache, Einbeziehung von Bezugspersonen, Umgebungskonstanz
Schlafstörung	Schlafcoaching, ggf. medikamentöse Unterstützung, Beachtung individueller Gewohnheiten
Immobilisierung	intensive Mobilisierung nach Möglichkeit, Evaluation OP-Notwendigkeit
beeinträchtigte visuelle Wahrnehmung	individuelle Verstärkung und Korrektur z. B. durch Brille, Einbeziehung elektronischer Hilfsmittel, Anpassung von Beleuchtung und Schriftgröße
beeinträchtigte auditorische Wahrnehmung	Einsatz eines Hörgerätes, Verbesserung mit medizinischen Maßnahmen wie Entfernung von Cerumen, Ansprache in bekannter Sprache oder Dialekt, Reizanpassung durch z. B. alternative Kommunikationsformen
Dehydratation	Ausreichende orale Flüssigkeitsaufnahme, intravenöse Korrektur nach Bedarf, Flüssigkeitsbilanz und Gewichtskontrolle

Delirbehandlung sollte also Screening, Prävention und auch die poststationäre Phase mit einbeziehen. Die Diagnostik sollte dabei zwischen der Verschlechterung einer Demenz und einem Delir unterscheiden und – wenn möglich – den Grund erkennen. Dieser sollte natürlich primär behandelt werden, wobei bereits prophylaktisch mit den nicht-medikamentösen Maßnahmen begonnen werden sollte. Im Falle einer Delirmanifestation wird die spezifische medikamentöse Therapie zeitnah eingeleitet und der Patient klinisch im Verlauf beobachtet. Das Delir selbst kann dabei oft ausschlaggebend für die Entscheidung gegen eine Operation sein.

7.6.4.3 Osteoporose

Schätzungen zufolge leiden 22 Millionen Frauen und 5,5 Millionen Männer in Europa (EU27) an Osteoporose [18]. Aufgrund der verminderten Knochenmineralisation erleiden dabei 3,5 Millionen Menschen Fragilitätsfrakturen, wobei zwar im Vordergrund Hüft-, Wirbelkörper- und Unterarmfrakturen stehen, aber immerhin 1,8 Millionen auf andere Frakturen wie die des Beckens, der Rippen, der Schultergürtelregion und des Unterschenkels entfallen. Die wirtschaftliche Belastung der Behandlung wird auf 37 Mrd. € geschätzt, wobei 66 % dieser Kosten auf die akute Frakturbehandlung, 29 % auf die langfristige Frakturversorgung und 5 % auf die pharmakologische Prävention entfallen. Geschätzt haben Osteoporose-assoziierte Frakturen im Jahr 2010 1,18 Millionen qualitätsbereinigte Lebensjahre gekostet. Dabei wird erwartet, dass die Kosten bis 2025 um 25 % steigen. Trotz der hohen sozialen und wirtschaftlichen Kosten für Osteoporose, einer erheblichen Behandlungslücke und einer prognostizierten Zunahme der wirtschaftlichen Belastung durch die alternde Bevölkerung, ist der Einsatz pharmakologischer Maßnahmen zur Frakturprävention in den letzten Jahren eher zurückgegangen. Obwohl das Becken zwar eine der bekannten Prädilektionsstellen der Osteoporose ist, handelt es sich um einen unterschätzten Manifestationsort. Osteoporose ist bekanntermaßen einer der Hauptgründe für Frakturen des Beckens mit niedriger Energie, wobei tatsächlich bei älteren Menschen der häusliche Sturz als Verletzungsmechanismus überwiegt. Dies zieht eher stabile Frakturen nach sich, weshalb auch Typ-A-Frakturen im Alter über 65 Jahren überwiegen (Abb. 7.39).

Aus den gleichen Gründen treten im Vergleich der Altersgruppen bei den Azetabulumfrakturen vermehrt Frakturen mit Beteiligung des vorderen Pfeilers auf (Abb. 7.40).

Es sind v. a. Frauen, die in einem Alter über 65 Jahren eine Beckenfraktur erleiden, was erklärt, warum die Osteoporose ein entscheidender Faktor für die Entstehung dieser Frakturen ist (Abb. 7.41).

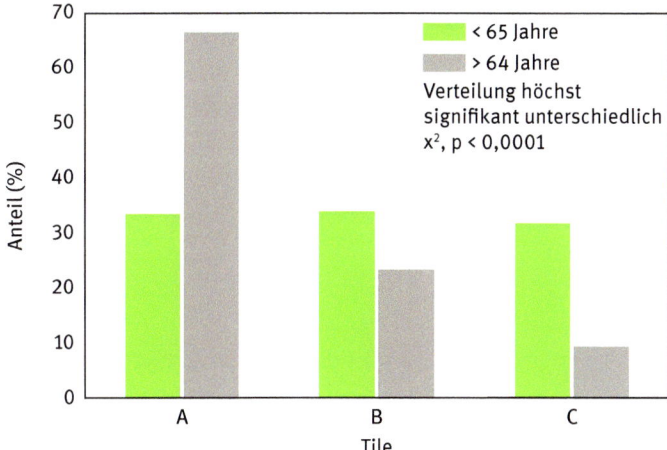

Abb. 7.39: Altersabhängige Verteilung der Beckenfrakturen, BG I-III Stand 2010 (n = 7.808).

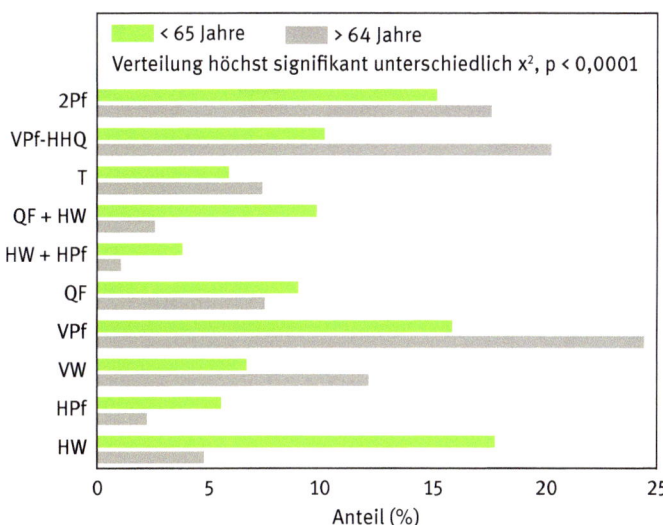

Abb. 7.40: Altersabhängige Verteilung der Azetabulumfrakturen entsprechend der Klassifikation nach Judet/Letournel, BG I-III, BG I-III Stand 2010 (n = 3008), HW = hintere Wand, HPf = hinterer Pfeiler, VW = vordere Wand, VPf = vorderer Pfeiler, QF = Querfraktur, T = T-Fraktur, VPf + HHQ = vorderer Pfeiler mit hinterer Hemiquer, 2Pf = Zweipfeilerfraktur.

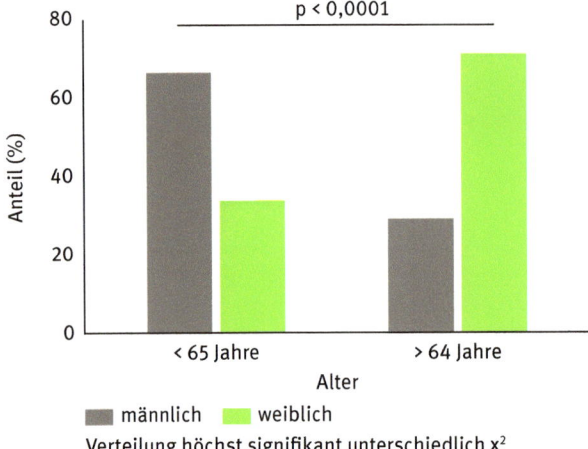

Abb. 7.41: Altersabhängige Geschlechterverteilung bei Beckenfrakturen, BG I-III Stand 2010 (n = 10.508).

In Bezug auf Beckenfrakturen kommen der Osteoporose zwei Aspekte zu, dem der Prävention und dem der Behandlung. Die Grundlagen der Vorbeugung neuer Frakturen sind im Wesentlichen in den AWMF-S3-Leitlinien zusammengefasst (https://www.awmf.org/leitlinien/detail/ll/183-001.html). Hinsichtlich der Behandlung hat das Nebenschilddrüsenhormon (PTH), auch Teriparatid genannt, neue Behandlungsmöglichkeiten eröffnet. PTH senkt nachweislich das Risiko nicht traumatischer Frakturen [19]. Im Gegensatz zum klassischen Ansatz der Osteoklastenhemmung hat Teriparatid eine anabole Wirkung auf Knochen und stimulierte Osteoblasten mit direkt positivem Einfluss auf die Knochenneubildung und -heilung. Obwohl die aktuelle Literatur von Fallberichten oder kleinen Studien dominiert wird, scheint Teriparatid die heutige Primärbehandlung, Schmerzkontrolle und Physiotherapie bei Insuffizienzfrakturen des Beckens sehr gut zu ergänzen. Signifikant positive Effekte wurden bei ansonsten konservativer Behandlung auf die Schmerzkontrolle und die Durchbauung bereits nach 8 Wochen beschrieben [14,20].

7.6.4.4 Thromboseprophylaxe

Ohne Antikoagulantien ist die Inzidenz von thromboembolischen Komplikationen nach Becken- und Azetabulumfrakturen zwischen 63 und 68 %, welche mit Behandlung auf ca. 12 % gesenkt werden kann. Hierbei sind auch asymptomatische Befunde berücksichtigt, die Zuordnung der Entstehung ist in der Hälfte der Fälle der Beckenbereich [21]. Diese Zahlen unterstreichen die Wichtigkeit der Thromboseprophylaxe, wobei mechanische von medikamentösen Interventionen unterschieden werden. Strittig ist dabei die Anwendung von Kompressionsstrümpfen, wobei ein Cochrane Review eine durchschnittliche Senkung des Risikos für eine tiefe Venenthrombose (TVT) auf ein Drittel errechnet hatte [22]. Allerdings inkludiert dieser Review kaum

Studien mit der Hintergrundtherapie des derzeitigen Standards – niedermolekulares Heparin (NMH). Wird dies berücksichtigt, scheint der Effekt zu verschwinden wie die CLOTS-Studie nahelegt [23]. Eine Empfehlung kann angesichts dieser Evidenzlage nur für Patienten ausgesprochen werden, die kein NMH erhalten. Ähnlich stellt sich die Situation bzgl. pulsatiler Kompressionsapparaturen dar. Kleinere Studien zeigen zwar Vorteile, jedoch ist die Anwendung nur möglich, wenn nicht gleichzeitig Verletzungen der unteren Extremitäten vorliegen [24]. Zusammenfassend ist die pharmakologische Thromboseprophylaxe für die Mehrzahl der Patienten die Therapie der Wahl, wobei eine Reihe von Produkten zur Verfügung steht deren Vor- und Nachteile im Folgenden zusammengefasst werden.

Heparin ist eine Mischung von Mucopolysacchariden, welche die Wirkung von Antithrombin verstärken. Goldstandard der Anwendung ist die niedermolekulare Fraktion (NMH), für welche auch nach Beckentraumata gute Anwendungserfahrungen existieren. Vorteile sind neben der guten Wirksamkeit die gute Steuerbarkeit und Verfügbarkeit.

Fondaparinux (Arixtra®) ist ein synthetischer Inhibitor von Faktor Xa, der auch nach Becken- und Azetabulumfrakturen zum Einsatz gekommen ist. Das Präparat war dabei effektiver bei der Prophylaxe thrombembolischer Komplikationen als niedermolekulares Heparin, führte aber zu mehr Blutungsproblemen. Weiterhin ist es aufgrund der langen Halbwertszeit und des fehlenden Antagonisten schwerer steuerbar [25].

Für die neuen Antikoagulantien wie Dabigatran (direkter Thrombininhibitor), Rivaroxaban and Apixaban (beides direkte Faktor Xa-Inhibitoren) gibt es keine Anwendungsstudien nach Beckentraumata.

Prinzipiell haben Patienten mit Becken- und Azetabulumfrakturen unabhängig von der Therapie ein erhöhtes Risiko entsprechend der NICE-Empfehlungen, da von einer signifikanten Beeinträchtigung der Mobilität auszugehen ist [26]. Umgekehrt muss natürlich auch das Blutungsrisiko eingeschätzt und im Verlauf reevaluiert werden. Hierbei sind aktive Blutungen auch zerebralen Ursprungs, erworbene Blutungsstörungen wie akutes Leberversagen, Thrombozytopenie, eine unkontrollierte Hypertonie (> 230/120 mmHg) und vererbte Blutungsstörungen (z. B. Hämophilie und von Willebrand-Krankheit) zu berücksichtigen. Entscheidet man sich gegen eine medikamentöse Thromboseprophylaxe sind alle mechanischen Maßnahmen wie Kompressionsstrümpfe, pulsatile Kompression und Mobilisierung angezeigt und nach Möglichkeit durchzuführen.

Literatur

[1] Banierink H, Ten Duis K, de Vries R, et al. Pelvic ring injury in the elderly: Fragile patients with substantial mortality rates and long-term physical impairment. PloS One. 2019;14(5):e0216809.

[2] Prestmo A, Hagen G, Sletvold O, et al. Comprehensive geriatric care for patients with hip fractures: a prospective, randomised, controlled trial. Lancet Lond Engl. 2015;385(9978):1623–33.

[3] Dodd AC, Bulka C, Jahangir A, et al. Predictors of 30-day mortality following hip/pelvis fractures. Orthop Traumatol Surg Res OTSR. 2016;102(6):707–10.

[4] Elliott DS, Newman KJH, Forward DP, et al. A unified theory of bone healing and nonunion: BHN theory. Bone Jt J. 2016;98-B(7):884–91.

[5] Pfeufer D, Zeller A, Mehaffey S, et al. Weight-bearing restrictions reduce postoperative mobility in elderly hip fracture patients. Arch Orthop Trauma Surg. 2019;139(9):1253–1259.

[6] Meys G, Kalmet PHS, Sanduleanu S, et al. A protocol for permissive weight-bearing during allied health therapy in surgically treated fractures of the pelvis and lower extremities. J Rehabil Med. 2019;51(4):290–7.

[7] Kampe K, Kohler M, Albrecht D, et al. Hip and pelvic fracture patients with fear of falling: development and description of the 'Step by Step' treatment protocol. Clin Rehabil. 2017;31(5):571–81.

[8] Moßhammer D, Haumann H, Mörike K, Joos S. Polypharmacy-an Upward Trend with Unpredictable Effects. Dtsch Arzteblatt Int. 2016;113(38):627–33.

[9] Bell S, Dekker FW, Vadiveloo T, et al. Risk of postoperative acute kidney injury in patients undergoing orthopaedic surgery–development and validation of a risk score and effect of acute kidney injury on survival: observational cohort study. BMJ. 2015;351:h5639.

[10] Nielsen AL, Henriksen DP, Marinakis C, et al. Drug dosing in patients with renal insufficiency in a hospital setting using electronic prescribing and automated reporting of estimated glomerular filtration rate. Basic Clin Pharmacol Toxicol. 2014;114(5):407–13.

[11] Sweileh WM, Janem SA, Sawalha AF, et al. Medication dosing errors in hospitalized patients with renal impairment: a study in Palestine. Pharmacoepidemiol Drug Saf. 2007;16(8):908–12.

[12] Saad R, Hallit S, Chahine B. Evaluation of renal drug dosing adjustment in chronic kidney disease patients at two university hospitals in Lebanon. Pharm Pract. 2019;17(1):1304.

[13] Marcantonio ER, Flacker JM, Wright RJ, Resnick NM. Reducing delirium after hip fracture: a randomized trial. J Am Geriatr Soc. 2001;49(5):516–22.

[14] Wang Y, Tang J, Zhou F, Yang L, Wu J. Comprehensive geriatric care reduces acute perioperative delirium in elderly patients with hip fractures: A meta-analysis. Medicine (Baltimore). 2017;96(26):e7361.

[15] Holly C. Primary Prevention to Maintain Cognition and Prevent Acute Delirium Following Orthopaedic Surgery. Orthop Nurs. 2019;38(4):244–50.

[16] Inouye SK, Bogardus ST, Charpentier PA, et al. A multicomponent intervention to prevent delirium in hospitalized older patients. N Engl J Med. 1999;340(9):669–76.

[17] Trogrlić Z, van der Jagt M, Lingsma H, et al. Improved Guideline Adherence and Reduced Brain Dysfunction After a Multicenter Multifaceted Implementation of ICU Delirium Guidelines in 3,930 Patients. Crit Care Med. 2019;47(3):419–27.

[18] Hernlund E, Svedbom A, Ivergård M, et al. Osteoporosis in the European Union: medical management, epidemiology and economic burden. A report prepared in collaboration with the International Osteoporosis Foundation (IOF) and the European Federation of Pharmaceutical Industry Associations (EFPIA). Arch Osteoporos. 2013;8:136.

[19] Neer RM, Arnaud CD, Zanchetta JR, et al. Effect of parathyroid hormone (1–34) on fractures and bone mineral density in postmenopausal women with osteoporosis. N Engl J Med. 2001;344(19):1434–41.

[20] Yoo J-I, Ha Y-C, Ryu H-J, et al. Teriparatide Treatment in Elderly Patients With Sacral Insufficiency Fracture. J Clin Endocrinol Metab. 2017;102(2):560–5.
[21] El-Daly I, Reidy J, Culpan P, Bates P. Thromboprophylaxis in patients with pelvic and acetabular fractures: A short review and recommendations. Injury. 2013;44(12):1710–20.
[22] Sachdeva A, Dalton M, Lees T. Graduated compression stockings for prevention of deep vein thrombosis. Cochrane Database Syst Rev. 2018;11:CD001484.
[23] CLOTS Trials Collaboration, Dennis M, Sandercock P a. G, et al. Effectiveness of thigh-length graduated compression stockings to reduce the risk of deep vein thrombosis after stroke (CLOTS trial 1): a multicentre, randomised controlled trial. Lancet Lond Engl. 2009;373 (9679):1958–65.
[24] Spain DA, Bergamini TM, Hoffmann JF, Carrillo EH, Richardson JD. Comparison of sequential compression devices and foot pumps for prophylaxis of deep venous thrombosis in high-risk trauma patients. Am Surg. 1998;64(6):522–5; discussion 525–526.
[25] Yoshida R de A, Yoshida WB, Maffei FH de A, et al. Systematic review of randomized controlled trials of new anticoagulants for venous thromboembolism prophylaxis in major orthopedic surgeries, compared with enoxaparin. Ann Vasc Surg. 2013;27(3):355–69.
[26] Steele N, Dodenhoff RM, Ward AJ, Morse MH. Thromboprophylaxis in pelvic and acetabular trauma surgery. J Bone Joint Surg Br. 2005;87-B(2):209–12.

8 Azetabulumfrakturen

8.1 Grundsätze der Behandlung von Azetabulumfrakturen im Alter

Ulf Culemann

8.1.1 Anatomie

Das Azetabulum nimmt durch seine anatomische Konstruktion im Schnittpunkt des Darm-, Scham- und Sitzbeines und seine biomechanische Bedeutung als direkter Lastüberträger der Kraft von der Wirbelsäule auf beide Beine eine zentrale Bedeutung im Beckenring ein und ist zentrales Bewegungsorgan der unteren Extremitäten.

Anatomisch deskriptiv ist das Azetabulum einem auf dem Kopf stehenden Y vergleichbar. Der kurze Schenkel dieses „λ" setzt sich aus Anteilen des Os ilium und Os ischium zusammen und besitzt eine ausgeprägt dichte und feste Knochensubstanz (= Os innominatum des hinteren Pfeilers). Der gelenkbildende Anteil, die „hintere Wand" stellt im aufrechten Stand einen wesentlichen Teil der lastübertragenden Gelenkfläche dar.

Der längere „vordere" Schenkel des „λ" setzt sich anteilig überwiegend aus dem Os ilium und nur zu einem kleinen Teil aus dem Os pubis zusammen. Die innere Fläche des vorderen Pfeilers bildet die sog. „quadrilaterale Fläche", die insbesondere bei den Azetabulumfrakturen im Alter durch den häufigen Durchtritt des Femurkopfes in das kleine Becken „türflügelartig" disloziert steht.

In beiden Pfeilern ist die eigentliche Gelenkpfanne, eine hufeisenförmige Gelenkfläche, zentral eingebettet. Die Knorpeldicke nimmt zum Rand hin zu, um die entsprechenden Belastungen genügend abzufangen. Durch die Blutversorgung des Azetabulum aus der A. obturatoria, den Ae. gluteae sup. et inferior sowie der A. circumflexa femoris medialis sind Blutverluste infolge der Fraktur auch bei alten Patienten zu erwarten. Durch die Nähe zu den ventrokranial verlaufenden großen Leitungsstrukturen (A. + V. iliacae com. et externa), die die Blutversorgung der unteren Extremitäten sicherstellen, kann es hier durch scharfkantige Fragmente oder protrusionierte Prothesenanteile bei älteren Patienten aufgrund der zusätzlich bestehenden Verkalkungen und damit verbundener Flexibilitätsverlusten der Gefäße ggf. sogar zu tödlichen Gefäßverletzungen kommen. Diese anatomischen Beziehungen erklären auch die hohe Rate von auftretenden venösen Thrombosen, weshalb eine suffiziente Antikoagulation bei Patienten mit einer Azetabulumfraktur unumgänglich ist.

8.1.2 Biomechanik

Durch die Analyse des Unfallmechanismus und der Fragmentstellung im Röntgenbild/CT ergibt sich die Klassifikation der Fraktur und beeinflusst daher direkt die weitere Planung der Frakturversorgung. Die Umkehr des einwirkenden Kraftvektors stellt das notwendige Repositionsmanöver dar und auch die Verhinderung einer Redislokation durch die stabilisierende Osteosynthese wird hierdurch entscheidend mit beeinflusst. Azetabulumfrakturen entstehen biomechanisch einerseits durch indirekte Frakturmechanismen mit Energieeinleitung über Schenkelhals und Femurkopf in die Hüftpfanne. Dies gilt insbesondere für jüngere Patienten. Hierbei kommt es durch punktuelle Krafteinleitung auf eine spezifische Stelle des Azetabulum zur Fraktur, die mit der Stellung des Hüftkopfes zum Frakturzeitpunkt in direktem Zusammenhang steht. Azetabulumfrakturen bei älteren Patienten entstehen demgegenüber durch eine direkte Krafteinleitung nach lateralem Anprall (Sturz auf die Seite) im Trochanter major-Bereich. Der Impuls wird über den Schenkelhals und Femurkopf in den Mittelpunkt des Azetabulum weitergeleitet und führt zum typischen „Protrusions"-Frakturtyp mit Hochklappen des vorderen Pfeilers („Motorhaubeneffekt") und Aufklappen der quadrilateralen Fläche („aufschwenkende Wagentür"). Dieser Frakturmechanismus führt einerseits zur typischen Vorderpfeilerfraktur im Alter mit zentraler Protrusion des Hüftkopfes in das kleine Becken hinein und andererseits zur häufigeren Anwendung von anterioren Zugängen (Stoppa, Pararectus) und Verwendung speziell vorkonfigurierter Implantate mit einem Plattenschenkel, der die Linea terminalis nach Reposition abstützt und einem Plattenschenkel, der die quadrilaterale Fläche sichert. Die hierfür notwendige Reposition stellt wiederum die direkte Umkehr der Krafteinleitung und der o. a. typischen Dislokationen dar, in dem der Vorderpfeileranteil („Motorhaube") heruntergedrückt und die quadrilaterale Fläche wieder zurückrotiert wird („Wagentür schließen").

8.1.3 Grundsätze der Behandlung der Azetabulumfraktur im Alter

„Azetabulumfrakturen sollten grundsätzlich konservativ behandelt werden". Dieser Ausspruch galt generell bei Letournel 1960 für die älteren, über 65-jährigen Patienten und wirkte fort bis weit in die achtziger Jahre des letzten Jahrhunderts. Auch konservativ-ähnliche Behandlungen mit Extensionen und Lateralzug waren dieser Aussage geschuldet. Ergebnisse von Langzeitverläufen von Matta und auch Studien der AG Becken III (2004) konnten zeigen, dass Frakturen mit einer Dislokation < 2 mm oder eine Spaltbildung < 3–4 mm bei radiologisch sichtbarer Fraktur in über 50 % der Fälle weiterhin gut konservativ behandelt werden können, so sie sich nicht im Dombereich (roof arc) des Azetabulum befinden [2,3,5,8]. Komorbiditäten oder anderweitige Kontraindikationen können zwar auch heute noch zu einer konservativen Behandlungsstrategie zwingen, aber eine geschlossene Reposition und ausschließliche Extensionsbehandlung dislozierter Azetabulumfrakturen ohne Herstellung einer Belastungsfähigkeit sollte heute ausschließlich Einzelfällen vorbehalten bleiben. Des Weiteren impliziert eine konservative Therapie die Notwendigkeit einer sechswöchigen Teilbelastung, die häufig vom hochaltrigen Patientengut nicht eingehalten werden kann.

Daher hat die operative Behandlung von Azetabulumfrakturen im Alter aufgrund der steigenden Patientenzahlen heute eher den Stellwert der „Standardbehandlung" erreicht und sich zu einem operativen Spezialgebiet der Alterstraumatologie weiterentwickelt. Durch die grundlegenden Arbeiten von Letournel in den 60er Jahren und von Matta in den 80/90er Jahren des letzten Jahrhunderts konnte eine grundsätzliche Standardisierung von Diagnostik, Klassifikation, Entscheidungsfindung und operativer Therapie der Azetabulumfrakturen erreicht werden, die letztlich zu einer entsprechenden Qualitätssteigerung des operativen Ergebnisses und damit zu einer Prognoseverbesserung für die Patienten geführt hat.

Die chirurgische Wiederherstellung der korrekten Gelenkgeometrie als Grundbedingung für die funktionelle Ausheilung einer Azetabulumfraktur ist im Endergebnis nur zu erreichen, wenn eine ausreichende Kenntnis der Interpretationsfähigkeit der spezifischen Diagnostik und ein vertieftes Wissen der Fraktureinteilung im Alter vorhanden sind. Ebenso benötigt der behandelnde Chirurg grundlegende Kenntnisse über die Anwendung der beckenspezifischen Instrumente und Implantate und der für die Stabilisierung der Azetabulumfraktur zur Verfügung stehenden operativen Zugänge.

Zur operativen Versorgung werden heute neben vorderen und hinteren Standardzugängen zum Azetabulum (dorsal Kocher-Langenbeck, ventral ilioinguinaler Zugang) auch reduzierte Zugänge verwendet (Stoppa-Zugang, Pararectus-Zugang). Die in den 80er Jahren verwendeten erweiterten Zugänge (z. B. erweiterter iliofemoraler Zugang, Maryland-Modifikation) zur einzeitigen chirurgischen Versorgung von Zweipfeiler- oder T-Frakturen des Azetabulum, fanden aufgrund ihrer Zugangsmorbidität und der damit verbundenen peri- und postoperativen Komorbiditäten schon bei jüngeren Patienten keine weite Verbreitung und werden heute auch in dieser Patientengruppe nur noch bei wenigen ausgewählten Frakturtypen sowie Spätrekonstruktionen angewendet. Bei Frakturen des alten Patienten haben diese ausgedehnten operativen Zugänge aufgrund ihrer Zugangsmorbidität und damit verbundener zusätzlicher OP-Traumatisierungen keinen Stellenwert. Es wird insbesondere bei der Behandlung des alten Patienten eher ein reduziertes Repositionsmanöver, eine augmentierende Osteosynthese in Kombination mit einer Endoprothese oder ein zweizeitiges, dorso-ventrales Operationsverfahren zur Stabilisierung gewählt, um das perioperative Risiko bei den älteren Patienten möglichst gering zu halten und lange OP-Dauern oder hohe Blutverluste mit ausgeprägten Kreislaufdepressionen zu vermeiden.

Auch bei den reduziert invasiven Zugängen zum Azetabulum können z. B. Blutungen deshalb erhebliche Schwierigkeiten bereiten, da sie aufgrund der bewussten Zugangsverkleinerung chirurgisch schwieriger zu stillen sind. Daher ist neben einem ausreichend operativ erfahrenen Team, das häufig alterstypische Azetabulumfrakturen operativ versorgt, eine gute Infrastruktur mit Blutbank und postoperativer Absicherung des Patienten mit intensivmedizinischer Überwachung ebenso wichtig.

Das für die suffiziente chirurgische Behandlung von Azetabulumfrakturen neben den o. a. Kenntnisse auch spezielle beckenchirurgische Instrumentarien notwendig sind, die für die Besonderheit der Eingriffe (Form und Beschaffenheit) aber auch für die ggf. notwendigen hohen Kräfte für Reposition und Stabilisierung ausgelegt sind, sollte ebenfalls selbstverständlich sein. Der Einsatz eines Navigationsgerätes kann sinnvoll z. B. für die Platzierung langer Einzelschrauben sein, sollte aber in keinem Fall dazu führen, fundierte anatomische Kenntnisse zu ersetzen. Ein vollständig röntgendurchlässiger Operationstisch aus Carbon und auch Carbonhebel, die bei Durchleuchtungskontrollen intraoperativ nicht stören, sollten zur Standardausstattung für diese Operation gehören. Die intraoperative 3D-BV-Kontrolle oder vollständige CT-ähnliche Visualisierung erlaubt in der Regel eine gute Kontrolle der Repositionsqualität und sollte intraartikuläre Schraubenlagen mit notwendiger Revisionspflichtigkeit heute verhindern helfen.

Eine zunehmende Anzahl von älteren Patienten erleidet zudem heute eine „periprothetische Azetabulumfraktur", d. h. ein Sturz auf die Seite führt bei liegender Endoprothese nicht zu einem „einfachen" Schaft- oder Pfannenimplantatbruch, sondern zu einem Einbruch der intakten Pfanne in das Azetabulum mit Protrusion der Prothese in das Beckeninnere hinein, gerade z. B. bei liegender Duokopfprothese. Ohne eine operative Stabilisierung der azetabulären Fraktur entweder mit einer Osteosynthese allein, einem Pfannenwechsel auf ein Revisionsprothesensystem oder eine Kombination aus beidem (augmentierende Osteosynthese + Pfannenwechsel) kann eine notwendige rasche Mobilisierung der alten Patienten mit Vollbelastung nicht umgesetzt werden. Dies sollte aber letztlich auch in diesen Fällen das Ziel der Operation sein, eine direkte Belastungsfähigkeit des Beines wiederherzustellen!

Grundsätzlich sollte der Patient (oder sein Betreuer) ausführlich über die Notwendigkeit (Indikation), den Ablauf (OP-Verfahren) und die notwendige Nachbehandlung aufgeklärt werden. Der Patient bzw. sein gesetzlicher Vertreter und ggf. auch weitere Angehörige müssen dabei in einer ihm verständlichen Art und Weise informiert werden, dass die Rekonstruktion nicht in allen Fällen gelingen muss, da es auch bei anatomischer Rekonstruktion der Gelenkfläche durch unfallbedingte Knorpelschäden, durch entstehende heterotope Ossifikationen oder aufgrund von Durchblutungsstörungen des Femurkopfes zur posttraumatischen Arthrose oder Bewegungseinschränkungen und Schmerzen kommen kann. Diese implizieren, dass insbesondere bei älteren Patienten immer auch über eine zeitnah nachfolgende oder sogar zeitgleiche Endoprothese aufgeklärt werden sollte. Ebenso sollten mit dem Patienten auch seine Vorerkrankungen besprochen werden, die die Nachbehandlung maßgeblich mitbeeinträchtigen können (z. B. vorbestehende chronische Niereninsuffizienz, Parkinson, Polyneuropathie). Der Patient sollte im Aufklärungsgespräch auf den zu erwartenden Blutverlust und die damit verbundene Transfusionsnotwendigkeit hingewiesen werden und sollte hierin ebenfalls einwilligen. Dies gilt insbesondere bei den nicht selten bestehenden Vormedikationen mit Antikoagulantien, die die Blutungsbereitschaft intra- und postoperativ beeinträchtigen können. Bei Becken- und Azetabulumfrakturen besteht grundsätzlich ein erhöhtes thrombembolisches Risiko, neben unfallbedingten Gefäß- und Nervenverletzungen ist auch die Rate der iatrogenen Nerven- und Gefäßschäden nicht zu vernachlässigen.

Aufklärungspunkte sollten daher im Gespräch mit den Patienten sein:
- Thrombosegefahr: Die Angaben schwanken je nach Nachweismethode zwischen 3 % und 33 %. Von einer wesentlich höheren Zahl an klinisch stummen Thrombosen muss jedoch ausgegangen werden.
- Emboliegefahr: Bei der Versorgung frischer Frakturen bis zu 1,7 %, bei verzögerten Versorgungen (> 20 Tage) 3 %, tödliche Lungenembolien liegen bei etwa 1 %.
- Blutungen: Können durch direkte Gefäßläsionen auftreten (z. B. bei Fragmenten, die die V. iliaca verletzen)
- Gefäßverletzung: Selten, am ehesten iatrogen beim Stoppa-Zugang (Corona mortis) und beim ilioinguinalen Zugang. Möglich sind hier direkte Gefäßläsionen durch fehlliegende Implantate oder durch Knochenfragmente bei der Reposition (A./.V. iliaca, A./V. obturatoria).
- Infektionsrisiko: Zwischen 1 % und 12 % in Abhängigkeit von der Zugangswahl und persönlicher Erfahrung. Eine perioperative Antibiotikaprophylaxe sollte Standard sein.
- Nervenschäden: Relativ hohes Risiko von unfallbedingten Nervenschäden (7 %–73 %), daher unbedingt präoperativen Neurostatus erstellen! Iatrogene Nervenschäden finden sich bei der Frakturversorgung zwischen 2 % und 18 %, besonders gefährdet ist der N. cutaneus femoris lateralis beim ilioinguinalen Zugang (12 %–18 %), Anteile des N. ischiadicus in 2 %–12 % der Fälle (peronealer Anteil bei Hinterwandfrakturen, mit einer Remissionstendenz bei mittelgradiger Verletzung zwischen 62 %–100 %) und Äste des N. glutaeus superior (bis zu 64 % EMG Veränderungen, schwere Funktionsstörungen sehr selten). Einzelläsionen des N. femoralis, N. obturatorius sind beschrieben.
- Ungenügende Gelenkreposition: Abhängig von Frakturtyp, Zugangswahl und vor allem persönlicher Erfahrung zwischen 0 und 40 %.
- Heterotope Ossifikationen: Zwischen 1 % und 69 % der Fälle, wobei eine Funktionsbeeinträchtigung insgesamt in bis zu 9 % der Fälle beschrieben ist. Die Inzidenz ist abhängig vom Zugang (dorsale und erweiterte Zugänge vermehrt), Begleitverletzungen (SHT), peri- und postoperative Prophylaxe (nichtsteroidale Antiphlogistika) und ein intraoperativ ausreichendes Debridement der zerrissenen Muskelanteile.
- Komorbiditäten und notwendige Einnahme von gerinnungshemmenden Medikamenten (Zeitraum der notwendigen Überbrückung mit niedermolekularem Heparin in der Regel 6 Wochen).
- Die Implantate werden in der Regel lebenslang belassen.

8.1.4 Spezifische Komplikationen nach Azetabulumfraktur

Implantatfehllagen und postoperative Ossifikationen sind bei allen operativ versorgten Azetabulumfrakturen als bedeutende Komplikationen zu nennen [4,6,7]. Intraartikuläre Implantatfehllagen sind als schwerwiegende Komplikation zu werten, die bei Nichterkennen in kürzester Zeit zu einer vollständigen Zerstörung des Gelenkes führen. Da bei den geriatrischen Patienten eine wesentlich höhere Zahl von sehr azetabulumnah eingebrachten Schrauben gewählt werden sollte, um eine ausreichende gelenknahe Stabilität aufgrund der reduzierten Knochenqualität zu erreichen, steigt das Risiko der intraartikulären Implantatlage verständlicherweise stark an. Im eigenen Vorgehen wird daher immer auf dem röntgentransparenten Carbontisch operiert und intraoperativ in allen Ebenen die Reposition und die Schraubenposition geprüft. Bei „riskanten" Schrauben lässt sich durch eine axiale und eine tangentiale Darstellung die Schraubenposition mit sehr hoher Sicherheit als extra- oder intraartikulär belegen [1]. Zugschrauben sollten daher in ausreichendem Sicherheitsabstand vom azetabulären Rand eingesetzt und die Schraubenrichtung „vom Gelenk weg" beachtet werden. Hilfreich kann es hier sein, entweder vor der Reposition die Bohrlöcher z. B. retrograd zu setzen oder alternativ einen Spickdraht vorher zu platzieren [1].

Ist eine intraartikuläre Schraube identifiziert oder kann eine intraartikuläre Lage nicht sicher ausgeschlossen werden, sollte direkt eine Korrektur erfolgen. Entsprechend sollte auch revidiert werden, wenn im Rahmen der postoperativen CT-Kontrolle eine derartige Fehlpositionierung erkannt wird. Zumeist ist schon durch eine Teilöffnung des Zugangs eine direkte Korrektur möglich.

Im mittelfristigen Verlauf nach Azetabulumfraktur können Hüftkopfnekrosen auftreten, die entweder traumatisch bedingt und zum Unfallzeitpunkt noch nicht immanent sind oder vaskulär durch eine Verletzung des blutzuführenden Astes der A. circumflexa femoris lateralis bei Kocher-Langenbeck-Zugang bei Präparation des Zuganges auftreten können.

Eine Kombination von Azetabulumfrakturen mit begleitenden proximalen Schenkelhals- oder pertrochantären Femurfrakturen sind bei älteren Patienten selten, aber aufgrund der Verletzungsschwere mit einer deutlich erhöhten Letalität verbunden. Schwierigkeiten ergeben sich im Management der Gesamtverletzung. Das Verletzungsmuster einer Azetabulumfraktur in Kombination mit einer Oberschenkelfraktur wird insgesamt unter dem Begriff „floating hip" zusammengefasst. Für die unmittelbare Entscheidungsfindung relevant sind allerdings lediglich die Kombinationen mit Azetabulumfrakturen und hier vor allem der kombinierten Frakturtypen mit proximalen Oberschenkelfrakturen. Nach der eigenen Erfahrung hat der Zugang und die Operationstechnik nur einen sekundären Einfluss auf das Ergebnis, die Operationstaktik muss sich im Wesentlichen am Allgemeinzustand des Patienten orientieren. Bei gutem Allgemeinzustand wird primär die Oberschenkelfraktur versorgt und bei Vorliegen einer von dorsal zu versorgenden Azetabulumfraktur deren Stabilisierung möglichst direkt in gleicher Narkose angeschlossen. Zur Versorgung der

Oberschenkelfraktur werden reduziert invasive Verfahren bevorzugt (unaufgebohrte Marknägel, durchgeschobene Platten). Bei schlechtem Allgemeinzustand wird zunächst die Oberschenkelfraktur notfallmäßig mit einem Fixateur externe stabilisiert und sekundär dann das Femur gemeinsam mit der Azetabulumfraktur definitiv versorgt.

Zusammenfassend bleibt festzustellen, dass der Schlüssel einer erfolgreichen operativen Therapie bei Azetabulumfrakturen die Vorbereitung auf die Frakturversorgung, das Lesen und Bewerten der durchgeführten Diagnostik, die Zugangswahl und die Qualität der Gelenkrekonstruktion mit ausreichend sicherer Abstützung der Gelenkfragmente aber auch die intra- und postoperative Nachsorge des älteren Patienten für den Therapieerfolg bei Altersfrakturen am Azetabulum essenziell wichtig sind.

Die Einschätzung des so zu erreichenden Operationsergebnisses durch den Operateur sollte mit dem Patienten ebenso besprochen werden, wie die Notwendigkeit der Mitarbeit des Patienten postoperativ. Nur durch die chirurgische Schaffung der Voraussetzung zur funktionellen Nachbehandlung und der möglichst aktiven Mitarbeit des Patienten kann eine für den Patienten zufriedenstellende und vor allem schmerzfreie Mobilisationsfähigkeit nach Azetabulumfraktur erzielt werden.

Die nachfolgenden Kapitel werden die Einzelheiten der Diagnostik, Klassifikation, Therapie Komplikationen und die notwendige Nachbehandlung im Einzelnen gesondert beleuchten.

Literatur

[1] Ebraheim NA, et al. Radiological diagnosis of screw penetration of the hip joint in acetabular fracture reconstruction. J Orthop Trauma. 1989;3(3):196–201.
[2] Fenzl G, Fischer G, Galle P. [Acetabular fractures–surgical versus conservative treatment]. Unfallchirurgie. 1990;16(5):230–5.
[3] Hesp WL, Goris RJ. Conservative treatment of fractures of the acetabulum. Results after longtime follow-up. Acta Chir Belg. 1988 ;88(1):27–32.
[4] Hoffmann R, et al. [Operative treatment of complex acetabular fractures through the modified extensile iliofemoral approach]. Unfallchirurg. 2000;103(1):12–21.
[5] Nutz V, Horch R. Fractures of the pelvis: problems and results of surgical treatment. Nippon Geka Hokan. 1990;59(3):240–9.
[6] Russell GV Jr., Nork SE, Chip Routt ML Jr. Perioperative complications associated with operative treatment of acetabular fractures. J Trauma. 2001;51(6):1098–103.
[7] Starr AJ, et al. Complications following the "T extensile" approach: a modified extensile approach for acetabular fracture surgery-report of forty-three patients. J Orthop Trauma. 2002;16(8):535–42.
[8] Weise K, Weller S. [Conservative therapy of acetabular fractures–indications and results]. Aktuelle Traumatol. 1987;17(6):277–83.

Weiterführende Literatur

Alonso JE, Davila R, Bradley E. Extended iliofemoral versus triradiate approaches in management of associated acetabular fractures. Clin Orthop. 1994(305):81–7.

Baumgaertel F. [Diagnosis, classification and surgical indications in acetabulum fractures]. Orthopade. 1992;21(6):427–41.

Bellabarba C, et al. Cementless acetabular reconstruction after acetabular fracture. J Bone Joint Surg Am. 2001;83-A(6):868–76.

de Ridder VA, et al. Results of 75 consecutive patients with an acetabular fracture. Clin Orthop. 1994 (305):53–7.

Ghalambor N, Matta JM, Bernstein L. Heterotopic ossification following operative treatment of acetabular fracture. An analysis of risk factors. Clin Orthop. 1994(305):96–105.

Haas NP, Stockle UC, Hoffmann R. [Acetabulum surgery. Development, current status and prospects]. Zentralbl Chir. 1999;124(11):999–1003.

Haidukewych GJ, et al. Iatrogenic nerve injury in acetabular fracture surgery: a comparison of monitored and unmonitored procedures. J Orthop Trauma. 2002;16(5):297–301.

Jimenez ML, Vrahas MS. Surgical approaches to the acetabulum. Orthop Clin North Am. 1997;28 (3):419–34.

Judet R, Judet J, Letournel E. [Fractures Of The Acetabulum.]. Acta Orthop Belg. 1964;30:285–93.

Letournel E. Acetabulum fractures: classification and management. Clin Orthop. 1980(151):81–106.

Letournel E. [Surgical treatment of fractures of the acetabulum: results over a twenty-five year period (author's transl)]. Chirurgie. 1981;107(3):229–36.

Letournel E. [Results of surgical treatment of acetabular fractures]. Acta Orthop Belg. 1984;50 (3):423–33.

Letournel E. The treatment of acetabular fractures through the ilioinguinal approach. Clin Orthop. 1993(292):62–76.

Matta JM. Fractures of the acetabulum: accuracy of reduction and clinical results in patients managed operatively within three weeks after the injury. J Bone Joint Surg Am. 1996;78(11):1632–45.

Mayr E, et al. [Approach-related results following acetabular fractures]. Orthopade. 1997;26(4):384–93.

Mousavi M, et al. Acetabular fractures: operative management and long term results. Wien Klin Wochenschr. 1999;111(2):70–5.

Pennal GF, et al. Results of treatment of acetabular fractures. Clin Orthop. 1980(151):115–23.

Pohlemann T, et al. [Pelvic fractures: epidemiology, therapy and long-term outcome. Overview of the multicenter study of the Pelvis Study Group]. Unfallchirurg. 1996;99(3):160–7.

Reinert CM, et al. A modified extensile exposure for the treatment of complex or malunited acetabular fractures. J Bone Joint Surg Am. 1988;70(3):329–37.

Rommens PM, Broos PL, Vanderschot P. [Preparation and technique for surgical treatment of 225 acetabulum fractures. 2 year results of 175 cases]. Unfallchirurg. 1997;100(5):338–48.

Siebenrock KA, et al. Surgical dislocation of the femoral head for joint debridement and accurate reduction of fractures of the acetabulum. J Orthop Trauma. 2002;16(8):543–52.

Stannard JP, et al. Mechanical prophylaxis against deep-vein thrombosis after pelvic and acetabular fractures. J Bone Joint Surg Am. 2001;83-A(7):1047–51.

Stockle U, et al. Treatment of complex acetabular fractures through a modified extended iliofemoral approach. J Orthop Trauma. 2002;16(4):220–30.

Volkmann R, et al. [Primary total endoprosthetic hip joint replacement in acetabulum fractures]. Unfallchirurgie. 1995;21(6):292–7.

Weber TG, Mast JW. The extended ilioinguinal approach for specific both column fractures. Clin Orthop. 1994(305):106–11.

Ylinen P, Santavirta S, Slatis P. Outcome of acetabular fractures: a 7-year follow-up. J Trauma. 1989;29(1):19–24.

Zeichen J, et al.,[Results of follow-up of surgical treatment of complicated acetabulum fractures with extended approaches]. Unfallchirurg. 1995;98(7):361–8.

8.2 Anamnese und Klinik

Tim Pohlemann, Steven C. Herath

8.2.1 Anamnese

Die deutlichen Änderungen der Demographie der Bevölkerung nicht nur in Mitteleuropa führen neben einer quantitativen Zunahme geriatrischer Patienten auch zu bemerkenswerten Änderungen hinsichtlich der Unfallmechanismen und Diagnosen. Während jahrzehntelang eine deutliche Zunahme der proximalen Femurfrakturen dominierte, konnte in großen amerikanischen Studien anhand von Versicherungsdaten gezeigt werden, dass bei leichter Abnahme der Inzidenz von Femurfrakturen ein stetiger Anstieg von Azetabulumfrakturen im Alter zu verzeichnen ist [1]. Nicht zuletzt scheint hier ein sich kontinuierlich verbessernder Gesundheitszustand und Aktivitätsgrad auch in hohen Altersgruppen eine Rolle zu spielen. Gerade bei der Entstehung der Azetabulumfrakturen muss in dieser Altersgruppe eine günstigere Verteilung der Knochenqualität vorliegen, da entsprechend der von Letournel postulierten Mechanismen der Frakturentstehung eine Krafteinleitung über das Femur zur Frakturerzeugung nur denkbar ist, wenn eine ausreichende Reststabilität in proximalem Femur und Schenkelhals vorhanden sind [2].

Auswertungen des Beckenregisters der AG Becken der Deutschen Gesellschaft für Unfallchirurgie konnten zeigen, dass die oben erläuterten Entwicklungen auch in Deutschland zu einer deutlichen Verschiebung der Altersstruktur von Patienten mit Azetabulumfrakturen geführt haben. Wie Abb. 8.1 veranschaulicht, findet sich der Altersgipfel in der Kohorte der Patienten mit einer Fraktur des Acetabulums heute jenseits des 70. Lebensjahres. Die Auswertung von fast 3800 Azetabulumfrakturen ergab ein durchschnittliches Patientenalter von 59 Jahren [3]. Verglichen mit der historischen Publikation von Judet und Letournel aus den 1960er Jahren und auch mit der 1993 von den gleichen Autoren publizierten Serie von 940 Patienten mit Azetabulumfraktur belegen die aktuellen Zahlen der AG Becken einen deutlichen Anstieg des Patientenalters [2,4].

Im Hinblick auf Azetabulumfrakturen bei Patienten im fortgeschrittenen Lebensalter muss grundlegend zwischen Verletzungen nach Stürzen, besonders aber auch nach Betätigung in häuslichem Umfeld und Garten (Baumschnitt etc.) und den zwar seltenen, aber durchaus auch bei geriatrischen Patienten zunehmenden Hochrasanztraumen nach Verkehrsunfällen (PKW, Motorrad, Fahrrad etc.) unterschieden werden [5,6]. Bei den Stürzen, die häufig aus einer Höhe von weniger als zwei Metern erfolgen,

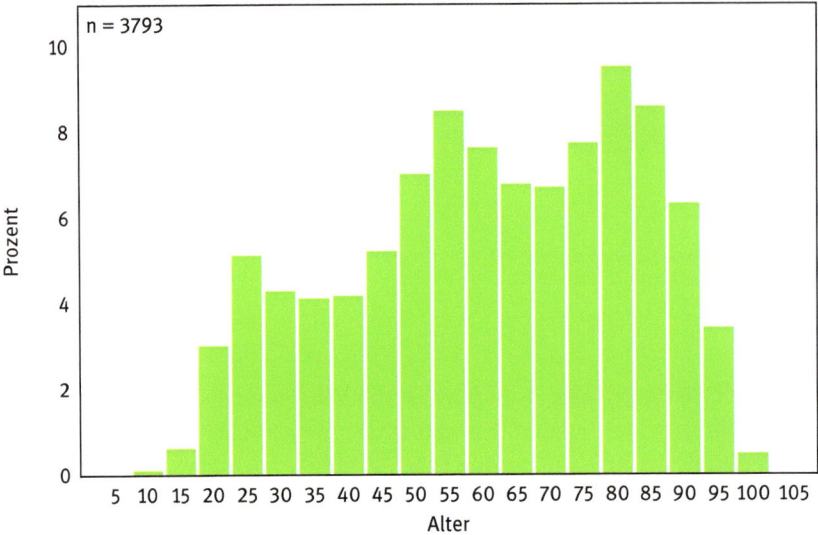

Abb. 8.1: Altersverteilung von 3793 Patienten mit Azetabulumfraktur. Daten der AG Becken der Deutschen Gesellschaft für Unfallchirurgie. Modifiziert nach [3].

kann in der Regel von isolierten Azetabulumverletzungen ausgegangen werden, wohingegen nach Hochrasanztraumen in jedem Fall eine systematische Erstdiagnostik und Evaluation nach den etablierten Kriterien der Polytraumaversorgung (z. B. ATLS©) durchgeführt werden muss, um weitere Verletzungen nicht zu übersehen.

Neben der Sicherung bzw. dem Ausschluss von Begleitverletzungen ist eine detaillierte Anamnese zur Einschätzung der persönlichen Gesamtsituation des Patienten notwendig. Dabei müssen zur Entscheidungsfindung hinsichtlich der zu wählenden Behandlung – operativ oder konservativ – bei Patienten im höheren Lebensalter andere Faktoren beachtet werden, als es beim jungen Patienten der Fall ist.

Anders als beim jungen Patienten kann bei älteren Menschen nicht immer ein vor dem Unfall vorhandener, hoher Aktivitätsgrad im Alltag vorausgesetzt werden. Die Eigen- und Fremdanamnese erfasst daher die Mobilität anhand der Gehstrecke und die Benutzung evtl. notwendiger Hilfsmittel wie Gehstock, Rollator oder Rollstuhl. Auch die genaue Lebenssituation älterer Patienten nach Azetabulumfraktur wird erfragt, wie z. B. die Wohnumgebung (eigenes Haus/Wohnung, betreutes Wohnen, Pflegeeinrichtung, familiäre Betreuung etc.) und auch der Stellenwert gesellschaftlicher und gegebenenfalls sportlicher Aktivitäten.

Mit höherem Patientenalter nimmt regelhaft auch die Belastung durch Vorerkrankungen zu. Hier muss erfasst werden, in welchem Ausmaß der Patient vor dem Erleiden der Azetabulumfraktur durch seine Begleiterkrankungen schon eingeschränkt war. Entsprechend muss die oft umfangreiche Medikation des Patienten sorgfältig überprüft werden. Dabei spielt nicht nur die Einnahme von Antikoagulantien eine Rolle, die Analyse der Medikamentenliste erlaubt oftmals auch detailliertere Analyse der Gesamtsituation, besonders bei bestehenden Kommunikationsstörungen oder unzureichender Kenntnis von Patienten und Angehörigen.

Im Zusammenhang mit dem Gesundheitszustand und dem Aktivitätsgrad eines Patienten sollte immer auf Vorerkrankungen des Hüftgelenkes eingegangen werden. Insbesondere bei der Indikationsstellung zur operativen oder konservativen Therapie spielt es eine erhebliche Rolle, ob ein Patient etwa durch eine vorbestehende Coxarthrose bereits vor der Verletzung relevant eingeschränkt war, da dies das Behandlungsziel gegebenenfalls ändern kann. Selbstverständlich muss dem behandelnden Arzt bekannt sein, ob am betroffenen Gelenk bereits ein endoprothetischer Gelenkersatz besteht, insbesondere ist aber auch wichtig, wie lange die Implantation einer Endoprothese bereits zurückliegt, ob es vor dem Unfall Beschwerden hinsichtlich der Prothese gab und um welches Implantat es sich handelt.

Ein wichtiger Faktor ist es auch die Erwartungshaltung von Patient und Angehörigen mit den realistischen Therapiezielen in Einklang zu bringen. Ggf. ist dazu die Anamnese zu erweitern, auf alle Fälle muss Sorge getragen werden, dass die notwendigen Informationen umfassend und verständlich kommuniziert und verstanden werden. Ausreichende Gesprächszeit in dieser Phase erspart in der Regel Missverständnisse und Konfrontation bei evtl. auftretenden Komplikationen!

8.2.2 Klinik

Eine Fraktur des Azetabulums führt zu einem starken Bewegungs- und in der akuten Phase auch Ruheschmerz des betroffenen Hüftgelenkes. Dieser Schmerz projiziert sich meist in die Leistenregion, gelegentlich werden auch laterale Schmerzen mit Ausstrahlung nach gluteal angegeben. Vergleichbar mit den proximalen Femurfrakturen kann es auch bei einer Azetabulumfraktur zu einer Außenrotation und Verkürzung des Beins auf der betroffenen Seite kommen.

Die klinische Untersuchung umfasst daher eine sorgfältige und vollständige Prüfung der peripheren Durchblutung, Motorik und Sensibilität. Insbesondere muss auf Ausfälle von Anteilen des Nervus ischiadicus geachtet werden, da dieser in unmittelbarer Nähe zum Azetabulum verläuft. Gerade der peroneale Anteil des N. ischiadicus ist durch seine unmittelbare Beziehung zur Hinterwand des Azetabulums bedroht. Eine Zehenheberschwäche ist oft das erste Indiz für eine stattgehabte Kontusion. Solche Befunde müssen präoperativ genau dokumentiert werden. Beim Vorliegen von neurologischen Symptomen sollte gegebenenfalls ein neurologisches Konsil veranlasst werden, um eine möglichst genaue und objektivierbare Verlaufsbeobachtung zu ermöglichen.

Beim älteren Patienten sind im Rahmen der Befunderhebung auch eventuell vorliegende Erkrankungen des Gefäßsystems zu beachten. Die im fortgeschrittenen Lebensalter häufig vorkommende periphere arterielle Verschlusskrankheit kann für die weitere Behandlung ebenso relevant sein wie Erkrankungen des venösen Systems. Letztere sind insbesondere im Hinblick auf die Abschätzung des ohnehin schon hohen Thromboserisikos von Patienten mit Azetabulumfrakturen wichtig.

Sowohl bei konservativer als auch bei operativer Behandlung von Azetabulumfrakturen ist eine erhaltene Schutzsensibilität der betroffenen Extremität wichtig. Die Beachtung eines bekannten Diabetes mellitus oder vorbestehender sonstiger peripherer Neuropathien bei der Befunderhebung und -dokumentation ist daher wichtig.

Literatur

[1] Sullivan MP, et al. Geriatric fractures about the hip: divergent patterns in the proximal femur, acetabulum, and pelvis. Orthopedics. 2014;37(3):151–7.
[2] Letournel EM, Judet R, Elson R. Fractures of the acetabulum. 2nd ed. 1993, Berlin ; New York: Springer-Verlag. xxiii, 733 p.
[3] Herath SC, et al. Geriatric Acetabular Surgery: Letournel's Contraindications Then and Now-Data From the German Pelvic Registry. J Orthop Trauma. 2019;33(2):S8-S13.
[4] Judet R, Judet J, Letournel E. Fractures of the Acetabulum: Classification and Surgical Approaches for Open Reduction. Preliminary Report. J Bone Joint Surg Am. 1964;46:1615–46.
[5] Champion HR, et al. Major trauma in geriatric patients. Am J Public Health. 1989;79(9):1278–82.
[6] Dechert TA, et al. Elderly patients with pelvic fracture: interventions and outcomes. Am Surg. 2009;75(4):291–5.

8.3 Erstbehandlung

Tim Pohlemann, Steven C. Herath

Die Erstbehandlung nach Azetabulumfrakturen im Alter folgt grundsätzlich den gleichen Grundprinzipien, die auch für Azetabulumfrakturen in jüngeren Altersgruppen angewandt werden. Nach Ausschluss von Begleitverletzungen, Einschätzung der Allgemeinsituation des Patienten und unter Berücksichtigung von Nebenerkrankungen, ist eine verlässliche Klassifikation der Azetabulumfraktur Grundlage für weitere Entscheidungen.

Die Klassifikation nach Letournel ist weiterhin die Grundlage und lässt sich, obwohl ursprünglich für Patienten mit guter Knochenqualität entwickelt und validiert, mit wenigen Einschränkungen für die Entscheidungsfindung und Therapieplanung auch bei geriatrischen Patienten verwenden [1]. Grundlage für die Klassifikation sind zunächst native Röntgenaufnahmen, die jeweils das gesamte Becken abbilden. Neben der Beckenübersichtsaufnahme im anterior-posterioren Strahlengang werden 45°-Schrägaufnahmen als sogenannte Ala- und Obturatoraufnahmen angefertigt (Abb. 8.2). Die Darstellung des gesamten knöchernen Beckens hat den Vorteil, dass einerseits keine einstellungsbedingten Informationsverluste auftreten können und andererseits zur Analyse der wichtigen Kennlinien (Abb. 8.3) eine jeweils unverletzte Seite zum Vergleich herangezogen werden kann.

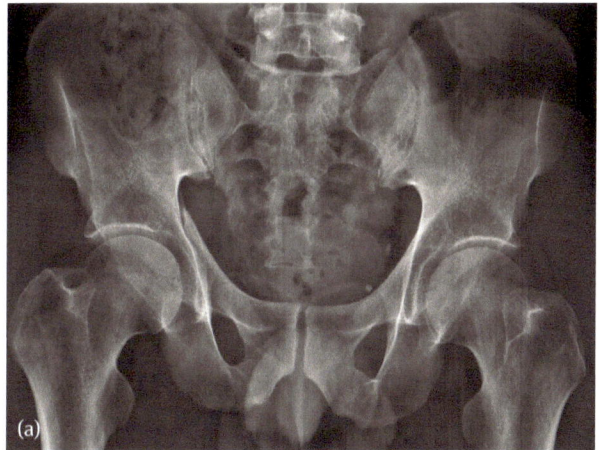
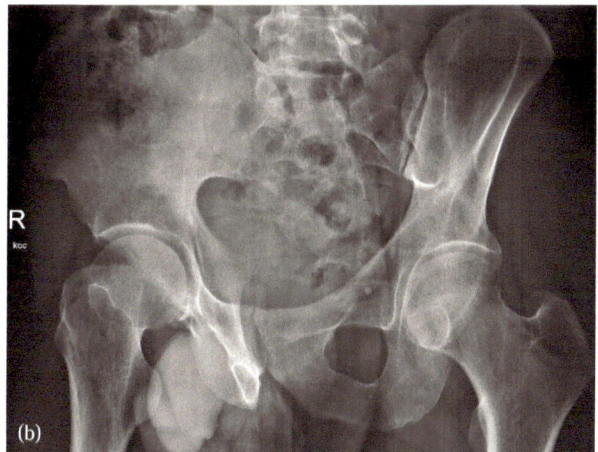
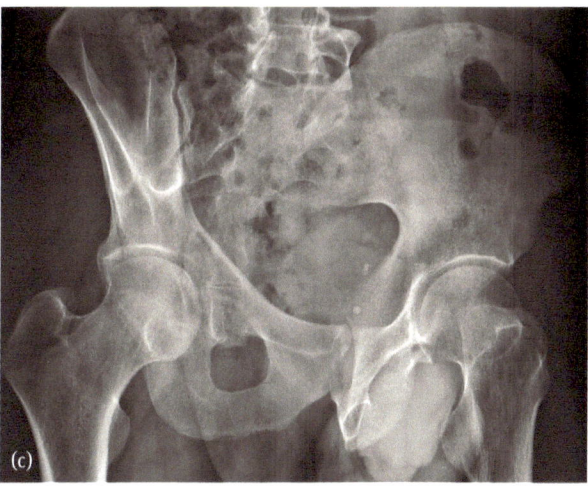

Abb. 8.2: Beckenübersichtsaufnahme (a), sowie Ala- (b) und Obturatoraufnahme (c) des rechten Azetabulums.

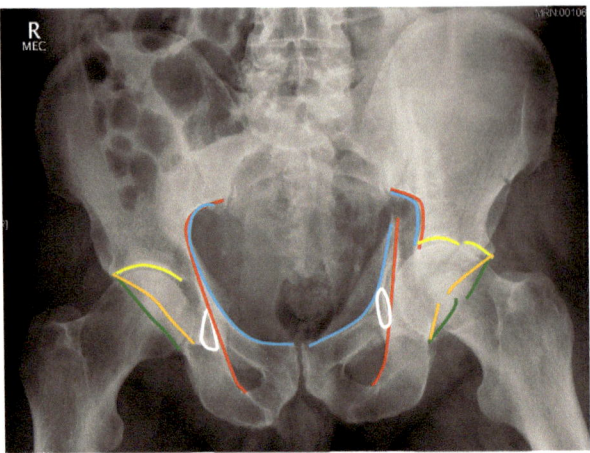

Abb. 8.3: Kennlinien zur Analyse und Klassifikation von Azetabulumfrakturen. Blau: Linea iliopectinea (Kennlinie des vorderen Pfeilers); Rot: Linea ilioischiadica (Kennlinie des hinteren Pfeilers); Orange: Vordere Wand; Grün: Hintere Wand; Gelb: Pfannendach; Weiß: Köhler'sche Tränenfigur.

In den letzten Jahren wird die Notwendigkeit der Schrägaufnahmen zunehmend infrage gestellt unter Berücksichtigung der Strahlenbelastung und der hohen Qualität und Rekonstruktionsmöglichkeiten der CT-Diagnostik [2,3]. Im eigenen Vorgehen werden die Schrägaufnahmen jedoch weiterhin angefertigt, da sie die Klassifikation erleichtern, ggf. erforderliche Vergleiche mit intraoperativen Bildwandleraufnahmen möglich sind und die Strahlenbelastung bei geriatrischen Patienten in den Hintergrund tritt. Zu den Details der Bildanalyse und Klassifikation wird auf das folgende Kap. 8.4 verwiesen.

Nach erfolgter Evaluation, Diagnostik und Klassifikation ist über weitere Notfall- und Definitvmaßnahmen zu entscheiden. Im eigenen Vorgehen hat sich der in Abb. 8.4 dargestellte Algorithmus bewährt.

Notfallmaßnahmen sind bei geriatrischen Azetabulumfrakturen noch seltener notwendig, als es bei Frakturen von Patienten mit guter Knochenqualität der Fall ist. Geschlossene Repositionsmaßnahmen beschränken sich auf dorsale Luxationen des Hüftkopfes, dringlich bei bestehenden Nervenausfällen (Fußheberparese: Kontusion/Kompression des peronealen Anteils des N. ischiadicus, der der hinteren Wand des Azetabulums anatomisch direkt anliegt!) und den extrem seltenen offenen Frakturen.

Bei geriatrischen Patienten sind Häufungen spezifischer Frakturformen zu erwarten, die ganz wesentlich von den typischen Unfallmechanismen abhängen [4–6]. Die bei Patienten im fortgeschrittenen Lebensalter weitaus am häufigsten auftretenden Frakturtypen sind die Fraktur des vorderen Pfeilers (ggf. mit begleitender hinterer Hemi-Querfraktur) und die Zweipfeilerfraktur. Da der Hüftkopf in der Regel dem vorderen Pfeiler des Azetabulums folgt, sind hier geringe bis mäßige „zentrale Luxationsstellungen", also eine Protrusion des Hüftkopfes und der anterioren Gelenkanteile zu erwarten. Da diese Position auch bei stärkerer Medialisierung des Femurkopfes

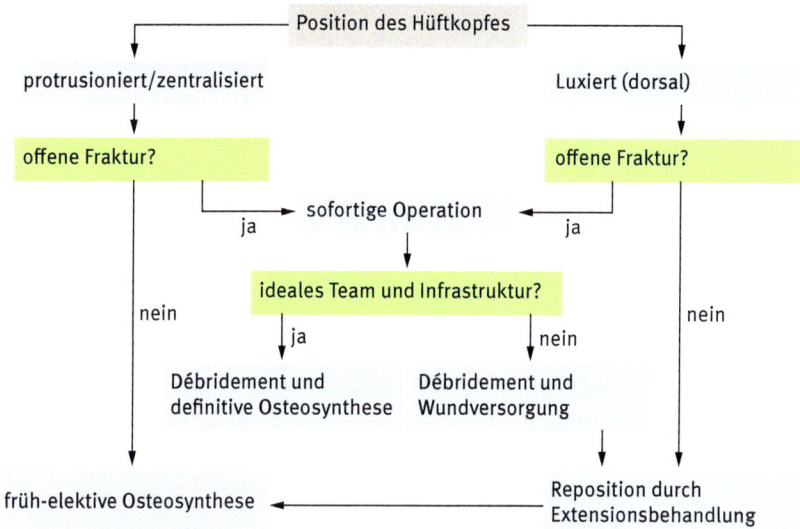

Abb. 8.4: Algorithmus zur Versorgungsstrategie bei Azetabulumfrakturen.

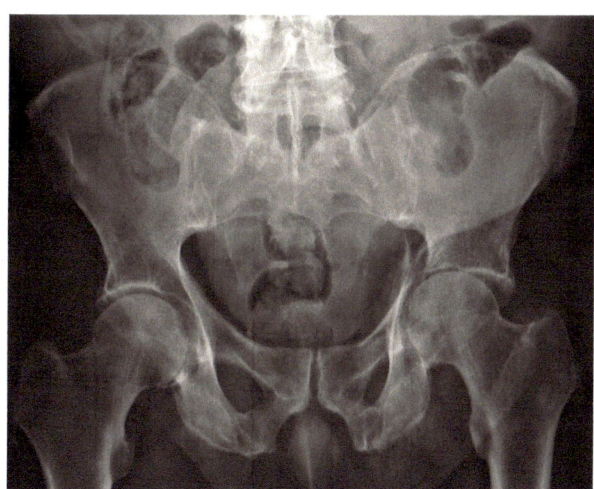

Abb. 8.5: Deutliche Protrusion des linken Femurkopfes bei einem 79-jährigen Patienten mit Fraktur des vorderen Pfeilers und hinterer Hemi-Querfraktur. Im Gegensatz zu einer dorsalen Luxation erfordert diese Dislokation keine Repositionsmanöver.

nicht zu einer Kompromittierung der Weichteile führt und geschlossene Repositionsversuche allenfalls den Hüftkopf, nicht aber die abstützenden Gelenkanteile umfassen können, werden sie in dieser Situation nicht mehr durchgeführt (Abb. 8.5).

Repositionsmanöver führen häufig zu weitergehenden Knorpelschäden, die sich durch die häufig zu beobachtenden „sekundären Reluxationen" noch erweitern. Solche erneuten Luxationen lassen sich auch durch Einsatz einer lateralen Extension mit Verankerung im Schenkelhals nicht verhindern. Von dem genannten „Seitzug" ist aus Sicht der Autoren ohnehin dringend abzuraten, da die stabilisierende Wirkung der Konstruktion unzureichend ist, die Gelenkfläche dem Kopf nicht folgt, i. d. R. Narkose notwendig ist und vor allem eine häufig im Verlauf superinfizierte Wunde im Zugangsgebiet erzeugt wird. Das resultierende Infektrisiko behindert ggf. die zeitgerechte Durchführung der definitiven Osteosynthese. Eine schmerzarme Lagerung mit Abstützung der Unterschenkelrotation auf der betroffenen Seite in einer Schaumstoffschiene ist in der Regel ausreichend und kann gerade in der Anfangsphase nach dem Unfall mit einer analgetischen Medikation nach dem WHO – Stufenschema problemlos durchgeführt werden (Abb. 8.6).

Die Notwendigkeit dringlicher Maßnahmen besteht in der Regel bei dorsalen Luxationen mit oder ohne Nervenschäden. Obwohl die Bedeutung der frühen Repositionen bei dorsalen Hüftluxationen und Luxationsfrakturen in aktuelleren Untersuchungen teilweise nicht mehr als vordringlich gesehen wird, ist sie im eigenen Vorgehen beim Vorliegen einer dorsalen Hüftkopfluxation ohne erkennbares Repositionshindernis weiterhin fester Bestandteil der Behandlung, insbesondere, wenn Parästhesien oder motorische Nervenausfälle zu beobachten sind.

Liegt allerdings eine ausgedehnte Zertrümmerung der hinteren Wand und des hinteren Pfeilers vor, lässt ich gegebenenfalls das Hüftgelenk nicht in reponierter Stellung halten. Auch in diesen Fällen sollte von geschlossenen Repositionsversuchen abgesehen werden und stattdessen eine baldige offene Reposition und operative Definitivversorgung geplant werden. Bei hochgradiger Instabilität, wenn z. B. schon bei einer Hüftbeugung von 20° und weniger eine Reluxation droht, ist auch heute noch eine suprakondyläre Oberschenkelextension (10 % bis max. 20 % des Körpergewichtes) zu empfehlen, um Schmerzen zu reduzieren und Reluxationen mit nachfolgenden Sekundärschäden am Knorpel im Rahmen von Pflegemaßnahmen zu vermeiden.

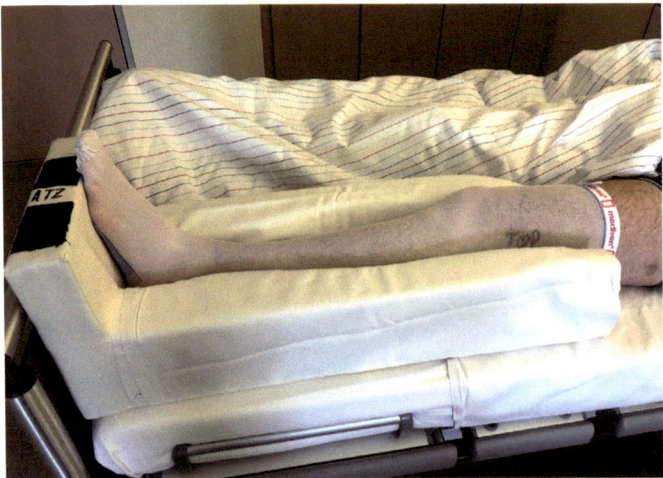

Abb. 8.6: Durch die Lagerung des Beines der betroffenen Seite in einer Schaumstoffschiene kann in nahezu allen Fällen eine schmerzarme Position bis zur definitiven Versorgung erreicht werden.

Wenn die Indikation zur Reposition des Hüftgelenkes gestellt wird, hat der behandelnde Arzt die Wahl zwischen verschiedenen Techniken. In jedem Fall sollte das Repositionsmanöver unter tiefer Sedierung oder gar Allgemeinnarkose durchgeführt werden, um möglichst wenig Kraft aufbringen zu müssen und damit das Risiko weiterer Knorpelschäden zu minimieren. Während das bereits 1896 beschriebene Manöver nach Allis einen Längszug am Bein der verletzten Seite vorsieht [7], wird im eigenen Vorgehen die Reposition des Hüftgelenkes standardmäßig in 90° Flexion der Hüfte durchgeführt. Damit wird der Vektor des Verletzungsmechanismus möglichst genau umgekehrt, sodass wenig zusätzliche Schädigung zu befürchten ist. Detailliert sind die Möglichkeiten eines Repositionsmanövers in 90° Flexion der Hüfte als sogenannte *East Baltimore Lift*-Technik beschrieben [8]. Hierbei wird mit den Unterarmen von zwei Chirurgen ein Hypomochlion am ebenfalls flektierten Knie des Patienten gebildet, sodass eine dosierte und gerichtete Kraftanwendung möglich ist. Ein weiterer Assistent kann falls notwendig das Becken des Patienten stabilisieren, um unerwünschte Rotationsbewegungen und Kraftvektoren zu vermeiden.

Nach erfolgreicher Reposition legt eine Stabilitätsprüfung fest, ob das Bein in Schienenlagerung ausreichend stabilisiert ist oder die o. a. suprakondyläre Extension notwendig ist. Studien ergaben, dass bei Frakturen, die weniger als 20 % der hinteren Wand betreffen, mit hoher Sicherheit von einer stabilen Situation ausgegangen werden kann, während ein frakturbedingter Verlust von mehr als 40 % der hinteren Wand nahezu immer zu einer hochgradig instabilen Situation am Hüftgelenk führt [9,10]. Bei Frakturen der hinteren Wand erfolgt die Stabilitätsprüfung in aller Regel unter Bildwandlerkontrolle in anterior-posteriorer Projektion, sowie unter Einstellung der Ala- und Obturatoraufnahmen. Die Hüfte wird zur Testung der Stabilität nach Reposition unter manuellem Längszug gebeugt. Droht die Luxation schon bei leichter Beugung besteht die Indikation zur Extension, besteht Stabilität bis 60° Beugung, kann in der Regel darauf verzichtet werden. Formelle Stabilitätsprüfungen bei 90° Beugung und manuellem Druck nach dorsal sind nach Frakturen i. d. R. nicht angezeigt und beschränken sich allenfalls auf reine Luxationen oder sehr kleine Hinterwandfragmente [11].

8.3.1 Indikationsstellung

Zur Indikationsstellung hinsichtlich der konservativen oder operativen Behandlung einer Azetabulumfraktur müssen beim älteren Menschen neben den im vorausgegangenen Kap. 8.1 aufgeführten patientenspezifischen Faktoren stets auch frakturbezogene Parameter evaluiert werden. Eine Besonderheit bei der Behandlung von älteren Patienten mit Azetabulumfraktur liegt darin, dass die individuellen Voraussetzungen des jeweiligen Patienten genauestens mit den Gegebenheiten der Fraktur korreliert werden müssen. Während beim jungen Patienten eine unverschobene Fraktur des Azetabulums in der überwiegenden Mehrzahl der Fälle konservativ unter Einhaltung einer Teilbelastung behandelt werden kann, ist beim alten Patienten nicht immer selbstverständlich davon auszugehen, dass dieser eine reduzierte Belastung eines Beines umzusetzen kann. Insbesondere bei dementen Patienten liegt diese Problematik auf der Hand. Aus diesem Grund kann daher beim geriatrischen Patienten durchaus die reduziert invasive Stabilisierung einer minimal dislozierten Azetabulumfraktur indiziert sein, wenn damit das Risiko einer sekundären Dislokation, die eine umfangreiche operative Behandlung notwendig machen würde, zu minimieren ist (Abb. 8.7).

Ein weiterer Faktor, der bei der Indikationsstellung zur operativen Behandlung von Azetabulumfrakturen bei älteren Patienten beachtet werden muss, ist die Ausprägung der Frakturdislokation. Es konnte gezeigt werden, dass eine Gelenkstufe (ab 1–2 mm) eher zur Entwicklung einer posttraumatischen Arthrose führt als ein verbliebener Frakturspalt (ab 3 mm) [12]. Auch diese Messparameter haben einen wichtigen Einfluss auf die Indikationsstellung zu einer operativen Rekonstruktion.

Die „Überdachung" des Hüftkopfes mit unverletzten Azetabulumanteilen ist ebenfalls ein wichtiger prognostischer Parameter und kann zur Indikationsstellung

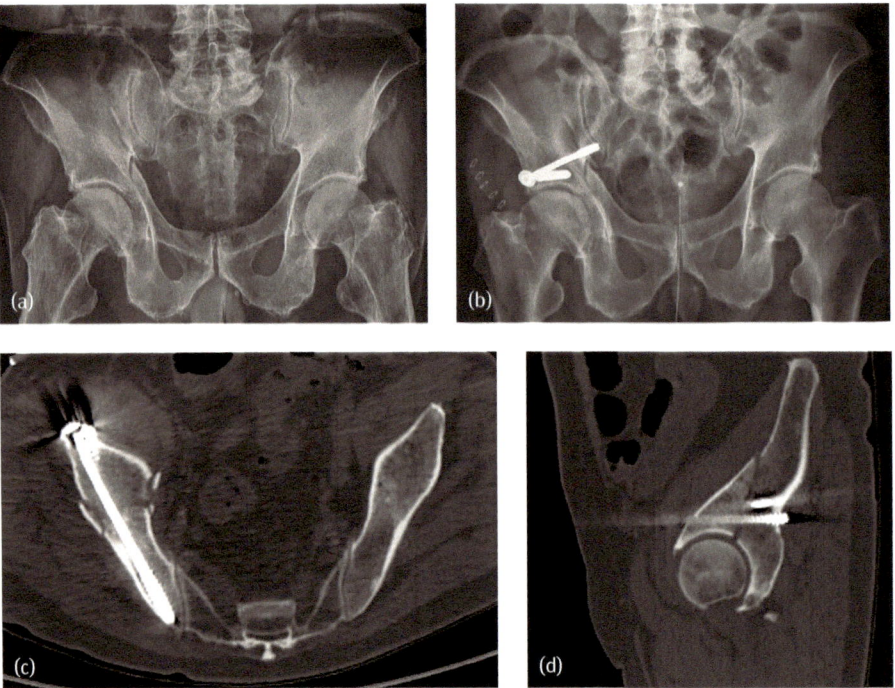

Abb. 8.7: Gering dislozierte Azetabulumfraktur rechts bei einem 85-jährigen demenzkranken Patienten, der keine Teilbelastung umsetzen kann (a). Um das Risiko einer sekundären Dislokation zu minimieren, erfolgte eine minimalinvasive Stabilisierung mit Kanülierten Schrauben ohne Reposition (b). Die postoperative CT zeigt eine suffiziente Stabilisierung der Fraktur in weiter gering dislozierter Stellung (c, d).

herangezogen werden. Dazu dienen Messungen des „roof-arcs" in der von Matta beschriebenen Technik [13]. Hierzu wird in den drei Standardaufnahmen (anterior-posteriore, Ala- und Obturatoraufnahme) jeweils eine Senkrechte durch das Drehzentrum des Gelenkes gezogen (nicht Hüftkopf!). Vom Zentrum ausgehend wird nun eine Gerade bis zur ersten der Senkrechten folgenden Frakturlinie im Pfannendach gezeichnet. Der resultierende Pfannendachwinkel in den 3 Aufnahmen definiert die Entscheidung. Je größer der Pfannendachwinkel nach Matta ist, desto höher kann die Stabilität des Gelenkes angenommen werden. Beträgt der Winkel in allen Projektionen mindestens 45°, führt eine konservativ-funktionelle Therapie nahezu immer zu einem guten Behandlungsergebnis.

Unabhängig von den genannten objektivierbaren Faktoren der Frakturmorphologie spielt für die Therapieentscheidung auch die Mobilisierbarkeit unter adäquater analgetischer Therapie eine wichtige Rolle. Da Immobilität des Begleitrisikos und die Komplikationsraten signifikant erhöht, ist die Indikation, zumindest zu einem reduziert invasiven Verfahren, großzügig zu stellen. Umgekehrt kann eine geringe Schmerzsymptomatik mit gut möglicher Mobilisation eines geriatrischen Patienten auch bei rein formal repositionsbedürftiger Frakturdislokation den Ausschlag zur Durchführung einer konservativen Therapie geben.

Eine besondere Situation stellt das bereits von Letournel eingeführte Konzept der sekundären, chirurgischen Kongruenz dar [14]. Sie kann definitionsgemäß nur bei Zweipfeilerfrakturen auftreten, da alle Gelenkanteile vom Stammskelett gelöst sind. Ordnen sich die Gelenkfragmente an neuer Position wieder kongruent um den Hüftkopf an (ggf. auch mit Diastase, allerdings nicht mit Stufen), kann bei Heilung der Fragmente ein gutes funktionelles Ergebnis erreicht werden. Dies kann aber nur bei Zweipfeilerfrakturen erwartet werden, da bei allen anderen Frakturtypen mindestens ein kleines Fragment mit dem Stammskelett verbunden bleibt und damit die anatomische Gelenkstellung definiert. Ohne Reposition ist daher immer von einer Stufenbildung im Gelenkniveau auszugehen.

Trotz aller Fortschritte der perioperativen Medizin muss bei der Behandlung von älteren Patienten mit Azetabulumfraktur stets abgewogen werden, ob das Risiko einer Operation in Anbetracht der Vorerkrankungen und weiteren patientenspezifischen Voraussetzungen im sinnvollen Verhältnis zum zu erwartenden Nutzen entspricht. Insbesondere bei hoch betagten und/oder schwer vorerkrankten Patienten muss daher nicht selten wegen nicht gegebener Operationsfähigkeit auf eine Reposition und Osteosynthese einer Azetabulumfraktur verzichtet werden. Dabei sollte dem behandelnden Arzt stets bewusst sein, dass auch eine mehrere Wochen dauernde Vorbehandlung von Begleiterkrankungen dazu führt, dass keine adäquate Reposition einer Azetabulumfraktur mehr möglich ist. Häufig führen auch solche Umstände dazu, dass eine ursprünglich zur Osteosynthese vorgesehene Azetabulumfraktur bei älteren Patienten schließlich konservativ behandelt wird.

Offene Azetabulumfrakturen sind bei geriatrischen Patienten als Raritäten anzusehen. Sie kommen nahezu ausschließlich im Rahmen von hochenergetischen Unfällen vor. Dementsprechend erfolgt die Erstbehandlung dieser Verletzungen wie üblich nach den gängigen Trauma-Algorithmen (z. B. ATLS©). Bei der Entscheidung, ob eine offene Azetabulumfraktur in der Akutsituation osteosynthetisch versorgt werden sollte, muss sehr kritisch evaluiert werden, wie hoch der Grad der Kontamination ist. Im Zweifel sollte immer dem mehrzeitigen Vorgehen der Vorzug gegeben werden. Ohnehin kommt die primäre Definitivversorgung einer Azetabulumfraktur in der Akutsituation nur in Frage, wenn ein ideales Team und die ideale Infrastruktur sichergestellt sind (vgl. Abb. 8.4).

Literatur

[1] Judet R, Judet J, Letournel E. Fractures of the Acetabulum: Classification and Surgical Approaches for Open Reduction. Preliminary Report. J Bone Joint Surg Am. 1964;46:1615–46.
[2] Bishop JA, et al. Conventional versus virtual radiographs of the injured pelvis and acetabulum. Skeletal Radiol. 2015;44(9):1303–8.
[3] Sinatra PM, Moed BR. CT-generated radiographs in obese patients with acetabular fractures: can they be used in lieu of plain radiographs? Clin Orthop Relat Res. 2014;472(11):3362–9.
[4] Butterwick D, et al. Acetabular fractures in the elderly: evaluation and management. J Bone Joint Surg Am. 2015;97(9):758–68.
[5] Ferguson TA, et al. Fractures of the acetabulum in patients aged 60 years and older: an epidemiological and radiological study. J Bone Joint Surg Br. 2010;92(2):250–7.
[6] Giannoudis PV, et al. Operative treatment of displaced fractures of the acetabulum. A meta-analysis. J Bone Joint Surg Br. 2005;87(1):2–9.
[7] Epstein HC. Traumatic dislocations of the hip. Clin Orthop Relat Res. 1973(92):116–42.
[8] Schafer SJ, Anglen JO. The East Baltimore Lift: a simple and effective method for reduction of posterior hip dislocations. J Orthop Trauma. 1999;13(1):56–7.
[9] Keith JE Jr., Brashear HR Jr., Guilford WB. Stability of posterior fracture-dislocations of the hip. Quantitative assessment using computed tomography. J Bone Joint Surg Am. 1988;70(5):711–4.
[10] Moed BR, Ajibade DA, Israel H. Computed tomography as a predictor of hip stability status in posterior wall fractures of the acetabulum. J Orthop Trauma. 2009;23(1):7–15.
[11] Foulk DM, Mullis BH. Hip dislocation: evaluation and management. J Am Acad Orthop Surg. 2010;18(4):199–209.
[12] Verbeek DO, et al. Predictors for Long-Term Hip Survivorship Following Acetabular Fracture Surgery: Importance of Gap Compared with Step Displacement. J Bone Joint Surg Am. 2018;100(11):922–929.
[13] Matta JM, et al. Fractures of the acetabulum. A retrospective analysis. Clin Orthop Relat Res. 1986(205):230–40.
[14] Letournel EM, Judet R, Elson R. Fractures of the acetabulum. 2nd ed. 1993, Berlin ; New York: Springer-Verlag. xxiii, 733 p.

8.4 Klassifikation der Azetabulumfrakturen

Emanuel Gautier

8.4.1 Einleitung

Eine brauchbare Klassifikation ist nicht Selbstzweck, sondern Resultat der Analyse eines medizinischen Problems durch Anamnese, klinische Untersuchung und adäquate medizinische Bildgebung. Ziel einer Klassifikation sind die Abgrenzung und Ordnung der von ihr erfassten Pathologien anhand bestimmter übereinstimmender oder eben nicht übereinstimmender Merkmale. Als wichtigste Anforderungen an eine Klassifikation gelten Einfachheit, Verständlichkeit (intrinsische Logik), klinische Relevanz, Eindeutigkeit und Reproduzierbarkeit (intra- und interobserver reliability). Bei den Azetabulumfrakturen hat sich weltweit die Klassifikation nach Letournel und Judet [1–5] durchgesetzt, da sie die obengenannten Anforderungen erfüllt. Deswegen sind auch alle Versuche, das ursprüngliche Klassifikationssystem nach Letournel und Judet zu verändern oder zu ersetzen, gescheitert und haben sich im klinischen Alltag nicht durchsetzen können [6]. Dies gilt insbesondere auch für die von der AOTrauma-Gruppe vorgeschlagene Klassifikation [7], die allenfalls zur wissenschaftlichen Aufarbeitung von Patientendaten verwendet werden kann.

Die erst nach der Originalbeschreibung des Klassifikationssystems eingeführte Computertomographie hat das ursprüngliche System nicht verändern können, sondern in seinen grundlegenden Punkten bestätigt. Es wird kontrovers diskutiert, ob die Genauigkeit und die Reproduzierbarkeit der Klassifikation unter Zuhilfenahme der Computertomographie verbessert werden konnte [8–12]. Hingegen verbessert die dreidimensionale CT-Rekonstruktion das Verständnis für die Frakturkonfiguration und ist damit im Operationssaal eine gute Orientierungshilfe [13–16]. Ein einziger Frakturtyp lässt sich mit der Computertomographie zusätzlich diagnostizieren, ohne dass dies aber für den Kliniker einen Einfluss auf die Entscheidungsfindung bezüglich der Wahl des chirurgischen Zugangsweges zur Folge hätte (assoziierte Hinterpfeilerfraktur mit vorderer Hemiquerfraktur).

Das nachfolgende Kapitel fußt ausschliesslich auf den von Letournel und Judet erarbeiteten anatomischen und radiologischen Analysen und dem daraus abgeleiteten Klassifikationssystem. In der Alterstraumatologie des Azetabulums wird die Klarheit und Eindeutigkeit der Klassifikation nach Letournel durch altersspezifische Frakturmuster mit typischerweise Impaktion von Frakturfragmenten, inkompletten Frakturen und dem vermehrten Auftreten von Übergangsfrakturen etwas beeinträchtigt [17–20].

8.4.2 Radiologische Analyse

Das Becken weist eine schwierig zu verstehende dreidimensionale Konfiguration auf. Dabei steht die Ebene des Foramen obturatum in etwa 45 Grad aus der Frontalebene weggedreht und in einem rechten Winkel zur Ebene der Beckenschaufel (Abb. 8.8). Es ist somit nicht möglich, auf einem antero-posterioren Röntgenbild sämtliche relevanten Details optimal abzubilden. Letournel hat deswegen die konventionelle radiologische Analyse mit zwei um 45 Grad gedrehten Schrägaufnahmen des ganzen Beckens – der Ala- und der Obturatoraufnahme – ergänzt (Letournel-Aufnahmen). Diese erlauben wechselweise die optimale Darstellung der Beckenschaufel und des knöchernen Rahmens um das Foramen obturatum. Diese Schrägaufnahmen lassen sich auch aus dem CT-Datensatz rekonstruieren [21].

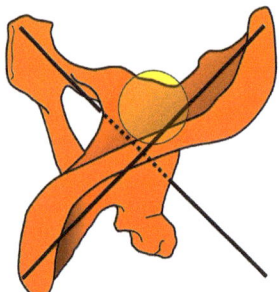

Abb. 8.8: Rechte Beckenhälfte von kranial gesehen. Die Ebene der Beckenschaufel steht in etwa senkrecht zur Ebene der knöchernen Begrenzung des Foramen obturatum.

Die konventionelle Röntgenaufnahme transformiert ein dreidimensionales Gebilde in sein zweidimensionales Abbild. Dabei geht lediglich die Tiefeninformation – also die antero-posteriore Ausdehnung des Objektes – verloren, während sowohl die kranio-kaudale als auch die medio-laterale Morphologie des Objektes korrekt abgebildet werden. Bei diesem Umwandlungsprozess werden innere oder äußere Konkavitäten oder Konvexitäten des Objektes durch die Röntgenstrahlen als Linien abgebildet. In gleicher Art und Weise ergeben die Spongiosabälkchen die radiologisch sichtbare Knochenstruktur. Es ist klar, dass ein konventionelles Röntgenbild sehr viele zur Frakturanalyse primär nicht benötigte Informationen in sich birgt. Das Ausblenden dieser redundanten Information und das Fokussieren auf radiologische Kennlinien, welche mit anatomischen Landmarken des Beckens als dreidimensionales Objekt korrelieren, ist somit sinnvoll.

Auf der a.-p.-Aufnahme sind die folgenden sechs Kennlinien sichtbar: der vordere Pfannenrand, der hintere Pfannenrand, das Pfannendach, die Linea ilioischiadica, die Tränenfigur und die Linea iliopectinea (Abb. 8.9). Auf der Alaaufnahme kommen der vordere Pfannenrand, das Pfannendach, die sehr verkürzte Linea iliopectinea, die ganze Beckenschaufel, die Kontur des Hinterpfeilers mit den beiden Foramina ischiadica und der Spina ischiadica sowie das Os ischium (im Schnitt) zur Darstellung (Abb. 8.10), während die Obturatoraufnahme den hinteren Pfannenrand, das Pfannendach, die Tränenfigur, die Linea iliopectinea, die Beckenschaufel (im Schnitt) und den knöchernen Rahmen um das Foramen obturatum abbildet (Abb. 8.11, Abb. 8.12).

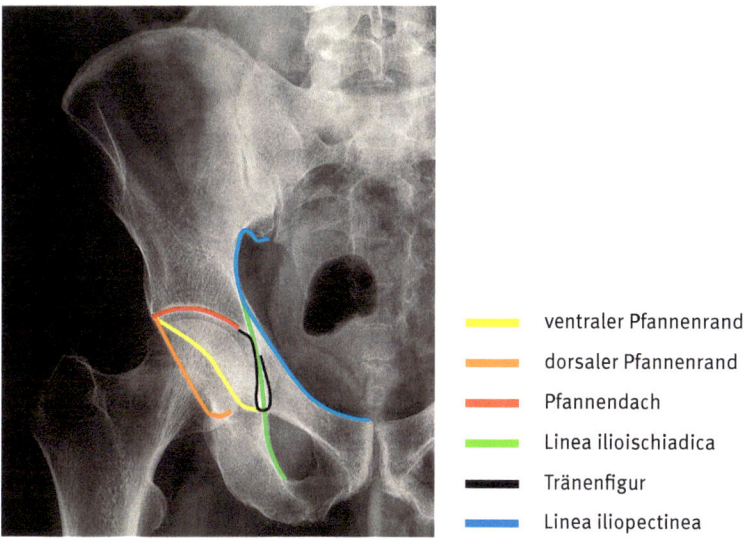

— ventraler Pfannenrand
— dorsaler Pfannenrand
— Pfannendach
— Linea ilioischiadica
— Tränenfigur
— Linea iliopectinea

Abb. 8.9: Im a.-p.-Bild werden die folgenden sechs Referenzlinien analysiert: ventraler Pfannenrand, dorsaler Pfannenrand, Pfannendach, Linea ilioischiadica, Tränenfigur und Linea iliopectinea.

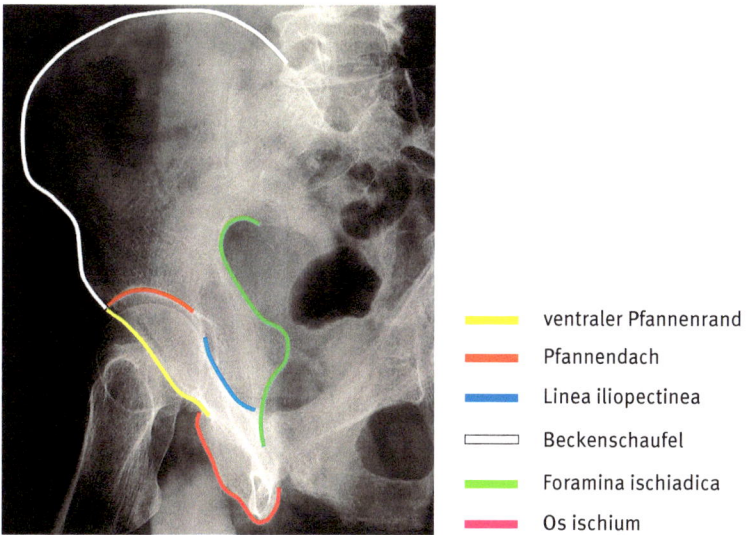

— ventraler Pfannenrand
— Pfannendach
— Linea iliopectinea
▭ Beckenschaufel
— Foramina ischiadica
— Os ischium

Abb. 8.10: Auf der Alaaufnahme sind die folgenden Linien und Strukturen sichtbar: der ausgedrehte ventrale Pfannenrand, das Pfannendach, die Linea iliopectinea, die Beckenschaufel, die posteriore Begrenzung des Hinterpfeilers mit den beiden Foramina oder Incisurae ischiadicae und der Spina ischiadica sowie das Os ischium als Schnittprojektion.

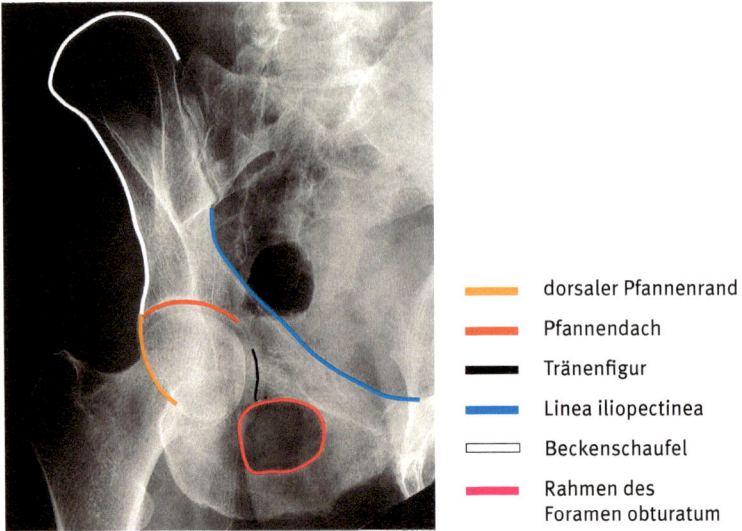

Abb. 8.11: Auf der Obturatoraufnahme kommen die folgenden Linien und Strukturen zur Darstellung: der ausgedrehte dorsale Pfannenrand, das Pfannendach, die verkürzt projizierte Tränenfigur, die ausgestreckt projizierte Linea iliopectinea, die Beckenschaufel als Schnittprojektion und die ganze ossäre Begrenzung um das Foramen obturatum.

Seit der Einführung der Computertomographie wird immer wieder die Frage nach dem Sinn der drei konventionellen Standardaufnahmen aufgeworfen [22,23]. Mehrere Gründe sprechen für das Beibehalten dieser Standardaufnahmen. Die präoperative Situation wird auch heute noch mittels Standardaufnahmen mit der intraoperativ erzielten Reposition (Bildwandlerkontrolle), der postoperativen Situation und dem Langzeitverlauf verglichen. Weiter lassen sich weder die Kongruenz, noch das Containment des Femurkopfes gegenüber dem Azetabulum mit der dreidimensionalen Computertomographie korrekt abbilden. Hier ist die konventionelle Röntgenaufnahme, welche die Relativposition des Femurkopfes in Bezug auf den lasttragenden Teil des Doms in drei verschiedenen Ebenen seitenvergleichend abzubilden vermag, deutlich überlegen.

anatomische Landmarken	a.-p.-Aufnahme	Ala-Aufnahme	Obturator-Aufnahme
ventraler Pfannenrand	sichtbar	**sehr gut sichtbar** *ausgedreht*	schlecht sichtbar
dorsaler Pfannenrand	gut sichtbar	schlecht sichtbar	**sehr gut sichtbar** *ausgedreht*
Pfannendach	gut sichtbar *in frontaler Ebene orientiert*	gut sichtbar *schräg orientiert von anterolateral nach posteromedial, schneidet durch das hintere Azetabulumhorn*	gut sichtbar *schräg orientiert von posterolateral nach anteromedial*
Linea ilioischiadica	gut sichtbar	**nicht abgebildet**	**nicht abgebildet**
Tränenfigur	gut sichtbar	**nicht abgebildet**	sichtbar *deutliche Verkürzung oder Verschwinden des medialen Schenkels*
Linea iliopectinea	gut sichtbar	sichtbar *im medialen Anteil, aber projektionsbedingt sehr verkürzt*	**sehr gut sichtbar** *gestreckt*
Ilium	sichtbar *in schräger Projektion*	gut sichtbar *orthograd projiziert*	sichtbar als Schnitt Spur sign
Foramen obturatum	sichtbar *in schräger Projektion*	**nicht abgebildet**	gut sichtbar *orthograd projiziert*
Kontur des Hinterpfeilers Foramina ischiadica und Spina ischiadica	sichtbar nur Spina ischiadica überlagert vom oberen Schambeinast	**sehr gut sichtbar**	**nicht abgebildet**
Ischium	gut sichtbar	sichtbar als Schnitt	gut sichtbar *ausgedreht*

Abb. 8.12: Die Abbildung zeigt, welche anatomischen Landmarken auf welcher Röntgenprojektion sichtbar sind. Bei beiden Schrägaufnahmen nach Letournel wird keine Linea ilioischiadica abgebildet. Die *Alaaufnahme* zeigt neben der Beckenschaufel besonders klar den *vorderen Pfannenrand* und den *hinteren Pfeiler*, die *Obturatoraufnahme* neben dem Foramen obturatum den *hinteren Pfannenrand* und die distale Hälfte des *vorderen Pfeilers*.

8.4.3 Pfeilerstruktur und Klassifikation

Die Pfeilerstruktur des Azetabulums wurde von Rouvière [24] beschrieben und ohne wesentliche Veränderung für die Einteilung der Azetabulumfrakturen übernommen. Dabei beinhaltet der hintere Pfeiler das Ischium, den retro-azetabulären Knochen, die posteriore Hälfte des Azetabulums und gegen medial zu den Großteil der quadrilateralen Fläche. Der vordere Pfeiler besteht aus dem Schambeinkörper, dem oberen Schambeinast, der ventralen Hälfte des Azetabulums und der anterioren Hälfte des Os ilium bis in etwa zum höchsten Punkt der Crista iliaca. Distal werden die beiden Pfeiler über den Ramus ischio-pubicus miteinander verbunden, proximal wird die Verbindung zum Sakrum über den sogenannten sciatic buttress, d. h. das ossäre Dach des Foramen ischiadicum majus und den proximal davon liegenden Anteil des Os ilium sichergestellt (Abb. 8.13). Azetabulumfrakturen können entweder nur im hinteren, nur im vorderen oder aber in beiden Azetabulumpfeilern zugleich Frakturlinien aufweisen.

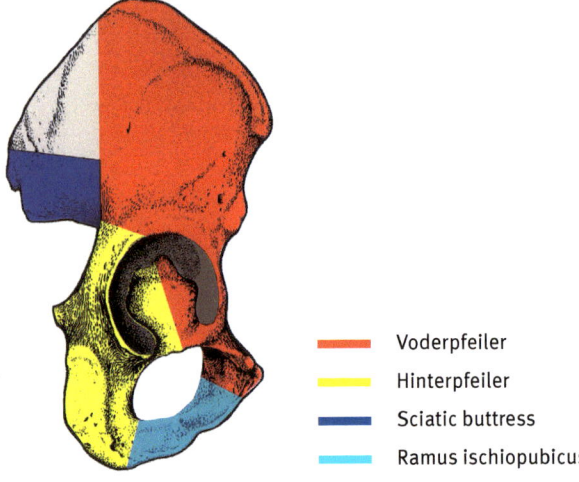

Abb. 8.13: Pfeilerstruktur der Beckenhälfte. Der Vorderpfeiler beinhaltet die ganze ventrale Hälfte des Os innominatum. Der Hinterpfeiler läuft in die Incisura ischiadica major aus. Die beiden sind distal über den Ramus ischio-pubicus miteinander und proximal über den sciatic buttress mit dem Stammskelett verbunden.

8.4.4 Klassifikation nach Judet und Letournel

Die Azetabulumfrakturen werden in zwei Hauptgruppen unterteilt – die elementaren oder einfachen Frakturen und die assoziierten oder komplexen Frakturen. Elementare Frakturen sind definiert als die Frakturen, welche lediglich in einem der beiden Azetabulumpfeiler Frakturlinien aufweisen. In diese Gruppe eingeschlossen werden die Querfrakturen, dies aufgrund des einfachen Frakturverlaufs, aber ungeachtet der Tatsache, dass sowohl im vorderen als auch hinteren Azetabulumpfeiler eine Frakturlinie vorliegt. In die Gruppe der elementaren oder einfachen Azetabulumfrakturen gehören die Hinterwandfraktur, die Hinterpfeilerfraktur, die Vorderwandfraktur, die Vorderpfeilerfraktur und die Querfraktur.

Eine assoziierte oder komplexe Fraktur ist eine Kombination von mindestens zwei elementaren Frakturtypen. Die assoziierten Frakturen betreffen immer beide Azetabulumpfeiler, dies mit Ausnahme der assoziierten Hinterpfeiler- mit Hinterwandfraktur, bei welcher lediglich der hintere Azetabulumpfeiler involviert ist. In die Gruppe der assoziierten Frakturen gehören die T-Fraktur, die Hinterpfeilerfraktur mit Hinterwandfraktur, die Querfraktur mit Hinterwandfraktur, die vordere Fraktur (Vorderpfeiler- oder Vorderwandfraktur) mit hinterer Hemiquerfraktur und die Zweipfeilerfraktur (Tab. 8.1).

Tab. 8.1: Diese Tabelle zeigt in welchem Pfeiler bei einem bestimmten Frakturtyp Frakturlinien zu sehen sind.

	Frakturen		
	nur im Hinterpfeiler	nur im Vorderpfeiler	in beiden Pfeilern
elementare Frakturen	Hinterwandfraktur	Vorderwandfraktur	Querfraktur
	Hinterpfeilerfraktur	Vorderpfeilerfraktur	
		Vorderpfeilerfraktur mit Vorderwandfraktur	
assoziierte Frakturen	Hinterpfeilerfraktur mit Hinterwandfraktur		T-Fraktur
			T-Fraktur mit Hinterwandfraktur inkl. Hinterpfeilerfraktur mit vorderer Hemiquerfraktur
			Querfraktur mit Hinterwandfraktur
			Vorderpfeiler- oder Vorderwandfraktur mit hinterer Hemiquerfraktur
			Zweipfeilerfraktur

Zusätzlich zu den zehn von Letournel beschriebenen Frakturtypen kann dank der Einführung der Computertomographie die assoziierte Hinterpfeilerfraktur mit vorderer Hemiquerfraktur als zusätzlicher weiterer Frakturtyp diagnostiziert werden. Dieser Typ wird in der Letournel Klassifikation unter die T-Fraktur miteingeschlossen.

8.4.5 Morphologie und Radiologie der einzelnen Frakturtypen

8.4.5.1 Hinterwandfraktur

Der hintere Pfannenrand bricht meist etwas distal und posterior des radiologischen Pfannendachs aus und der Femurkopf ist in der Regel nach dorsal luxiert. Sowohl die Skleroselinie des Doms als auch das hintere Azetabulumhorn bleiben intakt und das Foramen obturatum ist ebenso wie das Foramen ischiadicum majus nicht involviert. In eher seltenen Fällen liegt eine Monobloc-Fraktur der Hinterwand vor, meist wird aber die Hinterwand in mehrere Stücke fragmentiert. Pfannenwandfragmente können zusätzlich in den spongiösen Knochen eingedrückt werden (marginal impaction). Osteochondrale Läsionen am Femurkopf und freie intraartikuläre Fragmente können als Folge der traumatischen Luxation oder der nachfolgenden Reposition auftreten.

Eine postero-inferiore Variante der Hinterwandfraktur liegt dann vor, wenn des hintere Azetabulumhorn involviert ist und die Fraktur in den proximalen Anteil des Ischiums ausläuft. Bei der postero-superioren Variante läuft die Fraktur proximal in den Dombereich aus, was radiologisch zu einer Fraktur im Bereich der Sklerose des Doms führt. Bei der ausgedehnten (extended) Hinterwandfraktur läuft die Fraktur ins Foramen ischiadicum majus aus, je nach Größe des Hinterwandfragmentes kann die Dichte der Linea ilioischiadica vermindert sein und damit das Vorliegen einer Hinterpfeilerfraktur suggerieren. Bei all diesen Varianten ist aber der knöcherne Rahmen um das Foramen obturatum intakt. Eine sehr seltene Form ist die rein superiore Fraktur (pure superior fracture). In diesem Fall frakturiert die ganze superiore Azetabulumwand weg, die Fraktur läuft proximal zur Crista iliaca und ventral in den Bereich der Psoasloge aus. Computertomographisch findet sich hier eine Hauptfrakturlinie in sagittaler Richtung, im Gegensatz zur Querfraktur ist aber bei der rein superioren Fraktur das lateral liegende Fragment instabil. Eine hintere Pfannenrandavulsion, resp. der ossäre Labrumabriss im dorsalen Pfannenrandbereich, gehören ebenfalls in die Gruppe der Hinterwandfrakturen.

Auf der a.-p.-Aufnahme ist die Referenzlinie des hinteren Pfannenrandes an zwei Stellen unterbrochen, der Hüftkopf ist in der Regel nach dorsal und kranial luxiert. Die Kennlinien der vorderen Wand und des vorderen Pfeilers (Linea iliopectinea) sind ebenso wie die Tränenfigur intakt. Die Linea ilioischiadica ist intakt, kann aber bei einer extended Hinterwandfraktur involviert sein, dies als Zeichen, dass die Hinterwandfraktur ins Foramen ischiadicum majus und medialseitig in die quadrilaterale Fläche einstrahlt. Die Referenzlinie des Azetabulumdachs ist in der Regel unversehrt, bei der postero-superioren Fraktur ist die Sklerose des Doms unterbrochen, ebenso bei der rein superioren Fraktur. Auf der Alaaufnahme wird die Integrität der Vorderwand und des hinteren Pfeilers (Ausnahme ausgedehnte Hinterwandfraktur) bestätigt. Auf der Obturatoraufnahme lässt sich die Grösse des Hinterwandfragmentes am besten abschätzen. Bei luxierter Hüfte reitet das Fragment wie ein Hut auf dem Femurkopf (Abb. 8.14). Die Linea iliopectinea und der ossäre Rahmen um das Foramen obturatum bleiben intakt.

Computertomographisch kommt eine typische postero-laterale Schrägfraktur zur Darstellung (Abb. 8.15 a,b). Fragmentgröße und Fragmentation der Hinterwand, impaktierte Fragmente, freie intraartikuläre Fragmente und allfällige Läsionen am Femurkopf kommen zur Darstellung, resp. müssen bewusst gesucht werden.

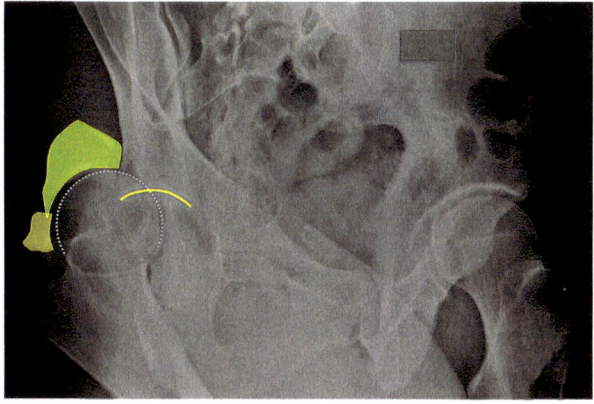

Abb. 8.14: Die Größe des Hinterwandfragmentes und die Luxation des Femurkopfes nach posterior sind auf der Obturatoraufnahme am besten zu sehen.

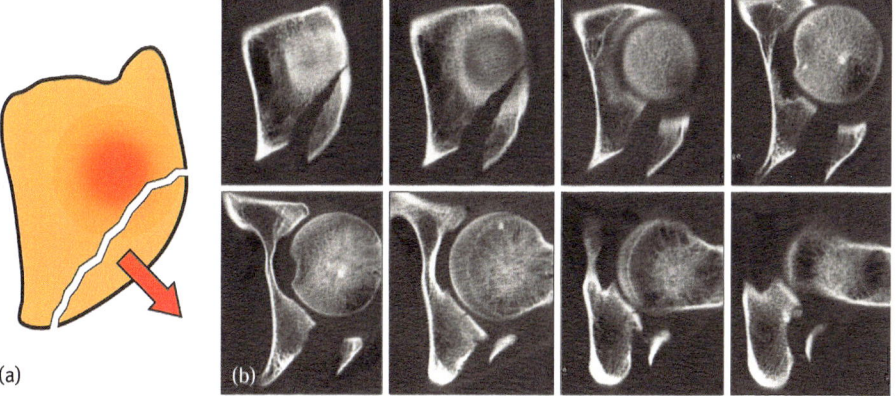

Abb. 8.15: Computertomographisch kommt schematisch eine typische postero-laterale Schrägfraktur zur Darstellung (a). Abbildung (b) zeigt eine einfache Hinterwandfraktur, die Hinterwand ist in einem Stück weggebrochen, postero-inferior besteht eine geringfügige marginale Impaktion.

8.4.5.2 Hinterpfeilerfraktur

Bei diesem Frakturtyp separiert sich der gesamte hintere Pfeiler vom stabilen Vorderpfeiler. Die Fraktur zieht in unterschiedlicher Höhe vom Dach des Foramen ischiadicum majus ausgehend schräg nach distal, frakturiert die Gelenkfläche meist dorsal des radiologischen Pfannendachs und läuft durch die Fossa acetabuli nach distal durch das Foramen obturatum und unterbricht den unteren Schambeinast oder den Sitzbeinast (Abb. 8.16).

In der a.-p.-Aufnahme ist die Linea ilioischiadica unterbrochen und durch Innenrotation des Hinterpfeilers nach medial disloziert. Als Zeichen dieser Dislokation wird die Spina ischiadica gut sichtbar. Der Hüftkopf folgt dem Hinterpfeilerfragment und ist damit nach zentral disloziert (Abb. 8.28). Die Linea iliopectinea, die Tränenfigur, das Pfannendach und die Vorderwand sind in der Regel intakt. Auf der Alaaufnahme zeigt sich die Höhe des Frakturverlaufs ins Foramen ischiadicum majus und die Integrität von Beckenschaufel und Vorderwand. Auf der Obturatoraufnahme ist die Kennlinie der Hinterwand an einer Stelle unterbrochen und das Foramen obturatum ist involviert. Die Linea iliopectinea bleibt intakt.

Computertomographisch liegt die Fraktur meist leicht schräg zur Frontalebene geneigt. Durch Scrollen von proximal nach distal kann das instabile posteriore Fragment identifiziert werden und damit ist die Diagnose der Hinterpfeilerfraktur gestellt (Abb. 8.17).

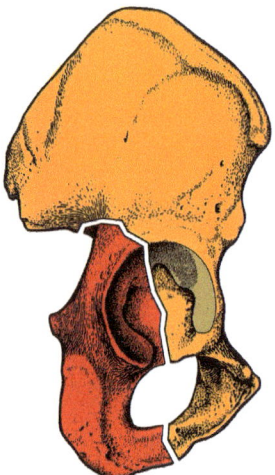

Abb. 8.16: Schematische Darstellung einer Hinterpfeilerfraktur.

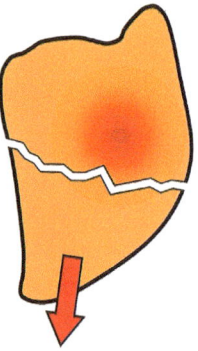

Abb. 8.17: Computertomographisch stellen sich alle Pfeilerfrakturen (Hinterpfeiler, Vorderpfeiler oder Zweipfeiler) mit einer Hauptfrakturlinie in der Frontaleben dar. Durch Scrollen von proximal nach distal kann das instabile Fragment identifiziert werden.

8.4.5.3 Vorderwandfraktur

Diese seltene Frakturform separiert im mittleren Drittel des Vorderpfeilers einen umschriebenen relativ kleinen Bereich der azetabulären Gelenkfläche. Die Fraktur beginnt distal der Spina iliaca anterior inferior und separiert das ventrale Azetabulumhorn. Distal läuft die Fraktur ins Foramen obturatum ein und verlässt dieses wieder nach medial in Richtung des oberen Schambeinastes. Der Hüftkopf folgt dem dislozierten Vorderwandfragment und kann nach zentral, meist aber nach ventral disloziert, resp. subluxiert sein (Abb. 8.18).

Auf dem a.-p.-Bild ist typischerweise die Linea iliopectinea an zwei Stellen unterbrochen, die Vorderwandkontur ist meist nur an einer Stelle sichtbar unterbrochen. Je nach Fragmentgröße oder zusätzlicher Beteiligung der quadrilateralen Fläche kann die Tränenfigur wegen einer allfällig rotatorischen Dislokation des Vorderwandfragmentes nicht mehr abgebildet sein. Die Kennlinien des Hinterpfeilers, der Hinterwand und das Pfannendach bleiben intakt, ebenso die distale ossäre Begrenzung des Foramen obturatum. Auf der Alaaufnahme zeigen sich der proximale Frakturausläufer, die intakte posteriore Begrenzung des Hinterpfeilers und die Integrität der Beckenschaufel. Auf der Obturatoraufnahme sind die Unterbrechung der Linea iliopectinea an zwei Stellen und der intakte Ramus ischio-pubicus ersichtlich. In der Computertomographie erscheint die Vorderwandfraktur als antero-mediale, bei Pfannenrandavulsion als antero-laterale Schrägfraktur. Die Fraktur geht im Gegensatz zur ossären Avulsion des ventralen Pfannenrandes nach medial über die Linea iliopectinea hinaus und tritt distal im oberen Schambeinast aus (Abb. 8.19).

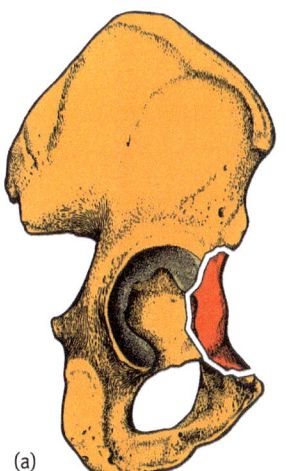
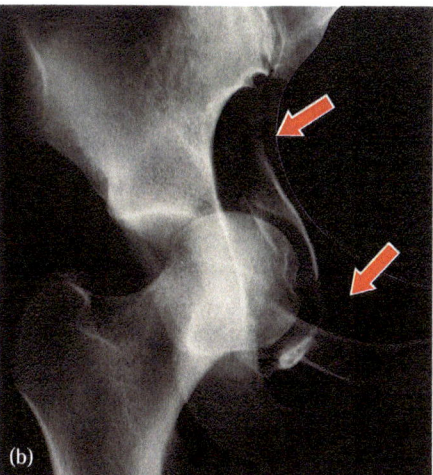

Abb. 8.18: (a) Schematische Darstellung einer Vorderwandfraktur. Die distale Frakturlinie läuft im Gegensatz zu den Vorderpfeilerfrakturen in den oberen Schambeinast aus. (b) Die a.-p.-Röntgenaufnahme zeigt die Unterbrechung der Linea iliopectinea an zwei Stellen, die Luxation des Femurkopfs und die Integrität des unteren Schambeinastes (Bild: Prof. Michel Oransky, Rom).

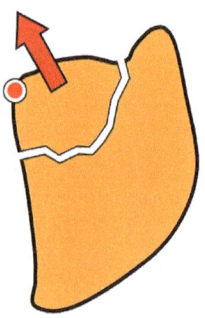

Abb. 8.19: Computertomographisch zeigt sich eine antero-mediale Schrägfraktur distal der Spina iliaca anterior inferior. Ein Teil der Linea iliopectinea (roter Punkt) wird weggebrochen. Nur bei der reinen Avulsionsfraktur des ventralen Pfannenrandes liegt die Schrägfraktur nach antero-lateral gerichtet, da dann die Linea iliopectinea nicht involviert ist.

8.4.5.4 Vorderpfeilerfraktur

Vorderpfeilerfrakturen separieren entweder den Vorderpfeiler als Ganzes oder aber einen nach Maßgabe der Höhe der nach ventral auslaufenden Fraktur unterschiedlichen Anteil des Vorderpfeilers. In jedem Falle ist das Foramen obturatum involviert, d. h. der Ramus ischio-pubicus ist unterbrochen. Je proximaler die Fraktur ausläuft, desto grösser ist der Anteil der ventralen Azetabulumhälfte, resp. des Azetabulumdoms, der zusammen mit dem Vorderpfeiler disloziert.

Bei der hohen Vorderpfeilerfraktur findet sich eine Frakturlinie in einem variablem Sektor der Crista iliaca, bei der mittelhohen Vorderpfeilerfraktur liegt der proximalste ventrale Frakturausläufer zwischen der Spina iliaca anterior superior und inferior (interspinous notch), bei der tiefen Variante läuft die Fraktur in die Rinne der Psoassehne, also etwas lateral der Eminentia iliopectinea und distal der Spina iliaca anterior inferior aus und bei der sehr tiefen Fraktur ist nur ein sehr distal liegender Anteil des ventralen Azetabulumhorn involviert. Mit Ausnahme der sehr tiefen Fraktur können die drei anderen Frakturvarianten einen mehr oder weniger großen Anteil der quadrilateralen Fläche mitbeinhalten, sei es in Kontinuität mit dem Hauptfragment des Vorderpfeilers, sei es als zusätzliches Fragment (Abb. 8.20).

Auf der a.-p.-Aufnahme ist die Linea iliopectinea je nach Frakturtyp in unterschiedlicher Höhe unterbrochen. Beim hohen und mittelhohen Frakturtyp ist die Skleroselinie des Doms unterbrochen. Die Referenzlinien der Hinterwand und des hinteren Pfeilers sind intakt. Die Tränenfigur ist dann involviert, resp. disloziert, wenn der vordere Pfeiler einen nach posterior reichenden Anteil der quadrilateralen Fläche mitfrakturiert. Auf der Alaaufnahme zeigt sich die Höhe des proximalen, nach ventral ziehenden Frakturausläufers. Die posteriore Kontur des hinteren Pfeilers ist intakt. Auf der Obturatoraufnahme zeigt sich bei den hohen und mittelhohen Frakturtypen die Dislokation im Bereich des Pfannendachs, dabei folgt der Femurkopf meist dem dislozierten Fragment. Bei Osteoporosefrakturen liegt zusätzlich häufig eine Impaktion eines Teils des Pfannendachs vor. Das Foramen obturatum ist involviert. Die Hinterwandkontur ist intakt. Nur bei der mittelhohen Fraktur kann durch die Dislokation des Vorderpfeilers eine Art Sporenzeichen entstehen. Computertomo-

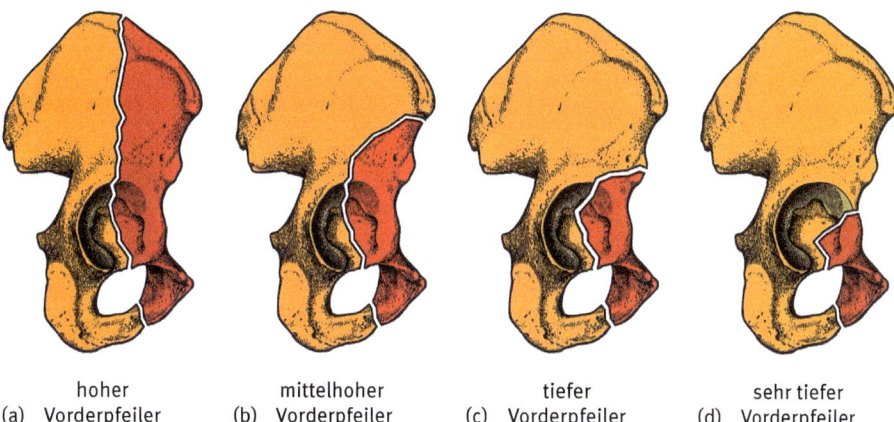

| (a) | hoher Vorderpfeiler | (b) | mittelhoher Vorderpfeiler | (c) | tiefer Vorderpfeiler | (d) | sehr tiefer Vorderpfeiler |

Abb. 8.20: Varianten von Vorderpfeilerfrakturen: Hohe Vorderpfeilerfraktur mit Frakturausläufer in die Crista iliaca (a), mittelhohe Vorderpfeilerfraktur mit dem proximalen Frakturausläufer zwischen die beiden Spinae iliacae (interspinous notch) (b), tiefe Vorderpfeilerfraktur mit Frakturausläufer in die Psoasrinne (c) und sehr tiefe Vorderpfeilerfraktur mit Frakturausläufer durch die vordere Wand (d). Im Gegensatz zur Vorderwandfraktur läuft auch dieser letzte Frakturtyp distal in den Ramus ischio-pubicus aus.

graphisch kommt eine Hauptfrakturlinie in Frontalebene zur Darstellung, durch Scrollen von proximal nach distal wird das instabile ventrale Hauptfragment identifiziert und das Vorliegen der Vorderpfeilerfraktur diagnostiziert.

8.4.5.5 Querfraktur

Bei den Querfrakturen wird ein proximal liegender Gelenkanteil auf unterschiedlicher Höhe von einem distalen Anteil abgetrennt. Dabei bleiben der distale instabile Anteil von Hinterpfeiler und Vorderpfeiler zueinander in Kontinuität. Je nach Höhe der Fraktur werden transtektale, juxtatektale und infratektale Frakturen diskriminiert. Auf der Innenseite des Beckens können unterschiedliche Frakturkonfigurationen vorliegen – rein quere, unterschiedlich schräge, meist aber von ventral zur Linea iliopectinea aufsteigende und nach dorsal wieder absteigende Frakturlinien. Der Femurkopf folgt dabei dem instabilen distalen Fragment, er kann sich je nach Grösse des stabilen Domfragmentes spontan reponieren oder aber auch in der Querfrakturzone inkarzerieren (Abb. 8.21).

Auf der a.-p.-Aufnahme sind die Referenzlinien beider Pfeiler unterbrochen – also Hinterwandkontur, Linea ilioischiadica, Linea iliopectinea und Vorderwandkontur. Bei der transtektalen Fraktur ist die Sklerose des Doms mitbetroffen, bei sehr tief liegender infratektaler Fraktur ein Teil der Tränenfigur (Abb. 8.22). Auf der Alaaufnahme lässt sich die Frakturhöhe in Bezug auf die posteriore Kontur des Hinterpfeilers und in Bezug auf die Vorderwand feststellen. Auf der Obturatoraufnahme zeigt

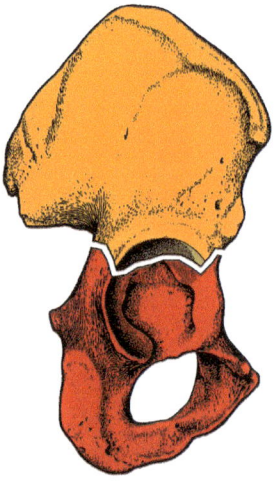

Abb. 8.21: Die Querfraktur separiert einen stabilen proximalen Anteil des Azetabulums von einem distalen instabilen Anteil. Der knöcherne Rahmen um das Foramen obturatum bleibt intakt.

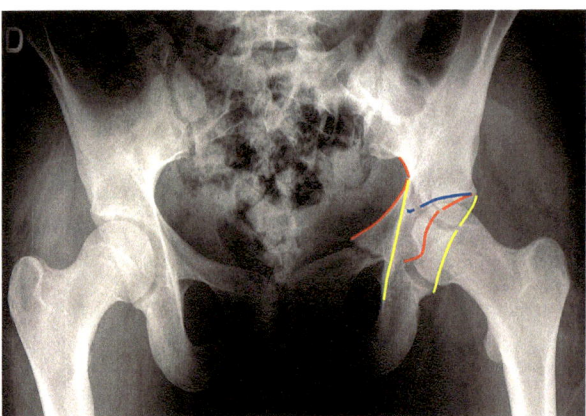

Abb. 8.22: Typischerweise sind auf der a.-p.-Aufnahme alle Referenzlinien des Vorder- und Hinterpfeilers – Vorderrand, Linea iliopectinea, Linea ilioischiadica und Hinterrand – unterbrochen. Je nach Höhe der Querfraktur ist das Pfannendach oder auch die Tränenfigur mitinvolviert.

sich die Inklination der Querfraktur am besten, zusätzlich findet sich die ossäre Begrenzung des Foramen obturatum und die Kontur der hinteren Wand intakt.

Computertomographisch kommt die für die Querfraktur typische, in Sagittalebene liegende Hauptfrakturlinie zur Darstellung (Abb. 8.23a, b). Die Höhe der Querfraktur (trans-, juxta- oder infratektal) kann anhand der Lage der Hauptfrakturlinie in Bezug auf die Sklerosezone des Azetabulumdoms abgeschätzt werden.

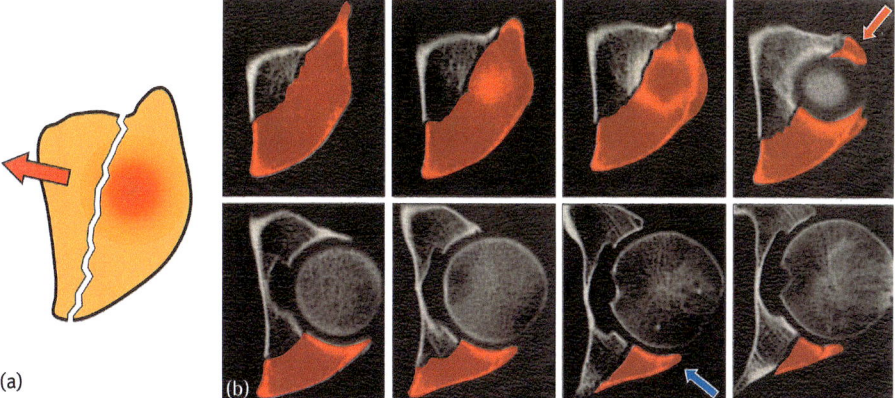

Abb. 8.23: Computertomographisch findet sich eine Hauptfrakturlinie in Sagittalebene (a). In Abbildung (b) zeigt sich die etwas schräg zur Sagittalebene gerichtete Querfrakturkomponente. Das rot hinterlegte Fragment entspricht dem stabilen Fragment. Auf gewissen Transversalschnitten könnte man versucht sein, eine Avulsion des ventralen Pfannenrandes (roter Pfeil) oder eine Hinterwandfraktur (blauer Pfeil) zu diagnostizieren; diese Hypothese kann durch Scrollen und Verfolgen des stabilen Fragments von proximal nach distal ausgeschlossen werden.

8.4.5.6 T-Fraktur

Bei der T-Fraktur handelt es sich um eine Querfraktur, bei welcher zusätzlich durch eine mehr oder weniger vertikal verlaufende Fraktur das distale instabile Hauptfragment in einen Vorderpfeiler- und einen Hinterpfeileranteil getrennt wird. Diese vertikale Frakturlinie läuft entweder ins Ischium (20 %), den Schambeinkörper (18 %) oder aber durch den acetabular notch in den Ramus ischio-pubicus (62 %) aus (Abb. 8.24). Der Hüftkopf ist in rund Dreiviertel (76 %) der Fälle nach zentral, sehr viel seltener nach posterior (7 %) oder gar anterior (4 %) luxiert. In rund 15 % der Fälle reponiert sich der Femurkopf spontan.

Auf der a.-p.-Aufnahme sind entsprechend der queren Frakturkomponente alle Kennlinien von Hinterwand und -pfeiler sowie Vorderwand und -pfeiler, je nach Frakturhöhe der Dom oder der laterale Schenkel der Tränenfraktur unterbrochen. Als Zeichen der zusätzlichen vertikalen Fraktur, welche distal den Vorderpfeiler vom Hinterpfeiler trennt, kommt es zur typischen Dissoziation der Linea iliopectinea (ev. zusammen mit der Tränenfigur) und der Linea ilioischiadica (Abb. 8.25a, b). Auf der Alaaufnahme kommt in erster Linie die Lage der Querkomponente im hinteren Anteil in Bezug auf das Foramen ischiadicum majus zur Darstellung. Auf der Obturatoraufnahme sind in der Regel der vertikale Schenkel der Fraktur im Bereich der quadrilateralen Fläche sowie die Neigung der Fraktur gegenüber der Transversalebene sichtbar.

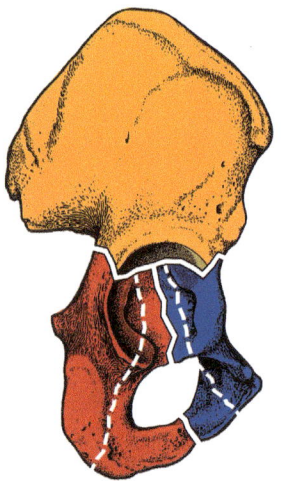

Abb. 8.24: Schematische Darstellung einer T-Fraktur. Der T-Schenkel kann durch das Foramen obturatum ziehen oder aber durch das Ischium (posteriorer Typ) oder den Schambeinkörper (anteriorer Typ).

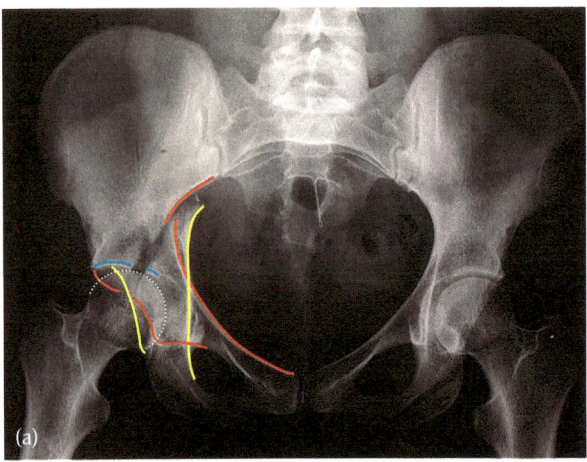

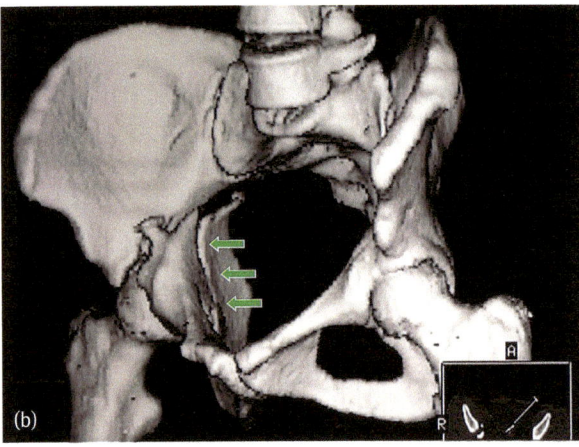

Abb. 8.25: Auf der a.-p.-Aufnahme sind alle Kennlinien analog einer reinen Querfraktur unterbrochen. Als Zeichen der Separation des distalen Vorderpfeiler- vom distalen Hinterpfeilerfragment findet sich radiologisch die Dissoziation – d. h. ein unterschiedliches Ausmaß der Dislokation – der Linea iliopectinea als Referenzlinie des Vorderpfeilers und der Linea ilioischiadica als Referenzlinie des Hinterpfeilers (a). Der nach distal auslaufende vertikale T-Schenkel zeigt sich am besten auf der Obturatoraufnahme, resp. auf der entsprechenden 3D-CT Rekonstruktion (b).

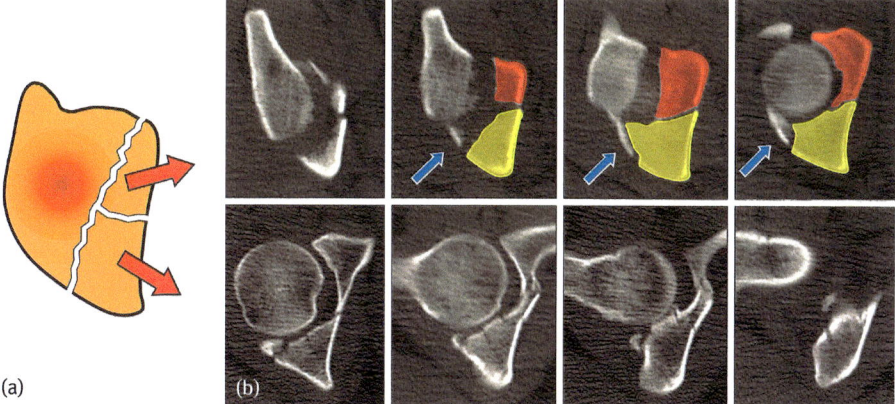

Abb. 8.26: Die schematische Darstellung zeigt eine vollständige Frakturlinie in Sagittalebene als Zeichen der Querfraktur und eine Teilfraktur in Frontalebene mit typischerweise nach medial gerichtetem T-Schenkel als Zeichen der Separation zwischen distalem Vorderpfeiler- und Hinterpfeilerfragment (a). Die Transversalschnitte zeigen die Hauptfrakturebene sagittal orientiert, das Vorderpfeilerfragment (rot), das Hinterpfeilerfragment (gelb) und ein zusätzliches kleines Hinterwandfragment (blauer Pfeil) mit geringer marginaler Impaktion (b).

Computertomographisch zeigt sich entsprechend der queren Frakturkomponente eine Hauptfrakturlinie in sagittaler Ebene und als Zeichen der Separation des distalen Anteils des Vorderpfeilers vom distalen Anteil des Hinterpfeilers ein nach medial gerichteter T-Schenkel, der im Bereich des acetabular notch ins Foramen obturatum ausläuft, um weiter distal den Ramus ischio-pubicus zu frakturieren (Abb. 8.26a, b).

8.4.5.7 Hinterpfeilerfraktur mit Hinterwandfraktur

Diese assoziierte Fraktur kombiniert die Hinterpfeilerfraktur mit einer Hinterwandfraktur. Demzufolge werden auch die typischen radiologischen Merkmale der isolierten Hinterpfeilerfraktur mit denen der isolierten Hinterwandfraktur kombiniert (Abb. 8.27).

Auf der a.-p.-Aufnahme sind die Referenzlinien des Vorderpfeilers (Vorderwandkontur und Linea iliopectinea) intakt. Der Femurkopf folgt in der Regel dem dislozierten Hinterwandfragment (Abb. 8.28). In etwa Dreiviertel der Fälle ist die Hüfte nach posterior, in 16 % nach zentral luxiert und in 12 % der Fälle findet sich der Hüftkopf reponiert. Auf der Alaaufnahme ist die Höhe der Hinterpfeilerfraktur in Bezug auf die Incisura ischiadica und das Ausmass der Dislokation erkennbar. Die Integrität der Vorderwandkontur wird bestätigt. Auf der Obturatoraufnahme zeigen sich die hintere Luxation des Femurkopf, die Größe des Hinterwandfragments und die Fraktur im Bereich des Ramus ischio-pubicus. Die Linea iliopectinea ist intakt.

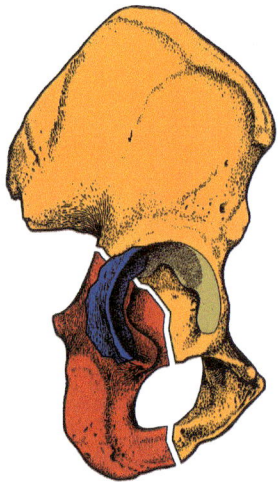

Abb. 8.27: Schematische Darstellung einer Hinterpfeilerfraktur mit Hinterwand.

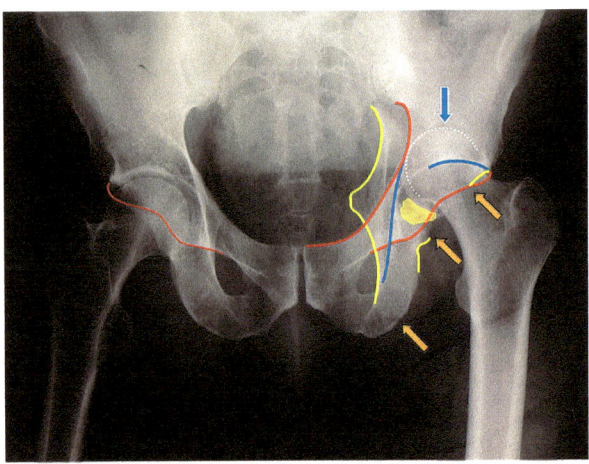

Abb. 8.28: Auf der a.-p.-Aufnahme zeigt sich die rotatorische Dislokation des Hinterpfeilers, die posteriore Luxation des Femurkopfes und ein Hinterwandfragment. Die Referenzlinien des Vorderpfeilers (Linea iliopectinea und vorderer Pfannenrand) sind intakt.

Computertomographisch kommen die etwas schräg zur Frontalebene geneigte Hinterpfeilerfraktur und die postero-laterale Schrägfraktur als Zeichen der Beteiligung der Hinterwand zur Darstellung (Abb. 8.29a, b).

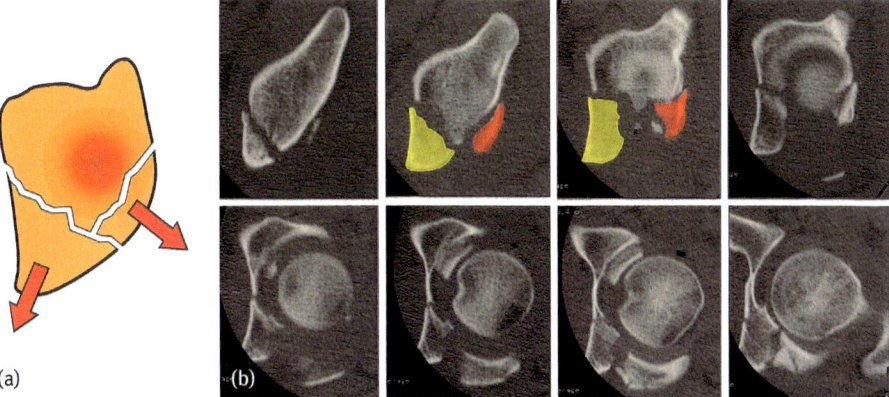

Abb. 8.29: Computertomographisch liegt als Zeichen einer Pfeilerfraktur eine vollständige Frakturlinie in Frontalebene vor und zusätzlich als Zeichen des Ausbruchs der Hinterwand eine postero-laterale Schrägfraktur (a). Im klinischen Fall findet sich die Hinterpfeilerfraktur (gelb) sehr schräg, das Hinterwandfragment (rot) und ein großes intra-artikulär liegendes freies Hinterwandfragment (b).

8.4.5.8 Querfraktur mit Hinterwandfraktur

Sowohl die Höhe des queren Frakturverlaufs (trans-, juxta- oder infratektal) als auch die Höhe des Ausbruchs der Hinterwand (postero-superior, postero-inferior) sind variabel kombiniert. Der Hüftkopf ist in 70 % der Fälle nach dorsal und in 26 % nach zentral luxiert. Selten findet sich die Spontanreposition des Hüftkopfes (4 %) (Abb. 8.30).

Auf der a.-p.-Aufnahme finden sich wie bei der reinen Querfraktur die entsprechenden anatomischen Kennlinien unterbrochen, der Hüftkopf steht meist nach dorsal luxiert (Abb. 8.31a). Die Alaaufnahme zeigt die Höhe des hinteren Frakturausläu-

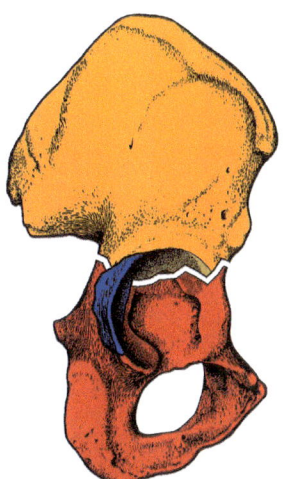

Abb. 8.30: Schematische Darstellung der Querfraktur kombiniert mit einer Hinterwandfraktur.

8 Azetabulumfrakturen

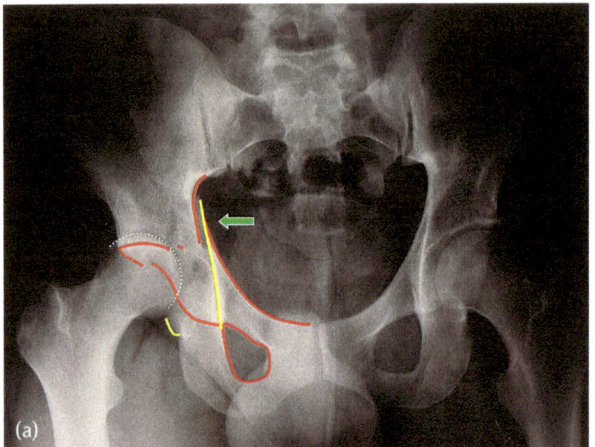

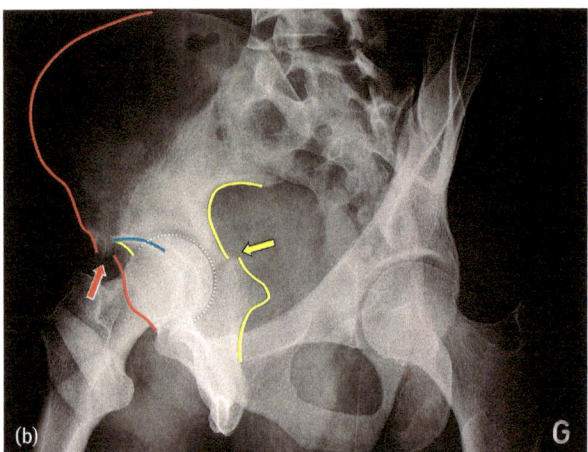

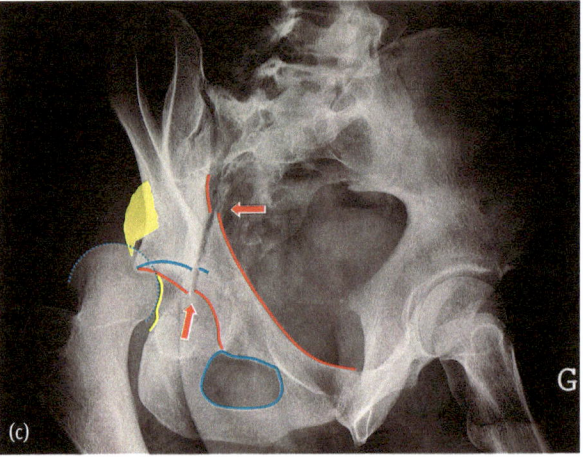

Abb. 8.31: Auf der a.-p.-Aufnahme sind die Referenzlinien von Hinterpfeiler, Hinterwand, Vorderpfeiler, Vorderwand und Pfannendach entsprechend der Querfraktur unterbrochen. Die Linea iliopectinea und ilioischiadica sind zwar unterbrochen, aber nicht voneinander dissoziiert (grüner Pfeil). Zusätzlich liegt eine hintere Luxation des Hüftkopfes vor (a). Die Alaaufnahme zeigt die Integrität der Beckenschaufel und die proximal der Spina ischiadica nach hinten auslaufende Querfraktur (b). Auf der Obturatoraufnahme zeigen sich das Hinterwandfragment und die hintere Luxation des Femurkopfes, die Steilheit der Querfrakturkomponente und die Integrität der knöchernen Begrenzung um das Foramen obturatum (c).

fers der Querfraktur sowie die Integrität der Beckenschaufel (Abb. 8.31b). Auf der Obturatoraufnahme zeigen sich die Größe des Hinterwandfragmentes und die Dislokationsrichtung des Femurkopfes (nach posterior oder zentral). Der knöcherne Rahmen des Foramen obturatum ist intakt (Abb. 8.31c).

Computertomographisch besteht entsprechend der Querfraktur eine Hauptfrakturlinie in Sagittalebene kombiniert mit einer postero-lateralen, manchmal fast parallel zur Hauptfraktur verlaufenden Schrägfraktur (Abb. 18.32a, b).

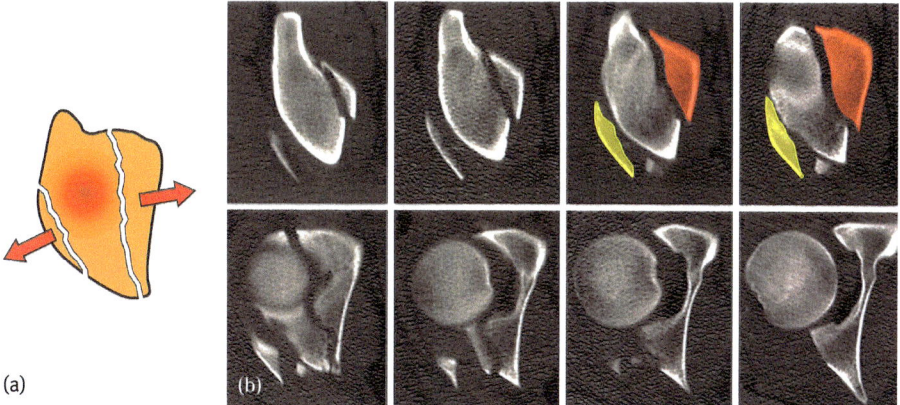

Abb. 8.32: Computertomographisch liegt entsprechend der Querfraktur eine Hauptfraktur in sagittaler Ebene vor. Zusätzlich findet sich als Zeichen der Hinterwandfraktur eine postero-laterale Schrägfraktur (a). Auf den Transversalschnitten zeigt sich die quere Frakturkomponente mit dem medial liegenden instabilen Fragment (rot) und dem zusätzlichen Hinterwandfragment (gelb) (b). Auf gewissen Schnitten kann die Parallelität der beiden Frakturlinien als pathognomonisches Zeichen dieser Fraktur identifiziert werden.

8.4.5.9 Vordere Fraktur (Vorderpfeiler- oder Vorderwand) mit hinterer Hemiquerfraktur

Dieser Frakturtyp kombiniert entweder eine Fraktur der Vorderwand oder aber des Vorderpfeilers mit einer posterioren Frakturkomponente, welche dem hinteren Anteil einer Querfraktur entspricht. Die Vorderpfeilerkomponente kann komplett oder inkomplett sein, sie kann in unterschiedlicher Höhe nach ventral auslaufen oder die Crista iliaca in einem variablen Bereich unterbrechen und zusätzlich einen Teil der quadrilateralen Fläche, sei es in Kontinuität zum Vorderpfeiler oder aber als isoliertes Fragment ausbrechen (Abb. 8.33).

Auf der a.-p.-Aufnahme sind die Kennlinien der vorderen Wand, resp. des vorderen Pfeilers unterbrochen. Die Linea ilioischiadica ist nur bei einer dislozierten hinteren Hemiquer-Komponente sicher als unterbrochen zu diagnostizieren. Auf der Alaaufnahme zeigt sich die Höhe der Fraktur der Vorderpfeilerkomponente (hoch, mittelhoch, tief oder sehr tief) und die Höhe der posterioren queren Komponente in

Bezug auf das Foramen ischiadicum majus und die Spina ischiadica. Auf der Obturatoraufnahme zeigen sich die Unterbrechung der Kontur der Hinterwand und die Unterbrechung des Ramus ischio-pubicus. Computertomographisch findet sich entsprechend der Vorderpfeilerkomponente eine Frakturlinie in Frontalebene, wobei durch Scrollen das ventrale Fragment als instabil identifiziert werden kann. Zusätzlich findet sich ein nach dorsal gerichteter T-Schenkel, der gegen distal nach lateral ausläuft. Durch Scrollen kann das postero-laterale gelenkbildende Fragment als stabiles Fragment identifiziert werden (Abb. 8.34a, b).

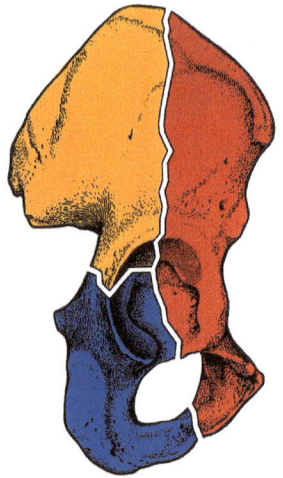

Abb. 8.33: Darstellung einer Vorderpfeilerfraktur mit hinterer Hemiquer-Komponente.

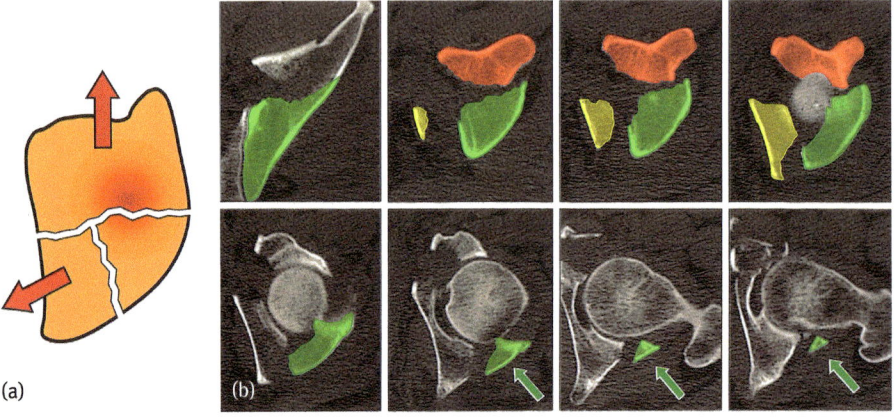

Abb. 8.34: Computertomographisch zeigt sich als Zeichen der Vorderpfeilerfraktur eine durchgehende Fraktur in Frontalebene und senkrecht dazu die posteriore Teilfraktur in Sagittalebene (a). Auf den transversalen Schnitten zeigen sich das Vorderpfeilerfragment (rot) und die posteriore Hemiquer-Komponente mit dem instabilen medial liegenden Fragment (gelb). Der grüne Anteil entspricht dem stabilen Fragment. Ganz distal könnte man versucht sein eine zusätzliche Hinterwandkomponente zu diagnostizieren (grüner Pfeil), es handelt sich dabei aber um den distal nach lateral auslaufenden Anteil des stabilen Hauptfragments (b).

8.4.5.10 Zweipfeilerfraktur

Bei der Zweipfeilerfraktur sind Vorder- und Hinterpfeiler voneinander getrennt. Zusätzlich weisen beide Pfeiler keine ossäre Verbindung zum proximalen, stabil mit dem Sakrum verbundenen Iliumfragment auf. Wie bei allen Pfeilerfrakturen ist der knöcherne Rahmen des Foramen obturatum entzweigebrochen. Sekundäre Frakturlinien können im Bereich der Crista iliaca ein weiteres meist dreieckförmiges Fragment ausbrechen. Typischerweise findet sich auf der Innenseite der Fossa iliaca interna ein weiteres kleines Kortikalisfragment, welches bei der Reposition als Referenz dient. Zusätzlich können weitere Frakturlinien den hinteren Pfeiler fragmentieren oder die hintere oder vordere Wand ausbrechen (Abb. 8.35).

Auf der a.-p.-Aufnahme sind die Linea iliopectinea und die Linea ilioischiadica unterbrochen. Die Skleroselinie des Doms ist nach zentral verschoben und der Hüftkopf folgt dem dislozierten Pfannendach. Weitere Frakturlinien finden sich übereinander projiziert im Bereich der Beckenschaufel, der ossäre Rahmen des Foramen obturatum ist entzweigebrochen. Auf der Alaaufnahme zeigt sich die Frakturlinie im Bereich der Beckenschaufel sowie allfällige zusätzliche Iliumfragmente. Die Kontur des hinteren Pfeilers ist im Bereich des Foramen ischiadicum majus unterbrochen. Eine vertikale Fraktur im Bereich der quadrilateralen Fläche ist Zeichen der Separation zwischen Vorder- und Hinterpfeiler. Auf der Obturatoraufnahme zeigt sich eine Medialisierung des ganzen Pfannendachs, der Femurkopf steht in der Regel kongruent unter dem Azetabulumdom. Die knöcherne Begrenzung des Foramen obturatum ist unterbrochen. In der supra-azetabulären Region entsteht als Zeichen der Separation der gesamten Gelenkfläche und deren Dislokation nach zentral das pathognomonische Sporenzeichen. Computertomographisch zeigt sich als Zeichen der Separation zwischen Vorder- und Hinterpfeiler eine Hauptfrakturlinie in Frontalebene. Durch Scrollen kann das stabile Beckenschaufelfragment nach distal verfolgt werden. Damit wird die kom-

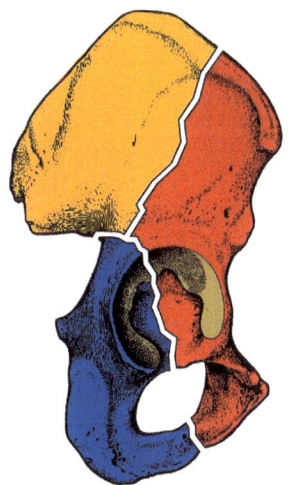

Abb. 8.35: Schematische Darstellung einer Zweipfeilerfraktur. Die gesamte azetabuläre Gelenkfläche ist nicht mehr mit dem Stammskelett verbunden.

plette Abtrennung der gelenkbildenden Fragmente vom stabilen Iliumfragment ersichtlich. Dieser nach distal posterior auslaufende Knochensporn gilt als pathognomonisch für die Zweipfeilerfraktur (Sporenzeichen, spur sign) (Abb. 8.36a, b).

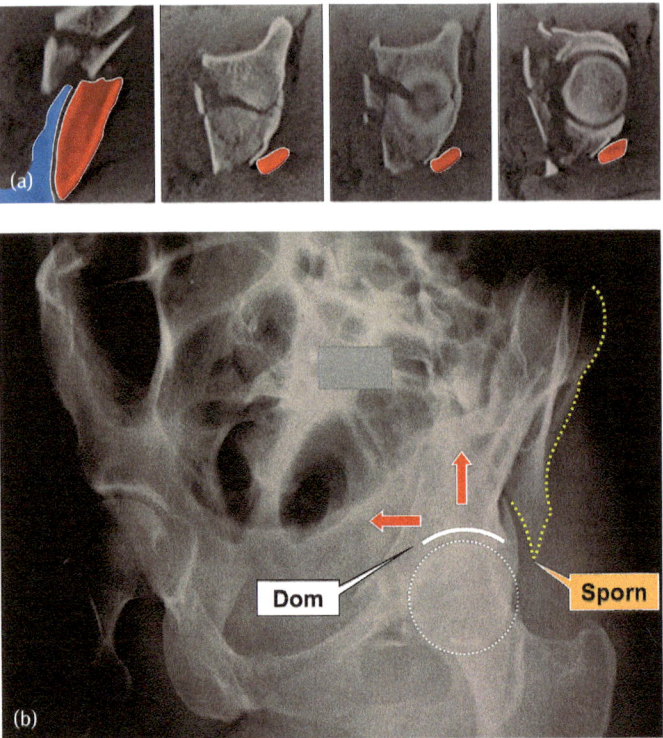

Abb. 8.36: Computertomographisch zeigt sich als Zeichen der Pfeilerfraktur die Hauptfrakturlinie in Frontalebene. Zur Diagnose der Zweipfeilerfraktur wird proximal der stabil mit dem Sakrum (blau) verbundene Knochenanteil identifiziert und nach distal verfolgt (rot). Das stabile Fragment läuft nach distal posterior aus, das ganze Azetabulum ist von diesem stabilen Fragment separiert (a). Auf der Obturatoraufnahme (b) zeigt sich der nach medial dislozierte Dom (blau) und das stabile Iliumfragment mit dem Sporenzeichen (gelb).

8.4.6 Klassifikation mittels Ausschlussverfahren

Jede der zehn von Letournel beschriebenen Frakturtypen weist ein identifizierbares Muster von intakten oder unterbrochenen Kennlinien auf (Abb. 8.37).

Eine für den eiligen Kliniker gute Methode ist die Klassifikation durch das Ausschlussverfahren [25–28]. Leider finden sich in der Literatur auch falsche und vollständig irreführende Algorithmen [29]. Die nachfolgende Abb. 8.38 erläutert die Vorgehensweise.

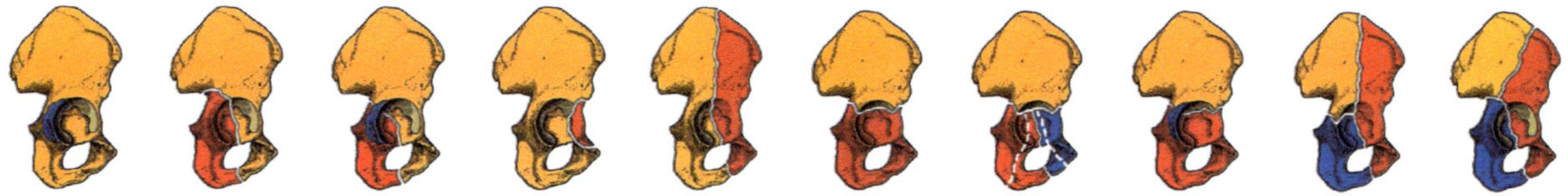

8.4 Klassifikation der Azetabulumfrakturen

	Hinter-wand	Hinter-pfeiler	HPf + HW	Vorder-wand	Vorder-pfeiler	Quer-fraktur	T-Fraktur	Quer + HW	VPf + hemiquer	Zwei-pfeiler
Linea iliopectinea	intakt	intakt	intakt	unter-brochen	unter-brochen	unter-brochen	unter-brochen	unter-brochen	unter-brochen	unter-brochen
Linea ilioischiadica	intakt	unter-brochen	unter-brochen	intakt	intakt	unter-brochen	unter-brochen	unter-brochen	unter-brochen	unter-brochen
R. ischiopubicus	intakt	unter-brochen*	unter-brochen*	intakt	unter-brochen	intakt	unter-brochen*	intakt	unter-brochen	unter-brochen
Beckenschaufel	intakt	intakt	intakt	intakt	unter-brochen	intakt	intakt	intakt	unter-brochen	unter-brochen
Hinterwand-Fraktur	ja	nein	ja	nein	nein	nein	möglich	ja	nein	möglich
Sporenzeichen	nein	nein	nein	nein	nein	nein	nein	nein	nein	ja

Abb. 8.37: Referenzstrukturen und Frakturtypen. Die Abbildung zeigt für die zehn Frakturtypen nach Letournel welche anatomischen Referenzstrukturen durch den jeweiligen Frakturtyp frakturiert oder intakt, resp. vorhanden oder nicht vorhanden sind. *Der Ramus ischiopubicus kann bei der seltenen Variante einer dorsal ins Ischium einstrahlenden Fraktur des hinteren Pfeilers intakt bleiben.

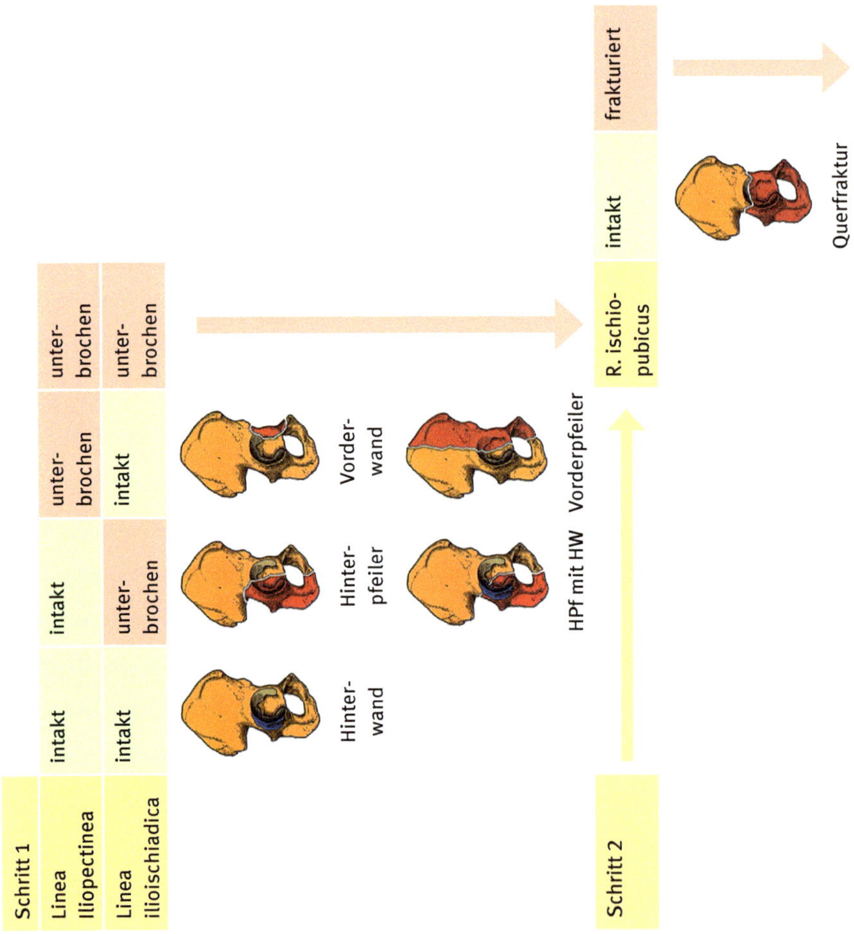

192 — 8 Azetabulumfrakturen

Abb. 8.38: Klassifikation durch das Ausschlussverfahren.

8.4 Klassifikation der Azetabulumfrakturen

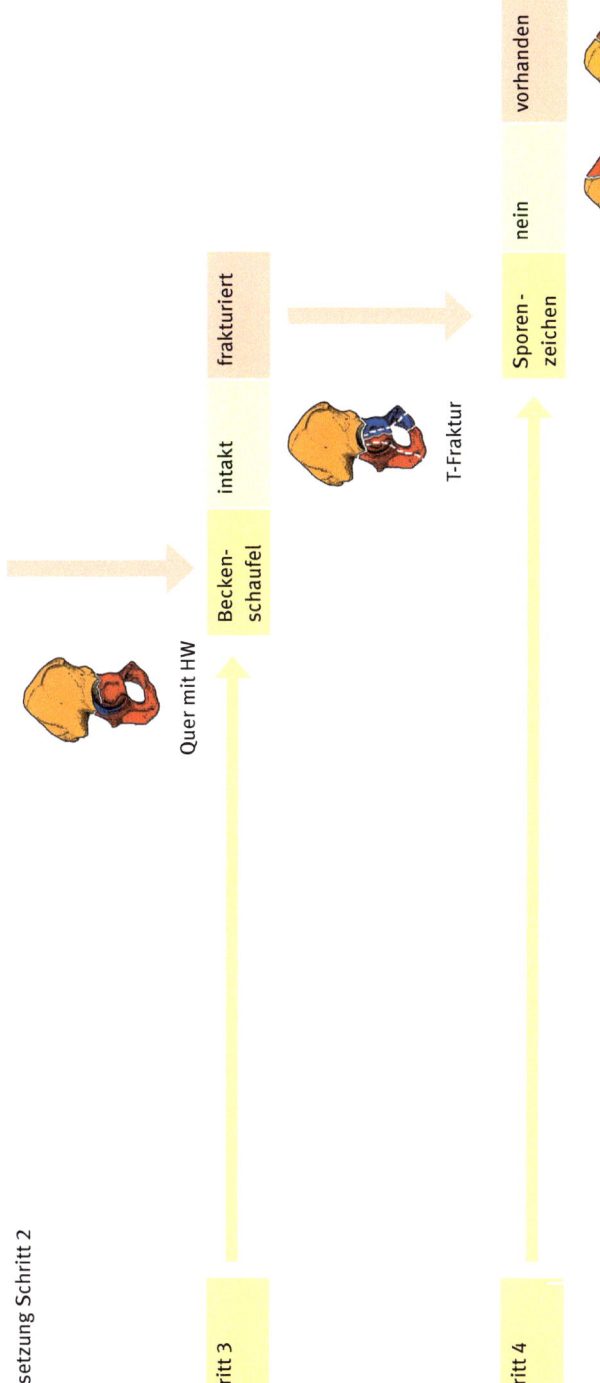

Abb. 8.38: (fortgesetzt).

In einem ersten Schritt werden die Linea iliopectinea und ilioischiadica als Referenzlinien des Vorder- resp. Hinterpfeilers analysiert, gefolgt von der Frage nach der Integrität der knöchernen Begrenzung um das Foramen obturatum, resp. des unteren Schambeinastes. Die Analyse dieser Strukturen erfolgt mit den drei Nativaufnahmen unter Zuhilfenahme der transversalen CT-Schnitte. Weitere Fragen betreffen das Vorliegen eines Hinterwandfragments, von supra-azetabulären Frakturausläufern oder eines Sporenzeichen. Nach Beantwortung dieser drei Zusatzfragen ist meist die genaue Diagnose gesichert.

1. Schritt
Die erste Analyse betrifft die Linea iliopectinea und die Linea ilioischiadica:
- Sind beide Linien intakt, dann kommt nur eine Hinterwandfraktur in Frage.
- Ist die Linea iliopectinea intakt und die Linea ilioischiadica frakturiert, dann kommen nur eine Hinterpfeilerfraktur oder eine Hinterpfeilerfraktur mit Hinterwand in Frage. Die Suche nach der Hinterwandfraktur klärt die Diagnose.
- Ist die Linea ilioischiadica intakt und die Linea iliopectinea frakturiert, dann handelt es um eine Vorderwandfraktur oder eine Vorderpfeilerfraktur. Liegt ein Frakturausläufer durch den Ramus ischio-pubicus vor, dann ist die Diagnose der Vorderpfeilerfraktur gesichert.
- Sind beide diese Linien unterbrochen, dann folgt Schritt 2.

2. Schritt
Der zweite Schritt beinhaltet die Analyse der knöchernen Begrenzung des Foramen obturatum, resp. des unteren Schambeinastes:
- Ist der untere Schambeinast intakt, dann kann es sich nur um eine Querfraktur oder eine Querfraktur mit Hinterwandfraktur handeln. Auch hier wird die Fraktur der hinteren Wand gesucht, um zwischen den beiden obigen Frakturtypen unterscheiden zu können.
- Cave: bei einer T-Fraktur mit einem nach dorsal ins Ischium ziehenden T-Schenkel kann der untere Schambeinast intakt bleiben.
- Ist der untere Schambeinast frakturiert, dann folgt Schritt 3.

3. Schritt
Im dritten Schritt wird eine Fraktur der Beckenschaufel gesucht:
- Findet sich keine Fraktur supra-azetabulär, dann liegt eine T-Fraktur vor.
- Findet sich im Bereich der Darmbeinschaufel eine Fraktur, dann folgt Schritt 4.

4. Schritt

Im vierten Schritt wird auf der Obturatoraufnahme nach einem Sporenzeichen gesucht:
- Findet sich kein Sporenzeichen, dann liegt eine Vorderpfeilerfraktur mit hinterer Hemiquer-Komponente vor.
- Liegt ein Sporenzeichen vor, dann handelt es sich um eine Zweipfeilerfraktur.

8.4.7 Klassifikation durch logische Analyse der Computertomographie

Die Klassifikation von Azetabulumfrakturen ist meist auch nur mit Hilfe der transversalen CT-Schnitte, ev. ergänzt durch Rekonstruktionen in frontaler und sagittaler Ebene möglich [30]. Die entsprechende systematische Analyse wird sinnvollerweise in drei Schritten vorgenommen:

In einem *ersten Schritt* werden alle transversalen Schnitte von proximal nach distal durchgescrollt. Dabei soll – sofern möglich – pfannendachnahe eine Hauptfrakturlinie identifiziert werden, die einem bekannten Muster entspricht (pattern recognition). Findet sich in diesem Bereich nur eine Hauptfrakturlinie, dann handelt es sich um eine einfache Fraktur. Liegt die Hauptfrakturlinie in der Frontalebene (Abb. 8.39a), so liegt eine Pfeilerfraktur vor (Vorderpfeiler-, Hinterpfeiler- oder Zweipfeilerfraktur). Liegt die Hauptfrakturlinie in der Sagittalebene (Abb. 8.39b), dann besteht eine Fraktur aus der Familie der Querfrakturen (reine Querfraktur oder T-förmige Fraktur, beide mit oder ohne assoziierte Hinterwandfraktur) oder aber die sehr seltene rein superiore Fraktur, bei welcher aber im Gegensatz zur Familie der Querfrakturen das laterale Fragment instabil ist. Eine postero-laterale Schrägfraktur spricht für eine Hinterwandfraktur

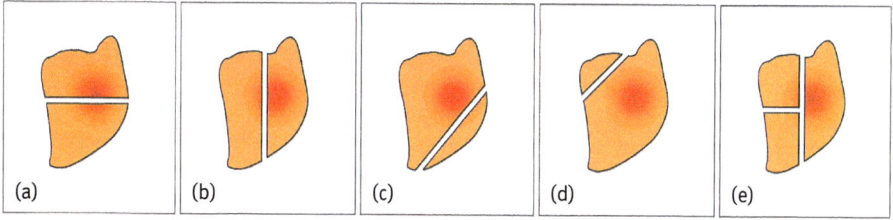

Abb. 8.39: Identifikation der möglichen Hauptfrakturlinien im computertomographischen Schnitt. Eine durchgehende Fraktur in Frontalebene ist Zeichen einer Pfeilerfraktur, sei dies eine Hinterpfeiler-, eine Vorderpfeiler- oder eine Zweipfeilerfraktur (a). Eine durchgehende Fraktur in Sagittalebene spricht für das Vorliegen einer Fraktur aus der Querfrakturfamilie, sei dies eine reine Querfraktur, eine Querfraktur mit Hinterwand oder eine T-Fraktur (b). Die postero-laterale Schrägfraktur ist typisch für eine Hinterwandfraktur (c), eine antero-mediale Schrägfraktur unter Einschluss der Linea iliopectinea ist typisch für eine Vorderwandfraktur (d). Liegt im transversalen Schnitt eine T-Konfiguration vor, dann handelt es sich um eine T-Fraktur, wenn der T-Schenkel nach medial weist (e), um eine vordere Fraktur mit einer hinteren Hemiquerfraktur, wenn der T-Schenkel nach dorsal weist, resp. um eine assoziierte Hinterpfeilerfraktur mit vorderer Hemiquerfraktur, wenn dieser T-Schenkel nach ventral zeigt.

(Abb. 8.39c), eine antero-mediale oder antero-laterale für eine Vorderwandfraktur, resp. eine ossäre Avulsion des ventralen Pfannenrandes (Abb. 8.39 d).

Liegen Frakturen in unterschiedlichen Ebenen vor, dann handelt es sich sicher um eine assoziierte Fraktur (Abb. 8.39e).

In einem *zweiten Schritt* muss das stabile Fragment identifiziert werden. Dabei wird auf dem computertomographischen Schnitt, der das Sakrum und das Iliosakralgelenk abbildet, der stabile Anteil des Os ilium definiert und nach distal verfolgt. Ist bei einer in Frontalebene liegenden Hauptfrakturlinie der ventrale Anteil instabil, dann liegt eine Vorderpfeilerfraktur vor (Abb. 8.40a), ist der dorsale Anteil instabil, dann handelt es sich um eine Hinterpfeilerfraktur (Abb. 8.40b) und sind beide Fragmente instabil sind, dann liegt eine Zweipfeilerfraktur vor (Abb. 8.40c).

In diesem Falle läuft das stabile Iliumfragment nach distal dorsal aus und weist keinerlei Verbindung mit einem gelenkbildenden Anteil des Azetabulums auf. Dieser distale endende Knochensporn zeigt sich in der Obturatoraufnahme als Sporzeichen (spur sign) und ist pathognomonisch für eine Zweipfeilerfraktur. Lediglich die mittelhohe Vorderpfeilerfraktur kann ein Pseudosporenzeichen imitieren, dies kommt durch die Dislokation des vorderen Pfeilers im interspinous notch zu Stande. Die Dislokation dieses Pseudosporns ist in der Regel aber wesentlich geringer als bei der Zweipfeilerfraktur. Falls mit dieser systematischen Analyse keine Klassifikation der Fraktur möglich ist, dann lohnt es sich auf der frontalen Bildrekonstruktion im Bereich des vorderen und hinteren Azetabulumpfeilers nach der typischerweise von proximal medial nach distal lateral verlaufenden Querfrakturkomponente, respektive auf der sagittalen Rekonstruktion nach den typischen Elementen einer mehr oder weniger vertikal verlaufenden Pfeilerfraktur zu suchen.

Im letzten *dritten Schritt* sollen alle transversalen Schnitte bewusst nochmals nach bekannten Zusatzpathologien an Hüftkopf und Pfanne, wie osteochondrale Verletzung des Femurkopfes, Fragmentation, marginale Fragmentimpaktion inside-out oder outside-in und freien intraartikulären Fragmenten, abgesucht werden. Diese sind in der Computertomographie einfacher zu diagnostizieren als auf den Nativaufnahmen [8].

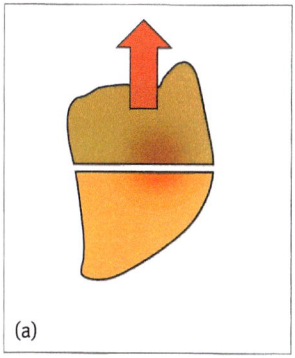 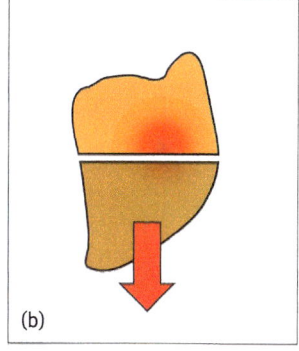 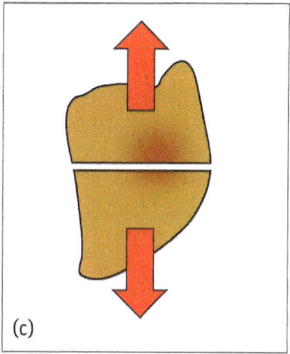

Abb. 8.40: Bei einer durchgehenden Hauptfraktur in Frontalebene muss das instabile Fragment durch Scrollen von proximal nach distal identifiziert werden. Ist das ventrale Fragment instabil, dann liegt eine Vorderpfeilerfraktur vor (a), ist der posteriore Anteil instabil, dann liegt eine Hinterpfeilerfraktur vor (b) und sind beide Fragmente instabil, d. h. nicht mehr mit dem Stammskelett verbunden, dann liegt eine Zweipfeilerfraktur vor (c).

Literatur

[1] Judet R, Judet J, Letournel E. Fractures of the acetabulum: classification and surgical approaches for open reduction. J Bone Joint Surg. 1964;46-A:1615–75.
[2] Judet R, Letournel E. Les fractures du cotyle, Paris, Masson & Cie, 1974.
[3] Letournel E, Judet R. Fractures of the acetabulum. 2nd edition, Berlin, Springer-Verlag, 1993.
[4] Pohlemann T, Gänsslen A. Klassifikation. In: Tscherne H, Pohlemann T., ed. Tscherne Unfallchirurgie, Becken und Acetabulum. 1. Ausgabe, Berlin Heidelberg, Springer, 1998, 303–33.
[5] Alonso JE, Kellam JF, Tile M. Pathoanatomy and classification of acetabular fractures. In: Tile M, Helfet DL, Kellam JF, Vrahas M., ed. Fractures of the pelvis and acetabulum—principles and methods of management. 4th ed. Stuttgart New York, Thieme, 2015, 447–70.
[6] Harris JH Jr, Coupe KJ, Lee JS, Trotscher T. Acetabular fractures revisited: part 2, a new CT-based classification. Am J Roentgenol. 2004;182:1367–75.
[7] Müller ME, Allgöwer M, Schneider R, Willenegger H. Manual of internal fixation, 3 rd. edition, Berlin Heidelberg New York Tokyo, Springer-Verlag, 1991, 504–5.
[8] Hüfner T, Pohlemann T, Gänsslen A, et al. The value of CT in classification and decision making in acetabulum fractures. A systematic analysis. Unfallchirurg. 1999;102:124–31.
[9] Visutipol B, Chobtangsin P, Ketmalasiri B, Pattarabanjird N, Varodompun N. Evaluation of Letournel and Judet classification of acetabular fracture with plain radiographs and three-dimensional computerized tomographic scan. J Orthop Surg. 2000;8:33–7.
[10] Beaulé PE, Dorey FJ, Matta JM. Letournel classification for acetabular fractures. Assessment of interobserver and intraobserver reliability. J Bone Joint Surg. 2003;85-A:1704–9.
[11] Ohashi K, El-Khoury GY, Abu-Zahra KW, Berbaum KS. Interobserver agreement for Letournel acetabular fracture classification with multidetector CT: are standard Judet radiographs necessary? Radiology. 2006;241:386–91.
[12] O'Toole RV, Cox G, Shanmuganathan K, et al. Evaluation of computed tomography for determining the diagnosis of acetabular fractures. J Orthop Trauma. 2010;24:284–90.

[13] Martinez CR, Di Pasquale TG, Helfet DL, et al. Evaluation of acetabular fractures with two- and three-dimensional CT. Radiographics. 1992;12:227–42.
[14] Potok PS, Hopper KD, Umlauf MJ. Fractures of the acetabulum – imaging, classification, and understanding. Radiographics. 1995;15;7–23.
[15] Garrett J, Halvorson J, Carroll E, Webb LX. Value of 3-D CT in classifying acetabular fractures during orthopedic residency training. Orthopedics. 2012;35:15–20.
[16] Scheinfeld MH, Dym AA, Spektor M, et al. Acetabular fractures: what radiologists should know and how 3 D CT can aid classification. Radiographics. 2015;35:555–77.
[17] Anglen JO, Burd TA, Hendricks KJ, Harrison P. The "Gull Sign": a harbinger of failure for internal fixation of geriatric acetabular fractures. J Orthop Trauma. 2003;17:625–34.
[18] Ferguson TA, Patel R, Bhandari M, Matta JM. Fractures of the acetabulum in patients aged 60 years and older. J Bone Joint Surg. 2010;92-B:250–7.
[19] Butterwick D, Papp S, Gofton W, Liew A, Beaulé PE. Acetabular fractures in the elderly: evaluation and management. J Bone Joint Surg. 2015;97-A:758–68.
[20] Hutt JR, Ortega-Briones A, Daurka JS, Bircher MD, Rickman MS. The ongoing relevance of acetabular fracture classification. Bone Joint J. 2015;97-B:1139–43.
[21] Sinatra PM, Moed BR. CT-generated radiographs in obese patients with acetabular fractures: can they be used in lieu of plain radiographs? Clin Orthop. 2014;472:3362–9.
[22] Petrisor BA, Bhandari M, Orr RD, et al. Improving reliability in the classification of fractures of the acetabulum. Arch Orthop Trauma Surg. 2003;123:228–33.
[23] Clarke-Jenssen J, Øvre SA, Røise O, Madsen JE. Acetabular fracture assessment in four different pelvic trauma centers: have the Judet views become superfluous? Arch Orthop Trauma Surg. 2015;135:913–8.
[24] Rouvière H. Traité d'anatomie humaine. Paris, Masson, 1940.
[25] Brandser E, Marsh JL. Acetabular fractures: easier classification with a systematic approach. Am J Roentgenol. 1998;171:1217–28.
[26] Patel V, Day A, Dinah F, Kelly M, Bircher M. The value of specific radiological features in the classification of acetabular fractures. J Bone Joint Surg. 2007;89-B:72–6.
[27] Prevezas N, Antypas G, Louverdis D, et al. Proposed guidelines for increasing the reliability and validity of Letournel classification system. Injury. 2009;40:1098–103.
[28] Ly TV, Stover MD, Sims SH, Reilly MC. The use of an algorithm for classifying acetabular fractures: a role for resident education. Clin Orthop. 2011;469:2371–6.
[29] Durkee NJ, Jacobson J, Jamadar D, et al. Classification of common acetabular fractures: radiographic and CT appearances. Am J Roentgenol. 2006;187:915–25.
[30] Schäffler A, Fensky F, Knöschke D, et al. CT-based classification aid for acetabular fractures: evaluation and clinical testing. Unfallchirurg. 2013;116:1006–14.

8.5 Prinzipien der Behandlung von Verletzungen des Azetabulums

Tim Pohlemann, Steven C. Herath

8.5.1 Therapieentscheidung

Anders als beim jungen Menschen muss der behandelnde Arzt sich bei älteren Patienten mit Azetabulumfraktur bewusst sein, dass die frühzeitige Mobilisierbarkeit von größter Bedeutung ist. Während ein junger und gesunder Patient auch mehrere Wochen Bettlägerigkeit ohne bleibende Schäden überstehen kann, ist dies nur bei den wenigsten geriatrischen Patienten anzunehmen. Neben allen bekannten und bereits erläuterten Entscheidungskriterien muss nach Ansicht der Autoren beim alten Patienten mit Azetabulumfraktur immer eine Abwägung erfolgen mit welchem Verfahren und unter welchen Risiken eine Frühmobilisation erreichbar ist, um Sekundärkomplikationen zu vermeiden.

8.5.2 Vorbereitung

Die Entscheidung zur offenen Reposition und Stabilisierung wird auch vom präoperativen Zustand des Hüftgelenkes ab. Bei bestehender symptomatischer Arthrose sind ggf. reduziert invasive Verfahren möglich, um eine knöcherne Heilung zu erreichen mit sekundärer endoprothetischer Versorgung. Je nach Frakturform ist ggf. auch ein primärer endoprothetischer Ersatz möglich (Abb. 8.41). Die sorgfältige Analyse der verfügbaren Röntgen- und CT-Aufnahmen konzentriert sich daher im Gegensatz zu jungen Patienten auch auf die überhaupt mögliche „Rekonstruktierbarkeit" des ggf. vorerkrankten Gelenkes.

Ist die grundsätzliche Indikation zur operativen Rekonstruktion gestellt, erfolgt eine umfassende Vorplanung, die ggf. die Indikationsstellung nochmals beeinflusst. Neben allgemeinem körperlichem Zustand, Vorerkrankungen und der Vormedikation (z. B. Antikoagulantien!) beeinflusst natürlich die Zugangswahl und die geplante Operationsdauer im Verhältnis zur erreichbaren Rekonstruktion die Entscheidung. Konsiliarische Mitbehandlungen sollten dabei nicht „Selbstzweck" sein, sondern gezielt die Frage beantworten, ob der Allgemeinzustand präoperativ verbessert werden kann, um das perioperative Risiko zu senken.

Zur konkreten Planung des operativen Eingriffs sind Röntgenbilder in den Standardprojektionen (anterior-posterior, Ala- und Obturatoraufnahme), sowie eine CT-Untersuchung unabdingbar. Zur Unterstützung der Operationsvorbereitung und zur besseren Visualisierung sind dreidimensionale Rekonstruktionen des CT-Datensatzes sehr hilfreich. Sie helfen besonders, die „Repositionswege" vorzuplanen und mit der zugangsspezifischen „Sichtbarkeit" und Erreichbarkeit der entsprechenden Frag-

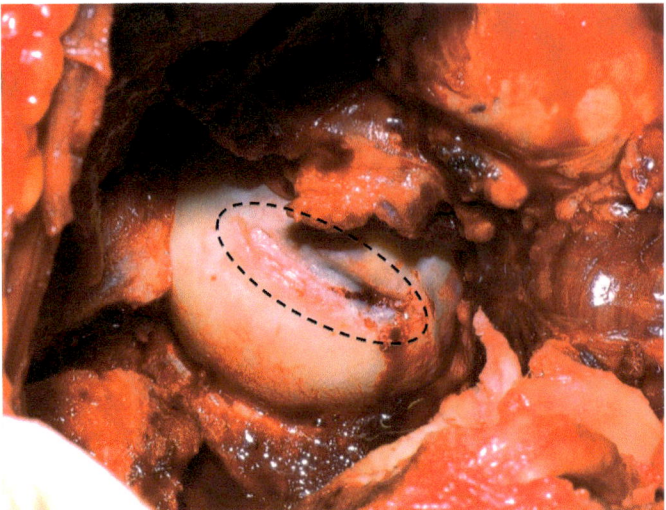

Abb. 8.41: Großer und tiefreichender Knorpelschaden des Femurkopfes (gestrichelte Linie) nach Fraktur der hinteren Azetabulumwand und Luxation des Kopfes. Diese Zusatzverletzung birgt ein hohes Risiko für eine schnell fortschreitende posttraumatische Arthrose mit schlechtem funktionellem Ergebnis und relativiert daher die Rekonstruktionsfähigkeit des Gelenkes.

mente abzugleichen. Gelegentlich kommen zur Operationsplanung auch plastische Modelle des frakturierten Beckens zum Einsatz, die mit Hilfe eines 3D-Druckers aus dem CT-Datensatz erzeugt werden können [1]. Mit den genannten Hilfsmitteln kann anschaulicher geplant werden und evtl. zu erwartende Schwierigkeiten im Operationsablauf identifiziert werden. Die Planung alternativer Strategien ist zu empfehlen.

Die operative Behandlung von Azetabulumfrakturen stellt immer hohe Ansprüche an die Infrastruktur des Operationssaales und die perioperativen Behandlungsmöglichkeiten. Im Falle der geriatrischen, regelhaft mit Vorerkrankungen belasteten Patienten ist eine optimal abgestimmte Infrastruktur unabdingbar. Dies umfasst neben einem erfahrenen Operationsteam und den technischen Instrumenten, insbesondere auch die perioperative Betreuung des Patienten, beginnend mit der „präoperativen Optimierung" von internistischer Seite, über die Narkoseführung bis zur postoperativen Behandlung auf Intensiv- und Normalstation, sowie die sich an die stationäre Akutbehandlung anschließende Rehabilitationsphase.

8.5.3 Wahl des Operationsziels und der Operationstechnik

Wie oben ausgeführt beeinflussen verschiedene patienten- und frakturspezifische Parameter die operative Vorgehensweise bei der Versorgung von Azetabulumfrakturen bei Patienten im höheren Lebensalter.

Bei rüstigen Patienten ohne limitierende Grunderkrankungen oder fortgeschrittene Coxarthrose sollte die Indikation zur chirurgischen Rekonstruktion des Azetabulums genauso großzügig gestellt werden, wie bei jüngeren Patienten. Eine Studie von Giannoudis et al. konnte zeigen, dass über alle Altersgruppen hinweg in nur etwa 20 % aller Fälle nach Azetabulumfraktur ein endoprothetischer Ersatz des Hüftgelenkes notwendig wird [2]. Eigene Analysen der Autoren konnten bestätigen, dass auch bei Patienten im Alter über 60 Jahre nach einer Azetabulumfraktur nur in 23 % der Fälle im weiteren Verlauf eine Endoprothese implantiert werden musste [3]. Dies macht deutlich, dass wann immer vertretbar eine operative Rekonstruktion des Gelenkes angestrebt werden sollte. Unter allen genannten individuell zu beachtenden Faktoren gilt die Indikation zur Reposition und Osteosynthese einer Azetabulumfraktur als sicher gegeben, wenn die Kongruenz des Gelenkes über einen einzelnen Zugang in vertretbarer Operationszeit wiederhergestellt werden kann [4].

Bei älteren Patienten mit relevanten Vorerkrankungen, vorbestehender Einschränkung der Mobilität oder aus anderen Gründen reduziertem Anspruch an das funktionelle Ergebnis sollte eine Anpassung des Operationszieles erfolgen. Insbesondere im Hinblick auf die Belastung durch den Eingriff und die notwendige Intensivmedizinische Behandlung gilt es unbedingt, die Dauer des Eingriffs und damit verbunden den Blutverlust zu minimieren. Weiterhin sollte angestrebt werden, den Eingriff wann immer möglich in Rückenlage durchzuführen. Dies kann bedeuten, dass beim vorerkrankten älteren Patienten nicht zwingend eine absolut anatomische Reposition erzwungen wird, sondern ein Mittelweg zwischen Invasivität des Eingriffs und Repositionsergebnis bei Erreichen einer möglichst großen Stabilität akzeptiert (Abb. 8.42). Hierbei ist es hauptsächlich wichtig, einen stabilen vorderen Pfeiler zu schaffen, die Fraktur zu Ausheilung zu bringen, um dann gegebenenfalls sekundär ein stabiles Widerlager zur Implantation einer Endoprothese zu erreichen.

Beim Vorliegen einer nicht rekonstruierbaren Gelenkschädigung, etwa bei ausgedehnter Zerstörung der hinteren Wand, großen Knorpelschäden am Hüftkopf, begleitender Schenkelhalsfraktur oder aber bei bereits vor dem Unfall stark symptomatischer Coxarthrose kann ein endoprothetischer Gelenkersatz nach einer Azetabulumfraktur die beste Behandlungsoption darstellen. Hier muss dem behandelnden Chirurgen allerdings bewusst sein, dass die Implantation einer Hüftprothese Azetabulumfraktur wesentlich aufwändiger und damit invasiver ist, als eine Standard-Hüftprothesenimplantation bei Coxarthrose. Die größte Herausforderung besteht darin, eine stabile Verankerung der Pfanne zu erreichen. Die dazu häufig notwendige Plattenstabilisierung des Azetabulums und die sich direkt anschließende Prothesenimplantation ist zwar möglich, aber mit langen Operationszeiten, einem hohen Blut-

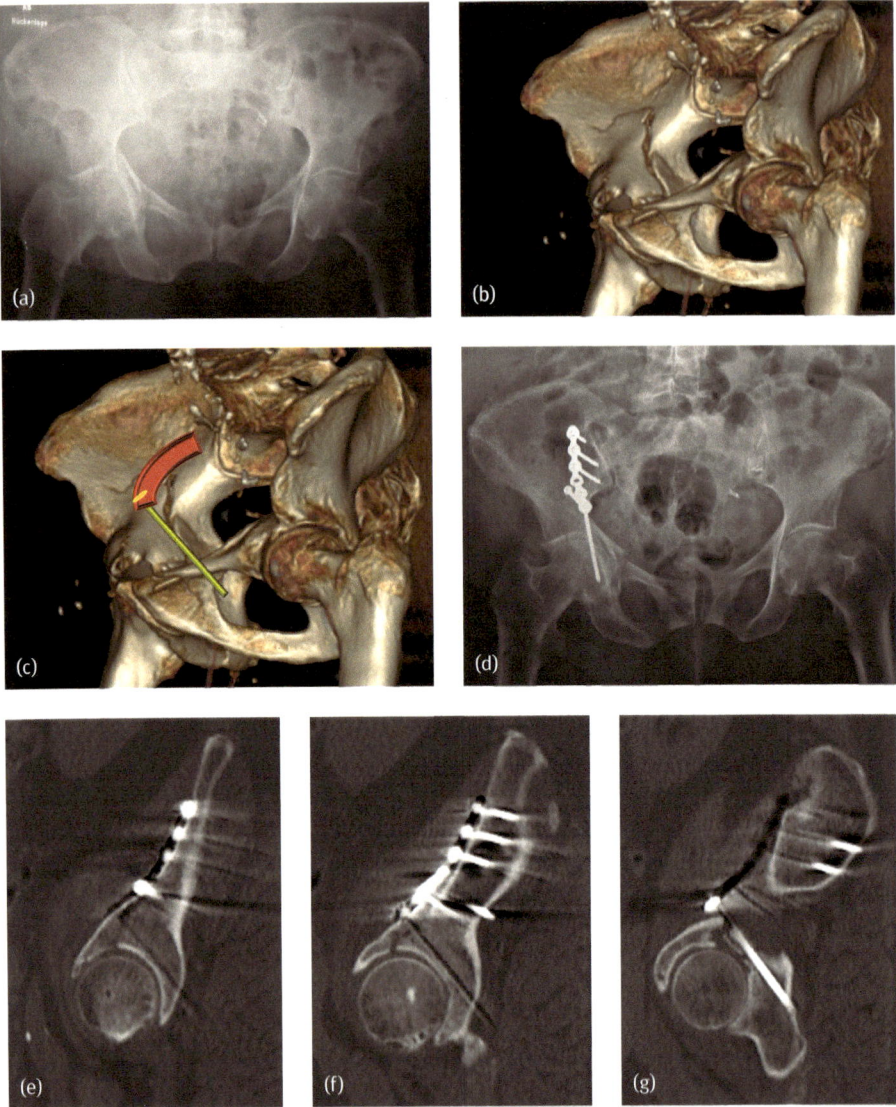

Abb. 8.42: Fallbeispiel einer 81-jährigen, deutlich vorerkrankten Patientin mit Fraktur des vorderen Pfeilers rechts (a, b). Da aufgrund von starken, analgesieresistenten Schmerzen eine Mobilisation nicht möglich war, wurde aufgrund eines deutlich erhöhten OP-Risikos die Indikation zur reduziert invasiven Stabilisierung gestellt. Als Operationsziel wurde eine Stabilisierung des vorderen Pfeilers ausschließlich über das erste Fenster des ilioinguinalen Zugangs festgelegt. Dabei soll der vordere Pfeiler über eine lange Schraube gegen den hinteren Pfeiler gesichert werden (c). Die postoperativen Röntgen- (d) und CT-Aufnahmen (e–f) zeigen, dass mit dem reduziert invasiven Vorgehen eine gute Stabilisierung erreicht werden konnte. Dabei wurde bewusst in Kauf genommen, keine ideale Reposition durchführen zu können.

verlust und hohem perioperativen Risiko verbunden [5]. Studien belegen, dass die Pfannenlockerung einen Großteil der Komplikationen nach endoprothetischem Gelenkersatz nach stattgehabter Azetabulumfraktur ausmacht und dass die Rate an Lockerungen im Vergleich zur elektiven Primärendoprothetik um den Faktor vier bis fünf höher liegt [6,7]. Um beim endoprothetischen Gelenkersatz nach vorausgegangen Azetabulumfraktur eine ausreichende Stabilität der Pfanne zu erreichen, werden daher regelhaft verschraubbare Implantate, oder Cage-Konstrukte mit verschraubten Pfannendachschalen (Abb. 8.43).

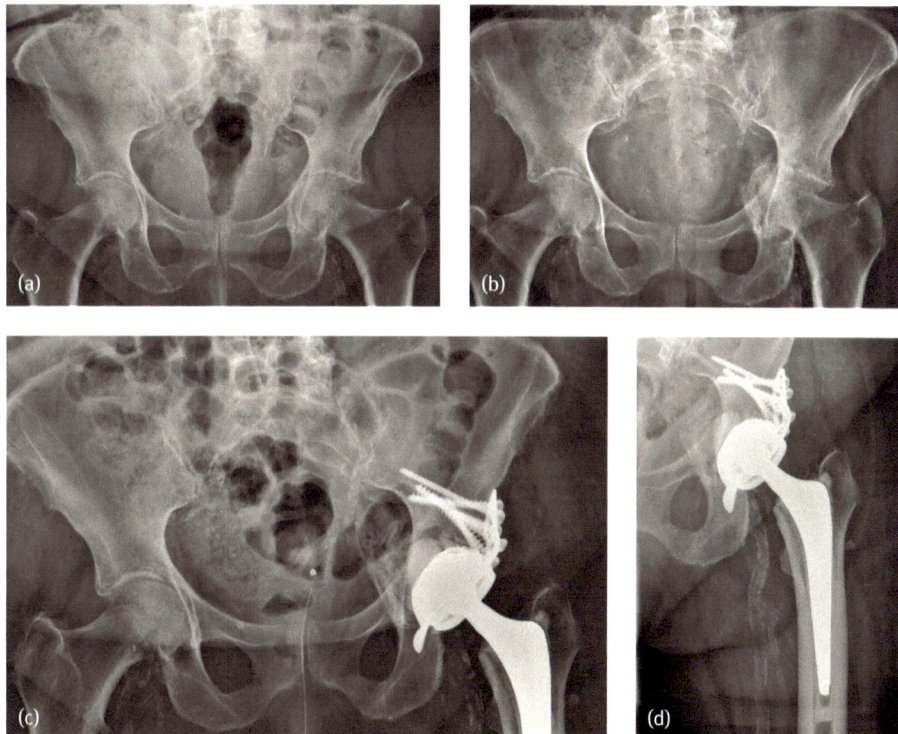

Abb. 8.43: Fallbeispiel einer 85-jährigen, schwer vorerkrankten Patientin, die sich bei einem Sturz im Garten eine gering dislozierte Azetabulumfraktur links zugezogen hatte (a). Unter konservativer Behandlung kam es zu einer zunehmenden Protrusion des Hüftkopfes, sodass drei Monate nach dem Unfall (b) bei deutlichen Schmerzen und nahezu unmöglicher Mobilisation der Patientin trotz des erheblichen Operationsrisikos die Indikation zum endoprothetischen Gelenkersatz gestellt wurde. Es erfolgte die Implantation eines Burch-Schneider-Rings, wobei der große Defekt des Pfannenbodens mit keramischem Knochenersatz gefüllt wurde (c). Als Schaftkomponente wurde ein zementiertes Standardmodell eingesetzt (d).

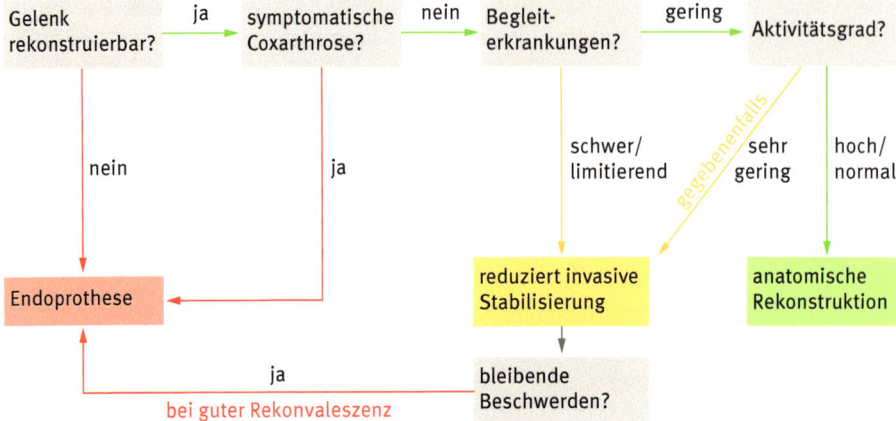

Abb. 8.44: Algorithmus zur Definition des Operationsziels im Rahmen der Behandlung von Azetabulumfrakturen bei Patienten im fortgeschrittenen Lebensalter.

Welches Operationsziel bei älteren Patienten zur Behandlung einer Azetabulumfraktur unter Einbeziehung der jeweiligen individuellen Gegebenheiten verfolgt werden sollte, verdeutlicht der in Abb. 8.44 gezeigte Algorithmus.

8.5.4 Wahl des operativen Zugangs

Die Wahl des operativen Zugangswegs zur Versorgung einer Azetabulumfraktur hängt entscheidend vom Frakturtyp ab. Während eine anatomische Reposition und Osteosynthese der hinteren Wand nur über einen posterioren Zugang als Kocher-Langenbeck-Zugang möglich ist, kann der hintere Pfeiler, wenn er im Rahmen einer Zweipfeilerfraktur beteiligt ist, unter Umständen auch durch einen vorderen Zugang reponiert und fixiert werden. Bei steigendem Patientenalter überwiegen die „anterioren Frakturtypen" nach Letournel, insbesondere Frakturen des vorderen Pfeilers mit und ohne Hemi-Querfraktur [2,3,8,9].

Die klassischen Zugangswege für diese Frakturtypen sind der ilioinguinale Zugang, der Stoppa-Zugang mit und ohne Modifikationen und neuerdings auch der Pararektus-Zugang. Alle genannten Zugänge sind in Rückenlage durchführbar und bieten sich daher besonders für den geriatrischen Patienten an. Auf die jeweilige Operationstechnik wird im Kap. 8.8 detailliert eingegangen.

Der anteriore Standardzugang zum Azetabulum ist weiterhin der ilioinguinale Zugang, nach Judet und Letournel [10]. Bei ausreichender Erfahrung erlaubt er eine gute Übersicht und kann gewebeschonend, schnell und blutsparend auch beim geriatrischen Patienten eingesetzt werden. Mit seinen drei Fenstern ermöglicht er eine gute Exposition des vorderen Pfeilers von der Symphyse bis zum Iliosakralgelenk. Die quadrilaterale Fläche kann teilweise eingesehen werden, der hintere Pfeiler ist nur durch Palpation zu erreichen. Obwohl der Zugang eine scheinbar extensive Inzision erfordert, ist er vergleichsweise gering invasiv, da er anatomisch vorgegebenen Korridoren folgt. Die Osteosynthese erfolgt über den ilioinguinalen Zugang standardmäßig durch lange, J-förmig gebogene Rekonstruktionsplatten (Abb. 8.45).

Als weitere Option zur Stabilisierung von Azetabulumfrakturen hat sich der modifizierte Stoppa-Zugang etabliert [11]. Er stellt eine Abwandlung der 1973 von Stoppa beschriebenen Erweiterung einer Pfannenstiel-Inzision zur Versorgung von Hernien dar und unterscheidet sich insbesondere darin vom ilioinguinalen Zugang, dass die Exposition des Azetabulums insbesondere distal der Linea terminalis erfolgt. Daraus ergibt sich, dass die Fossa iliaca nur sehr eingeschränkt dargestellt werden kann, sodass häufig ergänzend das erste Fenster des ilioinguinalen Zugangs präpariert wird. Im Vergleich zum ilioinguinalen Zugang erlaubt der modifizierte Stoppa-Zugang eine

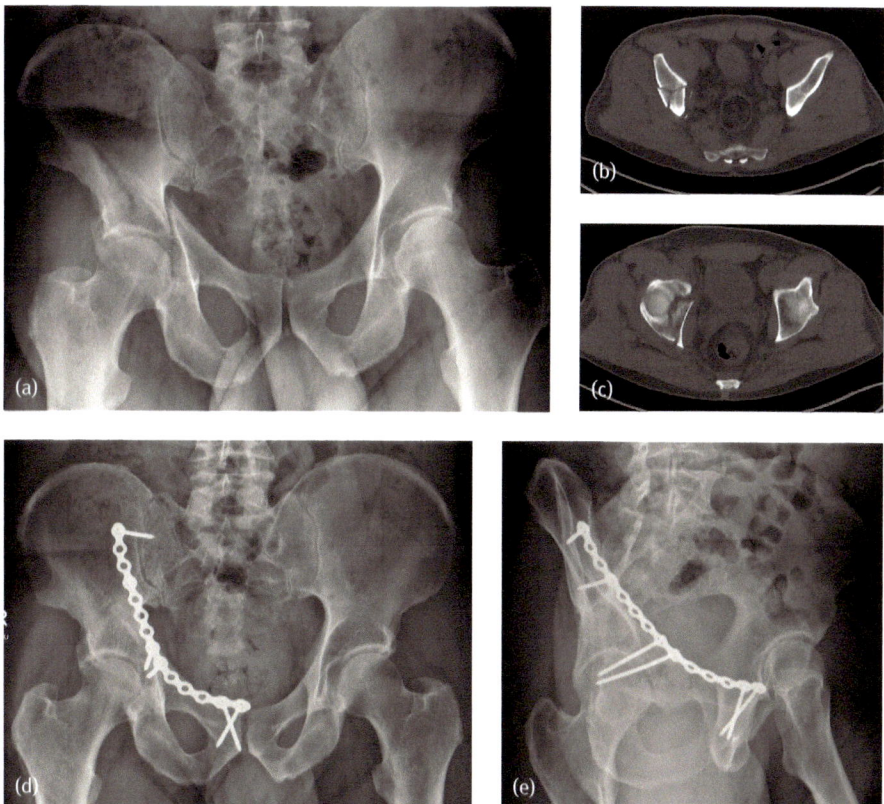

Abb. 8.45: Zweipfeilerfraktur rechts bei einem 65-jährigen Mann (a–c). Die Reposition erfolgte über einen ilioinguinalen Zugang unter Verwendung einer 3,5 mm Rekonstruktionsplatte (d, e).

umfassende Visualisierung der quadrilateralen Fläche und erlaubt das Einbringen von Abstützplatten unterhalb der Linea terminalis.

Ein Zugang, der erst vergleichsweise kurz zur Osteosynthese von Azetabulumfrakturen eingesetzt wird, ist der Pararectus-Zugang [12]. Wie der modifizierte Stoppa-Zugang ermöglicht er eine vollständige Visualisierung der quadrilateralen Fläche und erlaubt das Einbringen von Platten oberhalb und unterhalb der Linea terminalis (Abb. 8.46). Es konnte gezeigt werden, dass über den Pararectus-Zugang eine deutlich umfangreichere Exposition der Beckenanteile oberhalb der Linea terminalis erreicht werden kann, als es beim modifizierten Stoppa-Zugang der Fall ist [13].

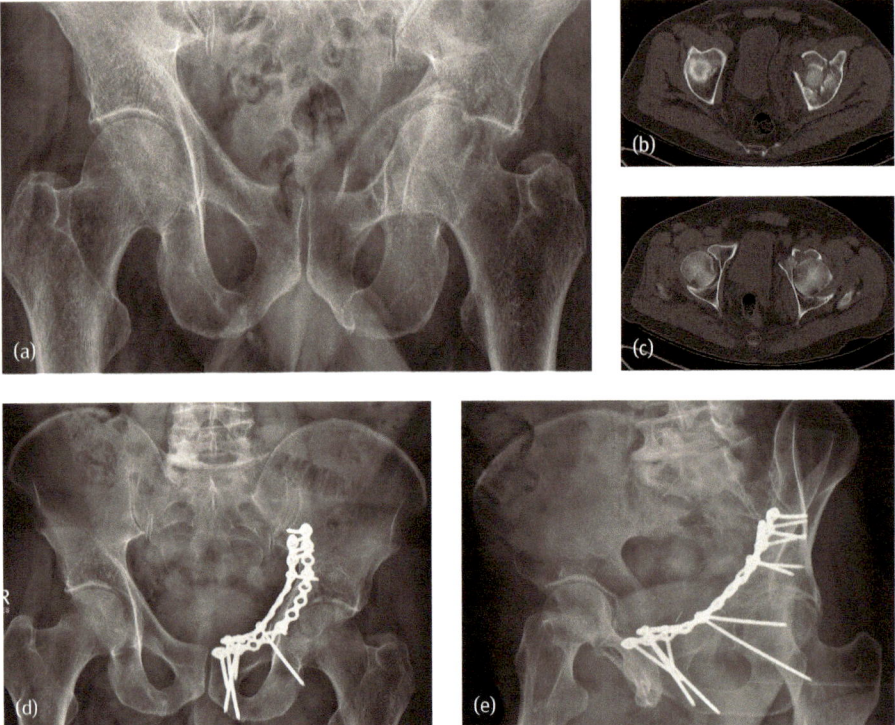

Abb. 8.46: Fraktur des vorderen Pfeilers mit hinterer Hemi-Querfraktur bei einem 62-jährigen Patienten (a–c). Die operative Stabilisierung erfolgte über einen Pararectus-Zugang. Dabei wurde jeweils eine Platte oberhalb und unmittelbar unterhalb der Linea Terminalis angelegt (d, e).

8.5.5 Repositionstechniken

Zur Reposition von Azetabulumfrakturen sind teilweise hohe Kräfte notwendig. Um diese gezielt an der geforderten Stelle einleiten zu können, wurden für die Becken- und Azetabulumchirurgie spezielle Techniken und Instrumente eingeführt.

Da der Femurkopf stets dazu neigt, der Dislokation eines frakturierten Anteils des Azetabulums, etwa dem vorderen Pfeiler, zu folgen, stellt er regelmäßig ein Hindernis bei der Reposition einer Azetabulumfraktur dar. Es ist daher notwendig den Oberschenkel und Hüftkopf vor der Reposition der Gelenkanteile zu lateralisieren. Ansonsten ist eine Reposition nahezu unmöglich. Dazu wird eine Schanzschraube über eine laterale Stichinzision in den Schenkelhals eingebracht und mit manuellem Zug der Kopf lateralisiert. Mit Hilfe eines Instrumentenhalters kann dieser Zug dauerhaft aufrechterhalten werden, sodass die Reposition des Azetabulums ermöglicht wird (Abb. 8.47).

Zur Durchführung von Repositionsmanövern benötigt man in der Azetabulumchirurgie spezifische, speziell entwickelte Repositionsinstrumente. Standardrepositionszangen sind nicht ausreichend und es wird dringend davon abgeraten Operationen ohne dieses spezifische Instrumentarium zu beginnen. Das benötigte Instrumentarium umfasst eine Reihe besonders geformter spitzer Zangen, mit denen die Fragmente angenähert werden können (Abb. 8.48a, b). Eine wertvolle Hilfe zur Reposition des hinteren Pfeilers über einen ilioinguinalen Zugang bietet die sogenannte Kolinearzange, die ein Heranziehen des dislozierten hinteren Pfeilers an den vorderen Pfeiler ermöglicht (Abb. 8.48c).

Um bestimmte Kraftvektoren bei der Reposition anwenden zu können, stehen auch Instrumente zur Verfügung, die mit Schrauben an den Fragmenten auch zug- und Rotationskräfte übertragen können. Dies ermöglicht es, durch das Setzen freier

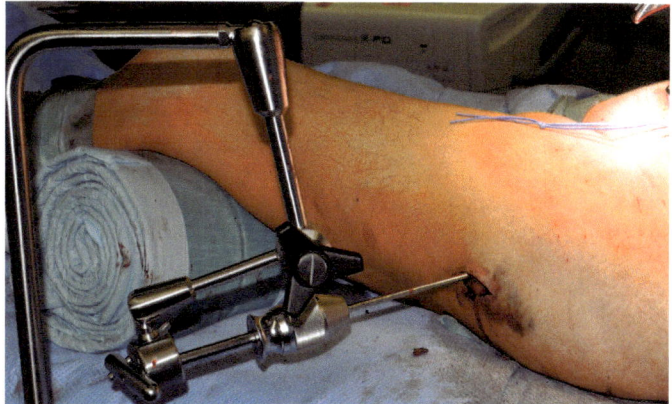

Abb. 8.47: Schanzschraube im Schenkelhals zur Lateralisierung des protrusionierten Femurkopfes. Die Position wird durch einen Instrumentenhalter gesichert.

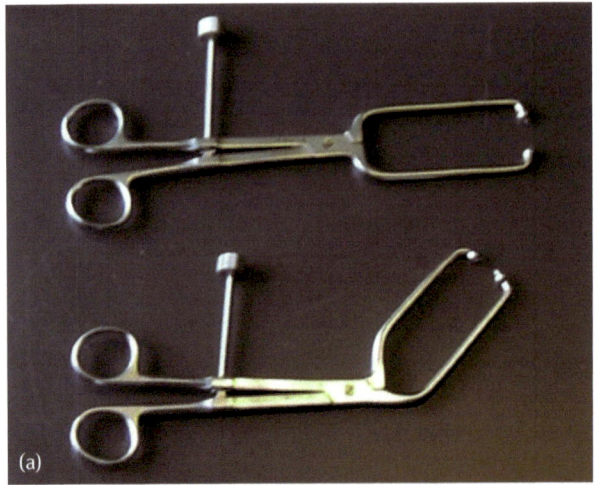

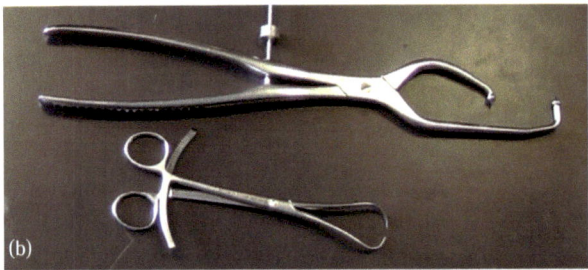

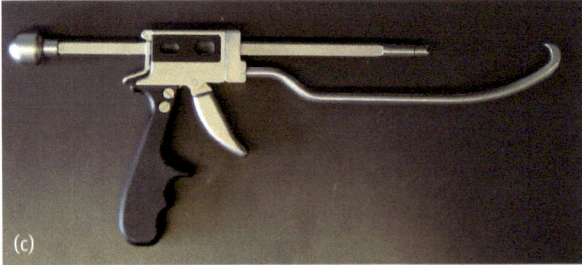

Abb. 8.48: Repositionszangen mit Spitzen, verfügbar in verschiedenen Formen und Größen (a, b). Kolinearzange, die z. B. eingesetzt wird, um den hinteren Pfeiler gegen den vorderen zu reponieren (c).

Schrauben am Beckenknochen zwei frei wählbare Angriffspunkte für die Repositionszange zu definieren (Abb. 8.49).

Für weite Teile der Präparation wird von den Autoren ein großes scharfes Raspatorium (Cobb-Raspatorium) bevorzugt, welches in schmaler und breiter Ausführung verfügbar ist. Mit ihm kann sehr dosiert subperiostal entlang des Knochens präpariert werden, wodurch das Risiko für Verletzungen der zahlreichen anatomischen Strukturen im Operationsfeld minimiert wird. Weiterhin kann das große Raspatorium als Knochenhebel eingesetzt werden.

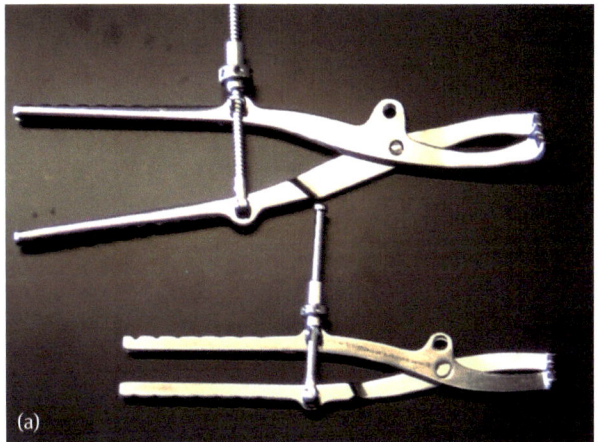

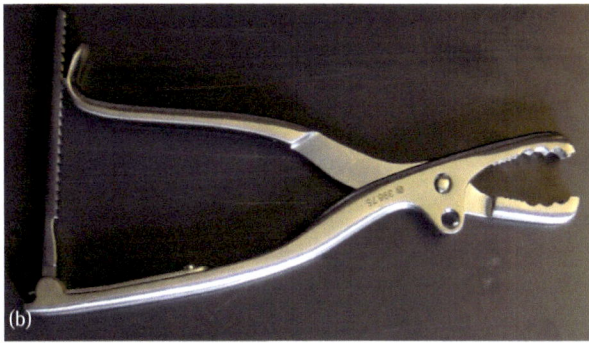

Abb. 8.49: Repositionszangen, die an Schrauben angreifen. (a) Jungbluth-Zange; (b) Faraboef-Zange.

Als sehr hilfreich bei der operativen Versorgung von Azetabulumfrakturen hat sich die Verwendung einer Jetlavage erwiesen. Durch die gepulste Spülung mit erhöhtem Druck gelingt nicht nur eine sorgfältige Spülung des Operationsgebietes, sondern auch eine Befreiung der Frakturspalten von Hämatomkoageln oder kleinen Fragmenten, die andernfalls die Reposition behindern könnten.

Bei der Rekonstruktion des Azetabulums findet der Chirurg nicht selten Knochendefekte vor, die eine kongruente Reposition der Hüftpfanne erschweren. Hier kommen verschiedene Methoden der Augmentation zur Anwendung. Beim Wiederaufbau einer zertrümmerten Hinterwand des Azetabulums können Knochenspäne vom Beckenkamm verwendet werden, die mit Meißel und Fräsen in ihrer Form an die Anforderungen angepasst werden können. Besteht beim Patienten die Indikation zum endoprothetischen Gelenkersatz und es liegt ein Verlust der hinteren Wand vor, so kann auch der Hüftkopf verwendet werden, um dorsal ein Gegenlager für die Prothesenpfanne zu schaffen (Abb. 8.50).

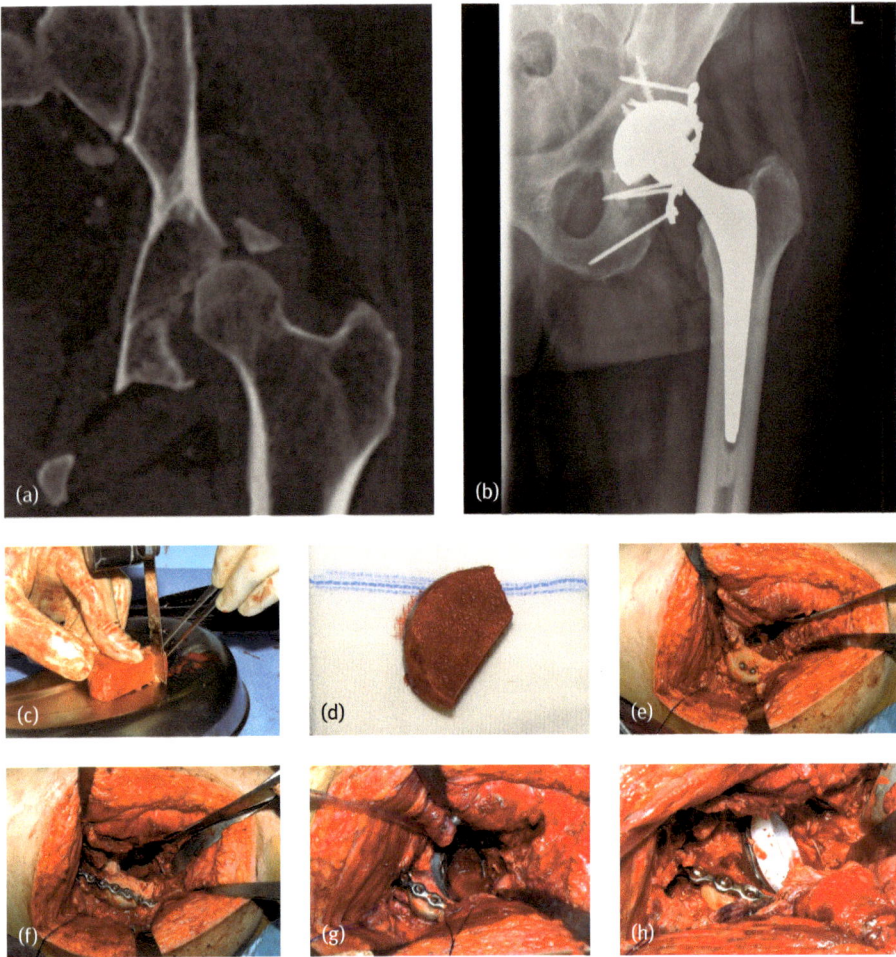

Abb. 8.50: Der 85-jährige Patient hatte sich eine Fraktur der hinteren Wand links mit Luxation der Hüfte und Femurkopffraktur zugezogen (a). Bei nicht rekonstruierbarem Gelenk erfolgte ein endoprothetischer Gelenkersatz (b). Dabei wurde vor Implantation der Prothesenpfanne die hintere Wand aus dem Femurkopf rekonstruiert und mit einer Platte stabilisiert (c–h).

Eine weitere Herausforderung stellen Imprimate im Dombereich des Azetabulums dar, die im Röntgenbild das sogenannte „*Gull-Sign*" hervorrufen (Abb. 8.51).

Um die Kongruenz des Azetabulums in diesem Bereich wiederherzustellen ist ein Herunterhebeln oder -stößeln der imprimierten Knochenanteile notwendig (Abb. 8.52). Die genaue Lokalisation des Imprimats gelingt nur unter Durchleuchtungskontrolle und muss sehr vorsichtig erfolgen. Es hat sich bewährt, das Manöver entweder mit dem schmalen Cobb-Raspatorium oder aber mit einem Stößel durch-

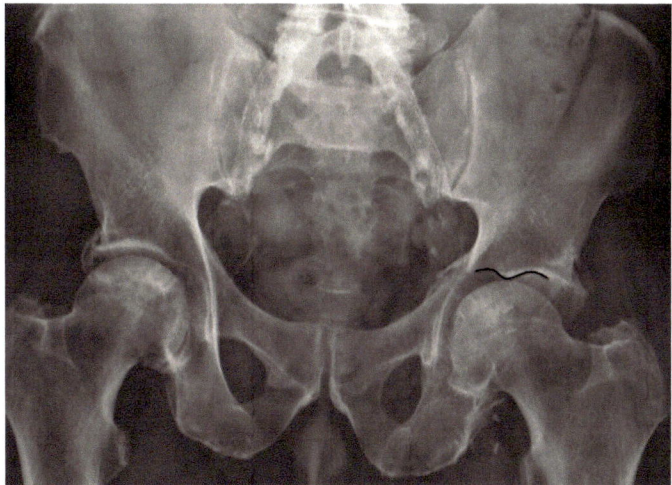

Abb. 8.51: Impression des linken Azetabulumdoms. Die Kontur der Gelenkfläche erinnert an die Silhouette einer Möwe, was zur Bezeichnung als Gull-Sign führte.

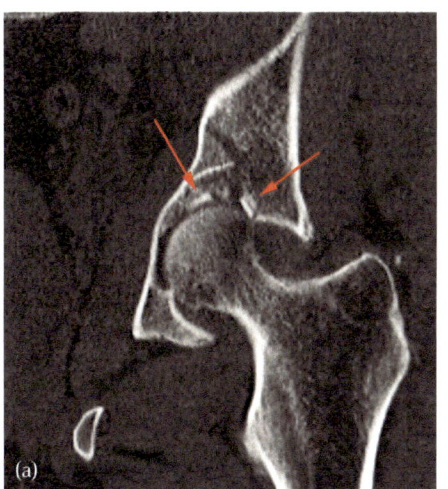
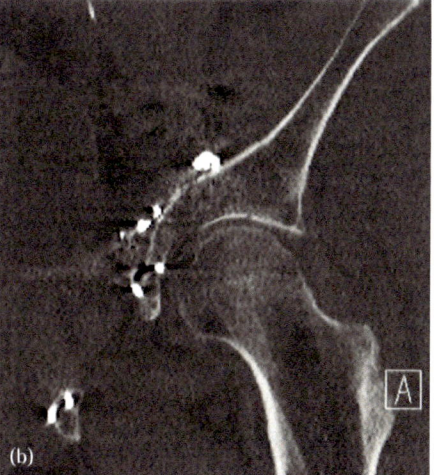

Abb. 8.52: Imprimierte Fragmente im Dombereich des Acetabulums (a) und Ergebnis nach intraoperativem Herunterstößeln durch den Frakturspalt vor Reposition (b).

zuführen, der zum Beispiel über die Fraktur eingebracht wird. Bei schalenförmig imprimierten Arealen kann ein Kyphoplastieballon eingesetzt werden, um eine gleichmäßige flächige Kraft aufzubringen und so das Risiko einer Zerstörung des dünnen Fragments zu verringern. Kann ein Imprimat nicht durch den Frakturspalt angesteuert werden, muss gegebenenfalls der Knochen gefenstert werden, um die Reposition zu ermöglichen.

Nach der Reposition eines Imprimats muss beurteilt werden, ob dieses allein durch Reposition und Osteosynthese der Fraktur stabil eingefasst wird. In vielen Fällen ist dies aufgrund der Kompression des spongiösen Knochens allerdings nicht der Fall, sodass es bei Belastung zu einem Repositionsverlust im ehemals imprimierten Bereich kommen würde. In den meisten Fällen ist daher eine Unterfütterung des reponierten Imprimats notwendig. Hierzu stehen verschiedene Materialien zur Verfügung. Außer autologer und allogener Spongiosa kommen zum Beispiel Hydroxylapatit oder Tricalciumphosphat zum Einsatz. Die Knochenersatzmaterialien sind meist als vorgefertigte Blöcke oder als Granulat verfügbar.

8.5.6 Osteosyntheseplatten für die Azetabulumchirurgie

Das Standardimplantat für die Stabilisierung von Azetabulumfrakturen sowohl über vordere, als auch über einen hinteren Zugang ist die 3,5 mm Stahl-Rekonstruktionsplatte. Sie ist in gerader und gleichmäßig gebogener Ausführung, sowie als J-förmige Platte erhältlich. Ihr Design mit Verjüngungen zwischen den einzelnen Plattenlöchern ermöglicht eine individuelle dreidimensionale Anformung an die komplexe anatomische Form des Beckenknochens. Insbesondere bei den in der geriatrischen Patientenkohorte überwiegend vorkommenden vorderen Frakturtypen bietet die Positionierung einer Rekonstruktionsplatte oberhalb der Linea terminalis den Vorteil, dass sie bei Repositionsmanövern als Widerlager für einen Kugelpfriem oder die Kolinearzange dienen kann, was das Risiko eines Einbrechens im osteoporotischen Knochen minimiert. Diese Plattenlage erlaubt auch das Einbringen von langen periazetabulären Schrauben, die eine biomechanisch wichtige Verbindung zwischen dem vorderen und dem hinteren Pfeiler schaffen (Abb. 8.53). Bei korrekter Reposition

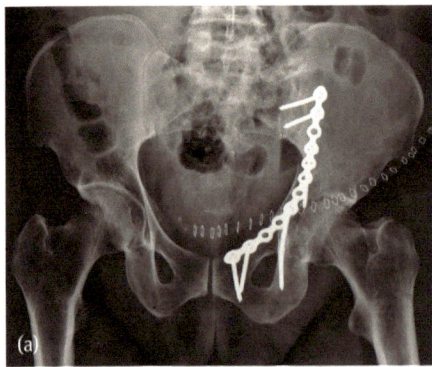 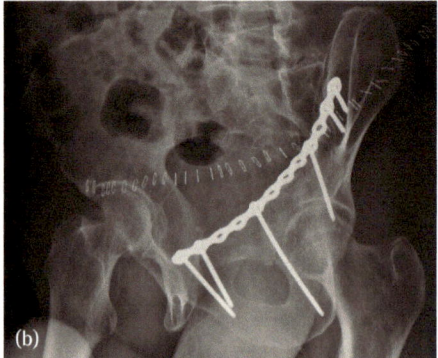

Abb. 8.53: Das Einbringen langer periazetabulärer Schrauben bei Stabilisierung einer Azetabulumfraktur über einen ilioinguinalen Zugang (a) gewährleistet eine stabile Verbindung zwischen vorderem und hinterem Pfeiler. Der Verlauf der Schrauben wird in der Obturator-Projektion (b) deutlich.

wird dadurch die Hufeisenform der azetabulären Gelenkfläche stabilisiert, was eine Protrusion des Femurkopfes wirksam verhindert.

In jüngerer Vergangenheit gab es verschiedene technische Entwicklungen, die auf eine Abstützung der quadrilateralen Fläche des Azetabulums abzielen, insbesondere, weil diese bei geriatrischen Patienten nicht selten als einzelnes Fragment vorliegt, das nicht wie beim jüngeren Patienten häufig zu beobachten mit dem hinteren Pfeiler verbunden bleibt. Neben abgewinkelten Platten, die zusätzlich zur Standard-Rekonstruktionsplatte eingebracht werden können, gibt es mittlerweile auch Plattenmodelle, die einen integrierten Ausleger zur Stabilisierung der quadrilateralen Fläche besitzen (Abb. 8.54). Je nach Hersteller ist dieser Ausleger als Dreieck oder Omega-förmig geformt. Alternativ zu diesen Techniken kann die quadrilaterale Fläche auch über Rekonstruktionsplatten abgestützt werden. Diese müssen dann allerdings unterhalb der Linea terminalis angelegt und befestigt werden, was nur bei Verwendung des Stoppa-Zugangs oder des Pararectus-Zugangs gelingt (vgl. Abb. 8.46).

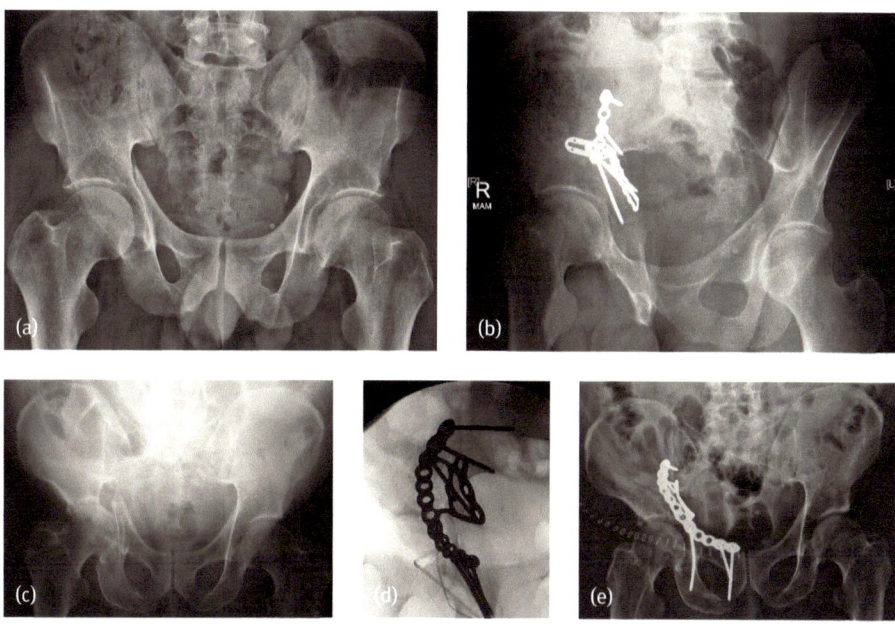

Abb. 8.54: Reduziert invasive Stabilisierung einer Fraktur des vorderen Pfeilers mit Dislokation der quadrilateralen Fläche (a) durch eine Rekonstruktionsplatte und eine Abstützplatte (Quadrilateral Surface Plate, Firma DePuy-Synthes) (b). Osteosynthese einer Azetabulumfraktur (vorderer Pfeiler und Hemi-Querfraktur) rechts (c) durch eine Platte mit integriertem Ausleger zur Abstützung der quadrilateralen Fläche (Firma Stryker (d, e)).

8.5.7 Ergebnisse

Wie bereits erwähnt benötigen insgesamt nur etwa 20 % aller Patienten, die eine Azetabulumfraktur erleiden im weiteren Verlauf einen endoprothetischen Gelenkersatz [2]. Auch unter Patienten im Alter von mehr als 60 Jahren, bei denen eine Azetabulumfraktur operativ behandelt wurde, scheint sich nach den Ergebnissen einer eigenen Untersuchung dieser Prozentsatz nicht relevant zu erhöhen [3]. Dies unterstreicht, dass bei entsprechenden Voraussetzungen des Patienten auch im höheren Lebensalter eine operative Rekonstruktion des Azetabulums angestrebt werden sollte. Auch gilt zu beachten, dass jene Frakturen, die dorsale Anteile des Azetabulums, insbesondere die hintere Wand betreffen, eine wesentlich schlechtere Prognose haben, als Frakturen mit Beteiligung des vorderen Pfeilers [15]. Die bestehende Häufung der Frakturen des vorderen Pfeilers bei geriatrischen Patienten spricht zusätzlich die Bevorzugung eines Rekonstruktionsversuches vor einem primären endoprothetischen Ersatz [2,3,8,9]. Es wird betont, dass die Qualität der Reposition des Gelenkes auch bei geriatrischen Patienten den wichtigsten beeinflussbaren Faktor für das Gesamtergebnis darstellt. Auf der anderen Seite zeigen eigene Beobachtungen, dass, wahrscheinlich auch auf Basis des reduzierten Anforderungsprofils geriatrischer Patienten auch kleinere Stufenbildungen im Gelenk längerfristig erstaunlich gut beschwerdefrei toleriert werden.

Es konnte gezeigt werden, dass mit einfach Mitteln wie einer Ganganalyse oder dem *Merle d'Aubigné*-Score schon relativ früh postoperativ das Outcome nach einer Azetabulumfraktur vorherzusagen ist [16].

Für die Einjahresmortalität von Patienten, die im höheren Lebensalter eine Azetabulumfraktur erlitten haben, werden Werte zwischen 11 und 25 % angegeben [3,17]. Hinsichtlich der Krankenhaussterblichkeit konnte eine eigene Untersuchung zeigen, dass sie für konservativ behandelte geriatrische Patienten mit Azetabulumfraktur höher lag, als für operativ behandelte [3]. Dies betont, dass eine individuelle Indikationsstellung bei Patienten im höheren Lebensalter unabdingbar ist, sind doch mit hoher Wahrscheinlichkeit unter den konservativ behandelten Patienten die deutlich schwerer vorerkrankten Menschen zu finden. Die Studienlage lässt vermuten, dass die Ergebnisse nach Rekonstruktion des Azetabulums bei älteren Patienten auch im Hinblick auf postoperative Komplikationen durchaus mit denen der hüftgelenksnahen Femurfrakturen zu vergleichen sind [18]. Weitere Ausführungen zur Prognose nach Erleiden einer Acetabulumfraktur im hohen Lebensalter sind im Kap. 8.9.2 zu finden.

Literatur

[1] Niikura T, et al. Tactile surgical navigation system for complex acetabular fracture surgery. Orthopedics. 2014;37(4):237–42.

[2] Giannoudis PV, et al. Operative treatment of displaced fractures of the acetabulum. A meta-analysis. J Bone Joint Surg Br. 2005;87(1):2–9.

[3] Herath SC, et al. Geriatric Acetabular Surgery: Letournel's Contraindications Then and Now-Data From the German Pelvic Registry. J Orthop Trauma. 2019;33(2):S8-S13.

[4] Mears DC, Velyvis JH, Chang CP. Displaced acetabular fractures managed operatively: indicators of outcome. Clin Orthop Relat Res. 2003(407):173–86.

[5] Rickman M, et al. Managing acetabular fractures in the elderly with fixation and primary arthroplasty: aiming for early weightbearing. Clin Orthop Relat Res. 2014;472(11):3375–82.

[6] Romness DW, Lewallen DG. Total hip arthroplasty after fracture of the acetabulum. Long-term results. J Bone Joint Surg Br. 1990;72(5):761–4.

[7] Weber M, Berry DJ, Harmsen WS. Total hip arthroplasty after operative treatment of an acetabular fracture. J Bone Joint Surg Am. 1998;80(9):1295–305.

[8] Butterwick D, et al. Acetabular fractures in the elderly: evaluation and management. J Bone Joint Surg Am. 2015;97(9):758–68.

[9] Ferguson TA, et al. Fractures of the acetabulum in patients aged 60 years and older: an epidemiological and radiological study. J Bone Joint Surg Br. 2010;92(2):250–7.

[10] Judet R, Judet J, Letournel E. Fractures of the Acetabulum: Classification and Surgical Approaches for Open Reduction. Preliminary Report. J Bone Joint Surg Am. 1964;46:1615–46.

[11] Hirvensalo E, Lindahl J, Bostman O. A new approach to the internal fixation of unstable pelvic fractures. Clin Orthop Relat Res. 1993(297):28–32.

[12] Keel MJ, et al. The Pararectus approach for anterior intrapelvic management of acetabular fractures: an anatomical study and clinical evaluation. J Bone Joint Surg Br. 2012;94(3):405–11.

[13] Bastian JD, et al. Surgical exposures and options for instrumentation in acetabular fracture fixation: Pararectus approach versus the modified Stoppa. Injury. 2016;47(3):695–701.

[14] Braun BJ, et al. Weight-bearing recommendations after operative fracture treatment-fact or fiction? Gait results with and feasibility of a dynamic, continuous pedobarography insole. Int Orthop. 2017;41(8):1507–1512.

[15] Tscherne H, Pohlemann T. Becken und Acetabulum : mit 30 Tabellen. Tscherne Unfallchirurgie. 1998, Berlin [u. a.]: Springer. XVI, 498 S.

[16] Braun BJ, et al. Predictive value of clinical scoring and simplified gait analysis for acetabulum fractures. J Surg Res. 2016;206(2):405–410.

[17] Wollmerstadt J, et al. Mortality, complications and long-term functional outcome in elderly patients with fragility fractures of the acetabulum. BMC Geriatr. 2020;20(1):66.

[18] Gibbons JP, et al. Peri-operative outcomes for ORIF of acetabular fracture in the elderly: Comparison with displaced intracapsular hip fractures in a national pelvic and acetabular referral centre over 5 years. Surgeon. 2019;17(3):160–164.

8.6 Indikationsstellung bei Azetabulumfrakturen des geriatrischen Patienten

Mirko Velickovic, Thomas Hockertz

8.6.1 Einleitung

Azetabulumfrakturen sind mit einer Inzidenz von 3:100.000 pro Jahr eher seltene Frakturen. Im Alter sind sie noch seltener. Azetabulumfrakturen des jüngeren Menschen entstehen in der Regel durch axiale Stauchung über das Kniegelenk, typischerweise als sog. Dashboard Injury bei Hochrasanztraumata. Bedingt durch den demographischen Wandel entstehen Azetabulumfrakturen zunehmend durch direkte Krafteinwirkung durch Stürze im Rahmen von niederenergetischen Traumata bei Osteoporose. Nichtsdestotrotz sind auch hier ca. ein Drittel der Frakturen durch ein Hochrasanztrauma bedingt. Umso wichtiger ist es ein differenziertes Behandlungskonzept, welches den speziellen Bedürfnissen des geriatrischen Patienten Rechnung trägt. Es gilt je jünger der Patient desto mehr wird die osteosynthetische Stabilisierung der Fraktur favorisiert. Je älter der Patient ist, desto wichtiger ist die frühzeitige Mobilisierung, kurze OP Dauer und umsetzbare Nachbehandlung.

8.6.2 Therapie im Wandel der Zeit unter Berücksichtigung der Besonderheiten des geriatrischen Patienten

Während in der Vergangenheit die Azetabulumfraktur des älteren Patienten lange Zeit als Domäne der konservativen Therapie gesehen worden ist, führten modernere radiologische Verfahren sowie das Fortschreiten der zur Verfügung stehenden Implantate zu einer differenzierteren Betrachtungsweise. Ein standardisiertes Behandlungskonzept des geriatrischen Patienten gibt es nicht. Es gelten dieselben Prinzipien wie beim jungen Patienten mit einigen Ergänzungen bzw. Ausnahmen. Während die Osteosynthese beim jüngeren Patienten als Goldstandard zu sehen ist bietet die Alterstraumatologie eine „Rückzugsmöglichkeit" per primärer oder sekundärer Totalendoprothese. Neben dem Frakturtyp und Dislokationsgrad sind die Komorbidität, körperliche und mentale Verfassung, vorbestehende Arthrose, Osteoporose sowie der individuelle Anspruch des Patienten zu berücksichtigen. Generell besteht ein allgemein erhöhtes Operations- und Narkoserisiko des geriatrischen Patienten. Der bisherige Aktivitätsgrad des Patienten spielt eine erhebliche Rolle. Nicht selten war ein Patient bereits vor dem Unfall in seiner Beweglichkeit eingeschränkt oder auf Hilfsmittel angewiesen. Es muss stets überlegt werden, inwieweit auch eine postoperative Teilbelastung überhaupt eingehalten werden kann. Die Folgen einer mangelnden Compliance können sekundärer Frakturkollaps, Implantatversagen oder erneute Stürze zur Folge haben

8.6.3 Behandlungsmöglichkeiten

Nach primärer Diagnostik erfolgt die differenzierte Erstellung eines Therapiekonzeptes. Hierfür stehen konservative, frühfunktionelle, offene Ostersyntheseverfahren, die perkutane Schraubenosteosynthese sowie die primäre bzw. sekundäre Endoprothetik zur Verfügung. Die verschiedenen Verfahren stehen hier nicht im Konkurrenzkampf miteinander, sondern sollten als sich ergänzende Behandlungsmöglichkeiten gesehen werden mit klarer Indikation. So ist ein gängiges Vorgehen der Versuch zur Gelenkrekonstruktion per Osteosynthese und in einem zweiten Schritt, falls notwendig die sekundäre Implantation einer Hüfttotalendoprothese bei stabiler Pfannenverankerung. Zwar treten offene Weichteilverletzungen nach Azetabulumfrakturen recht selten auf. Ein Décollement zum Beispiel nach Überrolltraumata mit großflächiger Ablösung der Kutis/Subkutis von der Muskelfaszie im Sinne einer Morell Lavallee Läsion kann den Chirurgen jedoch zu einer konservativen Therapie zwingen, da es hier zur Taschenbildung kommen kann, welche als bakteriell kontaminiert angesehen werden muss. Es gilt nach wie vor die von Matta postulierte Aussage: „Besser eine posttraumatische Osteoarthrose nach der konservativen Behandlung einer Azetabulumfraktur als eine chronische Beckenosteitis nach der operativen Versorgung".

8.6.4 OP-Zeitpunkt

Die isolierte Azetabulumfraktur stellt in der Regel keine unmittelbare Notfallindikation dar, so dass stets die Komplementierung der Diagnostik inklusive der CT Diagnostik erfolgen sollte. Das CT liefert neben Informationen über den genauen Frakturtyp, das Vorhandensein und Lage intraartikulärer Fraktur sowie azetabuläre Impressionen und erleichtert somit die Entscheidung zur Erstellung einer adäquaten Therapie. Zu den seltenen Notfallindikationen zählen die offene Azetabulumfraktur, die Verletzung großer Gefäße sowie eine irreponible Hüftgelenksluxation. In der Regel sollten Azetabulumfrakturen innerhalb von 10 Tagen operiert werden, da sonst durch zunehmende Kallusbildung die Reposition erschwert wird, lokale Komplikationen auftreten können und auch das Risiko der Femurkopfnekrose zunimmt. 3 Wochen nach dem Trauma sollten als Grenze nicht überschritten werden. Isolierte Azetabulumfrakturen haben keine höhere Transfusionswahrscheinlichkeit als andere Beckenfrakturen innerhalb der ersten 24 Stunden. Die Wahrscheinlichkeit zur Bluttransfusion ist bei Zweipfeilerfrakturen, vordere Pfeilerfraktur, vordere Wandfraktur mit hinterer Hemiquerfraktur und T-Frakturen erhöht, wobei vordere Pfeilerfrakturen sowie T-Frakturen am häufigsten transfusionspflichtig werden. Auch der intraoperativ zu erwartende Blutverlust ist bei der Standardosteosynthese überschaubar und rechtfertigt nicht den Einsatz eines Cell Savers. Dieser ist nach Firoozabadi et al. bei vorderen Zugängen nötig. Dailey et al. zeigte in einer retrospektiven Studie, dass es keinen relevanten Unterschied bezüglich der Operationsdauer und des Blutverlustes bei operativ versorgten Frakturen der hinteren Wand innerhalb oder nach 48 Stunden gibt.

8.6.5 Konservative Therapie

Die Indikation zur konservativen Therapie ist eng zu stellen. Konservativ behandelte Frakturen bedürfen einer engmaschigen klinischen und radiologischen Anbindung, um sekundäre Dislokation früh zu erkennen und gegebenenfalls sekundär operativ zu versorgen. Neben einer rein funktionellen Behandlung zählt auch eine Extensionsbehandlung zu den konservativen Therapiemaßnahmen. Es muss jedoch erwähnt werden, dass bei einer Extensionsbehandlung keine dauerhafte Reposition erreicht werden kann, da bei Nachlassen des Zuges es zu einer Redislokation kommt, außerdem besteht keine Rotationsstabilität. Die Indikation hierfür ist die Azetabulumfraktur mit Hüftluxation. Sinnvoll ist diese Behandlung immer dann, wenn aufgrund der Frakturmorphologie keine Rekonstruktion mehr möglich ist oder wenn eine sekundäre Implantation einer Hüfttotalendoprothese vorgesehen ist. Die Ergebnisse der konservativ behandelten Azetabulumfrakturen sind jedoch nicht zufriedenstellend. Spencer untersuchte in einer retrospektiven Studie 25 konservativ behandelte Patienten im Alter zwischen 65–95 Jahren mit Azetabulumfrakturen. In 17 Fällen bestand eine undislozierte Fraktur, 9 wurden per Extensionsbehandlung behandelt. 2 Patienten starben. Die Ergebnisse der Überlebenden (7/23) waren inakzeptabel. Diese Ergebnisse zeigen, dass das initiale Röntgenbild den Chirurgen in eine trügerische Sicherheit wiegt, da trotz undislozierter Frakturen ein Drittel der Patienten über permanente Schmerzen klagte. Matta hatte in einer etwas kleineren Studie ähnlich schlechte Ergebnisse (30 %). Eine Besonderheit stellt die sekundäre Kongruenz bei Zweipfeilerfrakturen dar, wenn kein Gelenkanteil mehr mit dem Stammskelett in Verbindung steht, sodass sich die Fragmente im Rahmen der Ligamentotaxis nahezu anatomisch um den Hüftkopf anordnen können. Bei Durchführung einer konservativen Therapie sollte eine maximale Spaltbildung von 10 mm nicht überschritten werden. Zweipfeilerfrakturen erreichen nach Helfet ein gutes Ergebnis nach konservativer Therapie.

Indikationen zur konservativen Therapie:
- undislozierte/minimal dislozierte Frakturen (< 2 mm)
- intakte Gelenkkongruenz – fehlende Stufenbildung
- intakte Hauptbelastungszone (weight bearing dome)
- stabiles Gelenk ohne Luxationsneigung
- Fehlen von intraartikulären Fragmenten (CT morphologisch)
- veraltete Fraktur (3 Wochen)
- Inoperabilität aufgrund von Nebenerkrankungen
- kompromittierte Weichteilverhältnisse
- sehr kleine Fragmente (Hinterwandfrakturen)
- sekundäre Kongruenz bei Zweipfeilerfrakturen

8.6.6 Operative Therapie

Die Azetabulumfraktur ist eine anspruchsvolle Fraktur, welche in der Regel operativ versorgt werden sollte.
Indikationen hierfür sind:
- dislozierte Frakturen > 2 mm
- instabiles Hüftgelenk
- Inkongruenz des Hüftgelenkes
- Hüftkopffrakturen (Pipkin IV)
- intraartikuläre Fragmente
- Repositionshindernis
- Nervenschäden
- sekundärer Frakturkollaps

8.6.7 Endoprothetik

8.6.7.1 Primäre Endoprothetik

Während beim jüngeren Patienten eine Rekonstruktion per Osteosynthese als Goldstandard angesehen wird, und der endoprothetische Ersatz im Hintergrund steht, relativiert sich dieses Behandlungskonzept in der Therapie des geriatrischen Patienten. Die Altersgrenze ab wann ein rekonstruktives oder ein primär endoprothetisches Verfahren verwendet werden sollte, liegt nach Hoellen et al. bei 70 Jahren. Der primäre endoprothetische Ersatz senkt signifikant die postoperativen Komplikationen. Gerade bei Patienten, die aus physischen oder psychischen Gründen eine Teilbelastung oder Entlastung über mehrere Wochen nicht einhalten können, ist über eine primäre Hüft-TEP nachzudenken. Eine HTEP ist sofort belastungsstabil, längere Phase der Immobilität oder Teilbelastung werden dem Patienten erspart. Demzufolge treten typische Komplikation wie Dekubiti, Lungenembolie, Pneumonien, tiefe Bein-Beckenvenenthrombose seltener auf. Zwar ist das Outcome nach erfolgter Totalendoprothese nach Azetabulumfraktur schlechter als bei Coxarthrose und mit den Ergebnissen der Revisionsprothetik vergleichbar. Außerdem besteht eine verkürzte Standzeit der Prothese. Endoprothetik in der Behandlung der Azetabulumfraktur des geriatrischen Patienten bietet neben der Möglichkeit der primären endoprothetischen Versorgung auch eine „Rückzugsmöglichkeit "um nach erfolgter knöcherner azetabulären Konsolidierung typische Komplikationen wie die posttraumatische Arthrose behandeln zu können. Die Indikation zur primären Hüft-TEP ist die irreversible Zerstörung des Azetabulums mit Trümmern oder Defektzonen im tragenden Pfannendachbereich und des Hüftkopfes. Als Irreversible zerstört gilt ein Verlust der Gelenkfläche von 20–40 %. Weitere Indikationen sind die zentrale Azetabulumluxationsfraktur mit Zerstörung aller 3 Pfeiler, Azetabulumfraktur mit begleitender Schenkelhalsfraktur, ausgeprägte Osteoporose, Pipkin IV-Frakturen und schwere Coxarthrose bei dislozierter Azetabulumfraktur. Schwere Osteoporose führt zu einer reduzierten Verankerungsmöglichkeit der Implantate und somit zur erhöhten sekundären Frakturdislokation und Implantatlockerung, so dass hier unter Umständen eine primäre Totalendoprothese von Vorteil sein kann. Dies kann den Chirurgen zu einer primären Hüfttotalendoprothese bewegen.

Indikationen zur primären Endoprothese:
- irreversible Zerstörung des Azetabulum
- zentrale Azetabulumluxationsfraktur
- Azetabulumfraktur mit begleitender Schenkelhalsfraktur
- Azetabulumfraktur bei ausgeprägter Coxarthrose
- ausgeprägte Osteoporose
- Pipkin IV-Frakturen
- eingeschränkte Compliance

8.6.7.2 Sekundäre Endoprothetik

Persistierende Schmerzen und Funktionseinschränkungen sind die Indikation zur sekundären Endoprothetik. Im Vordergrund steht hier die posttraumatische Coxarthrose. Je nach Literatur entwickeln zwischen 12–57 % aller Patienten eine symptomatische und damit Behandlungsbedürftige posttraumatische Coxarthrose.

Nativradiologische Klassifikation der posttraumatischen Arthrose nach Helfet
1. normales Gelenk
2. geringe Osteophytenbildung und/oder Sklerosierung und/oder Gelenkspaltverschmälerung
3. mäßige Osteophytenbildung und/oder Sklerosierung und/oder Gelenkspaltverschmälerung
4. subchondrale Zysten und/oder Subluxation und/oder Kopfnekrose

Inkongruente Gelenkstellung nach konservativer Therapie oder Rekonstruktionen mit postoperativer Stufenbildung führen zwangsläufig zur Ausbildung einer posttraumatischen Arthrose und Zerstörung des Gelenkes. Gute Operationsergebnisse nach osteosynthetischer Azetabulumfraktur sind postoperative Stufen von 0–2 mm, 2–3 mm gelten als befriedigend und Stufenbildung über 3 mm als unzureichend. Ungefähr ein Drittel der osteosynthetisch versorgten Azetabulumfrakturen führen bei persistierenden Beschwerden zur sekundären Implantation einer Hüfttotalendoprothese. Ein signifikanter Unterschied zwischen offenen Osteosyntheseverfahren und der perkutanen Schraubenosteosynthese besteht nicht. Die avaskuläre Hüftkopfnekrose tritt mit einer Wahrscheinlichkeit von 3–4 % auf, wobei Typ A-Frakturen ein 3-fach höheres Risiko haben als Typ B und C-Frakturen. Auch dorsale Luxationen weisen ein erhöhtes Risiko auf. Pseudoarthrosen des Azetabulums sind nach Letournel und Judet mit 0,8 % eher selten. Im präoperativen Gespräch sollte stets der bisheriger Aktivitätsgrad und individuelle Anspruch des Patienten eruiert werden. Ein gängiges Konzept besteht aus einer primären offenen Osteosynthese und in einem zweiten Schritt nach erfolgter Konsolidierung die sekundäre Implantation einer Hüfttotalendoprothese bei stabiler Pfannenverankerung.

Indikationen zur sekundären Endoprothese:
- posttraumatische Coxarthrose
- avaskuläre Hüftkopfnekrose
- Pseudoarthrose des Azetabulums
- sekundäre HTEP nach Konsolidierung der Fraktur
- Patientenwunsch

Literatur

Culemann U, Tosounidis G, Pohlemann T. Aktuelle Behandlungsstrategien nach Azetabulumfrakturen. Orthopädie und Unfallchirurgie up2date 2009;4(4):229–248. doi: 10.1055/s-0029-1214946.

Dailey SK, Archdeacon MT. Open reduction and internal fixation of acetabulum fractures: does timing of surgery affect blood loss and OR time? J Orthop Trauma. 2014;28(9):497–501.

Firoozabadi R, Swenson A, Kleweno C, Routt MC. Cell saver use in acetabular surgery: Does approach matter? J Orthop Trauma. 2015;29(8):349–353.

Frank C, Siozos P, Wentzensen A, et al. Hüftendoprothese bei Koxarthrose nach Azetabulumfrakturen. Unfallchirurg. 2010;113:1013–1022.

Furey AJ, Karp J, O'Toole RV. Does early fixation of posterior wall acetabular fractures lead increased blood loss? J Orthop Trauma. 2013;27(1):2–5.

Fölsch C, Alwani MM, Jurow V, Stiletto R. Operative Therapie der Acetabulumfraktur beim älteren Menschen: Osteosynthese oder Endoprothese. Unfallchirurg. 2015;118:146–154.

Gary JL, VanHal M, Gibbsons SD, Reinert CM, Star AJ. Functional outcomes in elderly patients with acetabular fractures treated with minimally invasive reduction and percutaneous fixation. J Orthop Trauma. 2012;26(5):278–283.

Glombik T, Muhr G. Behandlungsstrategie bei Azetabulumfrakturen. Trauma Berufskrankh. 2000;2:46–59.

Guerado E, Cano JR, Cruz E. Fractures of the Acetabulum In elderly patients: an update. Injury. 2012;43(2):33–41.

Hessmann MH, Nijs S, Rommens PM. Acetabulumfrakturen im Alter. Unfallchirurg. 2002;105:893–900.

Hill BW, Switzer JA, Cole PA. Management of high energy acetabular fractures in the elderly individuals: a current review. Geriatr Orthop Surg Rehabil. 2012;3(3):95–106.

Hoellen IP, Mentzel M, Bischoff M, Kinzl L. Acetabulumfraktur beim alten Menschen: Primäre endoprothetische Versorgung. Orthopäde. 1997;26:348–353.

Hofmann GO, Marintschev I, Mückley T. Endoprothetik nach Azetabulumfrakturen. Berufkrankh. 2008;10:136–140.

Magnussen RA, Ressler MA, Obremskey WT, Kregor PJ. Predicting blood loss in isolated pelvic and acetabular high energy trauma. Journal of orthopedic trauma. 2007;21(9):603–607.

Matt JM, Anderson LM, Epstein HC, Hendricks P. Fractures of the acetabulum. A retrospective analysis. Clin Orthop Relat Res. 1986;(205):230–240.

Mears DC, Velyvis JH. Primary total hip arthroplasty after acetabular fracture. Instr Course Lect. 2001;50:335–54. PMID: 11372332.

O'Toole RV, Hui E, Chandra A, Nascone JW. How often does open reduction and internal fixation of geriatric acetabular fractures lead to hip arthroplasty? J Orthop Trauma. 2014;28(3):148–153.

Pagenkopf E, Grose A, Partal G, Helfet D. Acetabular Fractures in the Elderly Treatment Recommendations. HSS J. 2006;2(2):161–171.

Pavelka T, Houcek P. Komplikace operacního lécení zlomenin acetabula [Complications associated with the surgical treatment of acetabular fractures]. Acta Chir Orthop Traumatol Cech. 2009;76 (3):186–93. Czech. PMID: 19595279.

Perl M, von Rüden C, Wenzel L, et al. Acetabulumfraktur – Prothesenversorgung wann und wie? Trauma Berufskrankh. 2017;19:141–147.

Pohlemann T, Mörsdorf P, Culemann U et al. Behandlungsstrategie bei Azetabulumfraktur.Trauma Berufskrankh. 2012;14:125–134.

Rueger J, Briem D, Rücker A. Azetabuläre Rekonstruktion. Trauma und Berufskrankheit. 2006;9:158–167.

Sander A, Dudda M, Seybold D, et al. Azetabulumfrakturen bei geriatrischen Patienten: Ein zunehmendes Problem? Deutscher Kongress für Orthopädie und Unfallchirurgie (DKOU 2015). Berlin, 20–23.10.2015

Scannell BP, Loeffler BJ, Bosse MJ, Kellam JF, Sims SH. Efficacy of intraoperative red blood cell salvage and autotransfusion in the treatment of acetabular fractures. J Orthop Trauma. 2009;23 (5):340–345.

Schmidt-Rohlfing B, Reilmann H, Pape HC. Acetabulumfraktur: Diagnostik und Versorgungsstrategien. Unfallchirurg. 2010;113:217–229.

Schofer M, Hunger N, Kortmann HR. Konservative Therapie der Azetabulumfraktur mit zentraler Hüftluxation. Trauma Berufskrankh. 2003;5:92–100.

Simko P, Braunsteiner T, Vajczikova S. Early primary total hip arthroplasty for acetabular fractures in elderly patients. Acta Chir Orthop Traumatol Cech. 2006;73(4):275–282.

Spencer RF. Acetabular Fractures in older Patients. J Bone Joint Surg Br. 1989;71(15):774–776.

Strauss E. Management of acetabular fractures in the elderly. Bull Hosp Jt Dis. 2004;62(1–2);47–52.

Tosounidis G, Culemann U, Bauer M, et al. Osteosynthese bei Acetabulumfrakturen im Alter. Unfallchirurg. 2011;114:655.

8.7 Periprothetische Azetabulumfrakturen

Eckart Mayr, Ulf Culemann

8.7.1 Einleitung

Bei einer periprothetischen Azetabulumfraktur handelt es sich um eine seltene, aber wenn sie auftritt schwerwiegende Situation mit oft komplikationsbehaftetem Verlauf [1,2]. Aufgrund der in Deutschland demographisch bedingten, immer weiter steigenden Anzahl der Hüft-Prothesenimplantationen bei einem schon jetzt hohen Versorgungslevel, in Kombination mit langen Standzeiten der Implantate sowie einem gesteigerten Aktivitätslevel einer immer älter werdenden Bevölkerung, ist zukünftig mit weiteren Steigerungen in der Fallzahl periprothetischer Azetabulumfrakturen zu rechnen. Das Management solcher Frakturen stellt sich grundsätzlich schwierig und die meist notwendigen Operationen potenziell komplikationsträchtig dar. Ein entscheidender Faktor für die Therapieplanung ist eine korrekte Klassifizierung der zugrundeliegenden Ursache.

8.7.2 Klassifikation von periprothetischen Azetabulumfrakturen

Es können intraoperative von postoperativen Frakturen unterschieden werden. Intraoperative Frakturen, die bei der Primärimplantation der Pfanne auftreten, werden in den meisten Fällen nicht sofort erkannt, sondern verursachen üblicherweise in der postoperative Phase Beschwerden und Schmerzen. In der Literatur wird die Inzidenz solcher Azetabulumfrakturen zwischen 0,2 und 0,4 % angegeben [3,4]. Die Einteilung solcher Frakturen kann nach Callaghan erfolgen, wobei hier ausschließlich die Lokalisation der Fraktur beschrieben wird und die Stabilität der Prothesenpfanne keine Berücksichtigung findet [5]. Zu unterscheiden sind hier vier Frakturtypen:
- A: vordere Wandfraktur
- B: Querfraktur
- C: inferiore Wandfraktur
- D: hintere Wandfraktur

Sollte die Pfanne disloziert sein oder instabil erscheinen, muss ein Pfannenwechsel erfolgen, meist in Kombination mit einer Plattenosteosynthese (ORIF). Bei einer stabilen Pfanne kann diese belassen werden und es kann eine Schrauben- oder Plattenosteosynthese zusätzlich erwägt werden.

Beim geriatrischen Patienten handelt es sich überwiegend um postoperativ aufgetretene Frakturen. Dabei ist grundsätzlich zu unterscheiden, ob es sich um eine traumatische Situation oder eine spontane Situation mit Vorerkrankung handelt. Peterson und Lewallen unterteilen solche Situationen ausschließlich nach der radiologischen und klinischen Stabilität der Pfanne [6]. Beim Typ 1 ist das Implantat stabil, beim Typ 2 instabil und disloziert. Eine Lokalisation der Fraktur wird in dieser Klassifikation nicht berücksichtigt.

In einer traumatischen Situation mit Beckenfraktur muss die Frage nach der Stabilität der Prothesenpfanne beantwortet werden. Die Beantwortung dieser Frage ist bei einer stabilen Pfanne (Typ 1 nach Peterson und Lewallen) scheinbar einfach zu beantworten und es erfolgt in der Regel eine konservative Behandlung mit Teilbelastung, vorausgesetzt die Pfanne ist nicht disloziert.

8.7.3 Konservative Therapie

Grundsätzlich ist die Beurteilung der Stabilität des Implantates ohne Dislokation nicht einfach, da in der Regel die klinische Untersuchung des Patienten bei schmerzhafter Beckenfraktur, wenig Rückschlüsse auf die Pfanne erlaubt. Auch im Röntgen und einer Computertomographie kann meist nicht beurteilt werden wie hoch der Grad an verbleibender Osteointegration eines Implantates noch ist. Empfehlenswert ist in solchen Situationen, nach erfolgter Mobilisation des Patienten in engmaschigen radiologischen Kontrollen die Pfannensituation erneut zu evaluieren und gege-

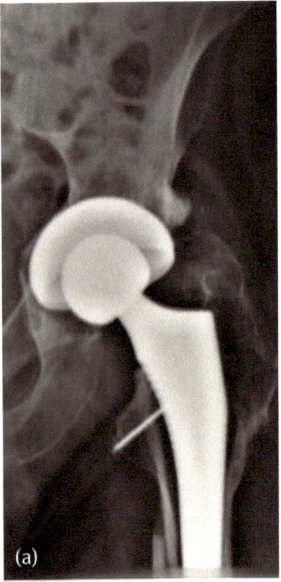 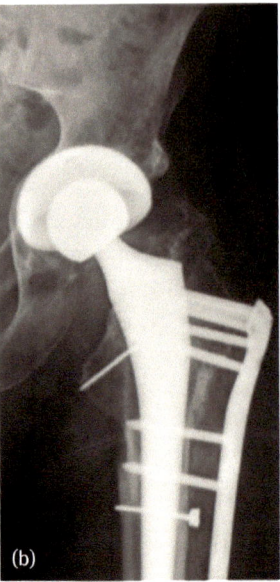

Abb. 8.55: Periprothetische Fraktur femoral und azetabulär, Pfannendislokation mit Sekundäreinheilung in neuer Position der Pfanne. (a) Periprothetische Fraktur des Femurs und Dislokation des Azetabulum; (b) Reintegration der Pfanne mit flachem Inklinationswinkel nach 6 Wochen.

benenfalls von einer konservativen auf eine chirurgische Therapie zu wechseln. Allerdings muss auch erwähnt werden, dass es durchaus Fälle gibt, in denen die Pfanne disloziert, aber sekundär dennoch in einer neuen Pfannensituation reintegrieren kann (siehe hierzu Abb. 8.55).

Es ist allerdings gänzlich unklar und unvorhersagbar, ob und in welchem Ausmaß eine solche Reintegration stattfinden kann. Ein konservatives Vorgehen mit Belassen der Pfanne sollte auch nur in solchen Fällen erwogen werden, in der ein Patient entweder inoperabel erscheint oder die neue Pfannenposition noch innerhalb der zulässigen Sicherheitszonen nach Lewinnek liegt, da sonst möglicherweise Luxationen und eine instabile Hüftsituation drohen [7].

8.7.4 Operative Therapie

Traumatische, dislozierte Beckenringfrakturen müssen in aller Regel operativ reponiert und stabilisiert werden. Bei einer zugleich unverändert erscheinenden Stellung der Pfanne kann zunächst die operative Sanierung der Beckenfraktur erfolgen. Hier kann in der gleichen Sitzung dann die Stabilität der Pfanne geprüft werden, indem z. B. ein Längszug auf das operierte Bein angelegt wird. Eventuell kann man durch die quadrilaterale Fläche hindurch zusätzlich versuchen, die Pfanne zu distalisieren. Sollte sich die Pfanne nicht bewegen lassen, muss kein Wechsel derselben erfolgen. Im folgenden Fall kam es bei einer Patientin durch einen Pferdesturz zu einer peri-

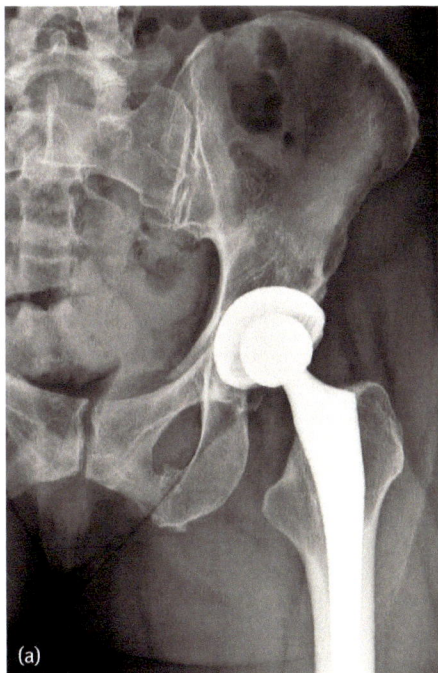 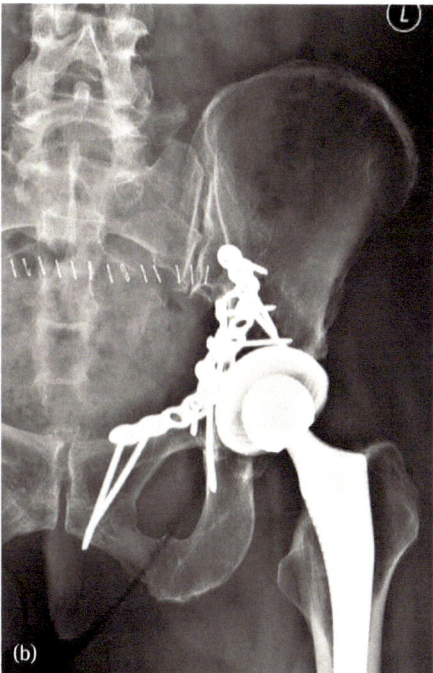

Abb. 8.56: Periprothetische Azetabulumfraktur, Z. n. Anlage einer iliopectinealen Platte und unveränderte Stellung der Pfanne. (a) Periprothetische Azetabulumfraktur ohne Dislokation, (b) Z. n. Osteosynthese und unveränderter Pfannenposition.

prothetischen Azetabulumfraktur. Zunächst erfolgte die operative Stabilisierung durch intrapelvine Anlage einer iliopectinealen Platte. Die Pfanne erschien hier auch bei intraoperativer Testung stabil, so dass diese in situ belassen werden konnte (s. Abb. 8.56).

Beckenfrakturen mit dislozierter Pfanne (Typ 2 nach Peterson und Lewallen) hingegen erfordern immer einen Pfannenwechsel. Zur Planung der Art der Operation muss die grundsätzliche Knochenqualität, mögliche Substanzdefekte aufgrund einer frakturbedingten Kompression des spongiösen Knochens, die Integrität des Pfannenlagers und vor allem die Lokalisation der Fraktur berücksichtigt werden.

Bei einer adäquaten Knochensubstanz und rein medialen Frakturen kann eventuell eine große Pressfit-Pfanne als Mehrlochvariante mit zusätzlicher Schraubenverankerung und homologer Spongiosaplastik verwendet werden. Dabei bieten sich neuere Implantate mit ultraporösen Oberflächen, wie sie in der orthopädischen Wechselchirurgie Einzug gehalten haben, sehr gut an. Zwingende Voraussetzung für ein solches Vorgehen ist aber ein intakter hinterer und vorderer Beckenpfeiler. Eine Einhaltung einer Teilbelastung in der Mobilisierungsphase ist für Patienten höheren

Alters meist nicht sicher möglich, daher sollten engmaschige Röntgenkontrollen erfolgen.

Bei Frakturen insbesondere auch des hinteren Pfeilers ist ein alleiniger Pfannenwechsel nicht ausreichend und es muss zuerst eine Reposition und Stabilisierung der Fraktur über eine Osteosynthese erfolgen. Im Anschluss muss der Pfannenwechsel durchgeführt werden. Dies kann ein- oder zweizeitig erfolgen. In der Regel bieten sich hier keine Pressfit-Pfannen mehr an, sondern es sollte auf Stützringe mit zementierter Pfanne zurückgegriffen werden. Im folgenden Fall kam es nach Sturz zu einer Fraktur, die im ersten Schritt stabilisiert werden musste (s. Abb. 8.57).

Es kam dabei chirurgisch ein Stoppa-Zugang mit Pfannenstielschnitt zur Anwendung, um eine an die anatomische Situation angepasste und vorgebogene 10-Loch-Rekonstruktionsplatte vom SI-gelenk bis in den Schambeinast zu setzen (Abb. 8.58a). Da sich intraoperativ die Pfanne als komplett gelockert erwies, musste diese entfernt werden. Dies wurde in der gleichen Sitzung durchgeführt unter Verwendung des direkt anterioren Zuganges zum Hüftgelenk. Dieser minimal-invasive chirurgische Zugang nützt eine natürliche Muskellücke zwischen Musculus rectus femoris und Musculus tensor fasia latae aus und ermöglicht die Schonung aller Muskeln des Glutealbereiches, insbesondere des beckenstabilisierenden Musculus gluteus medius. Da in der Regel die Primärimplantation über einen anterolateralen oder posterioren Zugang erfolgte, kann eine erneute Traumatisierung der Muskeln vermieden werden. Damit ist es möglich Patienten schneller zu mobilisieren, was gerade beim geriatrischen Patienten von entscheidender Bedeutung ist, um steigende Co-Morbidität durch Bettlägerigkeit zu vermeiden. Die bestehende Pfanne wurde dann entfernt und durch einen Rekonstruktionsring ersetzt (Fa. Stryker, Restoration GAP II©), mit dem sowohl das Problem

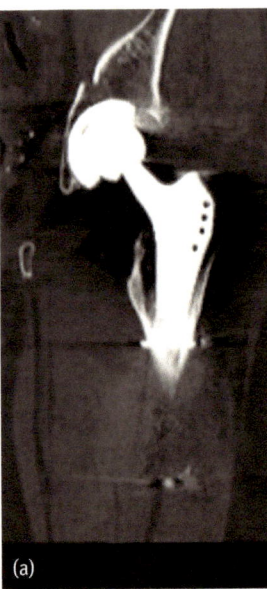
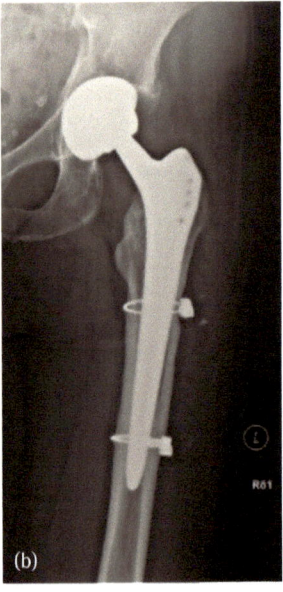

Abb. 8.57: Röntgen und CT der Fraktur, 63-jährige Patientin nach Sturz auf die linke Seite.

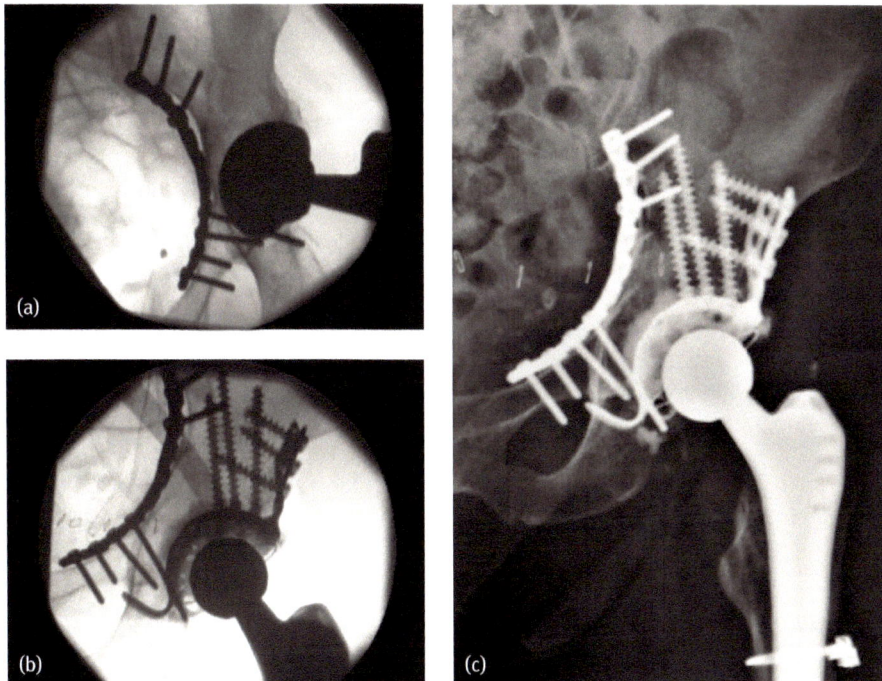

Abb. 8.58: Intraoperative Bildwandlerkontrolle der Rekonstruktionsplatte und der Rekonstruktionspfanne, postoperative Röntgenkontrolle.

der dislozierten Pfanne, als auch durch den Haken in der Incisura acetabuli, die azetabuläre Fraktur adressiert werden konnte (Abb. 8.58b, c).

Eine andere Situation der Typ 2-Klassifikation stellt die nicht traumatische/spontane Instabilität dar. Manchmal kann es bei alten Patienten mit langen Standzeiten von liegenden Implantaten zu erheblichem Abrieb des Polyethylens der ersten Generation und zu einer Partikelerkrankung kommen, die mit einer Lockerung des Implantates und oft ausgedehnten Osteolysen im gesamten periazetabulären und proximalen Femurbereich einhergehen kann. Meist handelt es sich um ein geriatrisches Patientengut, bei dem zusätzlich eine Osteoporose vorherrscht, welche den Knochen noch weiter schwächen kann und so schon Bagatelltraumen eine Fraktur des Beckens begünstigen können.

Im folgenden Fall war der Patient bei PE-Abrieb zum Inlay-wechsel vorgesehen, bei plötzlich stark zunehmenden Beschwerden erfolgte die stationäre Abklärung. Es zeigte sich nun zusätzlich zum Abrieb ein Einbruch der Pfanne in eine supraazetabuläre Osteolyse mit Unterbrechung der medialen Kortikalis im Pfannenbereich (Abb. 8.59).

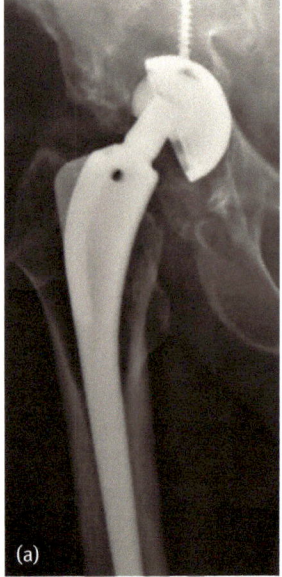
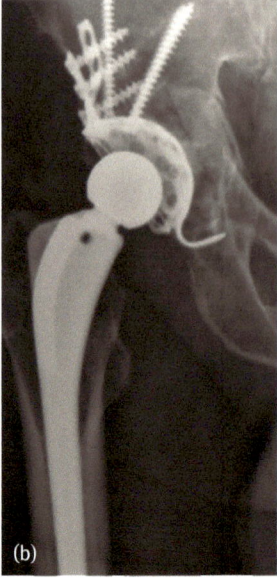

Abb. 8.59: Dislokation der Pfanne nach kranial-medial mit Kortikalisunterbrechung. (a) Dislokation mit Kranialisierung der Pfanne, (b) Z. n. Pfannenwechsel und impaction bone grafting.

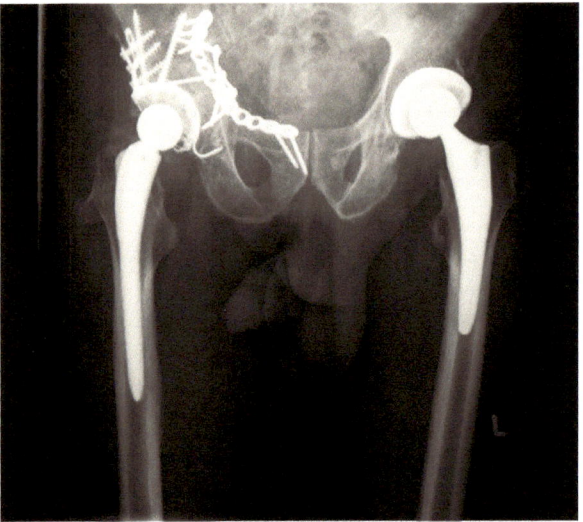

Abb. 8.60: Postoperative Röntgenkontrolle nach Erweiterung der Versorgung mit Plattenosteosynthese.

Es erfolgte zunächst der Pfannenwechsel auf eine Rekonstruktionsschale GAP II, bei der zusätzlich eine ausgedehnte autologe Spongiosaplastik notwendig wurde.

Im postoperativen Verlauf zeigte sich eine erschwerte Mobilisierbarkeit und anhaltende Beschwerden so dass weiterführende Stabilisierungsmaßnahmen notwendig wurden. Es wurde in einem zweiten Eingriff eine Rekonstruktionsplatte mit zusätzlicher Abstützung der quadrilateralen Fläche über den Stoppa-Zugang eingebracht (Abb. 8.60).

Derartige Situationen erfordern aufgrund ihrer Komplexität und Schwierigkeit nicht nur eine möglichst optimale anatomische Rekonstruktion für eine weitestgehend ungestörte Frakturheilung, sondern es muss auch die Integration der neuen Pfanne und die meistens begleitenden ossären Defekte berücksichtigt werden. Es ist daher nicht nur eine hohe unfallchirurgisch osteosynthetische Erfahrung in der Beckenchirurgie mit den vielfältigen Zugangswegen und Rekonstruktionsmöglichkeiten notwendig, sondern auch eine große Expertise im orthopädisch rekonstruktiven Bereich mit Erfahrung in der Wechselchirurgie.

Literatur

[1] Masri BA, Meek RM, Duncan CP. Periprosthetic fractures evaluation and treatment. Clin Orthop Relat Res. 2004;420:80–95.
[2] Chatoo M, Parfitt J, Pearse MF. Periprosthetic acetabular fracture associated with extensive osteolysis. J Arthoplast. 1998;13:843–45.
[3] McElfresh EC, Coventry MB. Femoral and pelvic fractures after total hip arthroplasty. J Bone Jt Surg (Am). 1974;56:483–92.
[4] Haidukewych GJ, Jacofsky DJ, Hanssen AD, Lewallen DG. Intraoperative fractures of the acetabulum during primary total hip arthroplasty. J Bone Jt Surg (Am). 2006;88:1952–56.
[5] Callaghan JJ, Kim YS, Pederson DR, Brown TD. Periprosthetic fractures of the acetabulum. Orthop Clin North Am. 1999;30:221–34.
[6] Peterson CA, Lewallen DG. Periprosthetic fracture of the acetabulum after total hip arthroplasty. J Bone Jt Surg (Am). 1996;78:1206–13.
[7] Lewinnek GE, Lewis JL, Tarr R, Compere CL, Zimmermann JR. Dislocations after total hip repalcement arthroplasties. J Bone Jt Surd (Am). 1978;60(2):217–20.

8.8 Operative Zugänge zum Azetabulum

Christian von Rüden, Andreas Thannheimer

8.8.1 Grundlagen

Die Gelenkverbindung zwischen Oberschenkelknochen und Becken wird als Hüftgelenk bezeichnet. Das Pfannendach wird durch das Darmbein, die vordere Begrenzung durch das Schambein und die hintere Begrenzung durch das Sitzbein gebildet. Die Gelenkpfanne setzt sich aus einem knorpeligen Anteil (Facies lunata) und der Fossa acetabuli zusammen. Der dünnwandige Boden der Hüftpfanne wird als quadrilaterale Fläche bezeichnet. Diese bildet die Begrenzung nach medial und zum kleinen Becken hin. Die Durchblutung der Hüftpfanne wird durch die Arteria iliaca interna (Arteria glutea interna und externa sowie Arteria obturatoria) und die Arteria iliaca externa/Arteria femoralis (Arteria circumflexa femoris medialis) sichergestellt (Abb. 8.61). Die Knorpelausstattung ist im Bereich des Pfannendaches am kräftigsten ausgeprägt, da hier biomechanisch die größte Kraftübertragung stattfindet.

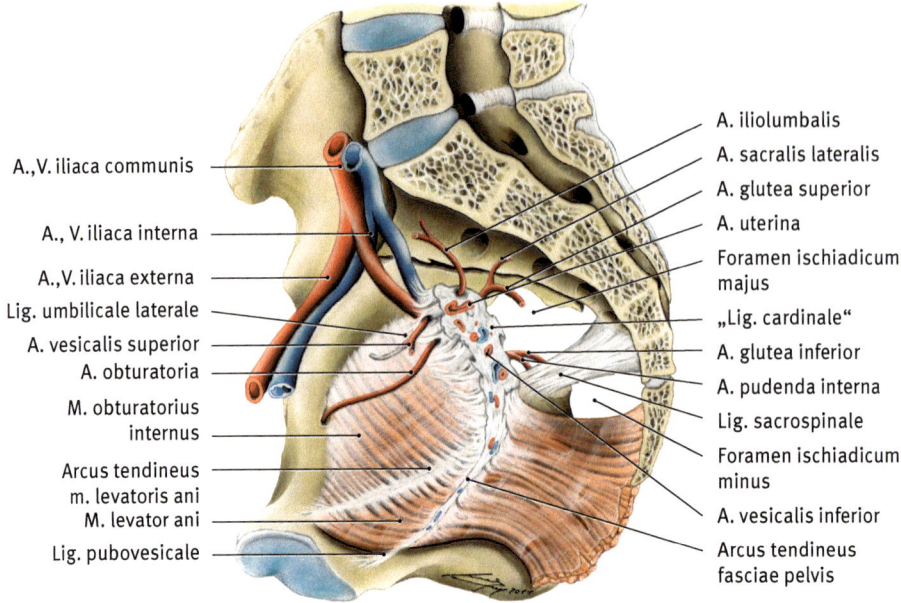

Abb. 8.61: Gefäßversorgung des Azetabulums (Ansicht von lateral) durch Arteria obturatoria und Arteriae glutaeae superior et inferior (Quelle. Waldeyer Anatomie des Menschen, 19. Auflage, 2012).

Frakturen des Azetabulums gehören zu den eher seltenen knöchernen Verletzungen und können grundsätzlich zwar in allen Altersgruppen auftreten, allerdings mit einem zweigipfligen Verlauf. Ein Altersgipfel unter 40 Jahren ist vor allem auf Hochrasanztraumata zurückzuführen [1]. Ein zweiter Altersgipfel ist bei den geriatrischen Patienten zu verzeichnen, bei denen oft schon Stürze aus dem Stand als Ursache ausreichen [2]. In den letzten Jahrzehnten hat sich die Inzidenz von Azetabulumfrakturen im älteren Patientengut nahezu verdoppelt [3]. Betroffen sind dabei neben den gelenktragenden Strukturen in aller Regel auch die Weichteile. Da die Stabilität des Hüftgelenkes eine unabdingbare Voraussetzung für die Mobilität der zum Teil hoch betagten Betroffenen darstellt, ist neben der Wiederherstellung der Gelenkfläche das Erreichen einer Belastungsstabilität wesentliches Therapieziel. Die anatomische Rekonstruktion soll der Arthroseentwicklung vorbeugen und insbesondere die Gelenkstabilität wiederherstellen. Durch Muskelmasseverluste infolge operativer Eingriffe kann es außerdem zu erheblichen Funktionseinbußen mit erhöhter Sturzgefährdung kommen. Daher ist bei allen operativen Eingriffen am Becken des älteren Patienten die Weichteilschonung essenziell.

Das grundsätzliche Ziel der Azetabulumchirurgie beim älteren und alten Patienten liegt somit in der Wiedervorstellung der Gelenkform und -funktion bei möglichst geringem Zugangstrauma. Um dieses Ziel zu erreichen und eine möglichst anatomische Situation wiederherstellen zu können, bedarf es genauer Kenntnis der anatomischen Strukturen und einer sorgfältigen präoperativen Planung. Dazu ist eine Computertomographie (CT) inklusive dreidimensionaler (3D) Rekonstruktionen unverzichtbar und stellt heute den Goldstandard dar. Nur so lässt sich unter Beachtung der oben genannten Ziele das operative Trauma so gering wie möglich halten.

Weiterer wesentlicher Bestandteil der präoperativen Planung ist eine genaue Klassifizierung der Fraktur, nach der sich der optimale Zugangsweg richtet. Das Zwei-Säulen-Konzept nach Letournel und Judet stellt die am weitesten verbreitete Klassifikation von Azetabulumfrakturen dar [4]. Dabei werden fünf einfache von fünf komplexen Frakturmustern unterschieden. Die einfachen Frakturen betreffen die vordere oder hintere Wand, den vorderen oder hinteren Pfeiler und beinhalten auch die querverlaufende Frakturkonfiguration. In Relation zur Fossa acetabuli beziehungsweise zum Pfannendach werden die querverlaufenden Frakturen weiter unterteilt. Die komplexen Frakturen sind im Wesentlichen Kombinationen der einfacheren Frakturformen. Hierbei handelt es sich um Querfrakturen, kombiniert mit einer vertikalen Frakturlinie (sog. T-Fraktur) oder in Kombination mit einer Fraktur der Hinterwand. Außerdem finden sich Frakturen des vorderen Pfeilers kombiniert mit einer hinteren Hemitransvers-Fraktur. Ist kein gelenkbildender Anteil mit dem Os ilium mehr verbunden, wird diese Fraktur als Zweipfeilerfraktur bezeichnet [5]. Die Indikation zur operativen Stabilisierung richtet sich im Wesentlichen nach der Instabilität und dem Dislokationsgrad. Luxationsfrakturen sowohl nach zentral als auch nach dorsal stellen ebenso wie Frakturen mit Beteiligung des Hüftkopfes oder des Schenkelhalses sowie bei Vorliegen einer Fragmentinterposition in die Pfanne eine absolute Operationsindikation dar.

Die Wahl des geeigneten Zugangsweges richtet sich auch nach der geplanten Osteosynthese und sollte grundsätzlich die optimale Visualisierung der Fraktur unter gleichzeitiger größtmöglicher Schonung des Weichteilgewebes und der anatomischen Strukturen ermöglichen und ist daher von entscheidender Bedeutung für eine gelungene operative Versorgung (Abb. 8.62). Die Hauptfragmente müssen gut adressierbar, die anatomische Reposition gewährleistet und das Osteosynthesematerial optimal positionierbar und sicher im Knochen fixierbar sein. Dazu steht eine Reihe von Zugangswegen samt ihren Modifikationen zur Verfügung, die in diesem Kapitel ausführlich erläutert werden. Da im geriatrischen Patientenkollektiv vorzugsweise vordere Frakturtypen zu beobachten sind, liegt der Schwerpunkt der Darstellung auf den vorderen Zugängen.

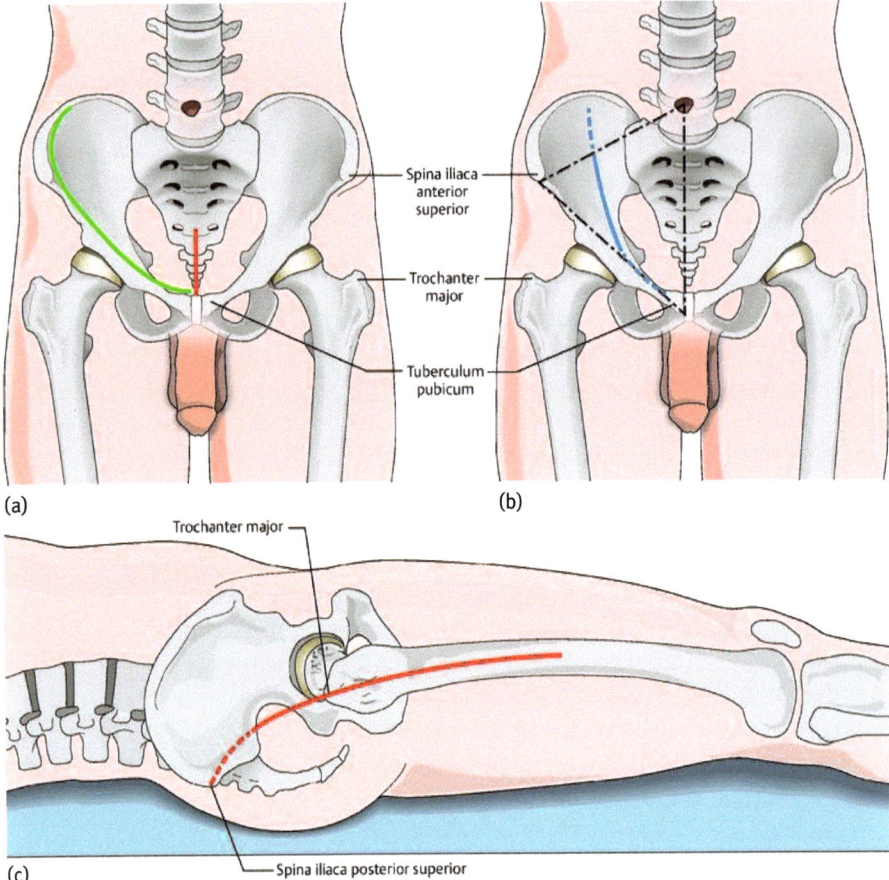

Abb. 8.62: Schnittführung verschiedener vorderer (a, b) und hinterer (c) Zugänge zum Azetabulum [6]. (a) Ilioinguinaler Zugang (grüne Linie), modifizierter Stoppa-Zugang (rote Linie). (b) Pararectus-Zugang (blaue Linie), (c) Kocher-Langenbeck-Zugang (rote Linie). (Quelle: Perl et al., Azetabulumchirurgie, Orthopädie und Unfallchirurgie up2date 2015; 10(1):3–26, DOI: 10.1055/s-0033-1358107, mit freundlicher Genehmigung des Georg Thieme Verlags).

8.8.2 Zugänge für vordere Frakturtypen

8.8.2.1 Ilioinguinaler Zugang

Der weltweit am häufigsten durchgeführte vordere Zugang ist der Ilioinguinale Zugang, der von Emile Letournel, einem Franco-Kanadier, auf der Basis anatomischer Studien entwickelt und erstmals 1980 beschrieben wurde, weshalb er alternativ auch als Letournel-Zugang bezeichnet wird (Abb. 8.63a) [4]. Mit diesem Zugang sind die gesamte Beckenschaufelinnenseite, das vordere Iliosakralgelenk (ISG) und das

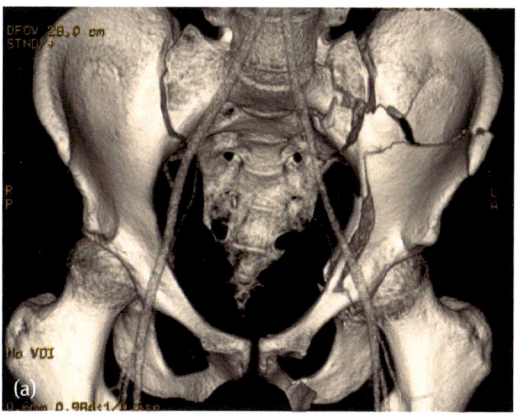

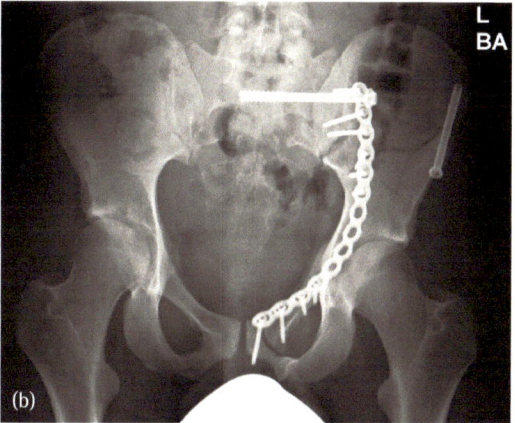

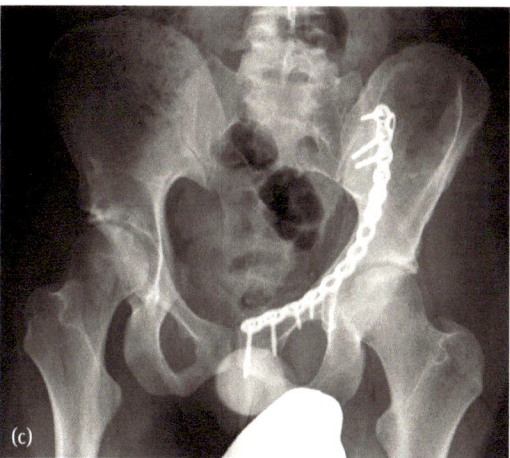

Abb. 8.63: (a) Schweres Beckentrauma links mit mehrfragmentärer Azetabulumfraktur des vorderen Pfeilers sowie Sakrumfraktur und ISG-Sprengung. (b) Offene Reposition über Ilioinguinalen Zugang und interne Osteosynthese mit präoperativ vorgebogener 3,5 mm Kleinfragmentplatte aus Stahl sowie gedeckte Insertion jeweils einer kanülierten Titanschraube an der Beckenschaufel und am ISG (hier mit Unterlegscheibe). (c) Situation zwei Jahre posttraumatisch nach elektiver Entfernung der beiden kanülierten Schrauben.

Schambein bis hin zur Symphyse einsehbar [7]. Auch eine Erweiterung über die Symphyse hinaus ist möglich. Palpatorisch können die Rückseite der Beckenschaufel, die quadrilaterale Fläche und das Sitzbein erreicht werden (Abb. 8.63a–c). Geeignet ist der Zugang somit für alle Frakturtypen, die den vorderen Pfeiler oder die vordere Wand betreffen, also einfache Frakturen des vorderen Pfeilers oder der vorderen Wand, Querfrakturen sowie kombinierte Frakturtypen wie vordere Pfeiler/hintere Hemiquerfrakturen, T-Frakturen und Zweipfeilerfrakturen.

Zur Operation über den Ilioinguinalen Zugang wird der Patient in Rückenlage auf einem röntgendurchlässigen Tisch, vorzugsweise einem Carbontisch, gelagert. Das Becken wird auf der betroffenen Seite unterpolstert, sodass die Präparation nach lateral bis an den hinteren Beckenkamm problemlos durchgeführt werden kann. Perineum und Oberschenkel werden enthaart. Die Hautdesinfektion reicht vom Rippenbogen bis zu den Zehenspitzen des betroffenen Beines. Wichtig ist, dass bei der Abdeckung das betroffene Bein beweglich gehalten wird. Dabei sollte auch eine eventuell notwendige Schanz'sche Schraube im Schenkelhals als Repositionshilfe schon antizipiert werden. Dargestellt werden drei anatomische „Fenster". Das erste Fenster entsteht zwischen Beckenschaufel und Musculus iliacus (iliakales Fenster), das zweite zwischen Musculus iliopsoas und dem Gefäßbündel (vaskuläres Fenster) und das dritte zwischen Gefäßbündel und Musculus rectus abdominis (intrapelvines Fenster). Gelegentlich kann auf die Präparation des zweiten Fensters verzichtet werden.

Der Hautschnitt erfolgt entlang des Beckenkamms etwa einen Querfinger kaudal der Crista iliaca und zieht nach medial in Richtung Symphyse, wobei er etwa zwei Querfinger kranial der Symphyse endet. Der Beckenkamm wird unter Schonung des Nervus cutaneus femoris lateralis dargestellt. Es folgt die Darstellung und Spaltung der Faszie des Musculus obliquus externus abdominis und seine Mobilisierung am Oberrand des Leistenbands und an der Crista ossis ilii. Medial wird der Samenstrang identifiziert, der durch die Faszie des Musculus obliquus externus abdominis hindurchtritt. Er wird mit einem Zügel angeschlungen. Bei der Frau finden sich entsprechend das Ligamentum teres uteri oder Ligamentum rotundum, das in den Leistenkanal zieht. Die Bauchmuskulatur wird nun gewissermaßen „im Paket" mit dem Periost nach kranial abgeschoben. Nach Darstellung des Beckenkammes wird der Nervus cutaneus femoris lateralis mobilisiert und in der Regel angeschlungen. Dieser verläuft in Höhe der Spina iliaca anterior superior mit einer Variabilität von etwa 2 cm nach lateral oder medial über die Crista nach caudal. Kann der Nerv nicht sicher geschont werden, ist zur Vermeidung einer Meralgia paraesthetica seine gezielte Durchtrennung nicht falsch. Der Musculus iliacus wird stumpf subperiostal von der Beckenschaufel abgeschoben. Blutungen aus Perforansgefäßen werden am effektivsten mit Knochenwachs gestillt. Bewährt hat sich das Austamponieren mit einem Bauchtuchstreifen, während die weiteren Fenster dargestellt werden. Der Leistenkanal und die Hinterwand desselben werden nun in Längsrichtung bis zum Schambeinhöcker eröffnet.

Erleichtert wird die Präparation durch gleichzeitige Hüft- und Kniebeugung mit Hilfe einer Rolle oder eines Lagerungsdreiecks, was die Iliopsoas-Muskulatur entspannt und gleichzeitig hilft, Dehnungsschäden des Nervus femoralis zu vermeiden. Bei diesem Präparationsschritt sollte auf die Mobilisierung eventuell schon jetzt erreichter Frakturanteile verzichtet werden, um stärkere Blutungen aus den Frakturflächen zu vermeiden. Gerade beim älteren Patientengut stellt auch die Corona mortis (i. e. arterielle Verbindung zwischen epigastrischer Arterie und Arteria obturatoria) aufgrund der Brüchigkeit der Gefäße ein Blutungsrisiko dar und sollte daher, soweit vorhanden, immer dargestellt und gezielt ligiert werden. Genauso sollte bei der Präparation entlang des Unterrandes der quadrilateralen Fläche (Arteria und Vena obturatoria) und auch an der Incisura ischiadica (Arteria glutea superior) zur Vermeidung einer Blutung vorsichtig präpariert werden.

Zur Präparation des zweiten und dritten Fensters wird die Faszie des Musculus obliquus internus und des Musculus transversus abdominis entlang des Leistenbandes identifiziert. Der Musculus iliopsoas wird mit dem Nervus femoralis mobilisiert und unterfahren. Die Lacuna musculorum wird auf diese Weise von der weiter medial gelegenen Lacuna vasorum getrennt. Zum Anschlingen der Lacuna vasorum ist es erforderlich, den Arcus iliopectineus scharf am Knochen abzutrennen und anschließend auch die Lacuna vasorum mit einem Zügel anzuschlingen. Nach Entwicklung aller drei Fenster ist nun die vollständige Visualisierung der Fraktur möglich. So ermöglicht der Ilioinguinale Zugang eine komplette Darstellung von der Fossa iliaca bis zur Iliosakralfuge, des kompletten vorderen Pfeilers und des Schambeins bis zur Symphyse. Der abschließende Zugangsverschluss wird schichtweise unter Rekonstruktion der Faszien des Musculus obliquus internus und des Musculus transversus abdominis am Unterrand des Leistenbandes sowie mit transossären Nähten an der Crista iliaca und zusätzlicher Naht der Externusaponeurose durchgeführt.

Bekannte Komplikationen des Ilioinguinalen Zugangs betreffen den Nervus cutaneus femoris lateralis mit Läsionsraten zwischen 10 und 60 % sowie eine Verletzung der Arteria und Vena iliaca externa oder des Nervus femoralis [8,9].

8.8.2.2 Modifizierter Stoppa-Zugang

1973 beschrieb der Franzose Stoppa erstmals eine Erweiterung des bereits seit Anfang des zwanzigsten Jahrhunderts bekannten Pfannenstiel-Zugangs (Abb. 8.64), der ursprünglich in der Hernienchirurgie bzw. zur Behandlung urologischer Tumoren eingesetzt wurde, durch die zusätzliche Ablösung des Ansatzes des Musculus rectus abdominis [10,11].

Anfang der 1990er Jahre wurden unabhängig voneinander durch Hirvensalo beziehungsweise Cole und Bolhofner die erweiterten Anwendungsmöglichkeiten des Stoppa-Zugangs in der Azetabulumchirurgie und der Versorgung des anterolateralen Beckenrings beschrieben (Abb. 8.62a) [12,13]. Seitdem bietet dieser Zugang die Möglichkeit zur internen Osteosynthese des vorderen Beckenrings und der anterioren und medialen Anteile des Azetabulums, hier insbesondere bei osteoporotischen Frakturen (Abb. 8.65) [14]. Über den modifizierten Stoppa-Zugang lässt sich ein Areal

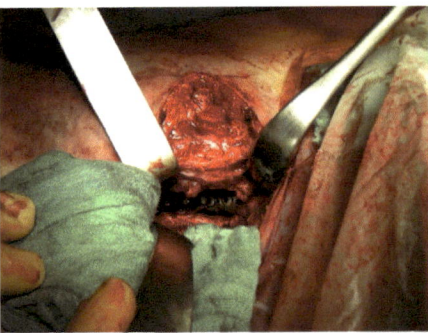

Abb. 8.64: Pfannenstiel-Zugang zur offenen Reposition und Plattenosteosynthese einer Symphysenruptur.

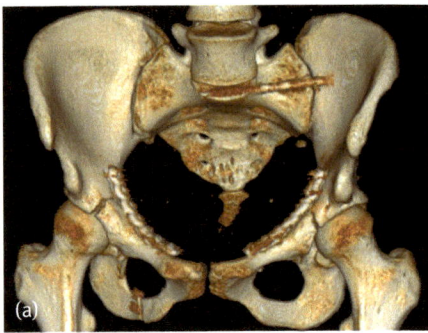
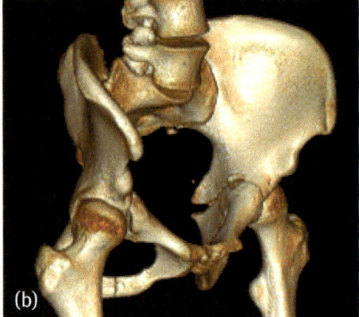

Abb. 8.65: (a) Das 3D-CT zeigt links eine vordere Querfraktur mit Beteiligung der Hinterwand und rechts eine azetabulumnahe vordere Beckenringfraktur sowie eine ISG-Läsion beidseits. (b) Neben der gedeckten kanülierten Verschraubung beider ISGs (nur linksseitige Schraube in der dargestellten Ansicht des 3D-CT erkennbar) wurden der vordere Beckenring rechts und die Azetabulumfraktur links über einen beidseitigen modifizierten Stoppa-Zugang mit vorgebogenen 3,5 mm Kleinfragmentplatten stabilisiert.

vom kleinen Becken bis zum Iliosakralgelenk hin darstellen [7,15]. Der modifizierte Stoppa-Zugang wird insbesondere bei wenig dislozierten Frakturen des vorderen Pfeilers und bei beidseitigen Azetabulumfrakturen verwendet, da er einen bilateralen Zugang ermöglicht. Die quadrilaterale Fläche kann ebenfalls adressiert werden.

Das operative Vorgehen beginnt mit der Rückenlagerung des Patienten. Bei der Rückenlagerung des Patienten auf dem Carbontisch sind eine möglichst weit distale Lagerung des Patienten auf dem Operationstisch und die Einstellung des Bildwandlers zur Durchführung von intraoperativen Inlet- und Outlet-Aufnahmen sowie von Ala- und Obturatoraufnahmen sinnvoll.

Analog zum Pfannenstiel-Zugang zur Symphyse erfolgt nach querer etwa 7 bis 10 cm langer Hautinzision ca. zwei Querfinger proximal der Symphyse mit leichtem dorsalem Versatz zu einer Seite, falls dies erforderlich ist, die Präparation, wobei der Musculus rectus abdominis auf der verletzten Seite zusätzlich abgelöst wird. Die Faszie zwischen den Bäuchen des Musculus rectus abdominis wird vertikal inzidiert und anschließend auf der betroffenen Seite am Ramus superior ossis pubis eingekerbt. Der prävesikale Raum wird sicher identifiziert und die Blase nach medial weggehalten. Das iliofemorale Gefäß-/Nervenbündel und der Musculus rectus abdominis werden nach lateral gehalten. Nun wird extraperitoneal nach lateral weiter präpariert. Dabei dient der Ramus superior ossis pubis als Leitstruktur zum Azetabulum. Die Vasa obtoratoria und der Nervus obturatorius werden aufgesucht und geschont. Eine Präparation nach kranial bis zum Iliosakralgelenk ist optional möglich.

Während des Wundverschlusses sollte der Musculus rectus abdominis transossär refixiert werden, um der Ausbildung einer Bauchwandhernie vorzubeugen.

Als mögliche Komplikation des modifizierten Stoppa-Zugangs gilt eine Blutung aus der Corona mortis. Diese wird daher in der Regel gezielt ligiert und durchtrennt. Weitere Komplikationen können eine Verletzung der Blase, der Vasa femoralia, des Nervus obturatorius und der Obturatorgefäße oder eine Bauchwandhernie bei unzureichender Refixation des Musculus rectus abdominis sein [5].

8.8.2.3 Pararectus-Zugang

Der zuvor in der Wirbelsäulenchirurgie zur Darstellung des Segmentes L5/S1 gebräuchliche pararektale Zugang wurde für die Beckenchirurgie erschlossen und unter Berücksichtigung möglicher neurologischer und vaskulärer Komplikationen oder einer Peritoneal-Hernierung als alternativer direkter Zugang zum Hüftgelenk entwickelt, der die Vorteile des zweiten und dritten Fensters des Ilioinguinalen Zugangs mit der medialen Ansicht des modifizierten Stoppa-Zugangs verbindet, um Azetabulumfrakturen mit Beteiligung der quadrilateralen Fläche optimal versorgen zu können (Abb. 8.62b; Abb. 8.69a–c) [16,17]. Als vorteilhaft hat sich insbesondere die direkt der Dislokationsrichtung entgegenwirkende Repositionsmöglichkeit über den Pararectus-Zugang erwiesen. Während über den Ilioinguinalen Zugang hauptsächlich durch Kompression und Zug gearbeitet wird, besteht beim Pararectus-Zugang die Möglichkeit, durch den von medial kommenden und zwischen *Peritoneum* und lateraler Bauchmuskulatur entwickelten Zugang unter direkter Sicht den nach zentral gerichteten Frakturkräften entgegenzuwirken, was die Reposition erheblich erleichtert und zu einer verbesserten Repositionsqualität mit über 90 % stufenfreien Repositionsergebnissen führt [18–23]. Mit der inzwischen gestiegenen Inzidenz von Azetabulumfrakturen im älteren Patientengut hat sich auch das Frakturmuster entsprechend geändert [3]. Es zeigen sich zunehmend mehr Frakturen mit einer Beteiligung des vorderen Pfeilers, mit Dislokation der quadrilateralen Fläche und Impaktion des Azetabulumdachs. Im Beckenübersichtsröntgenbild lässt sich dies am sog. „Seemövenzeichen" (engl. *gull sign*) erkennen [24]. Insbesondere eine superomediale Domimpression gilt als prädiktiv für ein späteres Versagen der Osteosynthese beim älteren Patienten [24]. Zur optimalen Visualisierung eben dieser Frakturmuster hat sich der Pararectus-Zugang als intrapelviner Zugang direkt über dem Gelenk bewährt [25–27].

Die Operation wird in Rückenlage auf dem Carbontisch durchgeführt. Die Hautinzision orientiert sich an den Hilfslinien zwischen der Symphyse und der Spina iliaca anterior superior (mediales Drittel) sowie der Spina iliaca anterior superior und dem Nabel (laterales Drittel) und verläuft am lateralen Rand des *Musculus rectus abdominis* (Abb. 8.66).

Je nach anatomischem Ausmaß des Abdomens, Frakturmuster und notwendiger Darstellung des Iliosakralgelenkes oder des Plexus lumbosacralis kann die Inzision von einer Standardlänge von ca. 10 cm optional nach kranial hin verlängert werden. Der Hautschnitt verläuft zwischen dem medialen Drittel auf einer Hilfslinie zwischen der Symphyse und der Spina iliaca anterior superior und dem lateralen Drittel auf einer Hilfslinie zwischen Spina iliaca anterior superior und dem Nabel [28]. Im nächsten Schritt werden die Externusaponeurose und das vordere Blatt des Musculus rectus abdominis eröffnet, gegebenenfalls auch das hintere, falls der Hautschnitt kranial des Nabels verlängert werden muss (Abb. 8.67) [29].

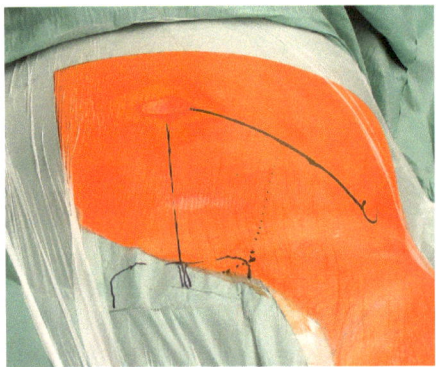

Abb. 8.66: Der Hautschnitt (gepunktete Linie) beginnt kranial am Übergang zwischen lateralem Drittel und den medialen zwei Dritteln der Verbindungslinie zwischen Nabel und Spina iliaca anterior superior und endet an der Grenze zwischen der Mittellinie und dem medialen Drittel der Linie, die die Spina iliaca anterior superior und die Symphyse verbindet. Wenn nötig, kann der Hautschnitt zur Symphyse hin erweitert werden (erweiterte gepunktete Linie).

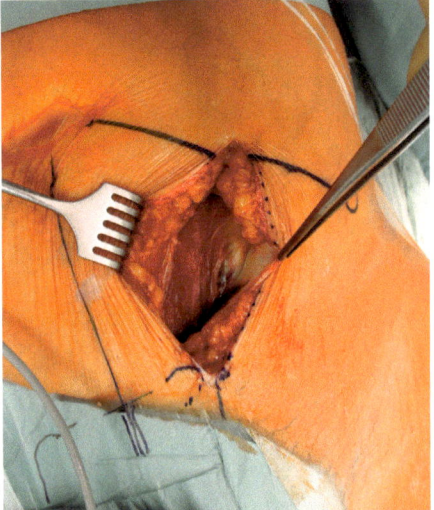

Abb. 8.67: Eröffnung der Externusaponeurose und des vorderen Blattes des Musculus rectus abdominis.

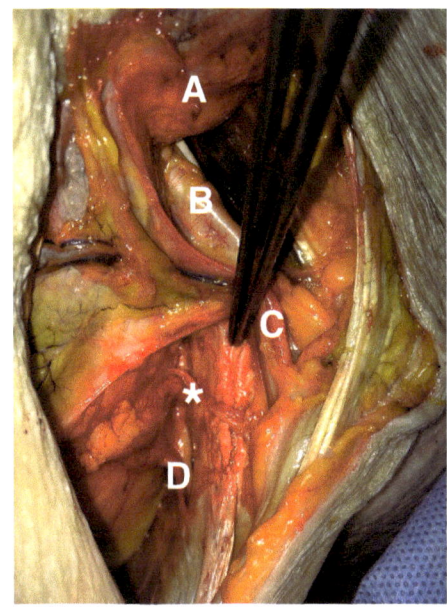

Abb. 8.68: Post mortem Darstellung des Pararectus-Zugangs lateral des Musculus rectus abdominis: Mobilisiertes Peritoneum (A), externe Iliakalgefäße (B), Vas deferens und inferiore epigastrische Gefäße (C), Corona mortis (*) und Nervus obturatorius sowie Vasa obturatoria (D).

Nun werden medial das Peritoneum und lateral die Vasa epigastrica inferiores sowie der Ductus spermaticus beziehungsweise bei der Frau das Ligamentum rotundum dargestellt. Danach werden die Vasa iliaca und die begleitenden Lymphgefäße mit dem Nervus genitofemoralis im Paket angeschlungen. Medial wird die Corona mortis dargestellt. Sie stellt eine Anastomose zwischen den Vasa iliaca externa und den Vasa obturatoria dar. Die somit entwickelten verschiedenen Fenster können analog zum Ilioinguinalen Zugang zwischen den wichtigen Leitstrukturen exponiert werden (Abb. 8.68).

In der Regel ist das zweite Fenster zwischen dem Musculus iliopsoas und den Vasa iliaca externa und das dritte Fenster zwischen den Gefäßen und dem Samenstrang beziehungsweise dem Ligamentum rotundum sowie medial davon das vierte Fenster notwendig. Zur Darstellung der Facies quadrilaterale wird unterhalb der Linea terminalis der Musculus obturator internus abgelöst und im nächsten Schritt die Vasa obturatoria und der Nervus obturatorius nach medial gehalten. Dadurch wird das fünfte Fenster entwickelt. Selten müssen die Vasa obturatoria ligiert und der Nerv somit präpariert werden, um ihn zu schonen. So ist eine direkte Visualisierung der Fraktursituation und die sichere Reposition und interne Fixierung ohne permanenten Wechsel der Fenster möglich. Die Reposition der quadrilateralen Fläche gelingt meist genauso wie die des Femurkopfes schon allein durch Zug am Bein der verletzten Seite. Fakultativ kann eine perkutan in den Schenkelhals eingebrachte Schanz´sche Schraube mit T-Handgriff oder ein Extensionstisch verwendet werden. Der Extensionstisch kann insbesondere beim älteren Patienten mit nicht mehr anatomisch rekonstruierbarer Azetabulumfraktur die simultane Implantation einer primären Hüftendoprothese über einen minimal-invasiven vorderen Zugang ermöglichen [30,31].

Der Pararectus-Zugang bietet eine hervorragende Exposition der vorderen Wand, des vorderen Pfeilers und der quadrilateralen Fläche. Limitierungen sind in hohen vorderen Pfeilerfrakturen zu sehen. Bei diesen Frakturen ist es manchmal notwendig, die Beckenschaufel lateral des Musculus iliopsoas über den Pararectus-Zugang selbst oder alternativ über eine kleine Zusatzinzision am Beckenkamm darzustellen. Damit kann zum Beispiel mit einer Faraboeuf-Zange die Innenrotation der Beckenschaufel zur Reposition des vorderen Pfeilers ermöglicht werden [32]. Außerdem ermöglicht der Pararectus-Zugang eine hervorragende Sicht und Präparationsmöglichkeit zur Deimpaktion des zentralen Dom-Fragments, einerseits über die dislozierte quadrilaterale Fläche, andererseits über eine zusätzliche kleine Fensterung mittels Osteotoms auf Höhe der Linea terminalis. Über diesen Zugang kann nach der Reposition des Dom-Fragments der Defekt fakultativ mit Eigen- oder Fremdknochen aufgefüllt werden. Außerdem kann optional eine sog. „Dachbalkenschraube" durch eine mediale Platte eingesetzt werden. Durch Präparation nach dorsal kann außerdem der vordere Anteil des ISGs vollständig dargestellt werden [19]. Hilfreich ist dies bei Azetabulumfrakturen mit gleichzeitiger ISG-Dislokation. Die iliolumbalen Gefäße (Cave: Arteria glutea superior!) müssen dabei ventral zum ISG hin ligiert werden, um größere Blutverluste zu vermeiden.

Als weitere Option besteht die Möglichkeit der Kombination des Pararectus-Zugangs mit einer simultanen chirurgischen Hüftluxation in Halbseitenlage als so genannter „Floppy-Lagerung" zur anatomischen Rekonstruktion komplexer Zweipfeiler- und T-Frakturen. Außerdem bietet sich der Pararectus-Zugang bei Patienten mit vorbestehender Leistenhernie bzw. bei Patienten mit peritonealer Netzeinlage an. Die Präparation erfolgt jeweils von kranial nach kaudal, wobei das Netz wenn überhaupt nur über eine sehr kurze Distanz eingeschnitten werden muss, ohne dass wie beim Ilioinguinalen Zugang ausgedehnte Vernarbungen gelöst werden müssen [18,21]. Zudem hat sich der Pararectus-Zugang insbesondere auch in Revisionssituationen nach primär angewendetem Ilioinguinalem Zugang bewährt.

Als Komplikation kann neben der Eröffnung des Peritoneums und einer konsekutiven Verletzung intrapelviner Strukturen eine Affektion des Nervus obturatorius auftreten.

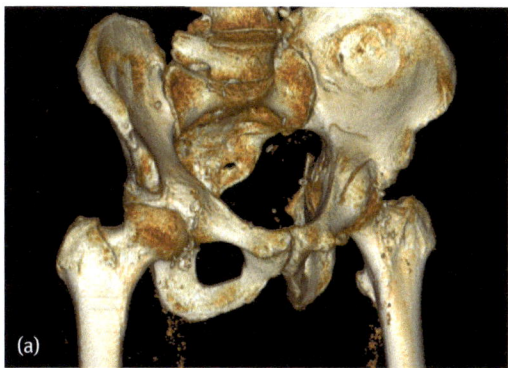
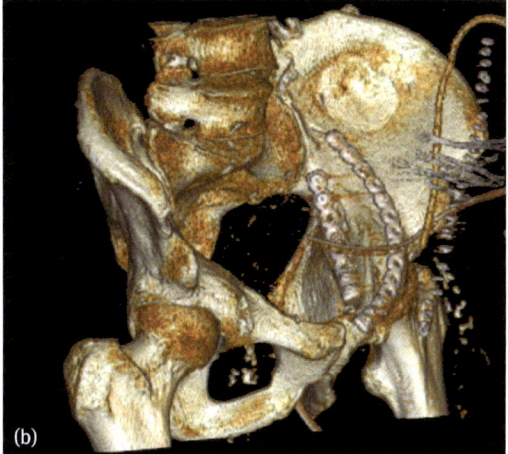
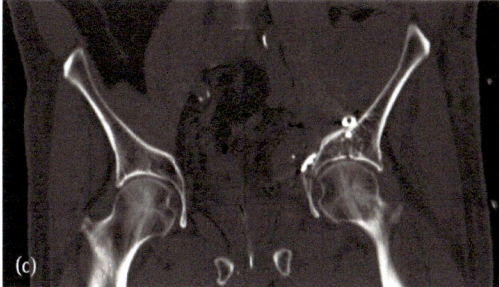

Abb. 8.69: (a) 70-jähriger Patient mit dislozierter Azetabulumfraktur links, AO Typ B3 (vorderer Pfeiler mit großer lateraler Fläche und Impaktion des Pfannendaches) nach einfachem Sturz aus dem Stand. (b) Obligatorisches postoperatives CT: In der 3D-Rekonstruktion bestätigt sich nach offener Reposition und interner Osteosynthese über den Pararectus-Zugang die optimale Lage der zwei vorgebogenen Kleinfragmentplatten. Eine der Platten dient zur sicheren Retention der quadrilateralen Fläche. (c) Die koronare Projektion des CT zeigt detailliert die Qualität der Reposition ohne relevante Stufe oder Lücke der Gelenkfläche nach den Matta-Kriterien [33].

8.8.3 Zugänge für hintere Frakturtypen

8.8.3.1 Kocher-Langenbeck-Zugang

Wenn die Hauptpathologie am dorsalen Pfeiler bzw. der dorsalen Wand bzw. dem Pfannenrand liegt, eignet sich der Kocher-Langenbeck-Zugang (Abb. 8.62c; Abb. 8.70a, b) [6,34,35]. Dies ist im geriatrischen Krankengut eher selten der Fall. Der Zugang kann in Bauch- oder Seitenlage durchgeführt werden, wobei zur Entlastung des Nervus ischiadicus auf eine Beugung des Kniegelenkes geachtet werden sollte. Auch für diesen Zugang eignet sich der Carbontisch, um eine freie Gelenkdurchleuchtung in allen Ebenen zu ermöglichen. Gelegentlich können auch vordere Pfeiler- und hintere Hemiquerfrakturen mit Hauptdislokation nach dorsal über diesen Zugang adressiert werden. Die Möglichkeit, den Nervus ischiadicus darzustellen, kann insbesondere bei neurologischer Symptomatik vorteilhaft sein. Der Hautschnitt erstreckt sich bogenförmig von der Spina iliaca posterior superior über den Trochanter major hinweg zum proximalen Femurschaft hin. Die Faszie des Tractus iliotibialis wird gespalten und der Musculus gluteus maximus in Faserrichtung stumpf auseinandergedrängt. Der Nervus ischiadicus wird identifiziert, ohne ihn notwendigerweise anzuschlingen. Die Lokalisation des Nervus ischiadicus findet sich am einfachsten distal auf dem Musculus quadratus femoris. Im nächsten Schritt werden die kurzen Außenrotatoren (Musculi gemelli und Musculus obturatorius internus, gegebenenfalls auch der Musculus piriformis) an ihrem Ursprung am Trochanter major abgelöst und nach außen geklappt. Dadurch schützen sie den Nervus ischiadicus vor direkten mechanischen Einwirkungen. Neben dem Nervus ischiadicus muss auch die Arteria circumflexa femoris medialis am Oberrand des Musculus quadratus femoris

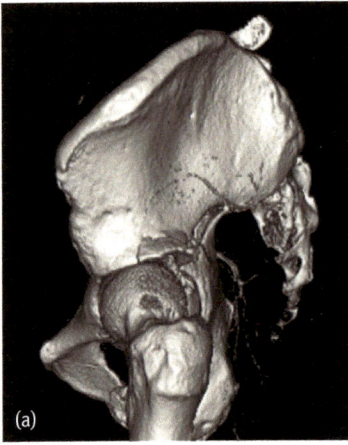
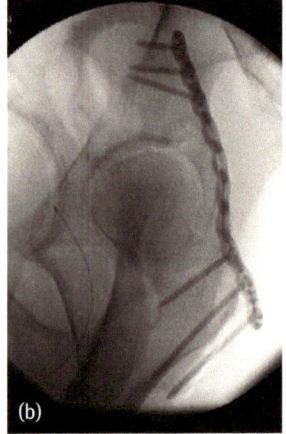

Abb. 8.70: (a) 3D-CT: Dislozierte mehrfragmentäre Azetabulumfraktur des hinteren Pfeilers links und Sakrumstückfraktur. (b) Intraoperatives Bildverstärkerbild zur Kontrolle des Repositionsergebnisses und der Materiallage nach interner Plattenosteosynthese über einen Kocher-Langenbeck-Zugang.

geschont werden. Alternativ können die kurzen Außenrotatoren durch einen modifizierten Zwei-Portal-Zugang geschont werden, indem zwischen Musculus quadratus femoris und Musculus gemellus inferior bzw. zwischen Musculus piriformis und Musculus gemellus superior der hintere Pfannenrand dargestellt wird. Die Präparation kann kaudal bis an das Tuber ischiadicum weitergeführt werden, wo auch die Plattenosteosynthese zum Liegen kommt. Durch das Abtrennen einer Schuppe des Trochanter major (sog. „Trochanter Flip-Osteotomie") können gegebenenfalls auch in Kombination mit einer chirurgischen Hüftluxation ventrale Pfannenanteile erreicht und adressiert werden.

Mögliche Komplikationen des Kocher-Langenbeck-Zuganges können eine Läsion des Nervus ischiadicus oder die Ausbildung heterotoper Ossifikationen darstellen.

8.8.3.2 Weitere Zugänge für spezielle Frakturtypen

Der Vollständigkeit halber sei anzumerken, dass neben den beschriebenen Standardzugängen zahlreiche weitere Zugänge und deren Modifizierungen zum Azetabulum verfügbar sind [36–39]. Grundsätzlich verlieren diese erweiterten Zugänge wie etwa der modifizierte Smith-Petersen-Zugang zugunsten gewebeschonenderer Verfahren zunehmend an Bedeutung und bleiben somit nunmehr speziellen Indikationen wie etwa der primären Hüftendoprothetik gegebenenfalls in Kombination mit einer Plattenosteosynthese vorbehalten [30,40].

8.8.4 Minimal-invasive Möglichkeiten beim älteren Patienten

Grundsätzlich muss nicht jede Azetabulumfraktur offen reponiert und adressiert werden. Bei fehlender Frakturdislokation kann in Ausnahmefällen alternativ auch ein gewebeschonendes minimal-invasives Verfahren angewendet werden. Es kommen für die Retention wenig dislozierter Frakturen sowohl Groß- als auch Kleinfragmentschrauben zum Einsatz. Diese lassen sich ausreichend sicher konventionell-radiologisch mit Hilfe eines Bildverstärkers oder eines Navigationssystems einbringen. Die minimal-invasive Schraubenosteosynthese erscheint aus aktueller Sicht bei deutlich geringerer Mortalität im geriatrischen Patientengut als geeignete Behandlung. Die intraoperative 3D-Bildgebung ist dabei zur Lagekontrolle hilfreich.

Beim älteren Patienten können Azetabulumfrakturen auch im Rahmen Osteoporose-assoziierter Beckenringfrakturen auftreten. Es handelt sich dabei um so genannte Fragilitätsfrakturen des Beckenrings [41]. Die Inzidenz dieser Osteoporose-assoziierten Beckenringfrakturen bei älteren Patienten über 60 Jahren wird mit 224 pro 100.000 pro Jahr mit steigender Inzidenz angegeben [41]. Therapieziel ist auch hier grundsätzlich die zeitnahe Mobilisation unter adäquater Analgesie. Generell sollte die Therapieentscheidung interdisziplinär zwischen Chirurgen und Geriatern unter Einbeziehung von Schmerz- und Physiotherapeuten getroffen werden. Ziel sollten immer die Optimierung des Patientenzustands innerhalb kürzest möglicher Zeit sowie die suffiziente Schmerzreduktion bei möglichst minimal-invasivem Vorgehen sein [42].

Bei ventraler Instabilität kann bei persistierenden immobilisierenden Schmerzen die minimal-invasive Stabilisierung über einen externen Fixateur durchgeführt werden. Dabei werden Schanz'sche Schrauben bilateral supraazetabulär eingebracht. Alternativ kann die Stabilisierung ebenso gewebeschonend durch minimal-invasive interne Fixierungstechniken via Stichinzision erreicht werden. Möglich ist außerdem die Insertion einer retrograden transpubischen Schraube (sog. „Kriechschraube") oder alternativ neuerdings auch mit einem Kunststoffpolymer [43]. Bei dorsalen Azetabulumfrakturen können perkutane, umgangssprachlich auch als „gedeckt" bezeichnete Schraubenosteosynthesen angewendet werden (Abb. 8.71a–c).

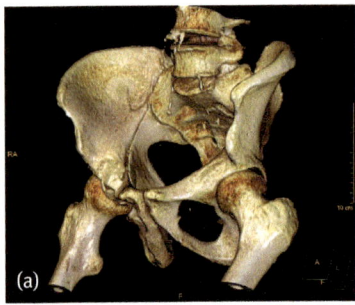
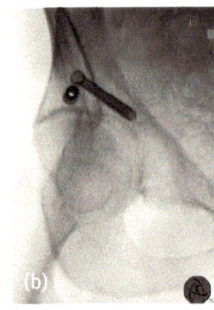
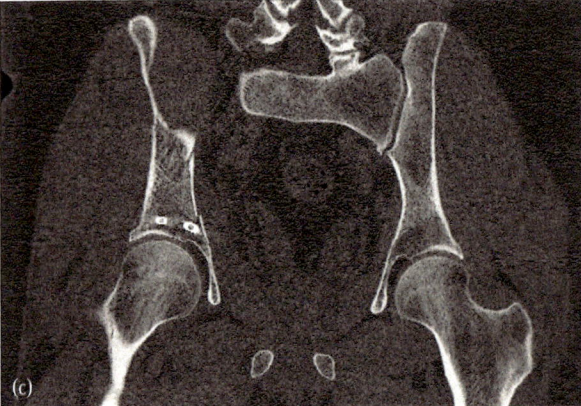

Abb. 8.71: (a) 3D-CT: 48-jähriger Patient mit wenig dislozierter vorderer Pfeilerfraktur und hinterer Hemiquerfraktur des Azetabulums rechts nach Fahrradsturz. (b) Intraoperative Bildverstärkerkontrolle: Korrekte Lage der zwei kanülierten 6,5 mm Titanschrauben zur Sicherung der Retention der Fraktur. (c) Postoperative CT-Kontrolle: In der koronaren Projektion anatomische Stellung der Gelenkfläche ohne relevante Stufe oder Lücke nach den Matta-Kriterien [47] und korrekte Schraubenlage.

Inwieweit die derzeit gehäuft beschriebenen arthroskopisch gestützten Zugänge zum Azetabulum sich in Zukunft entwickeln, bleibt abzuwarten. Eine kürzlich beschriebene endoskopische Variante des modifizierten Stoppa-Zugangs konnte sich bislang nicht durchsetzen [44]. Auch eine endoskopische Variante des Ilioinguinalen Zugangs, mit deren Hilfe alle knöchernen und neurovaskulären Strukturen des gesamten Beckenringes inklusive quadrilateraler Fläche bis hin zum Nervus ischiadicus dargestellt werden können, befindet sich noch im Status einer anatomischen Machbarkeitsstudie [45]. Als problematisch erweisen sich dabei nach wie vor fehlende Repositionsmöglichkeiten insbesondere grob dislozierter komplexer Frakturen [46].

Literatur

[1] Tile M, Helfet DL, Kellan JF. Fractures of the Pelvis and the Acetabulum. 3 rd edition; Lippincott Williams & Wilkins, Philadelphia 2003.

[2] Borens O, Wettstein M, Garofalo R, et al. Die Behandlung von Acetabulumfrakturen bei geriatrischen Patienten mittels modifizierter Kabelcerclage und primärer Hüfttotalprothese. Unfallchirurg. 2004;107:1050–1056.

[3] Ferguson TA, Patel R, Bhandari M, Matta JM. Fractures of the acetabulum in patients aged 60 years and older: an epidemiological and radiological study. J Bone Joint Surg Br. 2010;92:250–257.

[4] Letournel E. Acetabulum fractures: classification and management. Clin Orthop Relat Res. 1980;151:81–106.

[5] Erichsen CJ, von Rüden C, Hierholzer C, Bühren V, Woltmann A. Auxiliäre Cerclage zur Reposition und Retention dislozierter Acetabulumfrakturen. Unfallchirurg. 2015;118(1):35–41.

[6] Perl M, Hierholzer C, Woltmann A, Tannheimer A, Bühren V. Azetabulumchirurgie. Orthopädie und Unfallchirurgie Up2Date. 2015:3–26.

[7] Gänsslen A, Grechenig ST, Nerlich M, Müller M, Grechenig W. Standard Approaches to the Acetabulum Part 2: Ilioinguinal Approach. Acta Chir Orthop Traumatol Cech. 2016;83(4): 217–222.

[8] Rommens PM, Broos PL, Vanderschot P. Vorbereitung und Technik der operativen Behandlung von 225 Acetabulumfrakturen. Zweijahresergebnisse in 175 Fällen. Unfallchirurg. 1997;100 (5):338–348.

[9] Kloen P, Siebenrock KA, Ganz R. Modification of the ilioinguinal approach. J Orthop Trauma. 2002;16:586–593.

[10] Pfannenstiel H. Über die Vorteile des suprasymphysären Fascienquerschnitts für die gynäkologischen Koliotomien, zugleich ein Beitrag zu der Indikationsstellung der Operationswege. Sammlung klin Vortr. 1900;97:1735–1756.

[11] Tscherne H, Pohlemann T. Unfallchirurgie, Becken und Acetabulum. Springer Berlin, Heidelberg, New York 1998

[12] Hirvensalo E, Lindahl J, Böstman O. A new approach to the internal fixation of unstable pelvic fractures. Clin Orthop Relat Res. 1993;297:28–32.

[13] Cole JD, Bolhofner BR. Acetabular fracture fixation via a modified Stoppa limited intrapelvic approach. Description of operative technique and preliminary treatment results. J Bone Joint Surg Br. 2005;87:2–9.

[14] Ponsen KJ, Joosse P, Schigt A, Goslings JC, Luitse JS. Internal fracture fixation using the Stoppa approach in pelvic ring and acetabular fractures: technical aspects and operative results. J Trauma. 2006;61(3):662–667.

[15] Minarski C, Stöckle U, Küper MA, Trulson A, Stuby FM. Zugänge zum vorderen Beckenring. OP-JOURNAL. 2018;34(01):34–39.

[16] Stoppa R, Petit J, Abourachid H, et al. [Original procedure of groin hernia repair: interposition without fixation of Dacron tulle prosthesis by subperitoneal median approach]. Chirurgie. 1973;99:119–123.

[17] Keel MJ, Ecker TM, Cullmann JL, et al. The Pararectus approach for anterior intrapelvic management of acetabular fractures: an anatomical study and clinical evaluation. J Bone Joint Surg Br. 2012;94:405–411.

[18] Keel MJ, Tomagra S, Bonel HM, Siebenrock KA, Bastian JD. Clinical results of acetabular fracture management with the Pararectus approach. Injury. 2014;45:1900–1907.

[19] Bastian JD, Savic M, Cullmann JL, et al. Surgical exposures and options for instrumentation in acetabular fracture fixation: Pararectus approach versus the modified Stoppa. Injury. 2016;47:695–701.

[20] von Rüden C, Wenzel L, Becker J, et al. The pararectus approach for internal fixation of acetabular fractures involving the anterior column: evaluating the functional outcome. Int Orthop. 2019;43(6):1487–1493.

[21] Märdian S, Schaser KD, Hinz P, et al. Fixation of acetabular fractures via the ilioinguinal versus pararectus approach: a direct comparison. Bone Joint J. 2015;97-B:1271–1278.

[22] Keel MJB, Thannheimer A. Der Pararectus-Zugang – Innovation in der Azetabulumchirurgie. OUP. 2016;11:616–620.

[23] Verbeek DO, Ponsen KJ, van Heijl M, Goslings JC. Modified Stoppa approach for operative treatment of acetabular fractures: 10-year experience and mid-term follow-up. Injury. 2018;49(6):1137–1140.

[24] Anglen JO, Burd TA, Hendricks KJ, Harrison P. The "gull sign": a harbinger of failure for internal fixation of geriatric acetabular fractures. J Orthop Trauma. 2003;17:625–634.

[25] Keel MJ, Ecker TM, Siebenrock KA, Bastian JD. Rationales for the Bernese approaches in acetabular surgery. Eur J Trauma Emerg Surg. 2012;38:489–498.

[26] Bastian JD, Tannast M, Siebenrock KA, Keel MJ. Mid-term results in relation to age and analysis of predictive factors after fixation of acetabular fractures using the modified Stoppa approach. Injury. 2014;44:1793–1798.

[27] Keel MJ, Bastian JD, Büchler L, Siebenrock KA. Anteriore Zugänge zum Acetabulum. Unfallchirurg. 2013;116(3):213–220.

[28] Keel MJB, Siebenrock KA, Tannast M, Bastian JD. The Pararectus Approach: A New Concept. JBJS Essent Surg Tech. 2018;8(3):e21.

[29] Wenzel L, von Rüden C, Thannheimer A, et al. The pararectus approach in acetabular surgery: radiological and clinical outcome. J Orthop Trauma. 2020;34(2):82–88.

[30] Perl M, von Rüden C, Wenzel L, Bühren V, Hungerer S. Acetabulumfraktur – Prothesenversorgung wann und wie? Wie sind die Resultate? Trauma und Berufskrankh. 2017;19(3):141–147.

[31] Sermon A, Broos F, Vanderschot P. Total hip replacement for acetabular fractures. Results in 121 patients operated between 1983 and 2003. Injury. 2008;39(8):914–921.

[32] Sagi HC, Bolhofner B. Osteotomy of the anterior superior iliac spine as an adjunct to improve access and visualization through the lateral window. J Orthop Trauma. 2015;29:e266–269.

[33] Matta JM. Operative treatment of acetabular fractures through the ilioinguinal approach. A 10-year perspective. Clin Orthop Relat Res. 1994;305:10–19.

[34] Lehmann W. Zugänge zum hinteren Beckenring. OP-Journal 2018;34(01):40–47.

[35] Gänsslen A, Grechenig S, Nerlich M, Müller M. Standard Approaches to the Acetabulum Part 1: Kocher-Langenbeck Approach. Acta Chir Orthop Traumatol Cech. 2016;83(3):141–146.

[36] Hirvensalo E, Lindahl J, Kiljunen V. Modified and new approaches for pelvic and acetabular surgery. Injury. 2007;38:431–441.

[37] Sagi HC, Afsari A, Dziadosz D. The anterior intra-pelvic (modified rives-stoppa) approach for fixation of acetabular fractures. J Orthop Trauma. 2010;24:263–270.

[38] Ossendorf C, Hofmann A, Rommens PM. Zugangs- und Lagerungswahl bei operativer Behandlung von Beckenverletzungen. Unfallchirurg. 2013;116(3): 227–237.
[39] Culemann U, Tosounidis G, Pohlemann T. Aktuelle Behandlungsstrategien nach Azetabulumfrakturen. Orthop Unfallchir up2date. 2009;4:229–248.
[40] Smith-Petersen MN. A new supra-articular subperiostal approach to the hip joint. Am J Orthop Surg. 1917;15:592–595.
[41] Oberkircher L, Ruchholtz S, Rommens PM, et al. Osteoporoseassoziierte Fragilitätsfrakturen des Beckenrings. Dtsch Arztebl Int. 2018;115:70–80.
[42] Rommens PM, Hofmann A. Comprehensive classification of fragility fractures of the pelvic ring: recommendations for surgical treatment. Injury. 2013;44:1733–1744.
[43] Wilke J, Pennig D. Perkutane Stabilisierung bei osteoporotischen Frakturen des vorderen Beckenrings. Unfallchirurg. 2019;122(8):612–617.
[44] Küper MA, Trulson A, Trulson IM, et al. EASY (endoscopic approach to the symphysis): a new minimally invasive approach for the plate-osteosynthesis of the symphysis and the anterior pelvic ring – a cadaver study and first clinical results. Eur J Trauma Emerg Surg. 2018. doi:10.1007/s00068-018-0928-5. Online-first.
[45] Trulson A, Küper MA, Trulson IM, et al. Endoscopic Approach to the Quadrilateral Plate (EAQUAL): a New Endoscopic Approach for Plate Osteosynthesis of the Pelvic Ring and Acetabulum – a Cadaver Study. Z Orthop Unfall. 2019;157(1):22–28.
[46] Küper MA, Ateschrang A, Hirt B, et al. Laparoscopic Acetabular Surgery (LASY) – vision or illusion? Orthop Traumatol Surg Res. 2021. doi: 10.1016/j.otsr.2021.102964. Online ahead of print.
[47] Matta JM. Fractures of the acetabulum: accuracy of reduction and clinical results in patients managed operatively within three weeks after the injury. J Bone Joint Surg Am. 1996;78(11):1632–1645.

8.9 Nachbehandlung

Michael Raschke, Niklas Grüneweller

8.9.1 Begleitbehandlung nach Azetabulumfraktur beim geriatrischen Patienten

8.9.1.1 Einleitung

Geriatrische Patienten stellen insgesamt ein sehr heterogenes Kollektiv dar. Dies spiegelt sich in teils erheblichen Unterschieden in Nebenerkrankungen, Medikation sowie körperlicher und kognitiver Leistungsfähigkeit wider.

Die Behandlung von Azetabulumfrakturen im Alter stellt vor diesem Hintergrund nicht nur hohe Ansprüche an die behandelnden Unfallchirurgen und das pflegerische bzw. physiotherapeutische Personal, sondern erfordert eine individuelle Abstimmung der geplanten Therapie auf den Patienten mit besonderem Fokus auf die medizinischen und sozialen Begleitumstände. Die Rehabilitationsdauer nach operativer Therapie ist lang und erfordert unter Umständen ein dezidiertes Teilbelastungsregime.

Der Unfallmechanismus kann in der Therapieplanung wichtige Informationen liefern, da er vom Mechanismus des jungen Patienten meist abweicht und sich hierdurch typische Frakturmuster meist auf dem Boden reduzierter Knochenqualität widerspiegeln.

Das grundsätzliche Ziel der Behandlung von älteren Patienten mit Azetabulumfraktur sollte möglichst die Wiederherstellung der ursprünglichen Mobilität und Selbstständigkeit sein. Für den Fall, dass dieses Ziel nicht zu erreichen ist, rücken andere Faktoren wie Schmerzarmut/-freiheit, Transferfähigkeit, Lagerungsfähigkeit und Pflegefähigkeit in den Vordergrund.

Die Behandlung sollte sich nicht nur auf chirurgische Gesichtspunkte und medizinische Patientenmerkmale fokussieren, sondern unbedingt auch Kriterien wie das soziale Umfeld und den erklärten Patientenwillen berücksichtigen. Die Beteiligung von Angehörigen bei der Definition und Umsetzung der Therapieziele ist von hoher Bedeutung, da sie häufig sowohl die stationäre als auch die weitere poststationäre Therapie organisatorisch betreuen.

8.9.1.2 Trauma-spezifische und Fraktur-spezifische Faktoren

Einflussfaktoren wie Verletzungsenergie, Knochenqualität, koordinative Fähigkeiten bzw. Sturzneigung sollten in der Planung des weiteren therapeutischen Vorgehens berücksichtigt werden.

Eine durch ein adäquates Trauma (z. B. Leitersturz bei der Gartenarbeit) erlittene Azetabulumfraktur eines körperlich gesunden und aktiven älteren Patienten sollte im Hinblick auf die weitere (operative) Therapie als günstiger bewertet werden als eine Azetabulumfraktur nach wiederholtem Bagatellsturz (z. B. Bettsturz im Altenheim) eines körperlich gebrechlichen immobilen Patienten mit ausgeprägten osteoporotischen Veränderungen und reduzierten kognitiven Fähigkeiten.

So steht für den aktiven geriatrischen Patienten je nach Einschätzung der Nebenerkrankungen (s. Kap. 8.9.1.3) grundsätzlich die gesamte Bandbreite an operativen Behandlungsmöglichkeiten zur Verfügung, die letztendlich auf die vorliegende Frakturmorphologie bzw. Spezialsituationen (z. B. periprothetische Fraktur) angepasst wird. Hiermit ist insbesondere die therapeutische Herangehensweise, also beispielsweise Operationszugänge bzw. anatomische Stabilisierung bzw. die Entscheidung zur primären oder frühsekundären endoprothetischen Versorgung gemeint. Hieran schließt sich dann selbstverständlich eine entsprechende stationäre bzw. poststationäre Nachsorge an, wobei der Patient körperlich und kognitiv in der Lage sein muss, diese erfolgreich zu bewältigen.

Multimorbide, kognitiv und körperlich eingeschränkte Patienten eignen sich bedingt für eine uneingeschränkte funktionsorientierte operativ-rekonstruktive Therapie mit anschließender Rehabilitationsphase. Hier ist die Azetabulumfraktur ggfs. sogar als Zeichen des Alterns einzuordnen, was sich meistens auch in der Entstehung der Fraktur im Rahmen eines Niedrigenergie-Traumas (z. B. Sturz auf die Seite) manifestiert.

8.9.1.3 Beurteilung des Allgemeinzustandes

Mortalität und Morbidität älterer Patienten mit Azetabulumfrakturen sind im Vergleich zu jungen Patienten deutlich erhöht [1,2]. Funktionelle und physiologische Reserven können beim alten Patienten erheblich geringer ausfallen [3,4].

In der initialen Therapiephase hilft ein interdisziplinäres Patienten-Assessment, die Patienten-individuell optimale Behandlungsstrategie festzulegen. Hiernach richten sich die eingeleitete Therapie (operativ-rekonstruktiv vs. konservativ vs. operativ-palliativ) und folglich auch die Art der Begleitbehandlung.

Das Assessment dient hierbei maßgeblich der Vermeidung von vorhersehbaren Komplikationen, die im Rahmen des stationären Aufenthaltes bzw. durch eine operative Behandlung peri- und postoperativ auftreten können.

Folgende Merkmale bzw. Komorbiditäten sollten zur Therapieplanung genutzt und ggfs. während der Therapie berücksichtig werden:
- körperliche Belastbarkeit (Mobilität/Gehstrecke, Immobilität, kardiopulmonale Belastbarkeit)
- Hilfsmittel (Stock, Unterarmgehhilfe(n), Rollator, Rollstuhl)
- Sturzneigung (stattgehabte Stürze)
- Störung von Sensibilität, Motorik, Koordination (Sehstörungen, Hörstörungen, Polyneuropathie, Polymedikation)
- kognitive Störungen (Demenz, Depression, Angst, Delirrisiko)
- Organdysfunktion (Dialysepflicht, eingeschränkte Leberfunktion/Blutgerinnung)
- Ernährungszustand (Fehl- bzw. Mangelernährung)
- Körpergewicht (auf Fraktur bzw. Osteosynthese/Endoprothese wirkende Last)
- Compliance
- Osteoporose
- Narkoserisiko (ASA-Score)
- Selbstständigkeit
  - Lebensumstände (alleinlebend/selbstversorgend vs. im Heim lebend/vollversorgt)
  - Körperpflege (selbstständig vs. Pflegefall)
- familiärer Background (Ehepartner, Kinder in räumlicher Nähe, Geschwister)

So können im Vorfeld (z. B. im Rahmen eines physiotherapeutisch assistierten entlastenden Mobilisationsversuchs) einerseits die Patienten identifiziert werden, die mit hoher wahrscheinlich von einer operativen Therapie profitieren, da sie in der Lage sind, sowohl das operative Trauma mit anschließendem stationären Krankenhausaufenthalt zu bewältigen, als auch die Anschlussheilbehandlung mitsamt möglicher Belastungsrestriktionen aktiv zu gestalten (z. B. „fitter" selbstständiger 70-Jähriger ohne wesentliche Nebenerkrankungen, keine Gehstreckeneinschränkung, hohe Motivation für Rekonvaleszenz und unterstützender familiärer Background).

Andererseits kann man den Patienten ggfs. eine aufwändige operative Therapie ersparen, die beispielsweise im Heim lebend eine bis auf kürzeste Transferwege herabgesetzte Gehstrecke haben und parallel unter diversen Nebenerkrankungen, herabgesetzter Koordination und eingeschränkter Kognition leiden. (Bezüglich der Indikationen zur operativen Therapie siehe auch Kap. 8.6).

Die o. g. Merkmale sollten frühestmöglich im Rahmen der chirurgischen Anamnese erfasst werden, um u. a. Komorbiditäten und geriatrischen Risikofaktoren, die für ein schlechtes Behandlungsergebnis ausschlaggebend sein können, aufzudecken. So kann ein individualisierter interdisziplinärer Behandlungsansatz unter Hinzuziehung der Disziplinen Kardiologie, Nephrologie, Neurologie, Geriatrie sowie im Bedarfsfall auch Anästhesie verfolgt werden, sofern dies ein eventuell angestrebtes operatives Vorgehen zeitlich nicht unnötig verzögert [3,5,6].

Eine Sturzanamnese sowie eine aktuelle Sturzrisikoeinschätzung müssen frühzeitig erhoben werden, um die Compliance des Patienten einzuschätzen und Vorfälle während und nach dem stationären Aufenthalt zu minimieren. Die Evaluation des Ernährungszustandes und die Einleitung einer Nährstoff-Substitution im Falle einer Mangelernährung spielt für die erfolgreiche Gesamtbehandlung eine ebenfalls wichtige Rolle.

8.9.1.4 Sturzneigung

Merke: Stürze können das Outcome erheblich gefährden!

Das präoperative Sturzrisiko liegt bei Patienten > 65 Jahre bei ca. 30 %/Jahr – mit zunehmenden Alter steigt dieses Sturzrisiko weiter an [7–9]. Im Rahmen einer stationären Therapie liegt das Risiko eines Sturzes bei 10–19 %, wobei sich bis zu 12 % der Patienten bei einem solchen Sturz ernsthafte Verletzungen wie weitere Frakturen zuziehen [10–12]. Daher ist die suffiziente Überwachung der kardiovaskulären, pulmonalen und metabolischen Körperfunktionen sowie des Elektrolythaushaltes im Rahmen der geriatrischen Komplextherapie elementar, um in der frühen postoperativen Phase neben der Therapie des Grundproblems weitere Stürze zu verhindern. Zusätzlich sollte bereits frühzeitig während des stationären Aufenthaltes ein geriatrisches oder neurogeriatrisches Screening durchgeführt werden [13].

So kann durch kritische Evaluation der medikamentösen Therapie (insbesondere Antihypertonika, Antidiabetika, Diuretika, Sedativa, Antipsychotika) eine gezielte Beeinflussung von Körperfunktionen (z. B. hin zu einem geregelten Schlafrhythmus, Vermeidung von einem Delir) oder medikationsinduzierten Koordinationsstörungen vorgebeugt werden.

Dies kann jeweils die direkte Ursache für Stürze im Rahmen der postoperativen pflegerischen bzw. physiotherapeutischen Maßnahmen sein und daher auch der Grund für weitere Komplikationen.

Die physiotherapeutischen bzw. pflegerischen Möglichkeiten zur Sturzprophylaxe sind vielfältig. Neben der Patienten- und Angehörigenaufklärung ist hier die wichtigste Maßnahme die Bewegungsförderung (Training von Kraft, Ausdauer, Koordination; assistierte Mobilisation des Patienten in den Sitz bzw. Stand, Gehübungen mit Hilfsmitteln, Mobilisation auf die Treppe, siehe Abb. 8.72 und 8.73). Weiterhin wichtig ist, dass dem Patienten zuvor benutzte Gehhilfsmittel, getragene Sehhilfen sowie festes Schuhwerk zur Verfügung stehen.

Soweit aus chirurgischer Sicht vertretbar kann eine erlaubte Teilbelastung bzw. eine schmerzadaptierte Vollbelastung einen essenziellen Betrag zur Verhinderung von Stürzen leisten [4,14].

All diese Maßnahmen, insbesondere die Bewegungsförderung, sollten dringend poststationär beibehalten werden, um das Risiko weiterer Stürze und Verletzungen zu reduzieren.

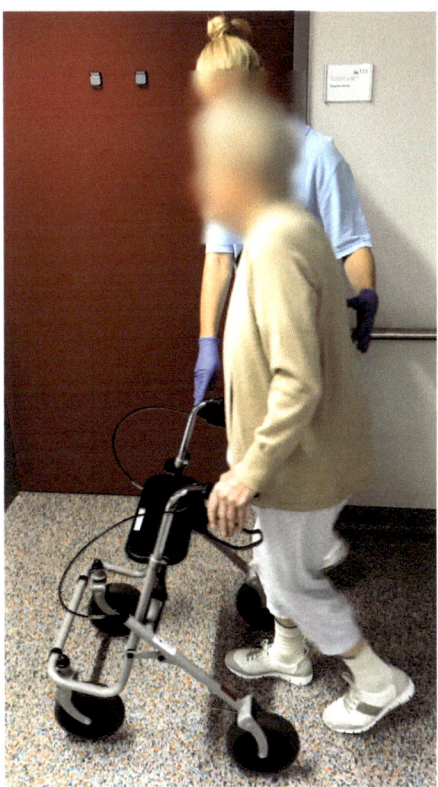

Abb. 8.72: Assistierte Mobilisation am Rollator bei Vollbelastung.

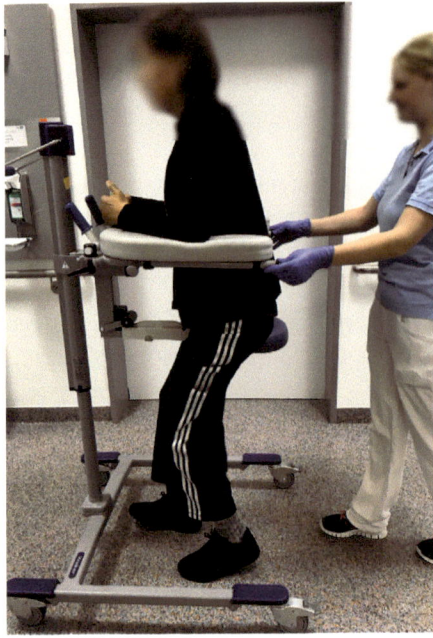

Abb. 8.73: Assistierte Mobilisation am Gehwagen mit Sattel unter Teilbelastung.

8.9.1.5 Osteoporose

Falls im Rahmen des Anamnesegespräches bzw. der präoperativen Vorbereitungen der Verdacht auf das Vorliegen einer Osteoporose ohne bisher eingeleitete Abklärung oder Therapie besteht (Niedrigenergietrauma, radiologischer Zufallsbefund von Osteoporose-typischen Begleitverletzungen, Anhalt für Resorptionsstörungen, kritischer Ernährungszustand) sollte frühestmöglich die Einleitung einer leitliniengerechten Osteoporosetherapie begonnen werden (siehe Kap. 2.1.3).

Die standardmäßige Durchführung Dual-Röntgen-Absorptiometrie (DEXA/DXA) ist im stationären Setting nicht praktikabel, da sich weder eine unmittelbare Behandlungskonsequenz ergibt noch die Leistung im DRG-System Berücksichtigung findet.

Im Anschluss an die stationäre Behandlung sollte in Zusammenarbeit mit den weiterbehandelnden Kollegen eine Abklärung der Knochendichte eingeleitet werden sowie die weitere osteologische Behandlung zur Therapiesteuerung empfohlen werden [15].

8.9.1.6 Funktionelle Behandlung
Operativ-rekonstruktive Therapie und Endoprothetik

Das Ziel einer derartigen Therapie bei geriatrischen Patienten mit Azetabulumfraktur muss die Wiederherstellung der ursprünglichen Patientenmobilität, Selbstständigkeit und die möglichst baldige Gewährleistung der schnellstmöglichen Vollbelastung sein, um peri- und postoperative geriatrische Komplikationen zu vermeiden [3,5].

Eine Teilbelastung kann von geriatrischen Patienten nur sehr selten zuverlässig durchgeführt werden [3–5,14].

Angaben im Hinblick auf Belastungskonzepte bei der geriatrischen Azetabulumfraktur reichen in der Literatur von 4–16 Wochen Entlastung bzw. Teilbelastung bis hin zur postoperativen schmerzadaptierten Vollbelastung [4,15–19]. Letztendlich bleibt immer ein Abwägen zwischen frühzeitiger funktioneller Nachbehandlung (Risiko für Implantatversagen der Osteosynthese bzw. der implantierten Endoprothese) und einer mehrwöchigen Entlastung bzw. Immobilisation (Risiko für Auftreten von geriatrischen Komplikationen) [4].

Eine Osteosynthese soll idealerweise die anatomische Wiederherstellung der Gelenkkonfiguration sowie Herstellung von möglichst voller Belastungsstabilität sicherstellen [3,5,15]. Dies kann allerdings in vielen Fällen aufgrund reduzierter Knochenqualität und folglich herabgesetzter Osteosynthesestabilität nicht erreicht werden. [5,20]. Hier gilt dann, dass eine stabile Rekonstruktion des meist arthrotisch vorgeschädigten Hüftgelenks einer anatomischen Gelenkstellung vorzuziehen ist. Trotzdem sollte in den ersten 6–12 Wochen ein vorsichtiges Belastungskonzept durchgeführt werden [15]. Frühzeitig postoperativ sollte mit der physiotherapeutischen Beübung unter Einhaltung der durch den Operateur festgelegten Limits begonnen werden. Vom restriktiven Belastungsregime kann abgewichen werden, wenn nach erfolgter schmerzarmer Mobilisation (ggfs. sogar mit akzidenteller Vollbelastung) eine computertomografische Kontrolle eine regelrechte Fragmentstellung dokumentiert. Hier kann dann die Vollbelastung verantwortet werden. Ebenso kann aggressivere Nachbehandlung beispielsweise bei nur minimal dislozierten isolierten Frakturen der vorderen Wand oder des vorderen Pfeilers bei zentriertem Hüftkopf bzw. transversen Frakturen erwogen werden.

Mouhsine et al. konnten im Rahmen einer Studie bei 17 geriatrischen Patienten ein progressives postoperatives Belastungsprotokoll (schmerzadaptierte Vollbelastung 4 Wochen nach perkutaner Osteosynthese) mit zufriedenstellenden Ergebnissen durchführen [16].

Die kombinierte osteosynthetisch-endoprothetische Versorgung zielt auf die Schaffung einer azetabulären Knochenkontaktfläche mit hoher Stabilität zur stabilen knöchernen Verankerung des azetabulären Prothesenanteils ab [5]. Die anatomische Gelenkwiederherstellung ist hier von absolut untergeordnetem Interesse [5,15,21]. Viele Autoren sehen bei Azetabulumfrakturen des alten Menschen eine Belastungsstabilität i. S. einer Vollbelastbarkeit dennoch kritisch. Ein postoperatives Implantatversagen z. B. bei eingesetzter Abstützschale kann katastrophale Folgen haben. Abhängig vom intraoperativen Befund sollte daher ggfs. postoperativ direkt nur eine moderate Teilbelastung (Bodenkontakt bzw. 15–20 kg Körpergewicht) unter Einhaltung der vom Operateur festgelegten Bewegungseinschränkungen für 6 Wochen erfolgen [4,14,19,22–24].

Einige Autoren berichten über ein Belastungsregime mit direkter bzw. frühzeitiger postoperativer schmerzadaptierter Vollbelastung und konnten hierbei zufriedenstellende Ergebnisse zeigen [18,25,26]. Letztendlich obliegt die Entscheidung über das Belastungsregime jedoch in jedem Einzelfall dem Operator; die volle Belastbarkeit wird in der Regel nach 6–12 Wochen erreicht [4,14,21,22].

Nach einer Osteosynthese kann die früh- bzw. spätsekundäre Implantation einer Hüftendoprothese durch Implantatversagen, Pseudarthrose oder Zunahme einer (posttraumatischen bzw. akut-auf-chronischen) Coxarthrose erforderlich werden. Je nach azetabulärer knöcherner Stabilität kommen dann endoprothetische Techniken zum Einsatz (zementierte Hüfttotalendoprothese, Abstützschalen bei Knochendefekten, Spongiosatransplantation), die entweder eine direkte Vollbelastung erlauben oder bei denen eine Teilbelastung eingehalten werden sollte. Das Belastungsregime sollte auch hier wieder durch den Operator festgelegt werden. Bei verheilten knöchernen Verhältnissen und komplikationsloser Implantation einer Hüftendoprothese ist die Vollbelastung möglich. Bei frühzeitigem Implantatversagen der Osteosynthese (als Zeichen einer Instabilität) bzw. einer azetabulären Pseudarthrose sollte je nach intraoperativer knöcherner Stabilität ein entlastendes bzw. teilbelastenden Nachbehandlungskonzept verfolgt werden. Je nach Verlauf ist auch hier mit dem Übergang zur Vollbelastung 6–12 Wochen postoperativ zu rechnen.

Während die Osteosynthese bei den operativen Maßnahmen im Hinblick auf Konstruktstabilität sicherlich die vulnerabelste Lösung darstellt, sind die Folgen einer mechanischen Komplikation bei endoprothetischer Versorgung (z. B. Implantatversagen mit Knochendefekt bei zu aggressivem Belastunsregime oder Sturz im Rahmen der Rehabilitation) aufgrund dann reduzierter operativer Rückzugsmöglichkeiten potenziell gravierender. Dennoch gilt, dass die Kombination aus Osteosynthese und Endoprothetik bei geriatrischen Azetabulumfrakturen am ehesten in der Lage ist eine belastungsstabile Situation zu schaffen.

Die physiotherapeutische Nachbehandlung kann nicht vereinheitlicht werden. Vielmehr muss die individuelle körperliche und kognitive Leistungsfähigkeit sowie die Frakturmorphologie und ihre operative Versorgung berücksichtigt werden [4].

Nachbehandlungsschritte sind die schmerzadaptierte passive Beübung (auch mittels motorisierter Bewegungsschiene, siehe Abb. 8.74), isometrische Muskelaktivierung der hüftgelenksnahen Muskelgruppen wie auch Kräftigungs- und Koordinationsübungen der oberen Extremitäten (z. B. mit Mini-Hanteln, Expander-Band). Auch die schmerzadaptierte aktive Bewegung des Hüftgelenks ist möglich, z. B. mit einem Bettfahrrad oder einer aktiven Bewegungsschiene (z. B. CamoPED®, Fa. OPED, Valley/Oberlaindern oder ARTROMOT® AKTIVE-K, Fa. DJO Ormed GmbH, Freiburg) [4].

Frühzeitig sollte auch die assistierte Mobilisation in den Sitz (z. B. zur Nahrungseinnahme) bzw. den Stand durchgeführt werden.

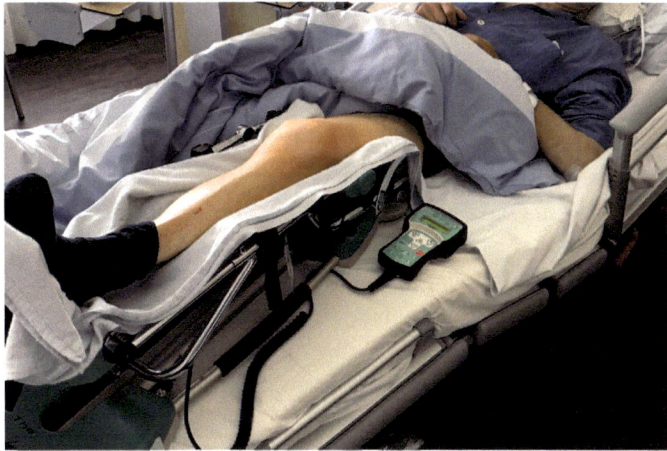

Abb. 8.74: Gelenkmobilisation mit passiver Bewegungsschiene (CPM = continuous passive motion) im Rahmen des festgelegten Bewegungsumfangs.

Geriatrischen Patienten fällt es schwer komplexere Bewegungsabläufe wie das Vorwärtsbewegen mit Gehhilfen unter Einhaltung einer Entlastung oder Teilbelastung zu erlernen. Das Steigen von Treppen ist den Patienten entweder aufgrund der bereits genutzten Gehhilfe (z. B. Rollator) oder aufgrund der Komplexität des Bewegungsablaufs in Kombination mit mangelnder Kraft meistens vorübergehend nicht mehr möglich.

Merke: Die Mobilisation muss auf die körperlichen und geistigen Patientenfähigkeiten abgestimmt sein!

Das durch den Operateur festgelegte Mobilisations- und Belastungsregime muss täglich in Rücksprache mit Physiotherapie und Krankenpflege kritisch reevaluiert werden. Sollte hierbei ein zu ambitioniertes Nachbehandlungskonzept mit nicht einhaltbarer Belastungsrestriktion offensichtlich werden, muss das Belastungskonzept überdacht und als ultima ratio entweder eine Teil- bzw. sogar eine schmerzadaptierte Vollbelastung erlaubt werden [15] oder der Schutz der operativen Versorgung im Sinne einer strikten Entlastung (temporäre Rollstuhlversorgung) vorangestellt werden [4]. Bei dieser Entscheidung kann die Durchführung einer Computertomographie zusätzliche Sicherheit geben.

Bewegungslimitationen sind selbstverständlich abhängig von der Frakturmorphologie sowie der durchgeführten Therapie.

Bei Frakturen mit Beteiligung des hinteren Pfeilers bzw. der hinteren Wand sollte eine Limitierung der Innenrotation, der Adduktion sowie der Hüftbeugung > 60° eingehalten werden. Dies kann durch physiotherapeutische Schulung und Lagerungshilfen wie Sitzkissen und Toilettensitzerhöhungen erreicht werden.

Bei Frakturen des vorderen Pfeilers bzw. der vorderen Wand sollten Hyperextension sowie Außenrotation im Hüftgelenk vermieden werden.

Nach Rekonstruktion von Komplexfrakturen oder Frakturen mit zentraler Hüftprotrusion ist ggfs. zusätzlich die Abduktion einzuschränken und die geführte Nachbehandlung zunächst auf Scharnierbewegungen des Hüftgelenks zu beschränken [21].

Bewegungslimitationen bei endoprothetischer Versorgung sind meist Endoprothesen-typisch und zugangsabhängig (keine Hüftbeugung > 90°, keine forcierten Rotationsbewegungen, insbesondere beim dorsalen Zugang keine Innenrotation und Adduktion). Auch hier können o. g. Hilfsmittel eingesetzt werden.

Konservative Behandlung
Für eine konservative Therapie eignen sich 2 Patientengruppen:

Einerseits sind die Patienten geeignet, die neben einer guten körperlichen und kognitiven Verfassung eine sehr hohe Compliance aufweisen. Diese Patienten können bei gering oder undislozierter Azetabulumfraktur bzw. speziellen seltenen Frakturmorphologien (z. B. Fraktur der vorderen Wand, Transvers-Frakturen) somit eine Entlastung einhalten und die Zeit bis zur Frakturkonsolidierung erfolgreich überbrücken, bevor die Aufbelastung oder andere chirurgische Maßnahmen (frühsekundäre endoprothetische Versorgung) im weiteren Verlauf erfolgen.

In diesen Fällen empfiehlt sich eine Entlastung für 6–12 Wochen unter ggfs. intensivierten klinisch-radiologischen Verlaufskontrollen, um eine Fragmentdislokation frühzeitig zu erkennen. Beim radiologischen Nachweis der knöchernen Durchbauung kann die Aufbelastung begonnen werden.

Andererseits sollten Patienten ebenfalls einer konservativen Therapie zugeführt werden, die aufgrund körperlich und geistig reduzierter Belastbarkeit bzw. Reserven und eingeschränkter Compliance nicht für eine operative Therapie in Frage kommen. Hier ist dann fast immer eine Rollstuhlversorgung erforderlich.

Bei Letzteren ist insbesondere eine suffiziente Schmerztherapie essenziell, um diese Patienten für eine meist länger andauernde pflegerische Situation vorzubereiten (Schmerztherapie: siehe Kap. 6).

Insbesondere bei der zweiten Patientengruppe birgt die konservative Therapie durch meist reduzierte Mobilisierbarkeit ein erhöhtes Risiko an geriatrischen Komplikationen (Thrombose, Embolie, Druckgeschwüre/Dekubiti, Verlust an Muskelmasse, Pneumonie) wodurch eine intensivierte geriatrische Komplextherapie erforderlich werden kann.

Die klinisch-radiologischen Nachuntersuchungen sowie die Aufbelastung können wie o. g. durchgeführt werden. Nach 6–8 Wochen kann ggfs. eine Computertomographie hilfreich sein, um die Aufbelastung bzw. die Belastungsfreigabe je nach Konsolidierungsstatus radiologisch abzusichern.

Operativ-palliative Therapie
Sollte sich ein Patient einerseits aus medizinischen Gründen nicht für eine operative Therapie mit kurativem Behandlungsansatz eignen (z. B. erhebliche Einschränkung der Kognition mit resultierendem komplettem Verlust der Compliance, z. B. bei schwerer Demenz, Psychosen), sollte aber andererseits eine konservative Therapie mit suffizienter Schmerztherapie nicht durchführbar sein (chronischer Schmerzpatient mit erheblicher Wirkstofftoleranz, Analgetika-Unverträglichkeit), so kann in einzelnen Fällen auch ein schmerztherapeutischer chirurgischer Ansatz verfolgt werden. Hierbei steht die Sicherstellung der Transfermobilität, Lagerbarkeit und Pflegbarkeit des Patienten im Vordergrund. Zur Reduktion der schmerzhaften Frakturbewegungen stehen hierfür je nach Frakturmorphologie chirurgischen Verfahren mit begrenzter Invasivität und Operationszeit (z. B. minimal-invasive perkutane Schraubenosteosynthese) oder als ultima ratio sogar die Resektion des Hüftkopfes (Girdlestone-Situation) zur Verfügung.

8.9.1.7 Nachbehandlung
Bei der Nachbehandlung von älteren Patienten mit einer Fraktur des Azetabulums steht die möglichst frühe Mobilisation im Fokus, um die sonst regelmäßig eintretenden Komplikationen einer längeren Immobilisierung zu vermeiden. Unabhängig von der gewählten Therapie, konservative oder operative Behandlung der Azetabulumfraktur wird beim jungen Patienten stets eine Teilbelastung der betroffenen Seite mit 15 bis 20 kg über einen Zeitraum von sechs bis acht Wochen angestrebt. Bei geriatrischen Patienten ergibt sich nicht selten die Schwierigkeit, dass die Patienten eine solche Teilbelastung nur eingeschränkt und nicht selten gar nicht umsetzen können. Daher sollte bei der operativen Behandlung von Azetabulumfrakturen älterer Patienten alles darangesetzt werden, eine möglichst hohe Primärstabilität zu erreichen. Es muss erwähnt werden, dass die Compliance hinsichtlich einer vom Arzt angeordneten Teilbelastung ohnehin in jeder Altersgruppe höchst kritisch betrachtet werden muss. Eine Untersuchung mit Hilfe einer in den Schuh eingelegten Messsohle konnte zeigen, dass unabhängig vom Alter weniger als die Hälfte aller Patienten bei unterschiedlichen Verletzungen der unteren Extremität die Belastungsvorgaben einhielt. Dies betraf sowohl eine angeordnete Teilbelastung, als auch eine erlaubte Vollbelastung [14]. Es muss also davon ausgegangen werden, dass Patienten sich hinsichtlich der Belastung eher an Faktoren wie Schmerz orientieren als an den Vorgaben des Behandlers. Umso wichtiger wird die erwähnte hohe Primärstabilität, um eine sekundäre Dislokation einer operativ stabilisierten Azetabulumfraktur zu vermeiden. Grundsätzlich sollte jedoch, wenn aus chirurgischer Sicht vertretbar, eine schnellstmögliche postoperative Vollbelastung etabliert werden.

Wie bei allen Gelenkfrakturen hat die frühzeitige und häufige Bewegung des Gelenkes einen günstigen Einfluss auf die Heilung. Sowohl bei konservativer als auch bei operativer Behandlung wird daher die mehrfach tägliche Beübung mit einer motorisierten Bewegungsschiene im Bett (*CPM, continuous passive motion*; siehe Abb. 8.74) unbedingt empfohlen. Der Einsatz spezifischer Hüftbewegungsschienen ist zu präferieren. Zur Beurteilung des Verlaufs und Motivation des Patienten ist die tägliche Dokumentation der erreichten Bewegungsumfänge empfehlenswert. Die CPM-Beübung kann bei konservativer Behandlung unmittelbar nach Etablierung einer ausreichenden Schmerztherapie, bei operativer Behandlung möglichst früh postoperativ, etwa nach Entfernen der Wunddrainagen, begonnen werden.

Stationär

Im Rahmen der stationären Therapie sollten die standardmäßigen chirurgischen Verlaufskontrollen durchgeführt werden. Klinisch-radiologische Kontrollen sollten mindestens nach Entfernung einliegender Drainagen (meist am 1.–2. postoperativen Tag) und nach Mobilisation erfolgen. Hierfür sind native Röntgenaufnahmen (Osteosynthese: Becken a. p. Ala- und Obturatoraufnahme; Endoprothesen: tiefes Becken a. p., Lauenstein-Aufnahme) meist ausreichend. Bei plötzlich auftretenden Schmerzen (insbesondere mobilisationsassoziierter Schmerz) sollte ggfs. eine vorzeitige radiologische Kontrolle erfolgen, um Komplikationen (Repositionsverlust, Implantatversagen, Luxation, periprothetische Fraktur) frühzeitig zu erkennen und behandeln zu können. Hier ist der regelmäßige Austausch mit den Kollegen der Physiotherapie essenziell. Bei einer positiven Anamnese bezüglich thrombembolischer Risikofaktoren bzw. stattgehabter Thrombembolien ist ein prä- und postoperativer dopplersonographischer Thromboseausschluss im Bereich der unteren Extremtäten sinnvoll.

Ein gravierender Beinlängenunterschied sollte klinisch-radiologisch frühzeitig erkannt und ausgeglichen werden.

Eine computertomographische Diagnostik ist im Normalfall nicht erforderlich, kann jedoch bei erforderlichen Abweichungen vom Belastungskonzept wichtige Hinweise liefern (stabile Verankerung der Implantate/Prothesenanteile) und als Entscheidungshilfe dienen.

Poststationär

Ein generell anerkanntes Nachuntersuchungsregime existiert nicht. Unter Studienbedingungen schlagen einige Autoren eine enge Taktung der Nachuntersuchungen (z. B. 6 Wochen, 3 Monate, 6 Monate, 12 Monate, 24 Monate) vor [16,18,22,23]. Für geriatrische Patienten ist es meistens jedoch mit erheblichem Aufwand verbunden, sich zu einer Kontrolluntersuchung vorzustellen. Daher sollten die Nachuntersuchungszeitpunkte sinnvoll gewählt werden, um bei erwartungsgemäßem Verlauf und abhängig von der Compliance den nächsten Schritt der Nachbehandlung (z. B. Start der Teilbelastung bzw. Vollbelastung bei Osteosynthesen) einleiten zu können.

Indikatoren wie Schmerz oder Rückschritte in der Mobilisierbarkeit des Patienten sollten zu vorgezogenen Nachuntersuchungen führen, um Komplikationen wie Dislokationen, Lockerungen oder Implantatversagen frühzeitig zu erkennen und geriatrische Komplikationen durch Immobilisierung zu vermindern.

Nach operativer Versorgung (Osteosynthese und/oder Endoprothese) sollten klinisch-radiologische Verlaufskontrollen jeweils zu den Zeitpunkten durchgeführt werden, an denen über eine Belastungssteigerung entschieden wird. Dies hängt maßgeblich von der Vorgabe des Operateurs ab. Die Entlastungs- bzw. Teilbelastungsphase beträgt für gewöhnlich nicht länger als 6–8 Wochen, die Aufbelastung beginnt spätestens nach 12 Wochen. Über diesen postoperativen Zeitraum sind ein bis zwei klinisch-radiologische Verlaufskontrollen sinnvoll (z. B. nach 6 und nach 12 Wochen), auch um ein temporäre Bewegungslimitierung zwischenzeitlich aufzuheben (nach 6–8 Wochen). Eine weitere Kontrolluntersuchung nach komplikationslos abgeschlossenem Belastungsaufbau ist nicht zwingend erforderlich.

Darüber hinaus kann beim geriatrischen Patienten eine routinemäßige Verlaufskontrolle 6 Monate postoperativ und anschließend jährlich durchgeführt werden.

Bei der konservativen Therapie sollten die Nachuntersuchungen initial kürzer getaktet sein, um ggfs. eine Frakturdislokation insbesondere bei grundsätzlich operablen Patienten zu erkennen. Hier bietet sich eine nativradiologische Diagnostik nach Mobilisation bzw. nach 3 Tagen, nach 1 Woche, nach 3 Wochen und nach 6 Wochen an, ggfs. auch nach 12 Wochen je nach Dauer der Entlastungsphase. Auch hier sollten vor Belastungsbeginn radiologische Aufnahmen angefertigt werden. Sobald die Vollbelastung erreicht ist, sind keine weiteren routinemäßigen Verlaufskontrollen erforderlich. Eine frühzeitigere Belastungssteigerung (z. B. nach 6 Wochen Entlastung) kann nach Durchführung einer Computertomographie ggfs. vorzeitig in Betracht gezogen werden.

Grundsätzlich gilt, dass jede andauernde klinische Verschlechterung der Hüftgelenksfunktion (als Zeichen einer möglichen Komplikation: Dislokation, posttraumatische Arthrose, Pseudarthrose, Implantatversagen, Lockerungen oder Komponentenverschleiß) kontrolliert werden sollte. Hier sollte die Indikation zur Computertomographie bei nativradiologisch häufig unzureichender Beurteilbarkeit großzügig gestellt werden.

Rehabilitationsmaßnahmen

Die weitere Versorgung nach stationärem Aufenthalt stellt in vielen Fällen eine Herausforderung dar. Patienten, die sich ggfs. noch selbstständig zu Hause versorgt haben, sind nach stattgehabter Fraktur und je nach therapeutischem Konzept vorübergehend möglicherweise nicht mehr in der Lage ihr „altes Leben" fortzuführen. Auf eine umfassende und dauerhafte Pflege durch Angehörige kann nur in den seltensten Fällen zurückgegriffen werden, so dass häufig eine temporäre Unterbringung in einer rehabilitativen oder pflegerischen Einheit erforderlich wird.

Hier besteht in Deutschland eine medizinische Versorgungslücke, falls der Patient im Rahmen eines Teilbelastungsphase als „noch nicht rehabilitationsfähig" eingestuft wird, so dass eine Unterbringung in einer Kurzzeitpflegeeinrichtung erforderlich wird.

Parallel hierzu sollte jedoch zumindest das Zuhause des Patienten entsprechend der Verletzung umgerüstet werden (z. B. höhenverstellbares (Pflege)-Bett, Toilettensitzerhöhung, Handläufe).

Sollte der Patient nicht in der Lage sein nach der stationären Therapie direkt nach Hause zurückzukehren, so kann für die poststationäre Anschlussbehandlung je nach Belastungsregime auf verschiedene Einrichtungen zurückgegriffen werden.

Besteht eine unmittelbare Vollbelastbarkeit, kann dem Krankenhausaufenthalt direkt eine mehrwöchige stationäre Rehabilitation angeschlossen werden. Die Durchführung einer ambulanten Rehabilitation ist beim geriatrischen Patientengut nur extrem selten sinnvoll und realisierbar.

Im Falle von geriatrischem Optimierungspotential (Einstellung von Medikation, Sicherstellung der Eigenständigkeit) kann trotz Entlastung bzw. Teilbelastung auch zunächst eine geriatrische Frührehabilitation durchgeführt werden. Diese ist zeitlich meistens jedoch zu kurz bemessen, um eine Entlastungs- bzw. Teilbelastungsphase komplett zu überbrücken, so dass sich hieran häufig die Unterbringung in einer Kurzzeitpflegeeinrichtung anschließt, bevor eine stationäre Rehabilitation durchgeführt werden kann, wenn der Patient schlussendlich vollbelasten darf.

Falls aus geriatrischer Sicht kein Optimierungspotential besteht, so schließt sich der Aufenthalt in der Kurzzeitpflege direkt dem stationären Aufenthalt an. Sobald der Patient dann aus chirurgischer Sicht belasten darf, kann die stationäre Rehabilitationsmaßnahme, ggfs. mit geriatrischem Fokus, wahrgenommen werden.

Weitere Details siehe Kap. 9.

Literatur

[1] Guerado E, Cano JR, Cruz E. Fractures of the acetabulum in elderly patients: an update. Injury. 2012;43(2):S33-41.
[2] Marsland D, Colvin PL, Mears SC, Kates SL. How to optimize patients for geriatric fracture surgery. Osteoporos Int. 2010;21(4):S535-46.
[3] Archdeacon MT, Kazemi N, Collinge C, Budde B, Schnell S. Treatment of protrusio fractures of the acetabulum in patients 70 years and older. J Orthop Trauma. 2013;27(5):256–61.
[4] Mears DC, Velyvis JH. Primary total hip arthroplasty after acetabular fracture. Instr Course Lect. 2001;50:335–54.
[5] Hessmann MH, Nijs S, Rommens PM. [Acetabular fractures in the elderly. Results of a sophisticated treatment concept]. Unfallchirurg. 2002;105(10):893–900.
[6] Starr AJ, Jones AL, Reinert CM, Borer DS. Preliminary results and complications following limited open reduction and percutaneous screw fixation of displaced fractures of the acetabulum. Injury. 2001;32(1):SA45-50.
[7] Deandrea S, Lucenteforte E, Bravi F, et al. Risk factors for falls in community-dwelling older people: a systematic review and meta-analysis. Epidemiology. 2010;21(5):658–68.

[8] Gillespie LD, Robertson MC, Gillespie WJ, et al. Interventions for preventing falls in older people living in the community. Cochrane Database Syst Rev. 2012(9):CD007146.
[9] Stubbs B, Binnekade T, Eggermont L, et al. Pain and the risk for falls in community-dwelling older adults: systematic review and meta-analysis. Arch Phys Med Rehabil. 2014;95(1):175–87 e9.
[10] Heinze C, Lahmann N, Dassen T. [Frequency of falls in german hospitals]. Gesundheitswesen. 2002;64(11):598–601.
[11] Vassallo M, Sharma JC, Briggs RS, Allen SC. Characteristics of early fallers on elderly patient rehabilitation wards. Age Ageing. 2003;32(3):338–42.
[12] von Renteln-Kruse W, Krause T. [Fall events in geriatric hospital in-patients. Results of prospective recording over a 3 year period]. Z Gerontol Geriatr. 2004;37(1):9–14.
[13] Wahnert D, Roos A, Glasbrenner J, et al. [Traumatology in the elderly : Multimodal prevention of delirium and use of augmentation techniques]. Chirurg. 2017;88(2):95–104.
[14] Mears DC, Velyvis JH. Acute total hip arthroplasty for selected displaced acetabular fractures: two to twelve-year results. J Bone Joint Surg Am. 2002;84-A(1):1–9.
[15] Butterwick D, Papp S, Gofton W, Liew A, Beaule PE. Acetabular fractures in the elderly: evaluation and management. J Bone Joint Surg Am. 2015;97(9):758–68.
[16] Mouhsine E, Garofalo R, Borens O, et al. Percutaneous retrograde screwing for stabilisation of acetabular fractures. Injury. 2005;36(11):1330–6.
[17] Raschke MJ, Stange R. Alterstraumatologie – Prophylaxe, Therapie und Rehabilitation. Elsevier GmbH, München. 2009;1. Auflage.
[18] Rickman M, Young J, Bircher M, Pearce R, Hamilton M. The management of complex acetabular fractures in the elderly with fracture fixation and primary total hip replacement. Eur J Trauma Emerg Surg. 2012;38(5):511–6.
[19] Vanderschot P. Treatment options of pelvic and acetabular fractures in patients with osteoporotic bone. Injury. 2007;38(4):497–508.
[20] Kammerlander C, Erhart S, Doshi H, Gosch M, Blauth M. Principles of osteoporotic fracture treatment. Best Pract Res Clin Rheumatol. 2013;27(6):757–69.
[21] Tosounidis G, Culemann U, Bauer M, et al. [Acetabular fractures in the elderly. Outcome of open reduction and internal fixation]. Unfallchirurg. 2011;114(8):655–62.
[22] Enocson A, Blomfeldt R. Acetabular fractures in the elderly treated with a primary Burch-Schneider reinforcement ring, autologous bone graft, and a total hip arthroplasty: a prospective study with a 4-year follow-up. J Orthop Trauma. 2014;28(6):330–7.
[23] Jeffcoat DM, Carroll EA, Huber FG, et al. Operative treatment of acetabular fractures in an older population through a limited ilioinguinal approach. J Orthop Trauma. 2012;26(5):284–9.
[24] Tidermark J, Blomfeldt R, Ponzer S, Soderqvist A, Tornkvist H. Primary total hip arthroplasty with a Burch-Schneider antiprotrusion cage and autologous bone grafting for acetabular fractures in elderly patients. J Orthop Trauma. 2003;17(3):193–7.
[25] Mouhsine E, Garofalo R, Borens O, et al. Cable fixation and early total hip arthroplasty in the treatment of acetabular fractures in elderly patients. J Arthroplasty. 2004;19(3):344–8.
[26] Solomon LB, Studer P, Abrahams JM, et al. Does cup-cage reconstruction with oversized cups provide initial stability in THA for osteoporotic acetabular fractures? Clin Orthop Relat Res. 2015;473(12):3811–9.

8.9.2 Prognose nach Azetabulumfrakturen

8.9.2.1 Einleitung

Moderne Diagnose- und Therapieverfahren ermöglichen heutzutage eine erfolgreiche Behandlung von Azetabulumfrakturen, auch beim älteren Patienten. Dennoch ist dieses Patientengut aufgrund eingeschränkter funktioneller und kognitiver Reserven im Gegensatz zum jungen Patienten anfälliger für Komplikationen; eine verletzungsbedingte Reduktion des Aktivitätslevels sowie der Teilhabe sind zu erwarten [1–3].

Aktuell existieren keine Behandlungsleitlinien für die Behandlung von geriatrischen Azetabulumfrakturen [4], daher sind zuverlässige Angaben zur Prognose häufig schwierig.

8.9.2.2 Morbidität und Mortalität

Aufgrund der Heterogenität des Patientengutes sowie der Komplexität der Verletzungsarten sowie ihrer Behandlungen können keine belastbaren Angaben zur Morbidität gemacht werden.

Allerdings sollte klar sein, dass die Patientenmorbidität direkt mit Art der stattgehabten Verletzung (bzw. Frakturmorphologie) und der durchgeführten Therapie zusammenhängt. Beispielsweise ist eine perkutane Schraubenosteosynthese im Vergleich zur offenen Reposition und internen Fixation ein deutlich schonenderer Eingriff. Allerdings kann auch die konservative Therapie den Patienten derart immobilisieren, dass die Morbidität (z. B. durch Pneumonie, Thrombose oder Dekubiti) steigt [5,6].

Die Mortalität von geriatrischen Patienten mit Azetabulumfraktur ist im Rahmen diverser Studien erhoben worden. Die Ein-Jahres-Mortalität liegt in Abhängigkeit des Therapieansatzes zwischen 15 % und 31 % [2,5,7,8]. Besonders die Immobilisation bei alten Patienten kann zu lebensbedrohlichen Komplikationen führen [9]. Nichtoperativ behandelte Patienten weisen daher eine höhere 1-Jahres-Mortalität als operativ versorgte Patienten auf. Dies wird mit dem Vorhandensein von Risikofaktoren begründet, die die Einleitung einer nicht-operativen Therapie erzwungen haben [7]. Die 3-Jahres-Überlebenswahrscheinlichkeit liegt bei ungefähr 50 % [2]. Weitere negative Einflussfaktoren für die Mortalität scheinen Mehrfachverletzungen (im Gegensatz zu isolierten Azetabulumfrakturen) und männliches Geschlecht bei hüftgelenksnahen Frakturen zu sein [10,11].

Inwieweit die Mortalität von der Art der Versorgung abhängt, ist noch nicht gänzlich geklärt. Patienten die mittels geschlossener Reposition und interner Fixation (CRIF) versorgt wurden, zeigten im Gegensatz zur offenen Reposition und internen Fixation (ORIF) eine erhöhte Mortalität (31 % Mortalität bei CRIF vs. 15 % Mortalität bei ORIF) [12]. Eine Beeinflussung dieser Werte durch eine Präselektion von multimorbiden Patienten in die Gruppe der CRIF aufgrund der geringeren OP-Invasivität ist hier allerdings wahrscheinlich.

Gary et al. konnten im Rahmen einer multizentrischen Studie an 454 Patienten (Durchschnittsalter 73,6 Jahre) allerdings keine signifikanten Unterschiede der Mortalität im Hinblick auf das Therapieregime finden. Untersucht wurden konservative Therapie, geschlossene Reposition mit interner Fixation (CRIF), offene Reposition mit interner Fixation (ORIF) sowie die Durchführung einer primären endoprothetischen Versorgung, wobei mögliche die Mortalität beeinflussende Faktoren (insbesondere Komorbiditäten) statistisch berücksichtigt wurden. Hierbei zeigte sich jedoch, dass Alter > 70 Jahre, männliches Geschlecht, die Frakturmorphologie bzw. -schwere und der Punktwert des Charlson Comorbidity Score einen signifikant negativen Einfluss auf die Mortalität haben [7].

Daurka et al. unterstützen am ehesten die These, dass das Therapieregime eher einen geringen Einfluss auf die Mortalität nach Azetabulumfrakturen hat. Der Vergleich von geriatrischen Patienten die entweder offen reponiert und intern fixiert (ORIF) oder mittels primärer Hüftendoprothese versorgt wurden, offenbarte keine signifikanten Unterschiede bezüglich der Mortalität [12].

Insgesamt bleibt festzuhalten, dass bei vielfältigen Einflussfaktoren noch keine sicheren Angaben zur Morbidität bzw. Mortalität gemacht werden können. Umso mehr ist eine individuell abgestimmte ganzheitliche Therapie dringend erforderlich.

8.9.2.3 Komplikationen

Je nach durchgeführter Therapie kann es entweder zu Komplikationen durch Immobilisierung, operative Komplikationen oder zu einem Mischbild kommen. Insbesondere die operative Therapie kann je nach Invasivität für das geriatrische Patientengut sehr belastend und dadurch mit einer Vielzahl an Komplikationen verbunden sein. Bei Alternativlosigkeit muss letztendlich individuell dennoch dieses Risiko der aggressiven Salvage-Operation in Kauf genommen werden, um dem Patienten möglichst zu seinem ursprünglichen Aktivitätsgrad zurück zu verhelfen [13]. Hohes Patientenalter scheint ein prognostisch ungünstiger Faktor bezüglich der Entwicklung einer postoperativen Komplikation zu sein [2].

Als Komplikationen können auf der einen Seite die bekannten geriatrischen Immobilisationskomplikationen (Thrombose, Embolie, Pneumonie, Harnwegsinfektionen, Dekubiti, Muskelmassenverlust) auftreten, auf der anderen Seite können sich bei operativ versorgten Verletzungen natürlich auch chirurgische Komplikationen (Wundheilungsstörungen, Infekte, Implantatversagen/Prothesenlockerung) zeigen. Hierbei haben geriatrische Patienten im Vergleich zu jungen Patienten eine erhöhte Morbidität; die Komplikationsrate scheint mit zunehmendem Alter anzusteigen [2].

Erhöht wird das Komplikationsrisiko durch lokale Voroperationen, die ggf. schon der initialen Therapie der Azetabulumfraktur dienten (z. B. ORIF einer Azetabulumfraktur vor sekundär durchgeführter endoprothetischer Versorgung bei posttraumatischer Coxarthrose), was mit der lokal kompromittierten Durchblutung, Narbenbildung, heterotopen Ossifikationen sowie Infektionen begründet wird [1,14,15].

Infektionen

Insbesondere Wundinfekte sind bei älteren Patienten ein sehr ernst zu nehmendes Problem, da die Infektionsrate im Vergleich zum jungen Patienten deutlich erhöht ist [16], funktionelle Reserven oftmals reduziert sind und Vorerkrankung schwerwiegende septische Komplikationen bedingen können (z. B. Endokarditis bei Vorhofflimmern oder Herzklappenersatz).

Grundsätzlich sind endoprothetische Therapieansätze mit einem höheren Risiko für Infektionen bzw. Prothesendislokation verbunden als offene Osteosyntheseverfahren [4]. Sarkar et al. zeigten im Rahmen einer Studie mit einem primären endoprothetischen Behandlungsansatz bei geriatrischen Azetabulumfrakturen eine Infekt-bedingte Komplikationsrate von 15,7 % [17]. Weitere Risikofaktoren für Infektionen bei Azetabulumfrakturen sind ausgeprägte Adipositas, die Dauer des intensivstationären Aufenthaltes oder Morel Lavallée Verletzungen [15,18]. Ein BMI > 40 erhöht das Infektionsrisiko um ca. das 5-fache, zusätzlich droht hierbei ein hoher intra- bzw. postoperativer Blutverlust sowie tiefe Venenthrombosen [19].

Dekubitus

Die Inzidenz von Dekubiti steigt mit dem Patientenalter und ist eng mit Immobilisation und reduzierter Körperwahrnehmung (Sensibilitätsstörungen z. B. bei Diabetes mellitus) verknüpft. Insbesondere die Primärprävention mit Lagerungsmaßnahmen zur Druckentlastung (Freilagerung, Weichlagerung, Umlagerung) sowie adäquate Haut- und Körperpflege sind von enormer Bedeutung [20]. Verfahren die eine zügigere postoperative Mobilisation nach Azetabulumfraktur ermöglichen, werden daher von den vielen Autoren bevorzugt, da diese mit einer Reduktion von geriatrischen Komplikationen verbunden ist [21,22]. Sollten bei einer geriatrischen Azetabulumfraktur die Voraussetzungen für eine primäre Implantation einer Hüftendoprothese vorliegen, so reduziert dies unter anderem das Risiko für immobilisationsbedingte Dekubiti [1].

Arthrose nach Osteosynthese (CRIF/ORIF)

Dadurch, dass eine operative anatomische Rekonstruktion des Azetabulums bei älteren Patienten aufgrund der reduzierten Knochenqualität häufig eingeschränkt möglich ist, ist das Risiko für eine sekundäre Arthrose bzw. das schnellere Voranschreiten einer primären Arthrose deutlich erhöht.

Je nach Studie kommt es in 12–57 % der Fälle zu posttraumatischen degenerativen Veränderungen im Bereich des Azetabulum mit konsekutiver Arthrose [23–25].

Bei aktiven Patienten ist dann meistens nur die sekundäre Implantation einer Hüftendoprothese erforderlich. Dies kann aufgrund der osteosynthestischen Voroperation(en) zu einem komplizierten Eingriff werden.

Thrombose/Embolie

Bereits im Rahmen der stationären Therapie kann es bei jedem Patienten zu Thrombosen und Embolien kommen. Ältere Patienten sind hiervon besonders durch Begleitumstände wie kardiale Grunderkrankungen oder Tumorleiden betroffen, eine Immobilisierung kann eine Prädisposition zusätzlich negativ beeinflussen. Das durchschnittliche Risiko im Alter > 85 Jahre beträgt 1:100 [26].

Eingesetzte Standardverfahren der Diagnostik, Prophylaxe und Therapie bergen für ältere Patienten jedoch höhere Gefahren als für junge Patienten. Eine Kontrastmittelgabe im Rahmen einer Angio- oder Phlebographie kann eine kontrastmittelinduzierte Niereninsuffizienz auslösen, medikamentöse Antikoagulation erhöht die Blutungsneigung. Interventionelle Eingriffe können Gefäßkomplikationen sowie Nierenfunktionsstörungen verursachen.

Tiefe Venenthrombosen können in 40–60 % der Fälle Komplikationen wie ein postthrombotisches Syndrom auslösen, welches in einem Ulcus cruris münden kann. Dies wiederum bedarf meist einer langwierigen teils aufwendigen multimodalen Therapie. Die Letalität bei der tiefen Venenthrombose liegt bei 0,6 %, stellt aber einen Risikofaktor für weitere Thrombosen dar.

Eine Lungenarterienembolie verläuft je nach Schweregrad in 25 % bis 50 % der Fälle tödlich. Einhergehende oder sich anschließende Komplikationen können u. a. Rechtsherzversagen, Ausbildung eines chronischen Cor pulmonale, Infarktpneumonie und Pleuraergüsse sein und haben direkten Einfluss auf die Langzeitprognose.

Arterielle Verschlüsse gehen meist mit Arteriosklerose und kardialen Erkrankungen einher und können sowohl die Extremitäten betreffen als auch sich durch abdominelle oder zerebrale Gefäßverschlüsse zeigen. Es besteht eine lebensbedrohliche Situation. Trotz Behandlung können dauerhafte schwere funktionelle Störungen auftreten. Bei Rekanalisation einer Extremität können Hyperkaliämie, Herzrhythmusstörungen, Azidose mit Hirnödem, Nierenversagen durch Rhabdomyolyse, Volumenverlust und Schock drohen. Falls die Rekanalisierung ohne Erfolg bleibt drohen Extremitätenamputation, große zerebrale Substanzdefekte mit entsprechendem funktionellem Verlust und abdominelle Komplikationen. Die Überlebensrate von Patienten beträgt nach 1 Jahr nur ca. 80 %, nach 5 Jahren nur noch 50–60 %. Die Mortalität bei einem Schlaganfall beträgt in den ersten 3 Monaten ca. 20 %. Die Letalität bei Mesenterialinfarkt ist mit 70–90 % sehr hoch [20].

8.9.2.4 Primäre Endoprothetik

Obwohl die operative Versorgung von geriatrischen Azetabulumfrakturen mittels primärer Hüftendoprothetik (mit oder ohne Osteosynthese) sicherlich nicht von der Hand zu weisende Vorteile hat (frühzeitigere Mobilisation, Wegfall eines elektiven Zweiteingriffs), stehen andererseits eine erhöhte Infektionsgefahr sowie Unklarheit bezüglich eines möglichen funktionellen Benefits dieses Therapieansatzes zur Diskussion.

Einschätzungen von verschiedenen Autoren zu dieser Art der Versorgung sind unterschiedlich. Auf der einen Seite existieren Aussagen zu guten postoperativen Ergebnissen nach Azetabulumfraktur, welche vergleichbar mit den Ergebnissen einer primären endoprothetischen Versorgung bei primärer Coxarthrose seien [27,28].

Auf der anderen Seite fehlt anderen Autoren der sichere wissenschaftliche Nachweis der Überlegenheit der primären Endoprothetik nach Azetabulumfraktur, wobei hier die Nachteile im Sinne schwerer Komplikationen wie Infektion oder Prothesendislokationen angeführt werden [4,15,29].

Die größte Herausforderung bei diesem Therapieansatz ist die feste Verankerung des azetabulären Prothesenanteils (zementiert, zementfrei mit oder ohne Spongiosaplastik, Pfannenverschraubung, Abstützschale). Der Schwierigkeitsgrad hierfür ist daher deutlich höher als bei primärer Endoprothetik bei primärer Coxarthrose [2], weswegen gerade im Bereich des Azetabulums die meisten mechanischen Komplikationen auftreten. In verschiedenen Studien zeigte sich innerhalb der ersten Monate eine Pfannenmigration nach kraniomedial, ohne dass dies die Revisionsrate maßgeblich zu beeinflussen schien. Vielmehr scheint sich der Pfannenteil nach Migration sekundär zu festigen [15,30]. Salama et al. konnten in einer Studie relativ geringe Lockerungsraten von nur ca. 5 % im Sinne einer kraniomedialen Pfannenmigration nachweisen und sahen daher Vorteile bei der primären endoprothetischen Versorgung in Kombination mit einer Osteosynthese durch Verhinderung eines Sekundäreingriffes [31]. In anderen Studien konnten Lockerungsraten von 7 % bzw. 8 % erhoben werden [1,32]. Mears et al. konnten bei 57 Patienten mit dem mittleren Alter von 69 Jahren keinerlei aseptische Spätlockerungen beobachten [15].

Festgehalten werden muss, dass die Lockerungsrate bei Azetabulumfrakturen im Vergleich zur primären Endoprothetik bei primärer Coxarthrose jedoch vier- bis fünfmal höher ist [33–35].

Insgesamt weisen die vorhandenen Studien meist geringe Fallzahlen auf [4], so dass eine sichere Bewertung der Vor- und Nachteile der primären Endoprothetik weiterhin schwierig ist. Auch bezüglich der Prothesenstandzeit können keine sicheren Auskünfte gemacht werden. Mears et al. konnten eine mittlere Prothesenlebensdauer von mindestens 8,9 Jahren nachvollziehen, allerdings zeigte sich ein mit dem Alter abnehmender funktioneller Score, was ein indirektes Zeichen auf ein Materialversagen sein kann [36].

8.9.2.5 Sekundäre Endoprothetik

Nach initialer konservativer Therapie bzw. offener oder geschlossener Osteosynthese ist im Verlauf ggfs. die sekundäre Implantation einer Hüftendoprothese (bei Pseudarthrose, Implantatversagen, posttraumatischer Coxarthrose, Femurkopfnekrose, Infektion) erforderlich. Lokale Voroperationen können den Eingriff erschweren [1,14,15]. Beim Vorliegen einer Infektion nach Osteosynthese ist diese selbstverständlich vor Implantation einer Endoprothese zu therapieren [1].

Die Konversionsrate zur sekundären Endoprothese liegt je nach Studie und Therapieansatz zwischen 22 % und 65 % [1,6,8,12,37]. Der Verfahrenswechsel findet hierbei fast immer innerhalb der ersten 2 Jahre statt und ist dabei häufig durch schlechte Frakturreposition oder Entwicklung von avaskulären Knochennekrosen bedingt [1,5,12,38]. Auch das Vorhandensein einer Hüftendoprothese auf der Gegenseite scheint ein Risikofaktor für die Konversion zu sein [1]. Keinen Einfluss haben laut Guerado et al. Geschlecht, Alter und Frakturkomplexität [1], Tannast et al. wiesen jedoch einen Zusammenhang zwischen Konversionsrate und Alter bzw. Frakturmorphologie nach [38]. Insbesondere Frakturen mit initialer Beteiligung von Azetabulum-Dom, Hinterwand bzw. des Femurkopfes müssen nach offener Osteosynthese häufiger auf eine Hüftendoprothese konvertiert werden [4].

Offene oder geschlossene Osteosynthesetechniken (ORIF bzw. CRIF) scheinen hierbei ungefähr gleiche Konversionsraten zu haben [1,5,7,12].

8.9.2.6 Revision nach Endoprothetik
Je nach Art des Therapieansatzes (primäre Endoprothetik bzw. sekundäre Endoprothetik nach Azetabulumfraktur) scheinen sich die Revisionshäufigkeiten teils erheblich zu unterscheiden. Risikofaktoren für Prothesenlockerungen sind zunehmendes Alter (> 50 Jahre), Körpergewicht > 80 kg sowie große azetabuläre Defekte [15].

Bei primärer endoprothetischer Versorgung von Azetabulumfrakturen scheinen die Komplikationen, die zu einer Revision führen, jedoch weniger häufig aufzutreten. Lockerungsraten liegen im einstelligen Prozentbereich [31,32,36], Infektionen treten aufgrund des einzeitigen Vorgehens in geringerer Häufigkeit auf [1,14,15], wodurch die Anzahl septischer Wechseloperationen reduziert ist.

Im Gegensatz hierzu scheint es bei sekundär implantierten Hüftendoprothesen nach Azetabulumfraktur zu einer höheren Rate an Komponentenlockerungen zu kommen. Radiologische Lockerungszeichen sind in bis zu 50 % der Fälle nachweisbar, Revisionsoperationen sind in bis zu 22 % der Fälle erforderlich [25,37].

8.9.2.7 Funktionelles Outcome
Verschiedene Einflussfaktoren bedingen das individuelle funktionelle Outcome nach Azetabulumfraktur im höheren Alter. Darüber hinaus existieren verschiedene Möglichkeiten zur Erfassung der Gelenkfunktion.

Verschiedene Autoren bedienen sich des Harris Hip Scores [6,12,28,29,31,36,39], der die Erfassung von durch das Hüftgelenk verursachten Problemen bei alltäglichen Aktivitäten ermöglicht.

Verschiedene Studien zeigen ein gutes funktionelles Outcome gemäß Harris Hip Score mit Werten zwischen 85 und 90 von 100 möglichen Punkten [6,12,28,36,39]. Diese Werte werden bei den verschiedenen operativen Versorgungsstrategien erzielt, wobei beispielsweise Starr et al. einen Wert von 85/100 Punkten bei perkutaner Osteosynthese, Daurka et al. einen Wert von 87,9/100 Punkten bei regulärer Osteosynthese und

Mears et al. einen durchschnittlichen Wert von 89/100 Punkten bei primärer endoprothetischer Versorgung erzielen konnten [6,12,36]. Auch die Zuhilfenahme von Burch-Schneider-Ringen konnte gute Harris Hip Score Durchschnittswerte von 85/100 bzw. 87,6/100 Punkten in einem Follow-up von 38 bzw. 48 Monaten zeigen [28,40].

Lediglich Hersovici et al. konnten im Rahmen ihrer Studie bei 22 Patienten nur einen durchschnittlichen Harris Hip Score von 74/100 Punkten bei ORIF mit Kabelfixation nachweisen, wobei das Follow-up 29,4 Monate betrug [29]. Im Gegensatz hierzu konnten Mouhsine et al. auch für ORIF mit Kabelfixation gute Harris Hip Score Werte über ein Follow-up von 36 Monaten demonstrieren [30].

Gegensätzliche Aussagen bezüglich des funktionellen Outcomes konnten Daurka et al. in einem Review aus 15 Studien resümieren. Im Rahmen einer gepoolten Analyse konnte für die primäre endoprothetische Versorgung (HTEP + ORIF, 5 Studien) nur ein gemittelter Harris Hip Score Wert von 74/100 Punkten im Gegensatz 87,9/100 Punkten bei allein osteosynthetischer Versorgung (ORIF, 8 Studien) ermittelt werden. Während also der Harris Hip Score signifikant das bessere Outcome der ORIF-Gruppe demonstriert, ist das Ergebnis bei der Anwendung des SF-36-Scores genau umgekehrt (57,9 Punkte bei primärer Endoprothetik vs. 48,5 Punkte bei alleiniger ORIF; Unterschied signifikant) [12].

Diese Ergebnisse widersprechen den teils guten Score-Ergebnissen aus den o. g. Einzelstudien, was am Ehesten mit unterschiedlichen Studiendesigns und dem am ehesten vorliegenden unterschiedlichen Gesundheitszustand der Studienteilnehmer zusammenhängen dürfte. Da zunehmendes Alter einen negativen Einfluss auf das klinische Outcome hat [24,41], liegt hier möglicherweise eine altersbedingte Präselektion der älteren Individuen in die endoprothetischen Versorgungsgruppen vor.

Weitere Scores, die zum Einsatz kommen sind der Merle d´Aubigné, SF-12 oder der Muskuloskeletal Function Assessment (MFA oder auch als Kurzversion SMFA) [12].

Es bleibt also festzuhalten, dass die operativ versorgten Patienten bezogen auf das Hüftgelenk ein recht gutes funktionelles Outcome zu haben scheinen. In der Realität erreichen allerdings die wenigstens das präoperative Funktionsniveau, so dass 1 Jahr nach Trauma ca. 70 % der Überlebenden nach Hause zurückkehren. Der Großteil dieser Patienten ist jedoch dauerhaft pflegebedürftig [2].

Konservativ versorgte Patienten können immerhin in 64 % der Fälle an ihr vorheriges Aktivitätslevel anknüpfen (wobei dies nicht die Qualität der Aktivität beschreibt), 24 % können unter teils erheblichen Schmerzen wieder laufen [12]. Die geringe Rate an mobilen Patienten nach konservativem Therapieansatz deutet die Qualität des funktionellen Outcomes an.

Literatur

[1] Guerado E, Cano JR, Cruz E. Fractures of the acetabulum in elderly patients: an update. Injury. 2012;43(2):S33-41.

[2] Hofmann AI, Hessmann MH, Müller LP, Rommens PM. Azetabulumfrakturen des geriatrischen Patienten. Osteologie. 2009;2(18):102–11.

[3] Marsland D, Colvin PL, Mears SC, Kates SL. How to optimize patients for geriatric fracture surgery. Osteoporos Int. 2010;21(4):S535-46.
[4] Manson TT, Reider L, O'Toole RV, et al. Variation in Treatment of Displaced Geriatric Acetabular Fractures Among 15 Level-I Trauma Centers. J Orthop Trauma. 2016;30(9):457–62.
[5] Butterwick D, Papp S, Gofton W, Liew A, Beaule PE. Acetabular fractures in the elderly: evaluation and management. J Bone Joint Surg Am. 2015;97(9):758–68.
[6] Starr AJ, Jones AL, Reinert CM, Borer DS. Preliminary results and complications following limited open reduction and percutaneous screw fixation of displaced fractures of the acetabulum. Injury. 2001;32(1):SA45-50.
[7] Gary JL, Paryavi E, Gibbons SD, et al. Effect of surgical treatment on mortality after acetabular fracture in the elderly: a multicenter study of 454 patients. J Orthop Trauma. 2015;29(4):202–8.
[8] O'Toole RV, Hui E, Chandra A, Nascone JW. How often does open reduction and internal fixation of geriatric acetabular fractures lead to hip arthroplasty? J Orthop Trauma. 2014;28(3):148–53.
[9] Harper CM, Lyles YM. Physiology and complications of bed rest. J Am Geriatr Soc. 1988;36(11):1047–54.
[10] Bible JE, Wegner A, McClure DJ, et al. One-year mortality after acetabular fractures in elderly patients presenting to a level-1 trauma center. J Orthop Trauma. 2014;28(3):154–9.
[11] Kannegaard PN, van der Mark S, Eiken P, Abrahamsen B. Excess mortality in men compared with women following a hip fracture. National analysis of comedications, comorbidity and survival. Age Ageing. 2010;39(2):203–9.
[12] Daurka JS, Pastides PS, Lewis A, Rickman M, Bircher MD. Acetabular fractures in patients aged > 55 years: a systematic review of the literature. Bone Joint J. 2014;96-B(2):157–63.
[13] Sermon A, Broos P, Vanderschot P. Total hip replacement for acetabular fractures. Results in 121 patients operated between 1983 and 2003. Injury. 2008;39(8):914–21.
[14] Laflamme GY, Hebert-Davies J, Rouleau D, Benoit B, Leduc S. Internal fixation of osteopenic acetabular fractures involving the quadrilateral plate. Injury. 2011;42(10):1130–4.
[15] Mears DC, Velyvis JH. Primary total hip arthroplasty after acetabular fracture. Instr Course Lect. 2001;50:335–54.
[16] Ferguson TA, Patel R, Bhandari M, Matta JM. Fractures of the acetabulum in patients aged 60 years and older: an epidemiological and radiological study. J Bone Joint Surg Br. 2010;92(2):250–7.
[17] Sarkar M, Wachter N, Kinzl L, Bischoff M. Acute total hip replacement for displaced acetabular fractures in older patients. European Journal of Trauma. 2004;30(5):296–304.
[18] Suzuki T, Morgan SJ, Smith WR, et al. Postoperative surgical site infection following acetabular fracture fixation. Injury. 2010;41(4):396–9.
[19] Karunakar MA, Shah SN, Jerabek S. Body mass index as a predictor of complications after operative treatment of acetabular fractures. J Bone Joint Surg Am. 2005;87(7):1498–502.
[20] Raschke MJ, Stange R. Alterstraumatologie – Prophylaxe, Therapie und Rehabilitation. Elsevier GmbH, München. 2009;1. Auflage.
[21] Archdeacon MT, Kazemi N, Collinge C, Budde B, Schnell S. Treatment of protrusio fractures of the acetabulum in patients 70 years and older. J Orthop Trauma. 2013;27(5):256–61.
[22] Hessmann MH, Nijs S, Rommens PM. [Acetabular fractures in the elderly. Results of a sophisticated treatment concept]. Unfallchirurg. 2002;105(10):893–900.
[23] Borens O, Wettstein M, Garofalo R, et al. [Treatment of acetabular fractures in the elderly with primary total hip arthroplasty and modified cerclage. Early results]. Unfallchirurg. 2004;107(11):1050–6.
[24] Matta JM. Fractures of the acetabulum: accuracy of reduction and clinical results in patients managed operatively within three weeks after the injury. J Bone Joint Surg Am. 1996;78(11):1632–45.

[25] Romness DW, Lewallen DG. Total hip arthroplasty after fracture of the acetabulum. Long-term results. J Bone Joint Surg Br. 1990;72(5):761–4.
[26] Coiteux I, Mazzolai L. [Deep vein thrombosis: epidemiology, risk factors and natural history]. Praxis (Bern 1994). 2006;95(12):455–9.
[27] Cornell CN. Management of acetabular fractures in the elderly patient. HSS J. 2005;1(1):25–30.
[28] Tidermark J, Blomfeldt R, Ponzer S, Soderqvist A, Tornkvist H. Primary total hip arthroplasty with a Burch-Schneider antiprotrusion cage and autologous bone grafting for acetabular fractures in elderly patients. J Orthop Trauma. 2003;17(3):193–7.
[29] Herscovici D Jr., Lindvall E, Bolhofner B, Scaduto JM. The combined hip procedure: open reduction internal fixation combined with total hip arthroplasty for the management of acetabular fractures in the elderly. J Orthop Trauma. 2010;24(5):291–6.
[30] Mouhsine E, Garofalo R, Borens O, et al. Cable fixation and early total hip arthroplasty in the treatment of acetabular fractures in elderly patients. J Arthroplasty. 2004;19(3):344–8.
[31] Salama W, Mousa S, Khalefa A, et al. Simultaneous open reduction and internal fixation and total hip arthroplasty for the treatment of osteoporotic acetabular fractures. Int Orthop. 2017;41(1):181–189.
[32] Cochu G, Mabit C, Gougam T, et al. [Total hip arthroplasty for treatment of acute acetabular fracture in elderly patients]. Rev Chir Orthop Reparatrice Appar Mot. 2007;93(8):818–27.
[33] Hoellen IP, Mentzel M, Bischoff M, Kinzl L. [Acetabular fractures in elderly persons. Primary endoprosthetic treatment]. Orthopade. 1997;26(4):348–53.
[34] Pagenkopf E, Grose A, Partal G, Helfet DL. Acetabular fractures in the elderly: treatment recommendations. HSS J. 2006;2(2):161–71.
[35] Schreurs BW, Zengerink M, Welten ML, van Kampen A, Slooff TJ. Bone impaction grafting and a cemented cup after acetabular fracture at 3–18 years. Clin Orthop Relat Res. 2005(437):145–51.
[36] Mears DC, Velyvis JH. Acute total hip arthroplasty for selected displaced acetabular fractures: two to twelve-year results. J Bone Joint Surg Am. 2002;84-A(1):1–9.
[37] Weber M, Berry DJ, Harmsen WS. Total hip arthroplasty after operative treatment of an acetabular fracture. J Bone Joint Surg Am. 1998;80(9):1295–305.
[38] Tannast M, Najibi S, Matta JM. Two to twenty-year survivorship of the hip in 810 patients with operatively treated acetabular fractures. J Bone Joint Surg Am. 2012;94(17):1559–67.
[39] Helfet DL, Borrelli J Jr., DiPasquale T, Sanders R. Stabilization of acetabular fractures in elderly patients. J Bone Joint Surg Am. 1992;74(5):753–65.
[40] Enocson A, Blomfeldt R. Acetabular fractures in the elderly treated with a primary Burch-Schneider reinforcement ring, autologous bone graft, and a total hip arthroplasty: a prospective study with a 4-year follow-up. J Orthop Trauma. 2014;28(6):330–7.
[41] Vanderschot P. Treatment options of pelvic and acetabular fractures in patients with osteoporotic bone. Injury. 2007;38(4):497–508.

9 Rehabilitation

Gert Krischak

9.1 Allgemein

Orthopädisch-unfallchirurgische Erkrankungen sind mit einem Anteil von ca. 33 % im Jahr 2013 immer noch die häufigsten Indikationen für eine stationäre Rehabilitation, deutlich vor 15 % in der Onkologie bzw. 13 % in der Psychosomatik [1]. Im ambulanten Bereich sind es sogar über 60 %, mit stetig ansteigendem Anteil.

Beckenverletzungen werden nach Abschluss der Akutbehandlung häufig im Rahmen einer Anschlussrehabilitation weiterbehandelt. Die Einführung der *Diagnosis Related Groups (DRGs)* im Jahr 2003 hat auf der einen Seite zu mehr Effizienz in der Behandlung im Krankenhaus geführt, mit in der Folge deutlich sinkenden Verweildauern. Die Anforderungen an die Rehabilitation sind auf der anderen Seite durch diese Entwicklung deutlich angestiegen, ebenso der Anteil von behandlungsbedürftigen Komplikationen während der Rehabilitation [2]. Dies gilt gleichermaßen für ältere wie auch für jüngere Patienten.

Dennoch ist gerade die Überleitung von der Akutbehandlung in die Rehabilitation bzw. die Nachsorge bei Älteren problematisch und führt nicht selten zu „Versorgungslücken". Dies äußert sich häufig gerade bei der Frage um eine bereits bestehende Rehabilitationsfähigkeit in überlangen Verweildauern in der Klinik. Aus der Not heraus, die Akutbehandlung zu beenden, entstehen primär vermeidbare Aufnahmen in Kurzzeitpflegeeinrichtungen, die keine rehabilitativen Ansätze verfolgt, und nicht selten folgt daraus eine dauerhafte Pflegebedürftigkeit.

Nach Akutversorgung bei Hauptdiagnose *Beckenfraktur* erhalten 26 % der Patienten ab dem 65. Lebensjahr erstmals eine Pflegestufe 1 bis 3 (*eigene Berechnungen* anhand Routinedaten der AOK Bad.-Württ. für die Jahre 2004 bis 2011). Zudem verschlechtert sich infolge der Fraktur bei 17 % der Patienten mit bereits bestehender Pflegestufe 1 oder 2 diese um mindestens einen Punkt. Der Erhalt der Selbstständigkeit und die Abwendung der drohenden Pflegebedürftigkeit stehen somit im Vordergrund aller weiterführenden und nachgeordneten Maßnahmen.

Die Beurteilung einer Unfallfolge, wie nach Beckenfraktur, ausschließlich bzgl. von Diagnosen und Funktionsstörungen ist aus Sicht der Rehabilitation zu kurz gegriffen. Nicht zuletzt durch die Festschreibung im SGB IX hat sich das bio-psychosoziale Model der *International Classification of Functioning, Disability and Health* (ICF) der WHO 2001 als Grundlage für die Bewertung zum Zugang und auch für den gesamten Behandlungsprozess in der Rehabilitation durchgesetzt (Abb. 9.1). Sie ergänzt damit die *International Classification of Diseases* (ICD) um Einschränkungen der Funktionsfähigkeit und der beruflichen und sozialen Teilhabe.

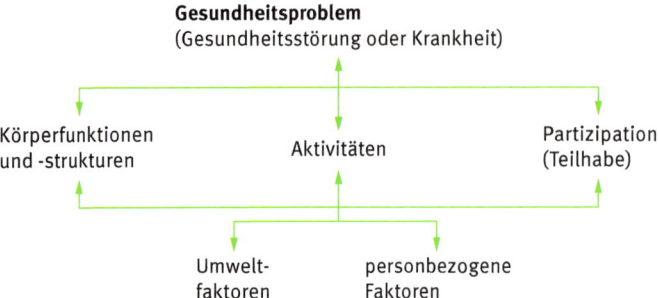

Abb. 9.1: Komponenten der ICF und Wechselwirkung untereinander. Gesundheitsprobleme verursachen Einschränkungen der Körperfunktionen und -strukturen, Aktivitäten und Teilhabe. Zudem bestehen Faktoren von außen (Umwelt) und innen (Person). Abb. entlehnt aus [31].

9.2 Rehabilitationsbedürftigkeit und -fähigkeit

Rehabilitationsbedürftigkeit besteht, wenn als Folge einer körperlichen, geistigen oder seelischen Schädigung voraussichtlich längerfristige Fähigkeitsstörungen oder bereits drohende oder manifeste Beeinträchtigungen vorliegen. Eine weitere Voraussetzung ist, dass infolge der Schädigung ganzheitliche, multimodale und interdisziplinäre Maßnahmen erforderlich sind. Dies ist bei Beckenverletzungen älterer Patienten – auch bei den häufigeren Monoverletzungen – nahezu immer der Fall, so dass eine Rehabilitation eingeleitet werden sollte, insofern die Rehabilitationsfähigkeit gegeben ist.

Rehabilitationsfähig ist, wer körperlich und psychisch für eine Rehabilitationsmaßnahme ausreichend belastbar und motiviert ist [3]. In der Praxis wird dies meist danach beurteilt, ob die Mobilisation zumindest auf kurzen Strecken bzw. auf Stationsebene möglich und die Selbstversorgung gewährleistet ist. Gerne wird zur Beurteilung der Selbstversorgung auch der Barthel-Index herangezogen [4]. Dies ist aber gerade bei älteren Verletzten häufig nur unzureichend der Fall. Leider zu oft wird daher der Antrag auf eine *indikationsbezogene* Anschlussrehabilitation abgelehnt, und die Möglichkeit auf Wiedererlangung der Selbstständigkeit damit vergeben. Zwischenzeitlich haben sich viele der indikationsspezifischen Rehabilitationseinrichtungen auf diese Problematik eingestellt und bieten zumindest einige Plätze mit vermehrter pflegerischer Unterstützung an.

Für die Bewilligung von *geriatrischer* Rehabilitationsmaßnahmen gelten für den MDK niederschwelligere Kriterien. Bei stabilen Vitalparametern und ausreichender psychischer und physischer Belastbarkeit für rehabilitative Therapien müssen Begleiterkrankungen, Schädigungen von Körperstrukturen und -funktionen sowie Komplikationen vom ärztlichen und Pflegepersonal beherrschbar sein. Nicht jeder ältere, verunfallte Patient oberhalb einer bestimmten Altersschwelle ist auch geriatrisch.

Daher wird der Begriff der *geriatrietypischen Multimorbidität* als Kriterium herangezogen. Gemäß der Begutachtungsrichtlinie des MDS [3] besteht geriatrietypische Multimorbidität, wenn multiple strukturelle und funktionelle Schädigungen bei mindestens zwei behandlungsbedürftigen Erkrankungen bestehen, d. h. sie erfordern ärztliche Überwachung und Therapie. Geriatrietypisch ist das Vorhandensein von Schädigungen infolge eines geriatrischen Syndroms, welche zu einer Einschränkung der Selbstständigkeit im Alltag bis hin zur Pflegebedürftigkeit führt. Krankheitskomplikationen, wie z. B. Thrombosen, können weitere zu berücksichtigende Faktoren sein. Nach einem Urteil des BSG von 2015 ist ein Alter > 70 Jahre allein kein Hindernis für eine geriatrische frührehabilitative Komplexbehandlung.

Für eine *geriatrische* Rehabilitation gibt es auch Ausschlusskriterien. So wird in den Begutachtungskriterien des MDS beim Vorliegen von Frakturen allgemein unterstellt, dass eine ausreichende Belastbarkeit nicht besteht und eine beantragte Anschlussrehabilitation möglicherweise abgelehnt [3]. Hier sollte und muss aus der Akutklinik heraus ggf. über die Möglichkeit des Widerspruchs beim zuständigen Kostenträger auf eine entsprechende rehabilitative Versorgung hingewirkt werden.

9.3 Rehabilitationsziele

Die Ausrichtung der Rehabilitation an Rehabilitationsziele gilt als wesentlich für einen erfolgreichen Behandlungsverlauf und bestimmt letztendlich Inhalte und Intensität der rehabilitativen Maßnahmen. Die meist nur wenige Wochen andauernde Zeit in der Rehabilitation kann somit optimal genutzt werden, um die angestrebten Ziele zu erreichen (Tab. 9.1). Es gilt, den drohenden Übergang in die Pflegebedürftigkeit abzuwenden und rehabilitative Maßnahmen einzuleiten.

Tab. 9.1: Rehabilitationsziele und Maßnahmen in der Rehabilitation.

Rehabilitationsziel	Maßnahmen
Wiederherstellung der Mobilität	Physiotherapie, Gangschulung, Koordinationstraining
Verbesserung der Geh- und Stehfähigkeit	Physiotherapie, Koordinationstraining
Kräftigung der Rumpf-, Rücken und Beckenmuskulatur	Medizinische Trainingstherapie
Reduktion von Schwellungszuständen	manuelle Lymphdrainage, Kompressionsbehandlung, Bewegungstherapie
Thromboseprophylaxe	Bewegungstherapie, niedermolekulares Heparin
Schmerzreduktion	Physiotherapie, manuelle Therapie, physikalische Therapie, Medikation
Verbesserung der allgemeinen Belastbarkeit	Herz-Kreislauf-Training, Bewegungstherapie
Wiederherstellung der Selbstständigkeit	Ergotherapie, Hilfsmittelberatung
Bewältigung der mentalen, unfallbedingten Defizite	Psychologie, Entspannungstechniken
Umgang mit langfristigen Unfallfolgen, Beeinträchtigungen und Behinderung	Nachsorge, Interdisziplinäres Team aus u. a. Sozialdienst, Psychologie, Ärzten, Therapeuten

9.4 Besonderheiten der Rehabilitation im Alter

Unfallverletzungen im Alter sind für die Rehabilitation eine Herausforderung. Bereits eine wenig schwer ausgeprägte Monoverletzung des Beckenrings kann bei einem alten Menschen, der zuvor noch in der Lage war, sich selbstständig zu versorgen, die Pflegebedürftigkeit bedeuten [5]. Umso mehr gilt dies nach schweren Verletzungen, wenngleich diese im Alter eher selten sind. Verbesserungen der Behandlungen in der Akutversorgung haben die Mortalität deutlich abgesenkt. Damit steht die Frage umso mehr im Vordergrund, wie nach einer überlebten, schweren Verletzung die Integration in den Alltag mit Vermeidung der Pflegebedürftigkeit gelingt. Der Behandlungsverlauf Älterer in der Rehabilitation ist aufwändiger, länger, komplikationsträchtiger und erfordert meist mehrere Facharztkompetenzen vor Ort.

Die Komplikationsrate ist nach schweren Unfallverletzungen bei geriatrischen Patienten insbesondere durch eine höhere Sepsisrate erhöht. Hierbei haben die älteren Patienten (mit 83 % vs. 50 % bei jungen) nicht nur häufiger Komplikationen aufgrund einer Sepsis, diese hat mit 26 % Auftreten eines septischen Schocks auch einen schwereren Verlauf [6]. Die Sterblichkeit ist bei älteren, schwer Unfallverletzten gleichsam erhöht. Gerade die Frührehabilitation muss diesen Umständen Rechnung tragen und eine *interdisziplinäre* Ausrichtung der Behandlung anstreben.

Für ältere und gebrechliche („*frail*") Patienten bietet die *geriatrische* Rehabilitation geeignete diagnostische, therapeutische und rehabilitative Ansätze und Behandlungsformen an. Neben altersgerechten therapeutischen Behandlungsformen und geriatrischen Assessments sind funktionelle Verbesserungen durch repetitives Training, die Kompensation durch Förderung noch vorhandener Ressourcen und die technische Adaptation durch optimale Personen-Umweltpassungen besonders herauszuhebende Merkmale der geriatrischen Rehabilitation [7].

Zur Erfassung von Beeinträchtigungen der Funktionsfähigkeit haben sich zu Beginn der Rehabilitation geriatrisch ausgerichtete Screenings bzw. Assessments als vorteilhaft herausgestellt [8]. Diese umfassen je nach Bedarf zusätzlich zum medizinischen Status u. a. Tests der Alltagsfähigkeiten (ADL), des psychischen, körperlichen und sozialen Befindens sowie der Wohn- und Verpflegungssituation. Ernährungsprobleme sind bei älteren Patienten regelhaft und müssen immer erfasst werden. Die hohe Inzidenz von Altersdepressionen, die häufig noch larviert sein bzw. das Bild von dementiellen Syndromen aufweisen können, erfordert entsprechende Assessments [9].

In der Vergangenheit wurde besonders der Umgang mit psychischen Unfallfolgen deutlich unterschätzt. Neben den körperlichen sind es gerade die kognitiven und psychischen Unfallfolgen, wie Angst, Unsicherheit und Depression, die erheblich zum Rückzug und zur fehlenden Integration in das soziale Umfeld beitragen [10]. Daher ist in diesen Fällen eine frühzeitige und kompetente psychologische Mitbehandlung in der Rehabilitation wichtig. Die Behandlung der älteren und geriatrischen Patienten in ihrer Gesamtheit der körperlichen und funktionellen, psychischen und sozialen Probleme erfordert somit einen *interdisziplinären* und *multimodalen* Therapieansatz [8].

9.5 Die Phasen der rehabilitativen Behandlung

Das Weißbuch der Versorgung Schwerverletzter der Deutschen Gesellschaft für Unfallchirurgie benennt drei *Phasen der rehabilitativen Behandlung* [11]:
– *Frührehabilitation* während der akutmedizinischen Behandlung im Krankenhaus
– *Rehabilitation im Anschluss an die Akutphase* in einer Rehabilitationseinrichtung
– *weiterführende Maßnahmen* der Rehabilitation, z. B. medizinisch-beruflich orientiert, Rehabilitation nach Psychotrauma, u. a.

Inhalte und Therapien in den einzelnen Phasen der Rehabilitation richten sich nach dem Ausmaß der Schwere der Verletzungen einschließlich Begleitverletzungen, der Art der Versorgung, dem physischen und kognitiven Allgemeinzustand, der Rehabilitationsprognose sowie nach den vereinbarten Rehabilitationszielen. Es existieren allgemeine und für das Becken weiter ausgeführte Empfehlungen für die Nachbehandlung, die allerdings keinen Leitliniencharakter haben [12–17]. Erhebliche Variationen in der Durchführung, Umsetzung und Ausgestaltung der Rehabilitation an einzelnen Standorten sind daher regelhaft vorhanden.

9.5.1 Phase der Frührehabilitation

Eine *Frührehabilitation* ist ein in § 39 SGB V festgelegter Bestandteil der Behandlung und Aufgabe im Akutkrankenhaus bei schweren Erkrankungen und Verletzungen. Sie erfolgt hierbei bei noch bestehender akutmedizinischer Behandlungsbedürftigkeit und ist nicht indikationsspezifisch, sondern gem. der Behandlungsausrichtung an der ICF interdisziplinär, einschließlich ärztlicher, therapeutischer und pflegerischer Beteiligung. Damit geht sie über die einfache funktionsorientierte Physiotherapie im Sinne der Frühmobilisation deutlich hinaus [18].

Durch die frühestmöglich einsetzende Rehabilitation werden zunächst basale körperliche und mentale Funktionen wiederhergestellt, um die Rehabilitationsfähigkeit für die weitere Rehabilitation herzustellen.

In der Frührehabilitation *geriatrischer* Patienten erscheint die Einbindung geriatrischer Facharztkompetenz sinnvoll und vorteilhaft. Dies hat zu verschiedenen Kooperationsmodellen geführt, die von der konsiliarischen Einbindung bis zur Behandlung auf speziellen Stationen für Alterstraumatologie reichen. In 78 % der Kliniken gibt es bereits eine unfallchirurgisch-geriatrische Kooperation, davon in 59 % als Übernahmeregelung aus der Unfallchirurgie in die Geriatrie, in 39 % als geriatrischen Konsiliardienst, in 24 % in regelmäßigen interdisziplinären Visiten und 13 % in einer gemeinsamen Station [19]. Letztere müssen mehrere Anforderungen an die personelle und strukturelle Ausstattung und innerhalb eines festgeschriebenen Rahmens bzgl. Ausgestaltung der Therapien, Verweildauer etc. erfüllen [20]. Ergebnisse einer Metaanalyse zeigen, dass die frührehabilitative, alterstraumatologische Behandlungseinheiten zu positiven Ergebnissen bzgl. Mortalitäts- und Komplikationsraten, Funktionalität und Lebensqualität führt [21].

Im Gegensatz zur *geriatrischen* Frührehabilitation (DRG-Statistik 2013: 247.232 Fälle) findet die *fachübergreifende* Frührehabilitation noch deutlich weniger Anwendung (DRG-Statistik 2013: 6.824 Fälle). Dies dürfte allerdings weniger an der Qualität der Rehabilitation in diesen, überwiegend an große Zentren angeschlossenen, Einrichtungen liegen, als an der geringen Anzahl der interdisziplinären Zentren selbst [22].

In der Phase der Frührehabilitation bei älteren Patienten mit Beckenfraktur stehen die Schmerzbehandlung und Mobilisation, die Vermeidung von Komplikationen wie Thromboembolien, Ulzerationen und Pneumonien, sowie das Überleitungsmanagement im Vordergrund.

- *Schmerzbehandlung*: eine gut eingestellte Schmerztherapie ist die Basis der erfolgreichen Nachbehandlung und muss höchste Priorität haben.
- *Prophylaxe:* Neben der medikamentösen Heparinisierung erfolgen prophylaktische Maßnahmen durch die Physiotherapie und aktivierende Pflege. Hierzu zählen Lagerungstechniken, Atemgymnastik, sowie isometrische Kontraktionen mit nachfolgenden Ruhepausen. Soweit möglich erfolgen bereits aktive oder assistierte Bewegungen der nicht betroffenen Extremität bzw. der angrenzenden Gelenke.
- *Allgemeine Belastbarkeit:* Die frühe Mobilisation, Pflege und Physiotherapie aktiviert das Herz-Kreislaufsystem und die Atmung.
- *Frühe Mobilisierung:* Passive Techniken erfolgen überwiegend im Bett und in Rückenlage, einschließlich manueller Therapie und Physiotherapie, u. a. isometrische Übungen, Mobilisation aus der funktionellen Bewegungslehre (FBL) und PNF-Techniken. Wenn möglich sind erste aktive Maßnahmen vorzuziehen, u. a. Übungen mit dem *Theraband* oder *Propriomed*. Gehtraining ggf. im Gehwagen oder besser an Unterarmgehstützen im Dreipunktegang. Unbedingt zu beachten ist, dass Patienten eine verordnete Teilbelastung meist nicht oder nur ungenügend einhalten können [23].
- *Bewegungsschiene:* Aktiv-assistierte (CAM) oder passive Bewegungsschienen (CPM) für das Kniegelenk sind hilfreich zur Mobilisation des Hüftgelenks und des Beines, zudem zur Thromboseprophylaxe.
- *Abschwellende Maßnahmen:* Es kommen Techniken der manuellen bzw. maschinellen Lymphdrainage, Ausstreichungen, Kompressionsbehandlungen und myofasziale Techniken zum Einsatz.
- *Balneotherapie:* Bei reizfreier Wunde u. U. mit abgeklebtem Pflaster ab der 1. Woche möglich.
- *Physikalische Therapie:* Kältebehandlung mehrfach tgl. für maximal 10 min., Massagebehandlung v. a. der Becken- und Hüftmuskulatur mit Querfriktionen und Detonisierungen, Elektrotherapie.
- *Psychologische Behandlung:* Im Bedarfsfall möglichst frühe Einschaltung eines Psychologen mit Einschätzung der weiteren Behandlungsbedürftigkeit.
- *Überleitungsmanagement:* Frühe Einschaltung von sozialer Beratung einschließlich der weiteren Nachbehandlung, häuslichen/Pflegeversorgung und Nachsorge, mit Einbindung der Angehörigen.

9.5.2 Poststationäre Phase der medizinischen Rehabilitation

Die *poststationäre* Behandlung erfolgt in einer Versorgungseinrichtung der medizinischen Rehabilitation, zumeist in einer (teil-) stationären Rehabilitation. Selbstverständlich kommen auch ambulante Einrichtungen in Frage, dies ist jedoch bei Beckenfrakturen des älteren Menschen eher die Ausnahme.

Entscheidend für den Erfolg der Behandlung einschließlich der Rehabilitation ist ein möglichst reibungsfreier Übergang von der Akut- in die Rehabilitationsmedizin. Die behelfsweise Unterbringung in einer Einrichtung zur Kurzzeitpflege sollte nur solchen Fällen vorbehalten sein, die eine Rehabilitationsfähigkeit auf absehbare Zeit nicht erreichen werden. Eine engere Verzahnung zwischen den Sektoren verbessert zudem die Kommunikation und hilft, Hemmnisse für die Überleitung möglichst rasch zu erkennen und zu beheben.

Eine verbesserte Überleitung in die medizinische Rehabilitation ist auch in die Neuauflage des Weißbuchs Schwerverletztenversorgung 2012 aufgenommen worden [11]. Aktuell wird die strukturierte und qualitätsgesicherte Einbindung von qualifizierten Rehabilitationseinrichtungen in die Traumanetzwerke erarbeitet [24,25].

Die Rehabilitation in der poststationären Phase erfolgt bei in der Regel auf kurzen Strecken mobilen bzw. mit Gehhilfen versorgten Patienten. Üblicherweise ist dies je nach Verletzung zwischen der 2. bis 6. postoperativen Woche möglich.

- *Physio- und Bewegungstherapie:* Mit der Zunahme der schmerzarmen bis -freien Belastbarkeit sind aktive Behandlungselemente vorzuziehen. Die Behandlung erfolgt zumindest zu Beginn der Rehabilitation mit hoher Einzeltherapiefrequenz, wobei zunehmend auch Gruppentherapien möglich und förderlich sind.
- *Gangschulung:* Erlernen des sicheren Dreipunkte- und später des Vierpunktegangs, Treppensteigen und Gehen auf unebenem Grund. Bei geriatrischen Patienten ist ein sicherer Umgang mit Gehwagen oder Rollator sowie der Transfer zu trainieren. FBL und PNF-Techniken werden fortgeführt. Die Behandlungen umfassen vermehrt exzentrische und konzentrische Übungen.
- *Kräftigung:* Mithilfe der medizinischen Trainingstherapie an Geräten oder mit Gummizug werden Kraft und Kraftausdauer, Koordination und Bewegungstechnik verbessert.
- *Ausdauer und allgemeine Belastbarkeit:* Unter der Anwendung von Fahrradergometer, Laufband u. a. werden das kardiopulmonale System und die Belastbarkeit weiter trainiert.
- *Physikalische Therapie und Massagen:* Fortführung der Kältebehandlung tgl. für maximal 10 min., Massagebehandlung einschließlich des Lumbalbereichs, Lymphdrainage falls noch erforderlich, Elektrotherapie.
- *Bewegungsbad:* Funktionelle Übungen sind unter der Tragkraft des Wassers besonders gut und schmerzarm durchführbar.
- *Ergotherapie:* Erlernen und Trainieren der ADL, Hilfsmittelberatung.
- *Entspannungstechniken:* Diese erfolgen üblicherweise in der Gruppe.
- *Psychologische Behandlung:* Bei Bedarf erfolgt eine psychologische Mitbehandlung, in der Regel in Einzeltherapie.
- *Sozialdienst:* Frühzeitige Einbindung zur Organisation der häuslichen/Pflegeversorgung und der Nachsorge.

9.5.3 Weiterführende Phase

Die in der häuslichen oder persönlichen Umgebung des Patienten ablaufende, *weiterführende Phase* erfolgt zur Stabilisierung und Wiedergewöhnung an tägliche Abläufe und Integration in den gewohnten Alltag. Es sollte eine sichere allgemeine Belastbarkeit und Geh- und Stehsicherheit vorhanden sein.

Die Verwendung von Hilfsmitteln, insbesondere Unterarmgehstützen, soll schrittweise reduziert werden, meist unter Anleitung ambulanter Physiotherapie. Hier werden Maßnahmen der Koordination mit Propriozeption, Kräftigung und Kraftausdauer trainiert. Die medizinische Trainingstherapie nimmt einen großen Raum ein, ebenso die Bewegungstherapie einschließlich des Ausdauertrainings.

9.6 Hilfsmittel

Gerade in den frühen Behandlungsphasen sind Hilfsmittel eine sehr sinnvolle Ergänzung zur Therapie, welche v. a. die Eigenverantwortlichkeit und Selbstständigkeit verbessert und zugleich sinnvolle Hilfestellungen bei Aktivitäten des täglichen Lebens leisten. Als solche sind sie in der Rehabilitation nach Beckenverletzung unverzichtbar.

- *Gehhilfen und Rollator:* Auf eine gute und individuelle Einstellung ist unbedingt zu achten.
- *Strumpf- bzw. Schuhanziehhilfen:* Übermäßige Kippbewegungen des Beckens und Überbeanspruchung von Rumpf bzw. Hüftgelenk werden vermieden.
- *Erhöhung von Stühlen, Sitzkissen und Toilettensitz:* Diese tragen ebenso zu einer geringeren Belastung des Beckens und des Rumpfes bei.
- *Greifzangen:* Diese werden häufig gerade bei älteren Patienten verordnet.
- *Duschhocker:* Vorsorge vermeidbarer Stürze z. B. im Bad.
- *Orthesen:* Diese sind nur selten und in ausgewählten Fällen erforderlich, die meistens nicht unmittelbar mit der Beckenverletzung in Zusammenhang stehen.

9.7 Prävention

Der häufigste Unfallmechanismus für Beckenfrakturen im Alter ist der einfache *Sturz* aus geringer Höhe. Die Faktoren, die hierfür verantwortlich sind, sind ein im Alter abnehmendes Sehvermögen, abnehmende Koordination und Geh- und Stehsicherheit, Nebenerkrankungen und Medikationen [26]. Ursachen für Stürze sind meist multikausale Ereignisse, wobei neben Gefahrenquellen in der Umgebung meist auch innere Ursachen vorhanden sind. Aus diesem Grund sollte bei entsprechender Risikogefährdung bzw. ab einem Alter von 75 Jahren ein jährliches Sturzscreening erfolgen [27,28]. Die Möglichkeiten der Prävention umfassen neben Aufklärung und Beratung, körperlichem Training, Verbesserung der Koordination, Anpassung der Umgebung, verhaltensorientierte Maßnahmen auch die Anpassung der Medikation [27].

Eine weitere, wenngleich nicht allein ausreichende, Prävention ist die Erkennung und falls erforderlich die Therapie einer *Osteoporose*. Mehr als 90 % der älteren Patienten mit Beckenfraktur haben radiologische Anzeichen für eine Osteoporose [29]. Die Leitlinie des Dachverbands Osteologie e. V. [30] sehen eine strukturierte Erfassung von Risikofaktoren einschließlich Messung der Knochenmineraldichte vor, aus denen sich dann Empfehlungen ggf. für eine spezifische medikamentöse Therapie ableiten lassen.

Literatur

[1] Deutsche Rentenversicherung Bund. Reha-Bericht Update 2014: Die medizinische und berufliche Rehabilitation der Rentenversicherung im Licht der Statistik; 2014.
[2] Eiff W von, Schüring S, Niehues C. REDIA: Auswirkungen der DRG-Einführung auf die medizinische Rehabilitation. Ergebnisse einer prospektiven und medizin-ökonomischen Langzeitstudie 2003 bis 2011. 2nd ed. Münster, Westf: LIT; 2011.
[3] Medizinischer Dienst des Spitzenverbandes Bund der Krankenkassen e. V. (MDS). Begutachtungsrichtlinie Vorsorge und Rehabilitation: MDS; 2012.
[4] Mahoney FI, Barthel DW. Functional evaluation: the Barthel index. Md State Med J. 1965;14:61–5.
[5] Obertacke U, Nast-Kolb D. Besonderheiten des Unfalls, der Verletzung und der chirurgischen Versorgung im höheren Lebensalter. Unfallchirurg. 2000;103:227–39. doi:10.1007/s001130050527.
[6] Aufmkolk M, Majetschak M, Voggenreiter G, Obertacke U, Schmit-Neuerburg K. Verlauf und Prognose schwerer Unfallverletzungen im Alter. Unfallchirurg. 1997;100:477–82. doi:10.1007/s001130050145.
[7] Jamour M, Marburger C, Runge M, et al. Wirksamkeit geriatrischer Rehabilitation bei Hochbetagten: Eine Auswertung süddeutscher Versorgungsdaten. Z Gerontol Geriatr. 2014;47:389–96. doi:10.1007/s00391-014-0662-5.
[8] Dreinhöfer KE, Schwarzkopf SR. Outcomes bei Alterstrauma. Unfallchirurg. 2010;113:462–8. doi:10.1007/s00113-010-1746-3.
[9] Benzinger P, Rixt Zijlstra GA, Lindemann U, et al. Depressive symptoms and fear of falling in previously community-dwelling older persons recovering from proximal femoral fracture. Aging Clin Exp Res. 2011;23:450–6.
[10] Simmel S, Bühren V. Unfallfolgen nach schweren Verletzungen: Konsequenzen für die Trauma-Rehabilitation. Chirurg. 2013;84:764–70. doi:10.1007/s00104-013-2579-8.
[11] Deutsche Gesellschaft für Unfallchirurgie, editor. Weißbuch Schwerverletztenversorgung: Empfehlungen zur Struktur, Organisation, Ausstattung sowie Förderung von Qualität und Sicherheit in der Schwerverletztenversorgung in der Bundesrepublik Deutschland. 2nd ed. Stuttgart: Thieme; 2012.
[12] Winkelmann C, Günther P. Physiotherapeutische Interventionen bei Becken- und Azetabulumfrakturen. Manuelle Medizin. 2007;45:113–6. doi:10.1007/s00337-007-0501-5.
[13] Herm F. Rehabilitation nach Becken- und Azetabulumverletzung. Trauma Berufskrankh. 2012;14:224–9. doi:10.1007/s10039-011-1757-5.
[14] Bø K. Evidence-based physical therapy for the pelvic floor. Edinburgh: Churchill Livingstone; [Online:] Elsevier ScienceDirect Books; 2007.

[15] Focke J, Klimpel L. Manuelle Therapie und komplexe Rehabilitation: Band 2 – Untere Körperregionen. Dordrecht: Springer; 2006.
[16] Imhoff AB. Rehabilitationskonzepte in der orthopädischen Chirurgie: OP-Verfahren im Überblick, Physiotherapie, Sporttherapie. Berlin: Springer; 2010.
[17] Schwarze D, Rixen D. Nachbehandlungskonzepte in der Orthopädie und Unfallchirurgie. 1st ed. s. l.: Urban Fischer Verlag – Nachschlagewerke; 2013.
[18] Beyer J, Berliner M, Glaesener J, et al. Positionspapier zur Fachübergreifenden Frührehabilitation. Phys Rehab Kur Med. 2015;25:260–80. doi:10.1055/s-0035-1564089.
[19] Bücking B, Walz M, Hartwig E, et al. Interdisziplinäre Behandlung in der Alterstraumatologie aus unfallchirurgischer Sicht: Ergebnisse einer deutschlandweiten Umfrage. Unfallchirurg. 2017;120(1):32–39. doi: 10.1007/s00113-015-0027-6.
[20] Frölich F, Chmielnicki M, Prokop A. Geriatrische Komplexbehandlung bei proximalen Femurfrakturen. Wer profitiert am meisten? Unfallchirurg. 2015;118:858–66. doi:10.1007/s00113-013-2554-3.
[21] Buecking B, Timmesfeld N, Riem S, et al. Early orthogeriatric treatment of trauma in the elderly: a systematic review and metaanalysis. Dtsch Arztebl Int. 2013;110:255–62. doi:10.3238/arztebl.2013.0255.
[22] Statistisches Bundesamt. Fallpauschalenbezogene Krankenhausstatistik (DRG-Statistik) 2013: Diagnosen, Prozeduren, Fallpauschalen und Case Mix der vollstationären Patientinnen und Patienten in Krankenhäusern. Wiesbaden: Statistisches Bundesamt; 2014.
[23] Klöpfer-Krämer I, Augat P. Teilbelastung in der Rehabilitation. Vermittlungsstrategien und Grenzen. Unfallchirurg. 2010;113:14–20. doi:10.1007/s00113-009-1717-8.
[24] Kladny B. Stationäre und ambulante Rehabilitation in Deutschland. Aktueller Stand und weitere Entwicklung. Unfallchirurg. 2015;118:103–11. doi:10.1007/s00113-014-2613-4.
[25] Debus F, Hoffmann R, Sturm J, Krause U, Ruchholtz S. Flächendeckende Zertifizierung im TraumaNetzwerk DGU: Erreichte Meilensteine und neue Herausforderungen. Unfallchirurg. 2016;119:74–7. doi:10.1007/s00113-015-0120-x.
[26] Fuchs T, Rottbeck U, Hofbauer V, Raschke M, Stange R. Beckenringfrakturen im Alter. Die unterschätzte osteoporotische Fraktur. Unfallchirurg. 2011;114:663–70. doi:10.1007/s00113-011-2020-z.
[27] Richter M, Becker C, Seifert J, et al. Prävention von Verletzungen im Alter. Unfallchirurg. 2002;105:1076–87. doi:10.1007/s00113-002-0540-2.
[28] Ambrose AF, Cruz L, Paul G. Falls and Fractures: A systematic approach to screening and prevention. Maturitas. 2015;82:85–93. doi:10.1016/j.maturitas.2015.06.035.
[29] Morris RO, Sonibare A, Green DJ, Masud T. Closed pelvic fractures: characteristics and outcomes in older patients admitted to medical and geriatric wards. Postgrad Med J. 2000;76:646–50.
[30] DVO Dachverband Osteologie e. V. Leitlinie Osteoporose: Prophylaxe, Diagnostik und Therapie der Osteoporose: DVO; 2014.
[31] Deutsches Institut für Medizinische Dokumentation und Information, editor. ICF – Internationale Klassifikation der Funktionsfähigkeit, Behinderung und Gesundheit. Köln: DIMDI; 2012. [3]

10 Zusammenfassung wichtiger Klassifikationen und Algorithmen

Ulf Culemann

10.1 Beckenring

10.1.1 Klassifikation der Beckenringfrakturen (nach der Arbeitsgemeinschaft für Osteosynthesefragen (AO))

- Typ A: Die osteoligamentäre Integrität des hinteren Beckenrings ist gewahrt. Es handelt sich um eine stabile Beckenläsion, der Beckenboden ist intakt, das Becken kann physiologischen Belastungen ohne Dislokation widerstehen.
- Typ B: Der hintere Beckenring ist inkomplett unterbrochen. Dadurch wird eine Rotationsinstabilität um eine vertikale oder auch quere Achse möglich. Die Verletzung ist partiell instabil mit teilweise erhaltener osteoligamentärer Integrität des hinteren Beckenrings und in einzelnen Fällen auch des Beckenbodens.
- Typ C: Der hintere Beckenring ist komplett unterbrochen, die Kontinuität zwischen allen osteoligamentären Elementen des hinteren Beckenrings ist verloren und damit eine dreidimensionale translatorische und rotatorische Instabilität vorhanden. Die Beckenringverletzung ist instabil, alle posterioren Strukturen und auch der Beckenboden sind unterbrochen.

10.1.2 Klassifikation der Insuffizienzfrakturen am Becken

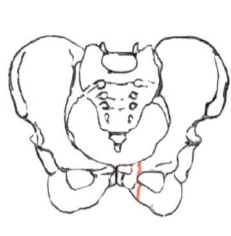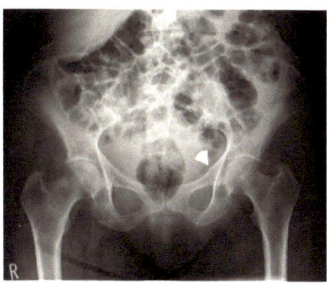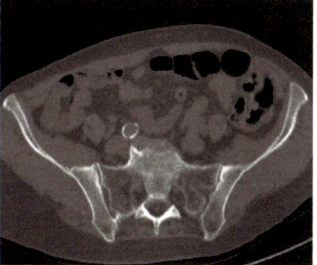

Abb. 10.1: FFP Typ Ia: unilaterale isolierte vordere Beckenringfraktur.

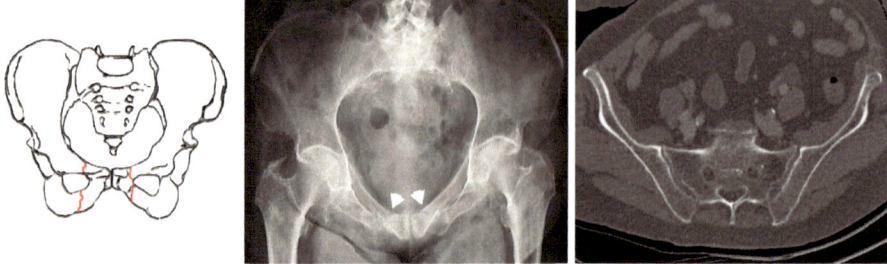

Abb. 10.2: FFP Typ Ib: bilaterale isolierte vordere Beckenringfraktur.

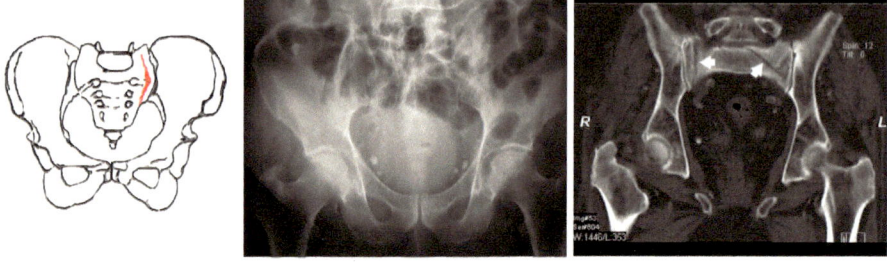

Abb. 10.3: FFP Typ IIa: isolierte, nicht-dislozierte Sakrumfraktur.

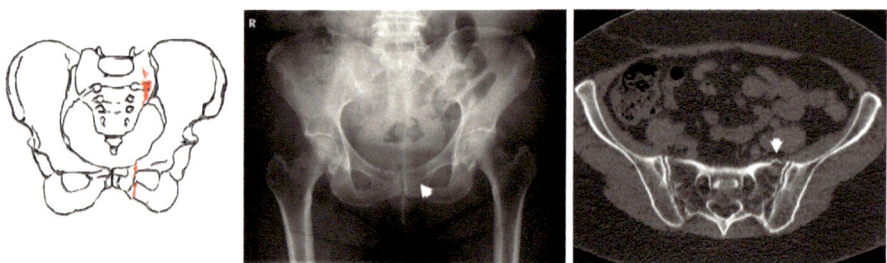

Abb. 10.4: FFP Typ IIb: Stauchungsbruch der Massa lateralis des Sakrums mit vorderer Beckenringfraktur.

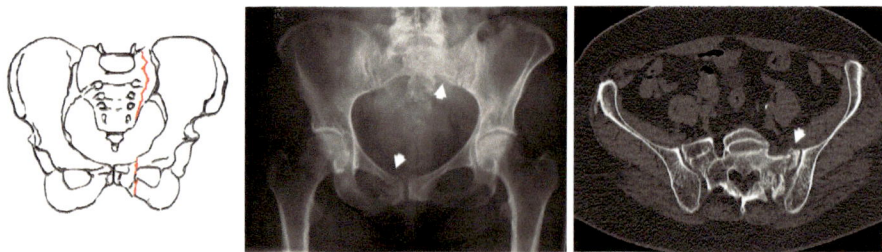

Abb. 10.5: FFP Typ IIc: Nicht-dislozierte Sakrumfraktur, iliosakrale Sprengung oder Iliumfraktur mit vorderer Beckenringfraktur.

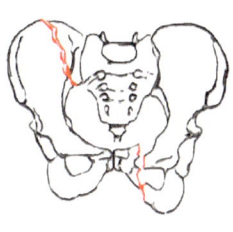 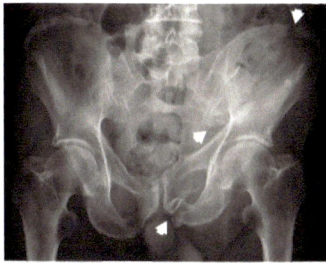 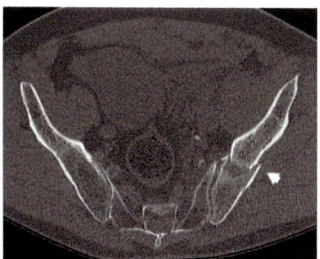

Abb. 10.6: FFP Typ IIIa: dislozierte unilaterale Iliumfraktur.

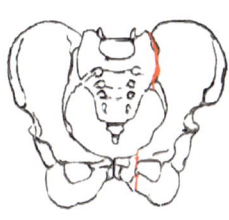 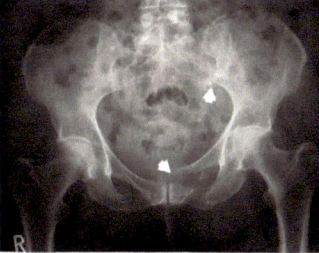 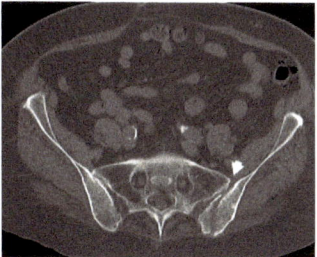

Abb. 10.7: FFP Typ IIIb: dislozierte unilaterale iliosakrale Luxationsfraktur.

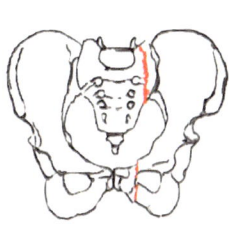 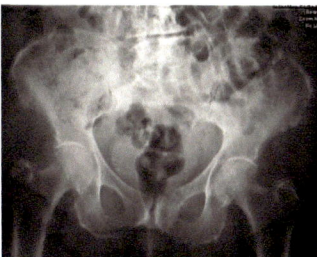 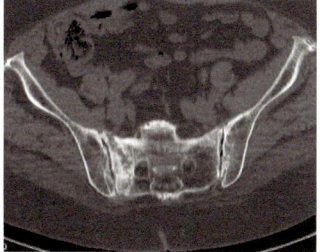

Abb. 10.8: FFP Typ IIIc: dislozierte unilaterale Sakrumfraktur.

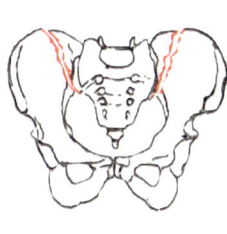 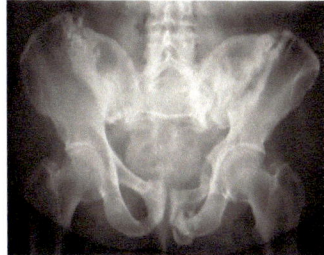 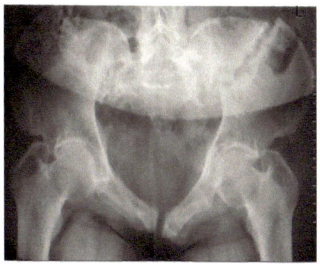

Abb. 10.9: FFP Typ IVa: bilaterale dislozierte Iliumfraktur oder bilaterale dislozierte iliosakrale Luxationsfraktur.

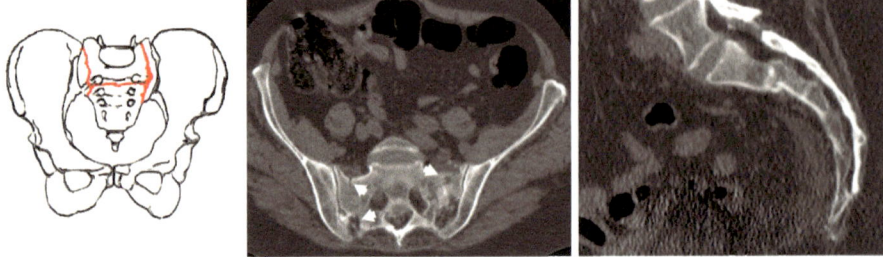

Abb. 10.10: FFP Typ IVb: bilaterale dislozierte Sakrumfraktur, spinopelvine Dissoziation.

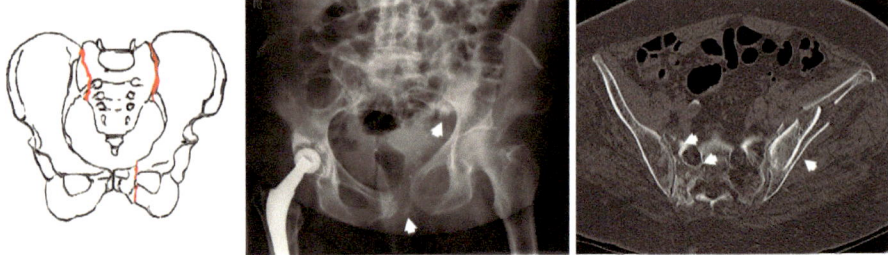

Abb. 10.11: FFP Typ IVc: Kombination verschiedener dorsaler Instabilitäten.

10.2 Azetabulum

10.2 1 Diagnostik und Kennlinien

10.2.1.1 Kennlinien zur Analyse und Klassifikation

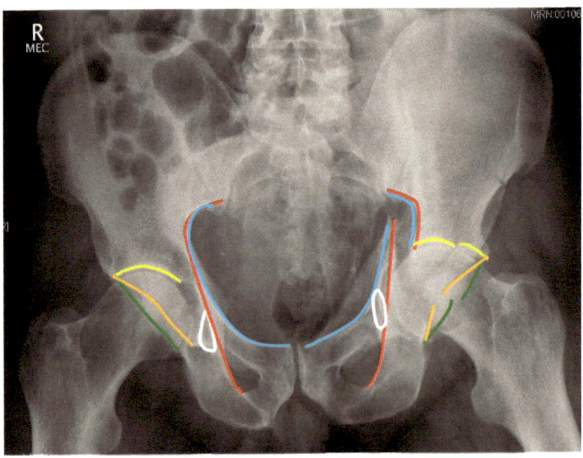

Abb. 10.12: Kennlinien zur Analyse und Klassifikation von Azetabulumfrakturen. Blau: Linea iliopectinea (Kennlinie des vorderen Pfeilers); Rot: Linea ilioischiadica (Kennlinie des hinteren Pfeilers); Orange: Vordere Wand; Grün: Hintere Wand; Gelb: Pfannendach; Weiß: Köhler'sche Tränenfigur.

10.2.1.2 Kennlinien in den drei konventionellen Projektionsradiographien

Tab. 10.1: Welche anatomischen Landmarken bei Azetabulumfrakturen sind auf welcher Röntgenprojektion sichtbar?

Anatomische Landmarken	a.-p.-Aufnahme	Alaaufnahme	Obturatoraufnahme
ventraler Pfannenrand	sichtbar	sehr gut sichtbar *ausgedreht*	schlecht sichtbar
dorsaler Pfannenrand	gut sichtbar	schlecht sichtbar	sehr gut sichtbar *ausgedreht*
Pfannendach	gut sichtbar *in frontaler Ebene orientiert*	gut sichtbar *schräg orientiert von antero-lateral nach postero-medial, schneidet durch das hintere Azetabulumhorn*	gut sichtbar *schräg orientiert von postero-lateral nach antero-medial*
Linea ilioischiadica	gut sichtbar	nicht abgebildet	nicht abgebildet
Tränenfigur	gut sichtbar	nicht abgebildet	sichtbar *deutliche Verkürzung oder Verschwinden des medialen Schenkels*
Linea iliopectinea	gut sichtbar	sichtbar *im medialen Anteil, aber projektionsbedingt sehr verkürzt*	sehr gut sichtbar *gestreckt*
Ilium	sichtbar *in schräger Projektion*	gut sichtbar *orthograd projiziert*	sichtbar als Schnitt Spur sign
Foramen obturatum	sichtbar *in schräger Projektion*	nicht abgebildet	gut sichtbar *orthograd projiziert*
Kontur des Hinterpfeilers mit Foramina ischiadica und Spina ischiadica	sichtbar nur Spina ischiadica *überlagert vom oberen Schambeinast*	sehr gut sichtbar	nicht abgebildet
Ischium	gut sichtbar	sichtbar als Schnitt	gut sichtbar *ausgedreht*

Die *Alaaufnahme* zeigt neben der Beckenschaufel besonders klar den *vorderen Pfannenrand* und den *hinteren Pfeiler*, die *Obturatoraufnahme* neben dem Foramen obturatum den *hinteren Pfannenrand* und den *vorderen Pfeiler*. Bei beiden Schrägaufnahmen nach Letournel wird keine Linea ilioischiadica abgebildet.

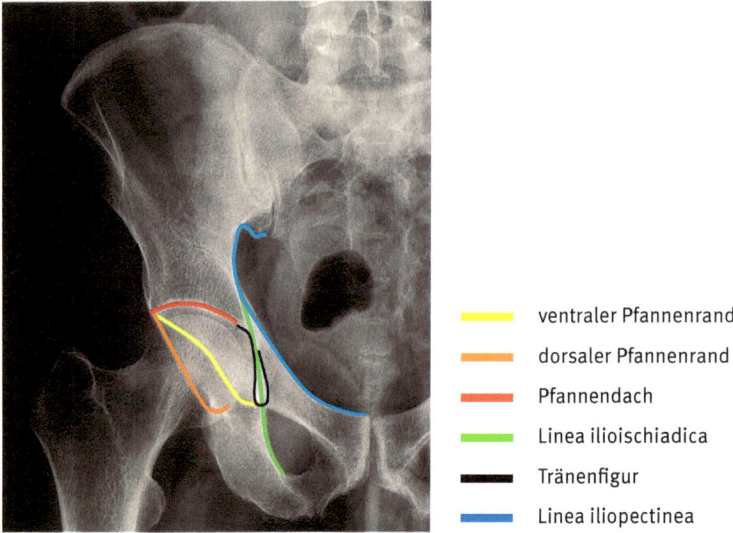

Abb. 10.13: Im a.-p.-Bild werden die folgenden sechs Referenzlinien analysiert: ventraler Pfannenrand, dorsaler Pfannenrand, Pfannendach, Linea ilioischiadica, Tränenfigur und Linea iliopectinea.

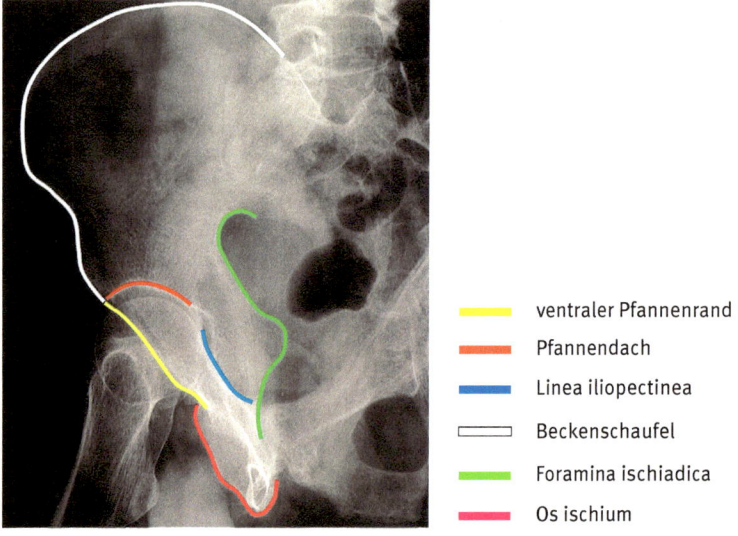

Abb. 10.14: Auf der Alaaufnahme sind die folgenden Linien und Strukturen sichtbar: der ausgedrehte ventrale Pfannenrand, das Pfannendach, die Linea iliopectinea, die Beckenschaufel, die posteriore Begrenzung des Hinterpfeilers mit den beiden Foramina oder Incisurae ischiadicae und der Spina ischiadica sowie das Os ischium als Schnittprojektion.

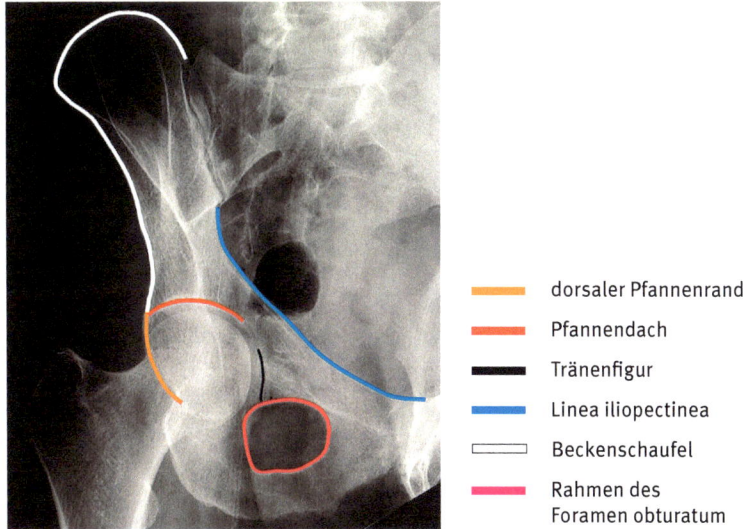

Abb. 10.15: Auf der Obturatoraufnahme kommen die folgenden Linien und Strukturen zur Darstellung: der ausgedrehte dorsale Pfannenrand, das Pfannendach, die verkürzt projizierte Tränenfigur, die Linea iliopectinea, die Beckenschaufel und der Rahmen des Foramen obturatum.

— dorsaler Pfannenrand
— Pfannendach
— Tränenfigur
— Linea iliopectinea
— Beckenschaufel
— Rahmen des Foramen obturatum

10.2.1.3 Klassifikation nach Judet/Letournel
Pfeilertheorie

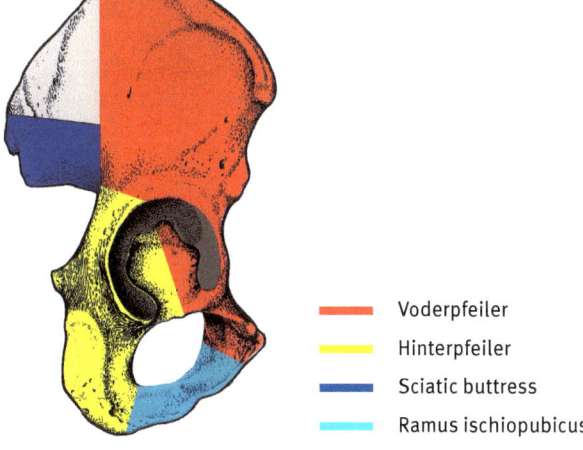

— Vorderpfeiler
— Hinterpfeiler
— Sciatic buttress
— Ramus ischiopubicus

Abb. 10.16: Pfeilerstruktur der Beckenhälfte. Der Vorderpfeiler beinhaltet die ganze ventrale Hälfte des Os innominatum. Der Hinterpfeiler läuft in die Incisura ischiadica major aus. Die beiden sind distal über den Ramus ischio-pubicus miteinander und proximal über den sciatic buttress mit dem Stammskelett verbunden.

Tab. 10.2: Referenzstrukturen und Frakturtypen.

	Hinterwand	Hinterpfeiler	Vorderwand	Vorderpfeiler	Querfraktur
Einfache Frakturtypen					
	HPf + HW	T-Fraktur	Quer + HW	VPf + hintere Hemi-quer	Zweipfeiler
Zusammengesetzte Frakturtypen					

Tab. 10.3: Welche(r) Pfeiler ist bei der jeweiligen Fraktur gebrochen? Dunkelgrüne Felder entsprechen den elementaren, hellgrüne den assoziierten Frakturen.

Fraktur nur im Hinterpfeiler	Fraktur in beiden Pfeilern	Fraktur nur im Vorderpfeiler
1 PW		3 AW
2 PC		4 AC, AC + AW
	5 TR	
	6 T, T + PW, PC + ahTR	
7 PC + PW	8 TR + PW	
	9 AW oder AC + phTR	
	10 BC	

Legende: PW = posterior wall, PC = posterior column, AW = anterior wall, AC = anterior column, TR = transverse, T = T-shaped, ahTR = anterior hemitransverse, phTR = posterior hemitransverse, BC = both column

10.3 Therapiealgorithmus

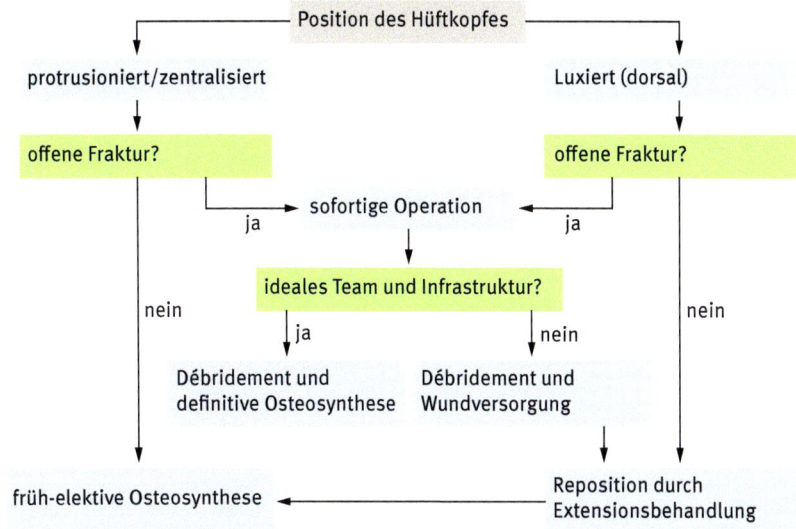

Abb. 10.17: Algorithmus zur Versorgungsstrategie bei Azetabulumfrakturen.

Stichwortverzeichnis

A

Acetabular notch   181, 183
Acetabulumfrakturen   155-158, 160-166, 199-205, 207-210, 212-214, 257, 286, 291
- Altersverteilung   155
- Anamnese   155-157
- Behandlungsalgorithmus   160-161, 291
- Ergebnisse   201
- Erstbehandlung   158, 166
- Frakturmuster   160
- Gefäßleiden   157
- Gelenkersatz   201, 203, 209-210, 214
- Implantate   205, 212-213
- Impression Gelenkfläche   210
- Indikationsstellung   157, 163-164
- Instrumente   207-208
- Kennlinien   158, 160, 286
- Klassifikation   158, 160, 286
- Lagerung   162
- Mobilisation   165, 199, 202-203, 257
- Mortalität   214
- Nachbehandlung   257
- Neurologie   157-158, 160
- Notfallmaßnahmen   160
- offene Frakturen   165
- Operationsziel   204
- OP-Planung   199-200
- Prognose   214
- Reposition   160
- Röntgen   158
- Teilbelastung   257
- Zugangswahl   204
Advanced Trauma Life Support   77
Ala-Aufnahme   55, 168, 258
Alafrakturen   109
alar void   28
Alar voids   111
Allgemeinzustand   249
alterstraumaspezifische Zusammenarbeit   5
Amphiarthrose   23
Anatomie des Sakrums   123
anatomische Rekonstruktion   229-230
Anschlussbehandlung   260
anteriore und mediale Anteile des Acetabulums   235
anteroposterior   90

Anteroposteriore Kraft   89
Antikoagulantia   77
Antikonvulsiva   64
Anwendung der beckenspezifischen Instrumente und Implantate   149
AO/OTA-Klassifikation   25
a.-p.-Aufnahme   168
Apixaban   143
Arteria corona mortis   133
Arteria obturatoria   133
arthroskopisch gestützte Zugänge   245
aseptische Spätlockerungen   266
Assessments   275
Aufbelastung   256
Aufklärungspunkte   151
ausreichend operativ erfahrenes Team   149
Außenrotation   88
avaskuläre Knochennekrosen   267
Avulsion, ossäre   196
AWMF-S3-Leitlinien   142
Azetabulum   35
Azetabulumfraktur   150
Azetabulumpfeiler   172

B

B2-Fraktur   121
Bagatellsturz   128
Bagatelltrauma   133
Bagatelltraumen   227
Basislabor Osteoporose   12
Becken ap, Inlet- und Outletaufnahme   6
- Röntgen   6
Becken CT   95
Beckengurt   3, 77
Beckenring   128
Beckenringfraktur   75, 121
Beckenschaufel   168
Beckenübersichtsaufnahme   90
Beckenzwinge   78
Bedeutung als direkter Lastüberträger   147
Begleiterkrankung   11
Begleitmorbidität   134
Begleitverletzung   89
Behandlungsempfehlung   90
Belastbarkeit   89
Belastungsfähigkeit   135

Belastungsfreigabe 257
Belastungskonzepte 253
Belastungsregime 254
Belastungsrestriktion 249
Belastungsstabilität 254
Bestrahlung 76
Bettlägerigkeit 79
bilaterale Frakturformen 87
biologische Frakturheilungsstörung 7
biologischen Knochenheilung 5
biomechanische Stabilität 4
Bisacodyl 70
Bluttransfusion 217
Blutungsrisiko 143
bone bruise 58

C

Calcium-Kanal-Blocker 69
Cauda equina Syndrom 133
chirurgische Hüftluxation 240
chirurgische Stabilisierung 79
chronische Instabilität 83
CLOTS-Studie 143
Computertomographie 170, 257, 259
Computertomographie (CT) 55, 231
Confusion Assessment (CAM) 139
Containment 170
COPD 11, 13
Corona mortis 97, 235
CT – Aufnahme 6
– Röntgen 6

D

Dabigatran 143
Dachbalkenschraube 240
Dashboard Injury 216
Dehydratation 139
Delir 250
Delirium-Symptom-Interview (DSI) 139
Demenz 138
Demographie 75
Diabetes mellitus 11-13
Diagnosis Related Groups 271
– DRG 271
Diclofenac 64
Dimenhydrinat 70
direkter anteriorer Zugang 226
direkter intrinsischer Stabilisator 37
direkter Zugang zum Hüftgelenk 237

Dissoziation 181
dorsale Plattenosteosynthesetechniken 127
dorsale Wand 242
dorsaler Pfeiler 242
Dual-Energy Computertomographie (DECT) 100

E

EASY 104
einfache und komplexe Frakturtypen 38
Embolisation 133
Eminentia ilio-pectinea 178
Erfahrung in der Wechselchirurgie 229
Ergotherapie 278
erklärter Patientenwille 248
Erreichen einer Belastungsstabilität 230
Explosion 86
Extension 161-163
externer Fixateur 244

F

Faktor Xa 143
Fallängste 137
familiärer Background 249
Familie der Querfrakturen 195
Faraboeuf-Zange 240
fascia lunata 35
FFP – Klassifikation 6
– Klassifikation Insuffizienzfraktur 6
FFP Klassifikation 90
FFP Typ I 91
FFP Typ II 92
FFP Typ III 93
FFP Typ IV 94
FFP-Klassifikation 25
Finite-Elemente 27
Fixateur externe 78, 103
Fixateur interne 125
floating hip 152
Floppy-Lagerung 240
Fondaparinux 143
Foramen ischiadicum 168
Foramen obturatum 168
Fossa ischiadica 27, 31
Fragilitätsfraktur 76, 140
Fragilitätsfrakturen des Beckenrings 243
Fragment, freies intraartikuläres 196
Fragmentation 196
Frailty-Syndroms 17

Fraktur, assoziierte   172, 196
Fraktur, einfache   172, 195
Fraktur, elementare   172
Fraktur, komplexe   172
Frontalebene   176, 179, 184, 188-189, 195
Frührehabilitation   275-276
funktionelle Instabilitätsprüfung in Narkose   44
funktionelles Outcome   267

G

Gegennutation   23
Gehhilfe   255
geriatrische Frührehabilitation   260
geriatrische Komplikationen   256
geriatrische Patienten   230
geriatrische Rehabilitation   272, 275
gesteigerter Aktivitätslevel   222
Grad der Instabilität   90, 122
Gull-Sign   210-211

H

hämodynamische Instabilität   77
Hämophilie   143
Harris Hip Scores   267
Hauptfrakturlinie   179-180, 183, 187-189, 195
Hauptgruppen   90
häuslicher Sturz   89
herabgesetzte Knochendichte   80
heterotoper Ossifikationen   243
Hilfsmittel   251, 279
hinterer Beckenring   93
hinterer Pfeiler   35
hinterer und vorderer Beckenpfeiler   225
Hinterpfeiler   172
Hinterpfeilerfraktur   175
Hinterpfeilerfraktur mit Hinterwandfraktur   183
Hinterpfeilerfraktur mit vorderer Hemiquerfraktur   195
Hinterwandfraktur   174, 195
Hinterwandfraktur, ausgedehnte (extended)   174
Hinterwandfraktur, postero-inferiore   174
Hinterwandfraktur, postero-superiore   174
Hinterwandfraktur, rein superiore   174
Hochrasanztrauma   76
Hochrasanztraumata   108, 230
hoher Versorgungslevel   222

homologe Spongiosaplastik   225
Houndsfeld Unit   80
Hüftendoprothese   240
Hüftgelenk   161, 163
– Reposition   161, 163
Hüftkopffrakturen   219
Hüftluxation   160-163
Hyperthyreose   12

I

Ibuprofen   64
iliac-sacral-iliac bar   111
Iliakales Fenster   234
ilioiliakale Plattenosteosynthese   127
Ilioinguinaler Zugang   204
Iliosakrale Ruptur   94
Iliosakralgelenk   236
Iliumfraktur   93
Immobilisation   262
Immobilisierung   259
Impaktion des Acetabulumdachs   237
Impaktion, marginale   196
Impaktion, Pfannendach   178
Implantatfehllagen   152
Implantatversagen   253
Implosion   86
Impressionsfraktur des ventralen Anteils der Massa lateralis   128
In dubio pro CT   100
Indikatorfraktur   11
individuelle Entscheidung   122
Infektionsrate   264
Infrastruktur mit Blutbank   150
Inhibitor   143
inlet   90
Inlet-Aufnahme   55
Innenrotation   89
Innenrotationsdislokation   128
Instabiles Hüftgelenk   219
Insuffizienzfraktur   5, 25-26, 31, 120, 142
– Becken   5
intensivmedizinischer Überwachung   150
interdisziplinärer Behandlungsansatz   250
International Classification of Diseases   271
– ICD   271
International Classification of Functioning, Disability and Health   271
– ICF   271
Interspinous notch   178, 196

intra- und interobserver Reliability   167
Intraartikuläre Fragmente   219
intrapelviner Zugang   237
Intrapelvines Fenster   234
Invasivität   263
isolierte Gefäßverletzungen   133

K

Klassifikation   88, 172
Klassifikation nach AO/OTA   88
Klassifikation nach Tile   88
Klassifikation nach Young und Burgess   88
Klassifizierung   222
kleines Becken   236
Kleinfragmentplatte   233
Knochendefekte   209
Knochendichte   11-12, 14-15, 28, 123
Knochenentnahme   76
Knochenersatzmaterialien   212
Knochenleere   80
Knochenqualität   4, 225, 248
Knochenresorption   86
Kognitive Beeinträchtigung   139
kognitive Störungen   138
Komorbiditäten   249, 263
Komplexe Beckenringverletzung   89
Kompressionsstrümpfe   143
Kongruenz   170
Konkavität   168
konservative Behandlung   223
konservative Therapie   87
konservativen Therapie   216
Kontrolluntersuchung   258
Konversionsrate   267
Konvexität   168
Koordinationsstörungen   250
Körperliche Aktivität   12
Kortison   76
Krankenhausaufenthaltsdauer   138
Kurzzeitpflege   260
KUSS-Skala   63

L

Labrum acetabuli   36
Lacuna musculorum   235
Lacuna vasorum   235
Lagerungshilfen   256
Lagerungsmaßnahmen   264
Laminektomie   127

lange Verankerungsstrecke   123
Laterale Kraft   89
Lebenserwartung   75
Lebensqualität   75
Leistungsfähigkeit   247
Leitsymptom   79
Letournel-Aufnahme   168
Letournel-Zugang   232
Ligamentum capitis femoris   35, 37
Ligamentum teres   37
Ligamentum transversum   36
Linea ilio-ischiadica   168
Linea ilio-pectinea   168
Lockerungsrate   266
Lokalisation der Instabilität   90
Lungenarterienembolie   265

M

Magnetresonanztomographie (MRT)   100
Massa lateralis   80
Matta-Kriterien   241
Medialisierung   189
Mehrfachverletzungen   262
Memorial Delirium Assessment Scale (MDAS).   139
minimal-invasiv   104, 111
Minimalinvasive operative Verfahren   7
Mini-Mental State – Untersuchung   139
Mixed-Pain-Konzept   62
Mobilität   75
Mobilität des Patienten   8
modifizierte Smith-Petersen-Zugang   243
Morbidität   95, 262
Morell Lavallee Läsion   217
Morphinäquivalenz   67
Morphologie der Insuffizienzfraktur   82
Mortalität   95, 262
motorisierte Bewegungsschiene   254
MRT   6
– Röntgen   6
multimodale Therapie   275
Multimorbidität   273
Muskulatur   23

N

Nachbehandlungskonzept   254
nachfolgende oder sogar zeitgleiche Endoprothese   150
Natriumpicosulfat   70

Navigationssystem   243
Nervus ischiadicus   242
neurogeriatrisches Screening   250
neuropathischen Schmerzen   69
Nicht-Opioid-Analgetika   64
nicht-steroidale Antirheumatika   65
niedermolekulares Heparin (NMH)   143
Niedrigenergietrauma   5, 76
Niedrigenergietraumata   99
Niereninsuffizienz   69
Nihil nocere   70
Nutation   23

O

Obturator-Aufnahme   55, 168-169, 258
okkulte Fraktur   58
operativer Zugang   90
orthogeriatrisches Konzept   134
Os sacrum   28
Ossifikationen   152
Osteointegration   223
Osteoklastenhemmung   142
Osteolyse   90, 227
Osteoporose   11-14, 16-17, 26, 75, 140, 227, 252, 280
– Basisdiagnostik   13
– Risikofaktoren   13
– Therapie   12-14, 16
Osteoporose-assoziierte Beckenringfrakturen   243
osteoporotische Frakturen   235
Osteosynthesestabilität   253
Osteosyntheseverfahren   217
osteosynthetische Erfahrung   229
outlet   90
Outlet-Aufnahme   56

P

Pararectus-Zugang   206
patientenspezifische Parameter   4
– Alterstrauma Becken   4
Pattern Recognition   195
pectineale Ligament   106
Pennal und Tile   25
periprothetische Azetabulumfraktur   222
Perkutane Fixation   80
perkutane Stabilisierung   131
perkutane Zementosteoplastie   106
Pfannendach   168

Pfannendachwinkel   165
Pfannenmigration   266
Pfannenrand   242
Pfannenrand, hinterer   168
Pfannenrand, vorderer   168
Pfannenstiel-Zugang   235
Pfannenwechsel   223
Pfeilerfraktur   195, 218
Pfeilerstruktur   172
Pflege   259
Pflegebedürftigkeit   271
Physikalische Therapie   277-278
Physiotherapie   253, 277-278
Plattenosteosynthese   223
Polytrauma   3
Polytrauma – Scan   3
– Röntgen   3
Prädilektionsstellen   140
Prävention   279
primäre endoprothetische Versorgung   263
primäre Hüftendoprothetik   265
Prospektive Studie   95
Prothesendislokationen   266
Prothesenlockerungen   267
Prothesenstandzeit   266
Pseudosporenzeichen   196
PTH   142
pulsatile Kompression   143
Pulvinar   35
pure superior Fracture   174

Q

quadrilaterale Fläche   172, 229, 237
Querfraktur   179
Querfraktur, infratektale   179
Querfraktur, juxtatektale   179
Querfraktur mit Hinterwandfraktur   185
Querfraktur, transtektale   179

R

Ramus ischio-pubicus   172, 178
Rehabilitation   248, 259-260
Rehabilitationsbedürftigkeit   272
Rehabilitationsfähigkeit   272
Rehabilitationsziele   273
rein superiore Fraktur   174, 195
Rekonstruktionsring   226
Repositionshindernis   219
Reproduzierbarkeit   167

Risikofaktoren für Infektionen   264
Rivaroxaban   143
Rollstuhlversorgung   255-256
Röntgen   55
röntgendurchlässiger Operationstisch   150
rotationsinstabil   88
Rückenschmerzen   121

S

S1 Körper   131
S2 Körper   131
Sagittalebene   183, 187, 195
Sakralstäbe   124
Sakroiliakalgelenk   96
Sakroiliakalgelenke   23
Sakroplastie   124
Sakrum   6, 23
Sakrumausbruchsfraktur   120
Sakrumausbruchsverletzung   131
Salvage-Operation   263
Sarkopenie   17
Schlaganfall   265
Schmerz   79
Schmerzbekämpfung   80
Schmerzskalen   63
Schrägfraktur, antero-laterale   196
Schrägfraktur, antero-mediale   196
Schrägfraktur, postero-laterale   175, 184, 187, 195
Schraubenmigration   124
Schwerverletzter   76
Sciatic buttress   172
Seemövenzeichen   237
sekundäre Arthrose   264
Sekundäre Kongruenz   165
sekundäre posttraumatische Arthrose   42
Sekundärer Frakturkollaps   219
Sekundärer Stabilisator   37
Sekundärstabilisator   29
Selbstapplikation   68
Selbstgefährdung   138
Selbstständigkeit   248
Sicherheitszonen nach Lewinnek   224
SI-Gelenk   28
SI-Gelenke   31
SI-Schrauben   131
SI-Schraubenosteosynthese   123
somatischer Schmerz   61
soziale Begleitumstände   247

SPECT / CT   6
– Röntgen   6
spezifische Merkmale   88
Spina iliaca anterior inferior   178
Spina iliaca anterior superior   178
Spina ischiadica   168
spinopelvine Dissoziation   82, 125
spino-pelvine Fusionen   111
spinopelvinen Dissoziation   29
Sporenzeichen   189
Spur sign   190
stabile Frakturkonstellation   128
stabiles Fragment   196
Stabilisierungstechnik   90
Stabilität der Pfanne   223
Stoppa-Zugang   205-206, 226
Strain   135
Stressfraktur   26
Sturzgefahr   279
Sturzgefährdung   230
Sturzneigung   250
Sturzrisiken   137
Stützringe mit zementierter Pfanne   226
subcutane ventrale Fixateur interne (SVFI   106
superomediale Domimpression   237
supraacetabulärer Knochenkorridor   125
suraacetabulärer Fixateur externe   129
Symphyse   24, 236

T

tangentiale Darstellung die Schraubenposition   152
Teilhabe   262
Teriparatid   142
Tertiärstabilisator   29
T-Fraktur   181
Therapieleitlinien   62
Thrombembolie   258
thromboembolische Komplikation   142
Thrombosen und Embolien   265
Thromboseprophylaxe   142
Thrombozytenaggregationshemmung   103
Tiefe Venenthrombose   265
tiefe Venenthrombose (TVT)   142
T-Konfiguration   195
Tränenfigur   127, 129, 168
Transfermobilität   257
transforaminaler Frakturverlauf   131
transiliakale Frakturverläufe   27

transpubische Fraktur 128
Traumanetzwerk 278
Trochanter Flip-Osteotomie 243
T-Schenkel 183, 188, 195
T-Score 12
Tumorschmerztherapie 68
Typ C Verletzung 131

U

Übungsprogramme 137
Ulkusprophylaxe 71
Unfallmechanismus 87
Untergruppen 90
Untersuchung 157

V

Vaskuläres Fenster 234
Verletzungsvektor 5
Versorgungslücke 260
vertikal instabil 88
Vertikale Scherverletzung 89
viszeraler Schmerz 61
Vollbelastung 253, 255
Vollgewinde 124
vordere Fraktur mit hinterer Hemiquerfraktur 187, 195
vordere Wand 234
vorderer Beckenring 93, 235
vorderer Pfeiler 35, 234
Vorderpfeiler 172
Vorderpfeilerfraktur 178

Vorderpfeilerfraktur, hohe 178
Vorderpfeilerfraktur mit hinterer Hemiquerfraktur 195
Vorderpfeilerfraktur, mittelhohe 178
Vorderpfeilerfraktur, sehr tiefe 178
Vorderpfeilerfraktur, tiefe 178
Vorderpfeilerkomponente 187
Vorderwandfraktur 177, 196
Vorerkrankungen 11

W

Wiederherstellung der Gelenkfläche 230
Wiederherstellung der korrekten Gelenkgeometrie 149
Wiederherstellung der Stabilität 8
– Becken 8
Wiedervorstellung der Gelenkform und -funktion 230
Wirbelsäulenchirurgie 237
Wundheilungsstörungen 127

Z

Zementaugmentation 111, 123
Zugangsmorbidität 149
Zugangstrauma 230
Zunahme der Instabilität 86
Zusatzpathologie 196
zweigipfliger Verlauf 230
Zweipfeilerfraktur 189
Zwei-Säulen-Konzept nach Letournel 231